国家卫生健康委员会“十四五”规划教材
全国高等中医药教育教材
供中医学、针灸推拿学、中西医临床医学、
护理学、康复治疗学等专业用

医学统计学

第3版

中醫

主　编　史周华

副主编　蔡　晶　李国春　李瑞锋　张星光　魏高文

编　委（按姓氏笔画排序）

王　梅（辽宁中医药大学）
王丽梅（河北中医学院）
王晓燕（浙江中医药大学）
韦　杰（贵州中医药大学）
史周华（山东中医药大学）
齐宝宁（陕西中医药大学）
闫国立（河南中医药大学）
李　苑（成都中医药大学）
李国春（南京中医药大学）
李瑞锋（北京中医药大学）
杨　婕（山西中医药大学）
张星光（内蒙古医科大学）
陈婷婷（黑龙江中医药大学）
陈新林（广州中医药大学）
武　松（安徽中医药大学）
罗　丹（广西中医药大学）
赵　瑜（宁夏医科大学）
赵铁牛（天津中医药大学）
徐　刚（江西中医药大学）
崔　宁（山东中医药大学）
董　英（上海中医药大学）
韩　梅（北京市临床研究质量促进中心）
韩曦英（长春中医药大学）
覃　思（湖北民族大学）
蔡　晶（福建中医药大学）
熊光轶（云南中医药大学）
魏　沙（湖北中医药大学）
魏兴民（甘肃中医药大学）
魏高文（湖南中医药大学）

秘　书　王东芳（山东中医药大学）

人民卫生出版社
·北　京·

图书在版编目（CIP）数据

医学统计学/史周华主编. —3 版. —北京：人民卫生出版社，2021. 12（2025. 8重印）

ISBN 978-7-117-31583-8

Ⅰ. ①医… Ⅱ. ①史… Ⅲ. ①医学统计-统计学-高等学校-教材 Ⅳ. ①R195. 1

中国版本图书馆 CIP 数据核字(2021)第 244006 号

人卫智网	**www. ipmph. com**	**医学教育、学术、考试、健康，购书智慧智能综合服务平台**
人卫官网	**www. pmph. com**	**人卫官方资讯发布平台**

医学统计学

Yixue Tongjixue

第 3 版

主　　编： 史周华
出版发行： 人民卫生出版社(中继线 010-59780011)
地　　址： 北京市朝阳区潘家园南里 19 号
邮　　编： 100021
E - mail： pmph @ pmph. com
购书热线： 010-59787592　010-59787584　010-65264830
印　　刷： 三河市国英印务有限公司
经　　销： 新华书店
开　　本： 850×1168　1/16　　**印张：** 21
字　　数： 550 千字
版　　次： 2012 年 6 月第 1 版　　2021 年 12 月第 3 版
印　　次： 2025 年 8 月第 8 次印刷
标准书号： ISBN 978-7-117-31583-8
定　　价： 72. 00 元
打击盗版举报电话：010-59787491　E-mail：WQ @ pmph. com
质量问题联系电话：010-59787234　E-mail：zhiliang @ pmph. com

数字增值服务编委会

修订说明

为了更好地贯彻落实《中医药发展战略规划纲要(2016—2030年)》《中共中央国务院关于促进中医药传承创新发展的意见》《教育部 国家卫生健康委 国家中医药管理局关于深化医教协同进一步推动中医药教育改革与高质量发展的实施意见》《关于加快中医药特色发展的若干政策措施》和新时代全国高等学校本科教育工作会议精神，做好第四轮全国高等中医药教育教材建设工作，人民卫生出版社在教育部、国家卫生健康委员会、国家中医药管理局的领导下，在上一轮教材建设的基础上，组织和规划了全国高等中医药教育本科国家卫生健康委员会“十四五”规划教材的编写和修订工作。

为做好新一轮教材的出版工作，人民卫生出版社在教育部高等学校中医学类专业教学指导委员会、中药学类专业教学指导委员会和第三届全国高等中医药教育教材建设指导委员会的大力支持下，先后成立了第四届全国高等中医药教育教材建设指导委员会和相应的教材评审委员会，以指导和组织教材的遴选、评审和修订工作，确保教材编写质量。

根据“十四五”期间高等中医药教育教学改革和高等中医药人才培养目标，在上述工作的基础上，人民卫生出版社规划、确定了第一批中医学、针灸推拿学、中医骨伤科学、中药学、护理学5个专业100种国家卫生健康委员会“十四五”规划教材。教材主编、副主编和编委的遴选按照公开、公平、公正的原则进行。在全国50余所高等院校2 400余位专家和学者申报的基础上，2 000余位申报者经教材建设指导委员会、教材评审委员会审定批准，聘任为主编、副主编、编委。

本套教材的主要特色如下：

1. 立德树人，思政教育　坚持以文化人，以文载道，以德育人，以德为先。将立德树人深化到各学科、各领域，加强学生理想信念教育，厚植爱国主义情怀，把社会主义核心价值观融入教育教学全过程。根据不同专业人才培养特点和专业能力素质要求，科学合理地设计思政教育内容。教材中有机融入中医药文化元素和思想政治教育元素，形成专业课教学与思政理论教育、课程思政与专业思政紧密结合的教材建设格局。

2. 准确定位，联系实际　教材的深度和广度符合各专业教学大纲的要求和特定学制、特定对象、特定层次的培养目标，紧扣教学活动和知识结构。以解决目前各院校教材使用中的突出问题为出发点和落脚点，对人才培养体系、课程体系、教材体系进行充分调研和论证，使之更加符合教改实际、适应中医药人才培养要求和社会需求。

3. 夯实基础，整体优化　以科学严谨的治学态度，对教材体系进行科学设计、整体优化，体现中医药基本理论、基本知识、基本思维、基本技能；教材编写综合考虑学科的分化、交叉，既充分体现不同学科自身特点，又注意各学科之间有机衔接；确保理论体系完善，知识点结合完备，内容精练、完整，概念准确，切合教学实际。

4. 注重衔接，合理区分　严格界定本科教材与职业教育教材、研究生教材、毕业后教育教材的知识范畴，认真总结、详细讨论现阶段中医药本科各课程的知识和理论框架，使其在教材中得以凸显，既要相互联系，又要在编写思路、框架设计、内容取舍等方面有一定的区分度。

5. 体现传承，突出特色　本套教材是培养复合型、创新型中医药人才的重要工具，是中医药文明传承的重要载体。传统的中医药文化是国家软实力的重要体现。因此，教材必须遵循中医药传承发展规律，既要反映原汁原味的中医药知识，培养学生的中医思维，又要使学生中西医学融会贯通，既要传承经典，又要创新发挥，体现新版教材“传承精华、守正创新”的特点。

6. 与时俱进，纸数融合　本套教材新增中医抗疫知识，培养学生的探索精神、创新精神，强化中医药防疫人才培养。同时，教材编写充分体现与时代融合、与现代科技融合、与现代医学融合的特色和理念，将移动互联、网络增值、慕课、翻转课堂等新的教学理念和教学技术、学习方式融入教材建设之中。书中设有随文二维码，通过扫码，学生可对教材的数字增值服务内容进行自主学习。

7. 创新形式，提高效用　教材在形式上仍将传承上版模块化编写的设计思路，图文并茂、版式精美；内容方面注重提高效用，同时应用问题导入、案例教学、探究教学等教材编写理念，以提高学生的学习兴趣和学习效果。

8. 突出实用，注重技能　增设技能教材、实验实训内容及相关栏目，适当增加实践教学学时数，增强学生综合运用所学知识的能力和动手能力，体现医学生早临床、多临床、反复临床的特点，使学生好学、临床好用、教师好教。

9. 立足精品，树立标准　始终坚持具有中国特色的教材建设机制和模式，编委会精心编写，出版社精心审校，全程全员坚持质量控制体系，把打造精品教材作为崇高的历史使命，严把各个环节质量关，力保教材的精品属性，使精品和金课互相促进，通过教材建设推动和深化高等中医药教育教学改革，力争打造国内外高等中医药教育标准化教材。

10. 三点兼顾，有机结合　以基本知识点作为主体内容，适度增加新进展、新技术、新方法，并与相关部门制订的职业技能鉴定规范和国家执业医师（药师）资格考试有效衔接，使知识点、创新点、执业点三点结合；紧密联系临床和科研实际情况，避免理论与实践脱节、教学与临床脱节。

本轮教材在最新印制的过程中，适逢全党全国深入贯彻落实党的二十大精神之时。党的二十大报告指出：“促进中医药传承创新发展”“加强教材建设和管理”“加快建设高质量教育体系”……为构建高质量中医药教材体系指出了方向。教育部、国家卫生健康委员会、国家中医药管理局有关领导和教育部高等学校中医学类专业教学指导委员会、中药学类专业教学指导委员会等相关专家给予了大力支持和指导，得到了全国各医药卫生院校和部分医院、科研机构领导、专家和教师的积极支持和参与，在此，对有关单位和个人表示衷心的感谢！希望各院校在教学使用中，以及在探索课程体系、课程标准和教材建设与改革的进程中，及时提出宝贵意见或建议，以便不断修订和完善，为下一轮教材的修订工作奠定坚实的基础。

人民卫生出版社

2023 年 7 月

前　言

医学统计学是医学科学研究的重要方法和技术手段，学习本课程对培养医学生统计思维，做好医学科研统计设计、资料收集、资料整理、资料分析及其结果结论的表达具有重要作用。2012 年，人民卫生出版社组织编写了第 1 版“十二五”规划教材《医学统计学》，2016 年进行了第 2 版编写工作。1、2 版教材出版后深受全国高等中医药院校师生的欢迎和好评。本次修订汇聚全国高等中医药院校从事医学统计学教学与科研的一线专家学者的集体智慧，在保持前 2 版教材特色的基础上，做了进一步修订与完善。

全书从中医学、针灸推拿学、中西医临床医学、护理学、康复治疗学等专业特点和需求出发，坚持“三基”（基本知识、基本理论、基本技能）和“五性”（思想性、科学性、先进性、启发性、适用性）基本原则，系统介绍统计分析方法和常用研究统计设计方法，总结统计方法的选择与结果表达，凝练统计知识，体现统计学的科学性与艺术性。针对医学生在医学科研设计及数据分析中运用基本统计思想和方法能力不足、不恰当解释统计分析结果等普遍存在的问题，教材在注意课程内容完整性和系统性的基础上，注重学生统计思维和统计方法运用能力的培养和训练。本次修订按统计工作步骤安排章节顺序与内容，为此在绪论中做了充分的叙述，在全书各章节里都有一定程度的体现，进一步强化“知其然，知其所以然”的指导思想，形成了定位明确、内容优化、层次分明、重点突出、简洁实用的编写特色与风格。

本版教材在第 2 版 15 章的基础上，增加“贝叶斯统计”一章，作为第 15 章，原第 15 章改为第 16 章。在大数据时代，数据科学、数据挖掘、机器学习和人工智能等越来越受到人们的重视，非常有趣的是这些领域理论计算基础都是贝叶斯定理，为了与时俱进，因此增加“贝叶斯统计”一章。

基于“润物细无声”的方式，课程思政内容，在有关章节的知识链接等内容里融合呈现。第一章“绪论”增加了贝叶斯统计简介一节，整体概括性介绍医学统计学；第二章“实验设计与调查设计”，强调“设计优先”，介绍了实验设计、临床试验设计、调查研究设计和样本含量的估计；第三章“统计描述”包括计量资料、计数资料的统计指标与图表的描述；第四章“概率分布”为后续章节介绍统计原理与方法做了铺垫；第五章为“参数估计与假设检验”的内容，理论性比较强；第六章“t 检验”，为两小样本比较的推断统计；第七章“方差分析”，介绍常用的几个设计的单因素与多因素分析；第八章“χ^2 检验”，常用于计数资料的统计推断方法；第九章“非参数检验”，不满足参数检验条件的推断统计；第十章“双变量相关与回归”，即简单相关与回归；第十一章“圆形分布资料的分析”，介绍了具有特殊性的一类资料及其分析方法；第十二章“多重线性回归”，引导医学生进一步学习医用多元统计学；第十三章“临床诊断试验评价”与第十四章“Meta 分析”，旨在满足当代医学生临床研究统计知识与技能的需求；第十五章“贝叶斯统计”，与经典（频率派）统计相比较；第十六章“数据预处理与统计方法的选择”，促进医学生对本课程知识的融会贯通，正确理解与应用。另外，相应章后给出统计电脑实验，统计理论与实验紧密结合。

感谢第1、2版所有编委的贡献，尤其感谢李新教授、郑国华副教授、邢建民副教授、陈晓凡老师、黄品贤副教授、李秀昌教授、朱继民教授、毛淑芳教授、孔丽娅副教授、包红老师、孙春阳老师、步怀恩副教授、吴建军教授、胡乃宝老师、姚政副教授、谢海林教授等。本书编写得到了人民卫生出版社、全国各高等中医药院校和部分西医院校的大力支持，在此由衷地表示感谢！

在修订过程中，尽管全体编委努力工作和反复修改，力争精益求精，但限于编者水平，教材中难免存有疏漏或缺陷，欢迎广大同仁与读者批评指正。

编者

2023年7月

中国式现代化，是中国共产党领导的社会主义现代化，既有各国现代化的共同特征，更有基于自己国情的中国特色。中国式现代化是人口规模巨大的现代化，是全体人民共同富裕的现代化，是物质文明和精神文明相协调的现代化，是人与自然和谐共生的现代化，是走和平发展道路的现代化。

中国式现代化是人口规模巨大的现代化。我国十四亿多人口整体迈进现代化社会，规模超过现有发达国家人口的总和，艰巨性和复杂性前所未有，发展途径和推进方式也必然具有自己的特点。我们始终从国情出发想问题、作决策、办事情，既不好高骛远，也不因循守旧，保持历史耐心，坚持稳中求进、循序渐进、持续推进。

——习近平总书记在中国共产党第二十次全国代表大会上的报告

迄今为止，全球完成工业化的发达国家和地区人口总和不超过 10 亿人。中国 14 亿多人口整体迈入现代化社会，无先例可循，是人类历史上有深远影响的大事。中国式现代化致力破解人类社会发展的诸多难题，为人类对更好社会制度的探索提供中国智慧和中国方案。扎根中国大地，中国式现代化彰显中国特色社会主义制度的优越性，展现出光明前景和勃勃生机。

统计是让数据说话的科学与艺术。统计无处不在无时不有，学好统计赋能助力中医药传承与创新发展，提高学习者对诸多自然现象和社会事物的特征与规律的认识。

——本教材编写委员会感悟

【概率应用示例】

随机 50 个人聚在一起，其中有两个人生日是同一天的概率在 97%以上，几乎可以说 50 个人中一定有两个人是同一天的生日。神奇吧！计算如下：

$$1-\frac{365}{365}\times\frac{364}{365}\times\frac{363}{365}\times\cdots\times\frac{336}{365}=0.9703=97.03\%$$

【统计应用示例】

李颖同学的《中医基础理论》与《伤寒论》成绩分别为 87 分与 80 分，李颖同学所在班的这两门课程的平均成绩分别为 80 分和 65 分，标准差分别为 7 分和 10 分。那么，在班里，李颖同学擅长《中医基础理论》还是《伤寒论》的学习？

标准正态分布下：

$$z_{中基}=\frac{x-\mu}{\sigma}=\frac{87-80}{7}=1.0, p_{中基}=1-CDF.NORMAL(1,0,1)=0.1587\approx16\%$$

$$z_{伤寒}=\frac{x-\mu}{\sigma}=\frac{80-65}{10}=1.5, p_{伤寒}=1-CDF.NORMAL(1.5,0,1)=0.0668\approx7\%$$

李颖同学在班里《中医基础理论》成绩排在前 16%，《伤寒论》成绩排在前 7%，可见李颖同学比较擅长《伤寒论》的学习。耐人寻味吧！

【医学统计应用示例】

小儿麻痹症在没有研制出疫苗之前是一种瘫痪或死亡率很高的疾病。在对疫苗进行人体试验的过程中，科学家随机抽取了 400000 名儿童并随机分成两组，试验组注射疫苗，对照组注射安慰剂。结果发现试验组和对照组分别有 56、138 名儿童患上该病。56 与 138 的差别是由随机抽样造成的，还是由疫苗的免疫作用所致的？统计推断分析结论是二者的差别超出了随机性本身所能解释的范围，疫苗有效。从此以后，这种疫苗普遍接种，在许多国家根除了小儿麻痹症。这是统计学为医学研究提供有力支持的代表实例之一。

统计思维总有一天会像读与写一样成为一个有效率公民的必备能力。

——H. G. Wells

在终极的分析中，一切知识都是历史；在抽象的意义下，一切科学都是数学；在理性的基础上，所有的判断都是统计学。

——C. R. Rao

谨与读者共享共勉！

目　录

第一章 绪论

笔记栏

01章PPT

PPT 课件

学习目标

明确医学统计学的基本概念、基本思想、主要内容与特点，认识到统计学是一门方法学，对医药科学研究具有重要作用。

学习要点

医学统计学的概念，同质与变异、总体与样本、参数与统计量、抽样研究与抽样误差、小概率事件等基本概念，资料类型，统计基本步骤，贝叶斯定理等。

第一节 概 述

自然和社会的各种现象，可概括为确定现象、模糊现象和随机现象。确定现象是指在相同的条件下出现相同的结果，必然能发生的现象。例如水在标准大气压下，加热 100℃时会沸腾；种瓜得瓜，种豆得豆等。模糊现象是指在相同的条件下出现不确定的结果，如观众对一幅山水画的欣赏，智者见智，仁者见仁等。随机现象是在相同的条件下出现不相同的结果，但结果是确定的一类现象。例如北京每年元旦的气温不同或不全相同，不同读者看完同一本书后收获有多有少，某降压药对高血压患者的疗效结果有有效与无效之别等。随机现象不同于确定现象，一般是无法精确预测的；它也不同于模糊现象，可以运用统计学方法探索其数值规律性。医学现象常常是随机现象。

一、医学统计学的概念

统计学(statistics)是研究随机现象数量规律性的应用数学，是从随机现象数据中提取信息、知识的科学与艺术，是一门方法性学科。它的科学性在于收集和利用的数据客观真实，数据分析正确合理，结论可靠可信；它的艺术性在于统计思维、统计描述、统计推断及结果表达等方面富有多种多样的呈现形式。统计学，按研究的侧重点不同分为理论统计学与应用统计学；按研究的方法不同分为描述统计学与推断统计学。

理论统计学(theoretical statistics)即数理统计学(mathematical statistics)，是以概率论为基础，从纯理论的角度，对统计方法加以推导论证，中心的内容是统计推断问题，实质是以归纳方法研究随机现象的一般规律。

应用统计学(applied statistics)是数理统计学的原理方法在不同学科领域的具体应用。如：数理统计学在生物学中的应用形成了生物统计学(biostatistics)；在医学中的应用形成医学统计学(medical statistics)、卫生统计学(health statistics)和中医药统计学(statistics for traditional Chinese medicine)等。

笔记栏

描述统计学(descriptive statistics)是研究如何取得反映客观现象的数据,并通过统计指标和图表形式对收集的数据进行加工处理和显示,进而通过综合、概括和分析得出反映客观现象的规律性数量特征。

推断统计学(inferential statistics)是研究如何根据样本数据去推断总体数量特征的方法,它是在对样本数据进行描述的基础上,考虑抽样误差,对总体的未知数量特征作出以概率形式表述的推断。

医学统计学(medical statistics)是研究医学领域中随机现象客观规律的一门方法性学科,它运用数理统计学的基本原理与方法,结合医学实际,阐述医学领域研究设计、收集资料、整理资料、分析资料、结果报告与结论表达等。它属于应用统计学,对医学随机现象进行描述与推断,是医学科学研究的重要工具与手段。

二、统计学的发展简史

人类实践是统计学产生的源泉,人类认识又是统计学发展的动力。远古时代,人类利用手指、石子、贝壳、小木棍以及绳索等工具进行的计数活动就蕴藏着统计萌芽。但是,人类由统计实践上升到统计学,却只有300多年的历史。

17世纪中叶至18世纪初期为古典统计学的发展时期。统计学一词源于state,统计学意指国家国情的叙述,其研究方法主要采用文字记述和形式逻辑比较法,用于人口、国力等情况的统计和分析。

18世纪后叶至20世纪初期为近代统计学的发展时期。误差理论和大数法则得到了应用和发展,其研究方法主要是建立在大样本上的大量观察法,重视运用统计指标和统计图表对数字资料进行统计描述。

20世纪初期至今为现代统计学的发展时期。1908年,英国统计学家戈赛特(W. S. Gosset,1876—1937年)在生物统计杂志 *Biometrika* 上以笔名 Student 发表了 t 分布,开创了小样本的研究,从而使统计学由"描述统计"向"推断统计"发展,开创了现代统计学的新纪元。20世纪50年代,电子计算机技术的发展和应用,促进了统计方法的应用与发展。

当今,现代统计学的发展有如下几个明显趋势:随着数学的发展,统计学依赖和吸收的数学方法越来越多;统计方法与计算机技术相结合,已渗透到了所有学科部门,以统计学为基础的边缘学科不断形成;统计与实质性学科(如社会、经济、生物、医学等)、统计软件、现代信息相结合,所发挥的功效日益增强;统计学的作用与功能已从描述事物现状、反映事物规律,向抽样推断、预测未来变化和作出正确决策的方向发展,已成为具有方法论性质的综合性一级学科。

三、统计学的研究对象

统计学所研究的对象是具有变异的事物,其变异为同质基础上的变异。如果研究对象内每个个体都相同,没有什么变异,如水的分子结构或某一药物的化学结构等,只要分析一个个体,便可以了解其总体,就不是统计研究的对象。

同质(homogeneity)指观察单位间被研究指标的影响因素相同。由于被研究指标的影响因素往往难以完全控制,甚至未知,因此在实际工作中观察单位的同质是指对被研究指标的影响较大的、可以控制的主要因素相同或基本相同。如研究某地区儿童的身高,则要求影响身高这一指标的主要因素(如年龄、性别、民族等)要相同,而不能控制的因素(遗传、营养等)可不要求相同。同质是相对的,对于身高指标,成年男女有别不同质;而对于脉搏指标,成年男女无别同质。

变异(variation)指在同质基础上各观察单位间某观察指标的差异。医学研究，在同类的对象中往往存在着变异，如同为健康人，即使是性别与年龄相同，他们的身高、体重、脉搏、血压、体温、肺活量等生理生化指标数值都会有所不同；同为某病的患者，其病情病程也各自有所差异；对病情相同的患者，用同一种疗法治疗，有的治愈，有的显效，有的无效。这些都是具有变异的例子，均为统计学研究的对象。

医学事物(现象)大多数都是具有变异的，概率论称具有变异的事物(现象)为随机事件。随机事件是指一次试验结果不确定而在一定数量重复条件下呈现出某种规律性的事件。医学统计学可将医学随机事件通过一定数量的观察、对比、分析与推断，由偶然性(不确定性)现象的剖析，发现事物内在的必然性(确定性)规律。统计学是处理变异数据的科学，没有变异就无须统计学。

四、医学统计学的主要内容

在医疗卫生服务的实践与研究中，医学统计学以研究统计设计和统计方法为主要内容。

1. 统计设计　包括：实验研究、临床试验研究以及调查研究等的统计设计，详见第二章。

2. 统计方法　包括：统计描述、统计推断等，也可概括为基础统计方法和多元统计方法，涉及统计概念、指标计算、参数估计、假设检验、指标间关系分析、结果报告与结论表达等，详见第三章至第十六章。

医学科研统计设计和应用统计方法分析资料的工作如今都能在计算机上借助某种统计软件来实现。目前较常用的统计软件有 SPSS、SAS、Stata、R 和 Python 等，本书主要应用 SPSS 统计软件实现医学统计学基本的研究统计设计、统计描述和统计推断分析等。

五、统计学的特点和基本思想

统计学认识事物现象有数量性、群体性、具体性和概率性等特点。数量性：统计学从客观事物数量特征和数量关系入手反映其质量，经过分析研究，探索客观现象的本质和规律。统计学反映的不是抽象的纯数量，而是针对性的、密切联系客观现象性质的数量。如通过体格检查(测量血压、脉搏等)了解个体健康质量。群体性：统计从整体而不是从个体水平上反映和分析事物数量特征。例如，以治疗足够数量的肺癌患者疗效情况数据为前提来归纳推断反映其整体的疗效水平。具体性：统计学通过研究在一定时间、地点、条件下客观现象具体的数量特征来反映抽象的数量关系。如以某一时间、地点、条件下的病死率、生存率评价医疗质量。概率性：统计学研究随机现象的规律，一般采用随机抽样研究，用样本的特征指标估计或推测总体的特征指标，估计正确与否是以概率大小来确定的，所以统计学结论具有概率性。例如，一种新的降压药有效率为 90%，较有效率为 80%的某种常用降压药好，是在 95%的可信度得出的统计结论基础上结合临床医学实践推断出来的专业结论。

统计学的基本思想可归纳为变异的思想、随机抽样研究的思想和概率性的思想。正是由于客观事物的变异性和复杂性才需要统计学；随机抽样研究可节省人力、物力、财力和时间，通过研究样本特征估计或推测总体特征，但是，为了得出正确的结论，在随机抽样时必须有效地控制各种误差；由于统计学主要采用抽样研究方法探求总体的规律性，所以统计结论具有概率性，统计结论中没有“证明”，只有在一定概率水平上的推论。

笔记栏

第二节 统计学的几个基本概念

一、总体与样本

（一）总体（population）

是根据研究目的所确定的同质观察单位的全体。观察单位是指被研究的总体中的某个单位，即个体。例如，描述某地 40 岁以上男性血脂水平，则该地所有 40 岁以上的男性居民的血脂测量值就构成所描述的总体，该地每个 40 岁以上的男性血脂测量值就是一个观察单位，即个体。

根据研究目的，有些总体中观察单位数是有限的或可知的，称为有限总体。有些总体的观察单位数是无限的或不可知的，称为无限总体。对无限总体中每个个体一一考核是做不到的，对观察对象具有危害与损伤的，总体中的每个个体一一考核是不允许的，对个体数量很大的有限总体一一考核个体需花费较多的人力、物力、财力和时间，所以，对总体特征与性质的认识一般情况下不是采用一一考核的方法，而常常是采用抽样研究。

（二）样本（sample）

是从总体中随机抽取的具有代表性的个体的集合。抽样研究（sampling study）是从总体中抽取样本，通过对样本的定量或定性测量结果来推断总体。

抽样研究的目的是用样本的特征正确可靠地推断总体的特征，所以样本必须对总体具有良好的代表性，抽样研究应注意如下几点：

1. 样本含量足够大　样本含量指样本所包含的观察单位数（样本例数），统计学中常用 n 表示。研究资料的变异程度大小、研究方法、研究结果精确性等条件决定样本含量。

2. 遵循随机抽样原则　随机抽样是指从研究总体中按一定的概率抽取部分观察单位的方法。随机不是随便或随意，随机是指研究总体中每个观察单位被抽到样本中的机会均等。统计学中常用的随机抽样方法有单纯随机抽样、系统抽样、分层抽样和整群抽样，在进行大规模的调查研究时，还结合使用以上 4 种抽样方法，把抽样过程分为不同阶段进行，称多阶段抽样。实现随机化的方法有多种，如抓阄、抽签、查随机数字表和利用计算机产生的伪随机数等，利用 SPSS 软件可实现多种统计设计的随机抽样。

3. 样本的构成分布应基本上与总体构成分布保持一致　即样本的频率分布与总体分布的一致，表现为样本与总体在数据结构上的“相似”，确保在已知的条件下尽可能在总体的各部分都能抽到相应的个体从而构成具有代表性的样本。

二、参数与统计量

反映总体的统计指标称为参数（parameter），用希腊字母表示，如 μ（总体算术均数）、σ（总体标准差）、π（总体率）等；反映样本的统计指标称为统计量（statistics），用拉丁字母或英文字母表示，如 $\overline{X}$（样本均数）、S（样本标准差）、P（样本率）等。

对某一事物而言，总体参数是该事物本身固有的、不变的，而统计量则随着实验不同而不同，但统计量的分布是有规律的，如小样本均数服从 t 分布，大样本均数服从正态分布等，这些规律是统计推断的理论基础。

三、误差

误差（error）泛指观测值与真实值之差以及样本统计量与总体参数之差。主要分为非随机误差与随机误差，非随机误差包括系统误差和过失误差，随机误差包括随机测量误差和随机抽样误差。

1. 系统误差(systematic error) 是指在实际观测过程中,由受试对象、研究者、仪器设备、研究方法、非实验因素影响等原因造成的有一定倾向性或规律性的误差。如仪器初始状态未调整到零、标准试剂未经校正所致误差。其特点为:观察值有系统性、方向性、周期性地偏离真值。这类误差可以通过严格的实验设计和技术措施消除。

2. 过失误差(gross error) 由于观察过程中实验者不仔细造成的错误判断或记录。应认真检查核对,否则会影响研究结果的准确性。

3. 随机测量误差(random measurement error) 是指各种偶然因素(如电压、环境温度等)的影响造成对同一对象多次测定的结果不完全一样;或同一样品不同观察者之间的差异。该误差不可避免,但要控制在容许范围内。提高操作者熟练程度可以减少这种误差。

4. 随机抽样误差(random sampling error) 简称抽样误差(sampling error),是由于随机抽样所引起的样本统计量与总体参数间的差异以及各样本统计量之间的差异。医学现象的变异总是客观存在的,因而在抽样研究中,抽样误差总是不可避免的,它虽无方向性,但有一定的分布规律,是可估计、可控制的,其大小可通过计算标准误间接地反映出来。样本对总体的代表性越好,抽样误差越小,反之,抽样误差越大。抽样误差揭示样本距总体的实际值可能有多远。

四、概率

若在相同条件的控制下对某试验进行 n 次重复,一个事件出现的次数 m 和总的试验次数 n 之比,称为这个事件在这 n 次试验中出现的频率(frequency)。当试验次数 n 很大时,该频率将趋近于一个较稳定的常数,这个常数即该事件发生的概率(probability)。在概率论上称频率收敛于概率。

概率是反映随机事件发生的可能性大小的度量,用 P 表示,取值范围为 $0 \leqslant P \leqslant 1$。随机事件的概率为 $0<P<1$;必然事件的概率等于1;不可能事件的概率等于0。某事件发生的概率愈接近于1,表示该事件发生的可能性越大;反之,愈接近于0,表示该事件发生的可能性越小。

统计学通常把 $P \leqslant 0.05$ 或 $P \leqslant 0.01$ 的随机事件称为小概率事件。一般认为小概率事件在一次试验中是不大可能发生的,这就是小概率原理,它是统计推断的重要原理。

知识链接

小概率原理是概率论的精髓,是统计学助力人们面对随机事件数据分析推断做出比较正确决策的基石。对于小概率原理我们还需要有以下两个方面的认识:

一是小概率事件在一次试验不大可能发生,但在多次试验就很有可能发生。正言道"天道酬勤""冰冻三尺非一日之寒,滴水穿石非一日之功",只要我们不断学习充实自己,做事有恒心,"锲而不舍,金石可镂",成功总有那一天。反言谓"多行不义必自毙""千里之堤,溃于蚁穴"。告诫我们"勿以恶小而为之,勿以善小而不为"的道理。

二是运用这个原理进行统计推断时有5%或1%犯错误的可能。统计结论是概率性的,不是绝对的肯定与否定。干事业是有一定风险的,我们既要大胆决策积极有为,又要科学求证谨慎实践;生活中我们可以犯点小错误,但不能犯原则性大错误。金无足赤,人无完人,欣赏包容他人,合作共赢,和平共处是正道。

第三节 资料分类

一、资料与变量的概念

1. 资料(data) 又称数据,由变量及其变量值组成。资料类型与变量类型相对应。

2. 变量(variable) 是指观察单位的某种特征或属性,即研究的项目或指标。变量的测定结果称为变量值(value of variable)或观察值(observed value)。例如,患者的呼吸、脉搏、体温、血压、脉象等症状体征指标就是变量,对研究确定的每个患者进行这些指标观察或测定,得到的结果就是相应变量的变量值。

二、资料类型

统计资料一般分为计量资料、计数资料和等级资料三类。

1. 计量资料(numerical data) 又称定量资料(quantitative data)或数值资料(numerical data),是由仪器、工具或其他定量方法测定的某项指标量的大小所得到的资料。例如:测量100名男大学生的身高所获得的资料就是计量资料。

2. 计数资料(count data) 又称定性资料(qualitative data)或无序分类资料(unordered categorical data),是将事物按不同的属性归类,清点每一类的数量多少所得到的资料。根据类别数的不同,计数资料分为二分类资料(binary data)和无序多分类资料(unordered categorical data)。例如将100名大学生按性别分组:男53人,女47人,此资料就是二分类资料;按ABO血型分组:A型39人、B型20人、O型17人、AB型24人,此资料就是无序多分类资料。

3. 等级资料(ranked data) 又称半定量资料(semi-quantitative data)或有序多分类资料(ordered categorical data),是将事物属性按组别之间有程度或等级差别进行归类所得到的资料。例如用某中药治疗某种疾病患者50名,按临床疗效等级分为痊愈26例、显效12例、好转7例、无效5例,此资料就为等级资料。

三、资料转换

根据分析的需要,各种资料可进行相互转化。计量资料可转化为计数资料或等级资料,同样,计数资料和等级资料可通过数字编码,即数值化方式,转化为计量资料。

需要注意的是:计量资料变为计数资料或等级资料时信息量将减少,因此在收集数据阶段应尽量收集计量数据,并用原始计量资料建立数据集。

对资料作统计处理的许多方法是通过对随机变量的研究得来的。随机变量有连续型随机变量(continuous random variable)和离散型随机变量(discrete random variable)。连续型随机变量是指在某一区间可取任何值的变量:如身高(cm)、体重(kg)、血压(mmHg)等,离散型随机变量是指在某一区间只可取有限的几个值的变量:如家庭人口数、脉搏(次/min)等。计量资料对应的计量变量可以是连续型随机变量,也可以是离散型随机变量;计数资料和等级资料对应的计数变量和等级变量只能是离散型随机变量。另外,计数变量又称名义变量(nominal variable),意指各种被命名好的分类,在各种分类中没有隐含的顺序,这与等级变量不同。但是,等级变量中各分类之间的差异不能被认为是相等的。

应用数据库软件建立原始数据集时,计量资料变量的结果值直接输入数值,计数资料或等级资料变量的结果值可输入1、2、3等表示类别或等级。需要资料转化时,可对原始数据加工,用SPSS软件Transform中的Computer Variable过程均能实现。

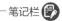

第四节 医学统计工作的基本步骤

医学研究中的统计工作步骤包括研究设计、收集资料、整理资料、分析资料、结果报告与结论表达等。这几个步骤是密切联系不可分割的,任何一个环节发生缺陷都会影响研究结果的质量和认证。

一、研究设计

研究设计(research design)就是拟订一份合理的实验计划,将有关的研究方法与步骤的纲目拟订出来,用以保证取得一个较为客观的研究结果。根据对研究对象是否施加干预措施,可将研究分为观察研究和实验研究两大类。观察研究对研究对象不施加任何干预措施,主要通过现场调查获取数据,其对应的设计称为调查设计(survey design);实验研究包括动物实验研究和临床试验研究(后者研究对象为人),实验研究需要对研究对象施加一定的干预措施,其相应的设计称为实验设计(experimental design)。无论是调查设计还是实验设计,均涉及专业设计与统计设计。

专业设计(specialized design)是指用什么方式、方法验证假说或回答有关专业问题。目的在于保证成果的实用性、可行性和创新性。做好专业设计一般需要具有过硬的专业知识、较强的查阅文献能力和善于多学科交流与合作的能力。

统计设计(statistical design)是指如何合理地安排实验内容,选择实验对象,计算样本含量,对实验结果进行有效的分析。目的在于保证结果的经济性、重复性、可靠性和科学性。实验统计设计,应遵循随机化、对照、重复和均衡四个基本原则。

研究者一定要树立"设计优先"的思想,只有缜密完善的研究设计,才能获得真实可靠的研究结果。医学统计学用于医学科学研究,应从研究设计阶段开始,而不是在需要数据处理时。医学研究统计设计基础详见第二章。

二、收集资料

收集资料(data collection)是指根据研究目的,按照设计要求去准确、及时和完整地收集原始资料。医学研究资料来源大致有:日常医疗工作记录和报告卡、统计报表、专题调查与实验或试验研究资料、公共或共享的其他资料。

收集资料的过程实际上是具体调查或实验实施的过程,要有科学的态度,实事求是的精神,如实收集资料,并应用通用或共享的数据库软件(如 Excel,Access,SQL,Oracle,Epidata等)将收集到的资料及时建立电子数据库。

三、整理资料

整理资料(sorting data)是把收集到的原始资料,有目的、有计划地进行科学的加工(如分组或汇总),使其系统化、条理化,以便更好地揭示所研究事物的规律性,有利于统计分析。整理资料包括资料核查和设计分组与汇总等。首先检查原始记录,及时纠错补漏;其次是标记可疑值,必要时对可疑值重新观测。根据资料的性质或数量特征,对资料进行分组,需要时按不同组段对原始资料进行归纳计数。

四、分析资料

分析资料(analysis data)就是对资料进行统计分析。主要包括统计描述(statistical description)与统计推断(statistical inference)。统计描述是指用适合资料性质的统计指标、统

笔记栏

计图表等,对资料的数量特征及其分布规律进行表达,以反映变量值的水平、频率、联系强度。统计推断是通过抽样研究,根据样本资料所提供的信息,对未知总体做出具有一定概率性的估计和推断,它包括参数估计和假设检验两方面。

五、结果报告与结论表达

信息时代,医学科研设计、资料数据库的建立与管理、统计分析等方面的大多数任务可以交给计算机完成,正确领悟统计思想以及统计软件所输出的结果,并在研究报告和论文中作出适当的解释与表达显得越来越重要。

医学研究性论文主要由摘要、引言、材料与方法、结果和讨论 5 个部分组成,而每一部分或多或少都涉及统计表达,需要明确指出所使用的统计设计与分析方法,观察对象的纳入与剔除标准,是否随机抽样与随机分组,使用何种统计软件及其版本,样本统计量、总体参数可信区间,检验统计量、P 值,并结合各学科专业知识对统计分析结果作出合理的解释,进而得出可信赖的专业结论。另外,可借助统计图表直观、形象表达统计结果。统计结果的规范化报告和结论的正确表达,能提高研究的认证度,也便于各层次的学术交流与研究。

第五节 贝叶斯统计简介

在大数据时代,数据科学、数据挖掘、机器学习和人工智能等越来越受到人们的重视,非常有趣的是这些领域理论计算基础都是贝叶斯定理。贝叶斯统计是科学地从数据和经验中学习的一种方法。估计总体信息时,除了样本信息外,还存在经验或历史信息,这些信息大多存在于获得样本之前,因此称为先验信息。先验信息具有"主观思想"的成分,因此贝叶斯统计备受频率学派部分学者的批评。但是 MCMC(Markov Chain Monte Carlo)方法的研究与应用,为推广贝叶斯统计的应用开辟了广阔的前景,使贝叶斯统计的研究与应用得到了复兴与发展。

一、贝叶斯定理

A 事件 B 事件发生的概率分别记作 $P(\mathrm{A})$ 与 $P(\mathrm{B})$,两个事件同时发生的概率属于联合概率,记作 $P(\mathrm{AB})$或 $P(\mathrm{BA})$,若这两个事件是相互独立的,即已知 A 事件的结果并不影响 B 事件发生的概率,反之亦然,根据概率的乘法与交换律,则有 $P(\mathrm{AB})=P(\mathrm{BA})=P(\mathrm{A})P(\mathrm{B})=P(\mathrm{B})P(\mathrm{A})$。

若两个事件不是相互独立的,在给定 A 条件下 B 事件发生的概率为条件概率记作 $P(\mathrm{B}|\mathrm{A})$,或在给定 B 条件下 A 事件发生的概率为条件概率记作 $P(\mathrm{A}|\mathrm{B})$,则:联合概率 $P(\mathrm{AB})=P(\mathrm{A})P(\mathrm{B}|\mathrm{A})$,条件概率 $P(\mathrm{B}|\mathrm{A})=\dfrac{P(\mathrm{AB})}{P(\mathrm{A})}$,假设 $P(\mathrm{A})>0$;

联合概率 $P(\mathrm{BA})=P(\mathrm{B})P(\mathrm{A}|\mathrm{B})$,条件概率 $P(\mathrm{A}|\mathrm{B})=\dfrac{P(\mathrm{AB})}{P(\mathrm{B})}$,假设 $P(\mathrm{B})>0$

值得注意的是,这里的 $P(\mathrm{B}|\mathrm{A})$ 与 $P(\mathrm{A}|\mathrm{B})$ 不相等。

若条件概率 $P(\mathrm{B}|\mathrm{A})=P(\mathrm{B})$ 或 $P(\mathrm{A}|\mathrm{B})=P(\mathrm{A})$,则表示 A 事件和 B 事件独立。

由两个不独立事件联合概率 $P(\mathrm{AB})=P(\mathrm{BA})$

则 $P(\mathrm{A})P(\mathrm{B}|\mathrm{A})=P(\mathrm{B})P(\mathrm{A}|\mathrm{B})$ 或 $P(\mathrm{B}|\mathrm{A})P(\mathrm{A})=P(\mathrm{A}|\mathrm{B})P(\mathrm{B})$

可得 $P(\mathrm{B}|\mathrm{A})=\dfrac{P(\mathrm{A}|\mathrm{B})P(\mathrm{B})}{P(\mathrm{A})}$,$P(\mathrm{A})>0$

或 $P(\mathrm{A}|\mathrm{B})=\dfrac{P(\mathrm{B}|\mathrm{A})P(\mathrm{A})}{P(\mathrm{B})}$,$P(\mathrm{B})>0$

如果事件B只有两种情况,例如发生(B表示)和不发生($\overline{B}$表示),则贝叶斯定理可以表达为:

$$P(B|A)=\frac{P(A|B)P(B)}{P(A|B)P(B)+P(A|\overline{B})P(\overline{B})} \quad (式1-1)$$

其中,$P(B)>0$ 和 $P(\overline{B})>0$。

如果事件B有多种情况发生,贝叶斯定理可以表达为式15-1(见第十五章)。

例如某病检验,假定该病在所有人群中的感染率为0.1%,医院现有的技术对此疾病检验准确率为98%,如果从人群中随机抽出一个人去检测,医院给出的检验结果为阳性,那么,这个人实际得该病的概率是多少?

如果用B表示这个人患有该疾病,用A表示医院检测的结果是阳性,那么 $P(A|B)=98\%$ 表示的是"已知一个人得病的情况下医院检测出阳性的概率",而现在问的是"从人群中随机抽出一个人,已知检验结果为阳性的情况下,这个人实际得该病的概率",用贝叶斯公式求得:

$$P(B|A)=0.98\times0.001/(0.98\times0.001+0.02\times0.999)=0.047。$$

可见,感染率很低的疾病,就诊者即使被医院检测为阳性,实际患病的概率不大,不到5%,有很大可能是假阳性,往往需要复检来确定是否真的患病。

不妨再来计算初检与复检结果都为阳性时,此人患该病的可能性有多大?

假设A为医院第一次检测的结果为阳性,C为医院第二次检测的结果为阳性,B为这个人患有该疾病,那么两次检验结果都是阳性患病的概率可以表示为 $P(B|A\cap C)$,
$P(B|A\cap C)=0.98\times0.98\times0.001/(0.98\times0.98\times0.001+0.02\times0.02\times0.999)\approx0.706$

若D为医院第三次检测的结果为阳性,即三次检测的结果均为阳性,则该者患病的概率为99.2%。可见,复检结果大大提高了检测的可信度。复检的意义在于大幅度地减少假阳性的可能性,从而提高阳性检测的准确性。

二、贝叶斯学派与频率学派的区别

频率学派根据样本信息对总体特征或总体分布进行推断,例如使用样本均数(标准差)估计总体均数(标准差)。频率学派关注总体信息(参数)和样本信息(统计量)。总体信息是指总体分布或总体所属分布提供的信息,例如,总体均数(总体标准差)等。样本信息是指对某未知参数作统计推断时,从总体抽取部分个体所提供的信息,例如,要了解某市成年人的血糖水平,调查了该市200名成年人,200人血糖的样本均数(样本标准差)就属于样本信息。

贝叶斯学派认为估计总体信息时,除了样本信息外,还存在经验或历史信息,也可以用于统计推断。这些信息大多存在于获得样本之前,因此称为先验信息。

贝叶斯统计推断的基本方法是将未知参数的先验信息与样本信息进行综合,根据贝叶斯公式,得出后验信息,然后应用后验信息去推断未知参数。贝叶斯学派重视总体信息和样本信息的同时,还注重先验信息;并使之数量化,形成先验分布,加入到统计推断中,以提高统计推断的质量。人们在日常生活中也常常使用先验信息,例如打电话时,如果对方是熟人,对方说话后,你就能判断出对方是谁;若是一位陌生人给你打电话,对方不报名字,你就难于判断对方是谁。从这个例子可以知道,先验信息具有重要的价值。

贝叶斯理论认为:任何一个未知量都可以看作随机变量,可用一个概率分布去描述,这个分布称为先验分布(prior distribution),用 $\pi(\theta)$ 表示。在获得样本之后,总体分布、样本与先验分布通过贝叶斯公式结合起来得到一个关于未知量 θ 的新分布,称为后验分布(posteri-

笔记栏

or distribution)用 $\pi(\theta|x)$ 表示。根据后验分布进行的统计分析会得到更加可靠的结论。

贝叶斯学派与频率学派存在很大的差异,主要体现在以下几个方面:

1. 两者对概率的定义不同 频率学派认为概率应该使用频率进行解释,通过重复抽样来实现参数估计和假设检验。而贝叶斯学派认为概率是一种信念,结合这种信念加以假设检验(先验机会比),当样本数据出现以后就产生后验机会比。

2. 两者使用的信息不同 频率学派只使用样本信息和总体信息。贝叶斯学派除利用上述两种信息外,还利用先验信息。例如,要了解患者接受某种干预后的治疗效果,治疗效果用 θ 表示,如果治愈,则 $\theta=1$;没有治愈,则 $\theta=0$。治疗时,医生对患者的病情进行评估,并实施对应的干预,这些构成样本信息。历史上相同病情的患者接受对应干预后的效果,形成先验信息。频率学派的观点,患者的治疗效果,只依赖样本提供的信息。贝叶斯学派则认为,要评估患者的治疗效果,要同时考虑样本信息和先验信息。

3. 两者在使用样本信息上也有差异 频率学派把样本当作来自某一概率分布的总体(例如正态分布),所研究的对象是总体,将未知参数看作常量。而贝叶斯理论将参数看作随机变量。著名的经典统计学家莱曼认为:“把统计问题中的参数看作随机变量的实现要比看作未知参数更合理一些”。以正态分布的参数估计为例,假设 X_1、X_2、... 、X_n 是来自正态分布 $N(\mu,\sigma^2)$ 的样本。频率学派认为参数 μ 是一个客观存在的常量,不能当作随机变量。参数 μ 的 95%置信区间表示重复抽样很多次,该置信区间包含参数 μ 的概率是 95%;置信区间不能理解为 $\mu \in \bar{X} \pm t_{0.05/2} S_{\bar{X}}$ 的概率是 95%。贝叶斯学派将未知参数当作是一个随机变量,可以用分布来刻画。贝叶斯学派依据 μ 的先验分布 $N(\mu,\sigma^2)$,计算后验分布 $N(\mu_b,\sigma_b^2)$,再求 95%置信区间$(\bar{x}_b - t_{\alpha/2,\nu} s_b/\sqrt{n}, \bar{x}_b + t_{\alpha/2,\nu} s_b/\sqrt{n})$,见式 15-3,置信区间比频率学派的窄,精密度高。

贝叶斯统计在事物分类与决策方法优势突显,如机器学习,基于指标是否独立,采用朴素贝叶斯或贝叶斯网络,进行分类与识别。朴素贝叶斯是一种简单但是非常强大的线性分类器,它在垃圾邮件处理、文档分类、疾病诊断(糖尿病诊断)等方面中都取得了很大的成功。它之所以称为朴素,是因为它假设特征之间是相互独立的。但是在现实生活中,这种假设基本上是不成立的。那么即使是在假设不成立的条件下,它依然表现得很好,尤其是在小规模样本的情况下。但是如果每个特征之间有很强的关联性和非线性的分类问题使用朴素贝叶斯会有很差的分类效果,这时应用贝叶斯网络借助有向无环图来刻画属性之间的依赖关系,并使用条件概率表来描述属性的联合概率分布。

目前,国际统计学界存在两大学派:频率学派(或经典学派)和贝叶斯学派,这两个学派长期存在争论,各自推荐自己的理论和方法,优劣至今没有定论。两个学派的争论构成了现代统计学发展的一大特色。

贝叶斯统计与经典学派统计(频率学派)各有千秋,随着科学技术的进步与发展,人们的思维与认知也在不断提高,我们需要与时俱进,让主观信息(先验信息)与客观信息(样本信息)数据化有机结合起来,进行贝叶斯统计分析。两种统计相映生辉,根据需要选择性应用,更好地服务于人类对自然和社会规律的认识与利用。

第六节 医学统计学的作用与学习方法

一、医学统计学的作用

医学统计学是医学科学研究的重要工具,为医学科学研究提供统计思维、统计设计和统计分析方法。其思维和方法已渗透到医药研究和管理决策的方方面面。

无论从推动中医走向国际化角度，还是从总结中医药学应用的客观规律方面，统计学都有十分重要的作用，现举例如下：①医学基础研究：气、血、营、卫的研究，经络的研究指标的选择与比较，证指标的客观化。②临床方面：临床经验的总结，药物的配伍和最佳剂量等用药规律的探索，各种致病因素对某疾病的影响程度比较分析。③新药的开发研制：动物实验、有效成分确定、质量标准制定、工艺筛选等。我国《药品注册管理办法》规定，新药临床试验必须自始至终有统计学人员参与，生物医药实验室研究、临床研究、流行病学探索和医药公共事业管理均需统计学的支持。④在医药杂志上发表科研论文涉及的数据分析都需要统计学处理。医药领域的抽样研究数据不经过统计学分析处理而得出的结论是不科学的，也是不可信的。

医学统计学在同质的基础上对医学样本信息进行比较、分析、概括，并依据概率通过逻辑推理作出结论，属于从个别到一般的归纳推理型思维。统计学上得到的结论具有概率性，它不能证明什么，但可以得出某一结论的可信程度或所冒风险，从而提高研究者的分辨能力，为医学科学决策提供依据。医学统计可以分析数据，并从分析中得到某种结论，但对统计结论的进一步解释则需要相应的医学专业知识。比如，吸烟会使患肺癌的概率增加，这是一个统计结论，但要阐明吸烟是如何引起肺癌则需要应用更多的医学知识才行。

统计不是万能的，在进行研究之前由于缺乏科学的研究设计，收集了一些不准确、不可靠或不完全的资料，希望用统计方法来弥补的做法，是不可取的。医学统计学的全部功能仅在于帮助我们认识医学研究客观上存在的规律而不能“创造”规律。重视原始资料的完整性和准确性，对数据处理持严肃、认真、实事求是的科学态度，反对伪造和篡改统计数据，要防止利用统计软件进行资料分析“垃圾进，垃圾出”的现象发生。

二、医学统计学的学习方法

本课程没有任何内容需要背诵，理解概念与动手实践是根本。医学统计学作为概率论和数理统计理论在医学研究领域的具体应用，需要一定的专业知识、数理统计理论、计算机应用能力和英文水平，要做到精通确实不是件容易的事情。不过，统计学不是数学，不像数学那样着重于证明和推导，也不用像学数学那样单纯钻理论、做习题；统计学也不是医学，不像医学那样要求记忆许多细节，也不能像学医学那样事事眼见为实。医学生学习医学统计学目的并非要使自己成为统计专业人员，而是使自己树立统计思想，学会统计思维，从不确定性和概率的角度去考虑问题，能结合医学问题合理设计，认真观察，及时准确收集资料，有效整理资料，正确运用统计方法分析资料，恰如其分地解释统计结果，得出可信赖的结论，写出具有一定学术水平的研究报告或科学论文，从而提高自身科学素养和创新能力。

在学习医学统计学的过程中，医学生要重视对统计基本概念、基本原理、基本方法的理解，对统计公式主要了解其意义、用途和应用条件，不必深究其数学推导，不需要死记硬背。统计工作贯穿医学研究的全过程，要本着“设计优先”的原则，弄清资料来自何种统计设计，资料的属性是什么，是否满足参数检验的条件，用何种统计方法分析比较适宜等等。要理论联系实际，重视理论学习与上机练习的有机统一。应用统计理论指导计算机统计实验，通过计算机统计实验更好地理解和掌握统计理论和方法，通过这样反复的学习过程，使自身统计理论与统计技能得到不断提高。

人类已经进入大数据时代，统计无处不在，无时不有，从海量的数据中提炼出有价值的信息，也需要统计知识与技能。医学生在认识到统计学对医学领域的重要作用基础上，树立统计思想，建立统计思维，讲究学习方法，理论与统计电脑实验及医学实践紧密结合，学以致

笔记栏

用，就一定能够爱上统计学，学好医学统计学。

知识链接

在2020年2月新型冠状病毒肺炎疫情爆发期间，著名呼吸病学专家钟南山院士呼吁各地往来人员应“自我隔离14天”，这“隔离14天”的依据来源于他带领科研团队，收集了来自全国31个省市的1099份确诊案例，通过对这些案例数据的整理，运用蒙特卡洛模拟方法分析得出新型冠状病毒肺炎潜伏期的中位数为3.0天，潜伏期在7天以内的概率在90%以上，而潜伏期超过14天的概率为0.838%，也就是说自我隔离14天后，感染新型冠状病毒的概率极小，最后得出了“自我隔离14天”的结论。

许宝騄(1910—1970)院士是中国早期从事概率论和数理统计学并达到世界先进水平的一位杰出学者，是中国概率统计事业的奠基人；许宝騄先生的照片被张贴在斯坦福大学概率统计系走廊上，与几位世界著名统计学家的画像并列。2019年北京大学数学科学学院设立许宝騄先生铜像，不仅为了缅怀他在统计领域做出的巨大贡献，更为了学习他淡薄名利的高尚品德和在困境中锐意进取、忘我工作的精神，许先生堪当“中国的脊梁”这一称号。他学贯中西，除了数学特别出色之外，兴趣爱好十分广泛，他爱好昆曲，也是桥牌高手。

统计是让数据说话的利器，乐之学统计学，同学们就会在许多方面无比受益。

学习小结

1. 学习内容

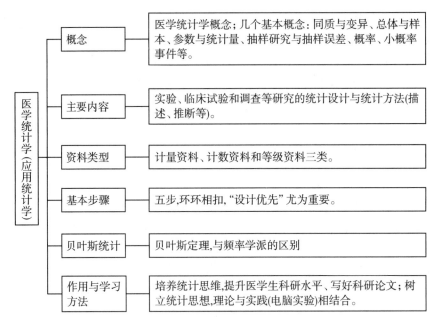

医学统计学(应用统计学)

概念	医学统计学概念；几个基本概念：同质与变异、总体与样本、参数与统计量、抽样研究与抽样误差、概率、小概率事件等。
主要内容	实验、临床试验和调查等研究的统计设计与统计方法(描述、推断等)。
资料类型	计量资料、计数资料和等级资料三类。
基本步骤	五步，环环相扣，“设计优先”尤为重要。
贝叶斯统计	贝叶斯定理，与频率学派的区别
作用与学习方法	培养统计思维，提升医学生科研水平、写好科研论文；树立统计思想，理论与实践(电脑实验)相结合。

2. 学习方法　从医学统计学的全局角度去理解和把握本章内容。对“什么是医学统计学？为什么要学医学统计学？如何学医学统计学？”有一个整体脉络和框架的认识；与时俱进，了解贝叶斯统计的定理与应用。

笔记栏

复习思考题

简答题

1. 医学统计学与数理统计学有什么区别与联系？
2. 资料类型有哪几类？根据分析需要，如何将其相互转化？
3. 医学统计工作包括那几个基本步骤？
4. 医学统计学的主要内容是什么？
5. 统计学的特点和基本思想是什么？
6. 贝叶斯统计学派与频率统计学派的区别是什么？
7. 如何正确认识医学统计学的作用？

（史周华）

扫一扫，测一测

笔记栏

02章PPT

PPT 课件

第二章 实验设计与调查设计

学习目标

掌握统计设计基本原则;理解研究设计的基本要素,理解做好统计设计对保证统计分析结果确切可靠的重要作用;了解各种设计常见类型及其常用统计分析方法,样本含量的估计;树立"设计优先"的理念。

学习要点

实验设计的基本要素、统计设计基本原则;常用的实验设计类型及其常用统计分析方法;临床试验设计特点、基本类型;调查设计的基本内容,调查设计中质量控制措施;样本含量的估计。

To call in the statistician after the experiment is done may be no more than asking him to perform a postmortem examination: he may be able to say what the experiment died of.

Ronald Aylmer Fisher

实验完成后再找统计学家,无异于请统计学家为实验进行"尸体解剖",统计学家或许只能告诉他实验失败的原因。

R. A. 费歇尔

医学科学研究是人类探索生命本质,揭示生命运动规律,认识疾病病因和疾病演变规律,寻找疾病新的诊疗技术和防治方法的科学,它的基本步骤包括:建立科学假说;查阅文献;拟定研究设计方案和技术路线;实施研究计划;收集、整理、分析研究所得信息和资料;对研究结果进行解释,对提出的假说进行验证与评价。

根据是否对研究对象施加干预措施,可将医学科学研究分为实验性研究和观察性研究两大类;根据研究对象的不同,实验研究分为以动物或其他实验材料为对象的基础实验研究和以患者为对象的临床试验研究。实验性研究和观察性研究对应的设计分别为实验设计和调查设计,研究设计包括专业设计和统计设计。专业设计是根据研究的选题或假说,从专业角度选择适当的研究对象,确定处理因素,设置合理的效应指标,制定出科学、可行的技术路线、评价标准和质量与误差控制等研究方案;统计设计则是根据研究目的,从统计学角度明确研究设计类型、对照设置、随机分配方案、样本含量估计、统计分析方法选用、分析结果的表达和解释等。本章主要介绍实验设计和调查设计中的统计设计。

第一节 实验设计概述

实验性研究又称为干预性研究(interventional study),是对研究对象给予人为干预措施的研究，并对干预效果（实验效应）进行评价。实验设计（design of experiments，DOE）是根据实验研究的目的，结合统计学要求，对实验研究的全过程进行周密合理的统筹安排，力求用较少的人力、物力和时间，最大限度地获得科学、高效、丰富、可靠的研究结论。本节主要就实验设计的基本要素、统计设计基本原则、常用的实验设计类型三个方面进行概述。

一、实验设计的基本要素

实验设计包括三个基本要素，即研究对象、处理因素和实验效应。如观察某降血糖药的降血糖效果，糖尿病患者为研究对象，某降血糖药为处理因素，血糖值的变化为实验效应。参见图 2-1。

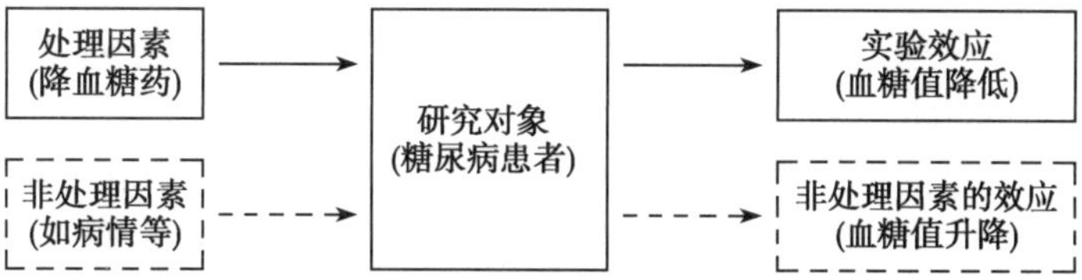

图 2-1　实验设计三要素

（一）研究对象

医学实验的研究对象（study subjects）可以是人、动物、微生物和寄生虫，也可以是标本、器官、细胞或分子等。在实验设计中，要根据研究目的、内容、方法和指标，明确规定选择的研究对象，如研究临床疗效时，研究对象应是依照国内或国际统一的诊断标准确诊为某病且具有典型临床表现的患者。为保证研究对象的一致性，研究对象必须满足以下条件：①对处理因素有较强敏感性和特异性；②对处理因素有比较稳定的反应性；③研究对象应有一定的数量。

（二）处理因素

处理因素（treatment）是指研究者根据研究目的欲施加于实验对象的某些干预措施，包括生物的、化学的、物理的或内外环境的条件或因素。确定处理因素应注意以下三点：①抓住实验研究中的主要因素。主要因素是根据研究假设与实施的可能来确定的。②确定处理因素的个数和处理因素的水平。一次实验涉及的处理因素不宜太多，否则会使分组增多，所需的研究对象也会增多，在实施中难以控制误差。然而，处理因素过少，又难以提高实验的广度和深度。③处理因素必须标准化。即在同一研究过程中所施加的处理因素应该自始至终保持一致，不能因任何原因中途改变。

在实验研究中，与处理因素同时存在的还有一些非处理因素（又称干扰因素或混杂因素），如性别、年龄、民族、遗传特性、心理因素，以及动物的窝别、年龄、体重、营养状况等，这些非处理因素会对研究结果产生影响。因此，在实验研究之前，应通过选用合适的实验设计方法控制或消除非处理因素的影响。

（三）实验效应

实验效应（experimental effect）是处理因素作用于研究对象的客观反应和结局，往往通过观察指标来表达，故亦称为效应指标。效应指标分为：①主要指标（primary variable）：是指为研究目的提供可信证据的指标。主要指标一般只有一个，必要时可有多个。主要指标应选择易于量化、客观性强的指标，所选择的指标应在相关研究领域已有公认的准则和标准。②次要指标（secondary variable）：是指与主要目的有关的附加支持指标，或是与次要研究目的有关系的指标。

选择效应指标时应注意：①特异性（distinctness）：效应指标能特异地反映所观察事物的本质现象，即能特异地反映处理因素的效应。②客观性（objectivity）：选用对说明实验结论最有意义的客观性指标。客观性指标是指能通过设备或仪器精密测定且能真实显示实验效应的大小或性质的数据。③灵敏性（sensitivity）：是指能正确反映指标的最小数量级或水平。灵敏度并非越高越好，一般要求灵敏度以能正确反映处理因素对研究对象所引起的反应就足够了。④精确性（accuracy）：包括准确性（veracity）与精密性（precision）两个含义。准确性是指观察值（平均值）与真值的接近程度，受系统误差的影响（如灵敏度、特异度）；精密性是指重复观察时观察值与其均值的接近程度，常用标准差或变异系数表示。指标的精确性除与检测仪器、试剂及试验条件有关外，还取决于研究者的技术水平及操作情况。对一些半客观（如获取 pH 试纸的数值、病理切片或 X 线片结果）或主观指标（如目力比色、人为打分或赋值）易受主观因素的影响而造成较大误差，一定要事先统一培训，严格规定读取数值的标准。⑤重现性（reproducible）：重现性是指不同实验条件下（实验室、操作者、仪器型号和试剂批号）使用某种分析方法对同一样品各个独立测定值间的精密度。⑥稳定性（stability）：是指指标的变异程度。指标的稳定性与仪器的稳定性有着密切的关系，因此，尽量选用性能良好的仪器，注意仪器使用、校准和维修保养。在一个实验中，测量工作不要调换操作者和仪器，如果必须调换，则应有保证各种条件一致的具体措施。

二、实验设计的统计设计基本原则

实验设计的科学性很强，设计时必须遵循随机、对照、均衡和重复的统计学基本原则。

（一）随机

1. 随机的概念与含义　随机（randomization）是指在抽样或分组时，每一个研究对象都不受研究者或研究对象主观因素的影响，机会均等地被抽取或分配到某一组，是实验设计中保证各组非处理因素均衡的一个重要手段。随机包含四层含义：①随机抽样（random sampling）：根据研究目的所确定的总体中每一个研究对象都有同等概率被抽取，尽量减少抽样误差，使抽取的样本能够代表总体。②随机分组（random classification）：根据研究设计类型，将每个研究对象随机分配到实验组和对照组，避免研究人员在分组时主观选择研究对象，使各组间的非处理因素均衡，以便得出正确的实验结果。③随机安排实验：如果在同一实验中存在数个处理因素或先后观察数种药物的作用，则每组受试对象都有同等概率接受处理因素。④随机隐藏：将随机分配方案对实施分配者在分组期间进行隐藏的手段，即在随机分配受试对象的过程中，受试对象和选择合格受试对象的研究人员均不能预先知道随后受试者的分配方案。

2. 随机的方法　日常生活中的抛硬币、骰子，抽签、抓阄等都是随机化方法，在科学研究中，随机化可通过“随机数字表”和计算机随机化方式来实现。

随机数字表（random number table）是统计学家根据随机抽样的概率原理编制的用于随机抽样与随机分组的工具表（附表 22）。使用时可由任意一行、列的数字开始，沿任意方向，按任意顺序依次录取任意位数、任意多个随机数字。但起始数字代表的位数（如个位、十位、百位）和录用顺序应预先规定，不能在同一次录用中随意变更。采用随机数字表法进行随机分配，不仅能做到真正随机，而且不受样本大小及分组多少的限制，是实验设计中广泛采用的随机分配方法。

SPSS 统计软件随机化方式见本章【实验 2-1】与【实验 2-2】。

【例 2-1】 将 18 例合格受试对象采用“随机数字表”分配至 A、B 两组。步骤如下。

（1）先将受试对象依次编为 1～18 号（此顺序即为以后进入研究的合格受试者

的编号）。

（2）从随机数字表（附表22）的第11行第10列开始向右读取18个两位数的随机数字，并依次标在受试对象编号下面。

（3）将随机数字由小到大依次排序即得随机数字序号。

（4）随机数字序号1至9被分到A组，10至18被分到B组（表2-1）。随机分配结果：受试对象编号为2、6、7、8、10、12、13、15和17被分到A组；受试对象编号为1、3、4、5、9、11、14、16和18被分到B组。

表2-1　将18名受试对象完全随机分为两组

研究对象编号	1	2	3	4	5	6	7	8	9	10	11	12	13	14	15	16	17	18
随机数字	72	24	53	63	94	09	41	10	76	47	91	44	04	95	49	66	39	60
随机数字序号	14	4	10	12	17	2	6	3	15	8	16	7	1	18	9	13	5	11
组别	B	A	B	B	B	A	A	A	B	A	B	A	A	B	A	B	A	B

（5）随机分配卡的编制。随机分配卡的内容包括：编号、随机数字、组别、治疗方法。如：编号为1的受试对象的随机分配卡如表2-2。

表2-2　随机分配卡的编制示例

编号：1	组别：B	随机数字：72
治疗方法：（可据具体研究填写，如感冒清热颗粒治感冒）		

（6）随机分配卡用信封密封，信封上编上号码，信封编号应与内含之卡片编号相同。

（7）将内含随机卡的信封按编号依次排好。

（8）随机分配卡由专人保管，当合格受试对象进入研究时，按其进入的顺序拆开序号相同的信封，根据其中卡片的规定分组和医嘱给予治疗，不得做任何更改。

（二）对照

对照（control）即对比，在确定实验组的同时，必须设立可供相互比较的对照组。设立对照的意义：①得出处理因素效应的大小；②鉴别处理因素与非处理因素效应的差异；③控制或减少实验误差，提高研究结果的真实性和可靠性。设立对照的原则：①各组样本含量相等；②各组基线资料组间均衡可比。常用的对照有以下几种。

1. 空白对照（blank control）　即对照组不给予任何处理因素。空白对照一般用于动物实验中，因为不给予对照组患者任何治疗措施不仅引起心理上的差异，而且也是不符合伦理道德的。参见图2-2。

处理组：	处理因素T	+	非处理因素S	=	处理效应e	+	非处理效应s
			‖				‖
对照组：			非处理因素S	=			非处理效应s

图2-2　空白对照示意图

2. 实验对照（experimental control）　指对照组不施加处理因素，但施加某种与处理因素有关的实验因素。当实验因素夹杂着重要的非处理因素的作用时，应设立仅含非处理因素的实验对照。参见图2-3。

3. 安慰剂对照（placebo control）　安慰剂（placebo）是一种不含有任何药理活性物质的

处理组：	处理因素T_1	+	非处理因素S	=	处理效应e_1	+	非处理效应s
			‖				‖
对照组：	处理因素T_2	+	非处理因素S	=	处理效应e_2	+	非处理效应s

图 2-3 实验对照示意图

伪药，其外观、剂型、大小、颜色、重量、气味和口味等都与研究药物尽可能相同或相似，在处置上不能为受试者识别。设立安慰剂对照的目的在于最大限度地消除研究者、受试者和参与评价人员等由于主观因素等对药物疗效的影响，以及评价由研究药物所引起的真正的不良反应。

4. 标准对照（standard control） 即采用现有标准的、公认的、常规的方法作对照。在评价某新药的疗效时，因为不给患者任何治疗是不符合医德的，对于急性病、危重病和有特殊治疗办法的疾病，为不延误患者的治疗，往往应用被公认的、疗效比较好且比较稳定的同类药物作标准对照。

5. 历史对照（historical control） 又称潜在对照（potential control）。将当前的实验结果与历史上的同类实验结果相比较。如对急性粒细胞性白血病、恶性肿瘤、真正聋哑等过去从未治愈过的疾病，作试验治疗时可不设对照，因为以往 100% 的不治愈本身就是一个潜在对照。

6. 自身对照（self-control） 自身对照是在同一受试对象的不同时间、对称部位、不同部位、不同器官采取不同处理措施的对照，对其效果进行观察和对比分析。自身对照可节省病例数，易于控制实验条件，因此，很适合有些不便于另设对照组的中医临床研究。一般用于慢性疾病，如高血压、糖尿病等。

7. 相互对照（mutual control） 是将几种处理因素互为对照或几个实验组相互比较的方法。如中医各种不同证候的对照；治疗某病的对照如中药组、西药组、中西医结合组。值得注意的是，这种对照只能在已知几种治疗方案均有效、需要比较哪种更好时应用。

8. 复合处理对照（composite control） 是在试验组与对照组均给予一种基础处理因素之外，试验组再加上新处理因素，以观察新处理因素的效应，属于实验对照的范畴。复合处理对照的要点是不仅要保证综合性治疗的有效性，还应充分体现出被研究的某一特定因素（试验药物或治法、疗法）临床效应的雄辩性，而后者是研究的目的所在。在研究一些难治性疾病、急症以及中药新药时，估计对单用中药、新药或单用西药的疗效没有十分把握时，可采用复合处理对照，即中西药同用或进行多种疗法综合性治疗。

（三）均衡

均衡（balance）是指实验组与对照组除了处理因素不同外，其他对效应指标有影响的非处理因素尽可能地相同或相近。均衡的意义在于使组间基线资料达到均衡可比，提高研究结论的真实性。动物实验主要的非处理因素为：窝别、种系、性别、年龄、体重、营养状况、药物种类、剂量、治疗时间等。临床试验的主要非处理因素为：年龄、性别、病情、病程、疾病分期、体重、疾病史、家族史、经济条件等；实验仪器、药品、时间等其他方面也应一致，这样才能有效减少实验误差。

（四）重复

重复（replications）是保证实验结果可靠性的重要措施，其主要作用在于控制和估计实验（试验）中的随机误差，使实验结果接近真值，使样本的指标更好地代表总体的指标。重复包括要有足够的样本含量和实验结果的重现性两个方面。实验所需要重复的次数（样本含量）

必须足够大，以避免试验结果的偶然性，突出表现其必然规律。科学实验的重要特征之一是它的再现性或可重复性，重复实验是检验试验结果可靠性的唯一方法。

三、常用实验设计类型

在医学研究中，实验设计类型主要根据研究目的、专业要求、处理因素的多少、处理因素的水平数等进行设计。常用的研究设计类型有完全随机设计、配对设计、随机区组设计、交叉设计、析因设计、重复测量设计等。

（一）完全随机设计

1. 概念　完全随机设计（completely randomized design，CRD）是将研究对象按完全随机化的原则分配到实验组与对照组或多个处理组中，参见图 2-4。该设计只能分析一个处理因素的作用，处理因素可有两个或多个水平，故也称单因素设计或成组设计。

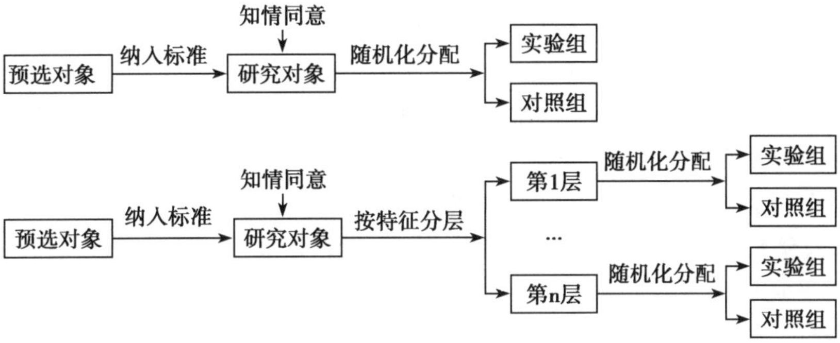

图 2-4　完全随机设计模式示意图

2. 统计分析方法　对于正态分布且方差齐的计量资料，常采用单因素方差分析、成组资料的 t 检验，以及 LSD、SNK 多重比较；对于非正态分布或方差不齐的资料，可进行数据变换，或采用两个独立样本比较的 Wilcoxon 秩和检验、多个独立样本比较的 Kruskal Wallis H 检验；对于计数资料，可采用 χ^2 检验等。

3. 优缺点

（1）优点：①该设计操作简单，易于实施，应用广泛；②统计分析方法容易进行，出现缺失数据时仍可进行统计分析；③各组例数可相等，也可不等，但以各组例数相等时检验效能最高。

（2）缺点：①只能分析一个因素的作用，效率相对较低；②没有考虑研究对象间的差异，因而要求观察对象要有较好的同质性，否则需扩大样本含量；③当样本量较小时，可能均衡性较差。

（二）配对设计

1. 概念　配对设计（paired design）是将研究对象按某些特征或条件配成对子，再将每对中的两个研究对象按随机分配的原则分别给予不同的处理。

2. 设计的类型　配对设计的类型主要有 3 种情况：①自身配对：同一研究对象分别接受两种不同的干预措施，目的是推断两种干预措施的效果有无差别。②前后对比：将同一研究对象处理前后或自身两个部分的结果比较，目的是推断某种处理有无作用。③不同个体配对：是将若干研究对象按某些重要特征配对，并分别接受两种干预措施。所谓重要特征通常是影响效应的主要非处理因素，如动物的种属、性别、年龄、体重、窝别等因素；人群的种族、性别、年龄、体重、文化教育背景、生活背景、居住条件、劳动条件等；患者的疾病类型、病情严

笔记栏

重程度、诊断标准等因素，目的是消除混杂因素的影响。

3. 统计分析方法　对于计量资料，如果差值服从正态分布，采用配对 t 检验；如果差值不服从正态分布，可采用 Wilcoxon 符号秩和检验；对于计数资料，则采用 χ^2 检验和配对 χ^2 检验。

4. 优缺点

（1）优点：①该设计可以减弱或消除两个比较组的非处理因素对效应指标的干扰作用；②能缩小受试对象间的个体差异，从而减少实验误差，提高统计效能；③可以减少样本含量。

（2）缺点：①由于配对条件的限制，有时难以将研究对象配成对子，从而损失部分研究对象的信息；②每个对子中若有一个对象的数据缺失，则会影响资料的分析结果。

（三）随机区组设计

1. 概念　随机区组设计（randomized block design）又称配伍设计，实际上是配对设计的扩展，是将几个研究对象按一定条件配成区组，再将每一区组的研究对象随机分配到多个处理组中。每个随机区组的研究对象数目取决于处理的数目。如果一个实验安排了 4 种不同处理，那么每个区组就应有 4 个研究对象。有多少个区组，则每种处理就可以分配到多少个研究对象。随机区组设计应遵循“区组间差别越大越好，区组内差别越小越好”的原则配伍，选择对结果影响较大的非处理因素形成区组。

2. 统计分析方法　如果各组数据服从正态分布且方差齐，采用随机区组设计方差分析，以及 LSD、SNK 多重比较；如果各组数据不服从正态分布，则采用随机区组设计多个样本的秩和检验（Friedman M-test）。

3. 优缺点

（1）优点：①该设计使各组的研究对象不仅数目相等，而且生物学特点也较均衡，保证了组间的可比性，减少抽样误差，提高统计效能；②可减少样本含量。

（2）缺点：①由于配伍条件的限制，有时难以将研究对象配成区组，从而损失部分研究对象的信息；②区组内若有一个对象的数据发生缺失，对资料分析的影响较大。

（四）交叉设计

1. 概念　交叉设计（cross-over design，COD）是在成组或配对设计基础上发展而成的三因素设计。该设计将整个设计分为两个（图 2-5）或多个阶段，各阶段分别给予不同的干预措施，然后比较各阶段效应间的差异有（或无）统计学意义。该设计适用于治疗只是缓解症状而不治愈的情形，如哮喘、头痛、高血压、关节炎等慢性疾病。常用的有 2×2 和 2×3 交叉设计，见表 2-3 和表 2-4。

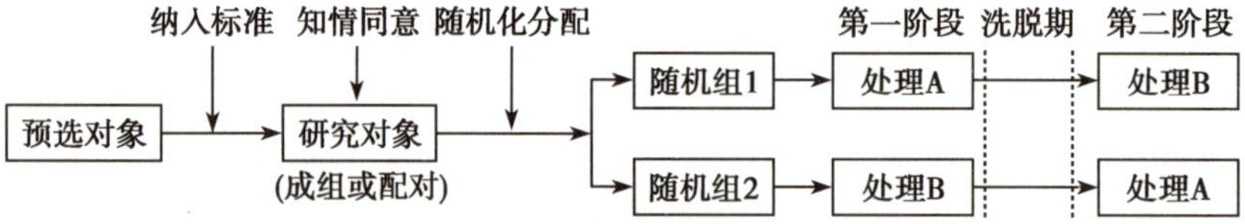

图 2-5　2×2 交叉试验设计方案示意图

表 2-3　2×2 交叉设计

组别	时期	
	1	2
第一组	处理 A	处理 B
第二组	处理 B	处理 A

表 2-4　2×3 交叉设计

组别	时期		
	1	2	3
第一组	处理 A	处理 B	处理 A
第二组	处理 B	处理 A	处理 B

笔记栏

2. 统计分析方法　采用三因素无重复试验的 F 检验。

3. 优缺点

(1) 优点:①能控制时间因素对实验效应的影响;②消除个体间及两个实验时期间的差异对实验效应的影响,进一步突出处理效应;③各研究对象均接受了处理因素和对照,照顾了每一个患者的利益,符合医德要求;④可对每个研究对象观察多个时期的两种处理的效应;⑤适用于个体差异较大的动物试验;⑥不仅有组间对照,而且有自身前后对照,从而降低了两组的变异度,节省样本量,提高了评价疗效的效率。

(2) 缺点:①如有患者失访,则将造成该对象已有数据的完全浪费;②适用于某些病程相对较长的疾病治疗效果的研究;③如第一阶段研究对象的观察结果为该病治愈或死亡,则第二阶段的处理将无法施加;④如有患者退出试验,不仅造成数据的缺失,也增加了统计分析的困难;⑤不能得到个体差异和实验期差异大小的信息;⑥不能得到因素之间交互作用的信息;⑦必须有一个严格的前提,即进入第二阶段之前,两组患者的病情均与进入第一阶段时相同。这对许多临床试验来说是难以做到的,从而限制了这种研究设计的使用。

(五) 析因设计

1. 概念　析因设计(factorial experimental design)是一种将两个或多个因素的各个水平交叉组合的全面性实验设计。析因设计不仅可分析每个因素各水平间有无差异,还可分析两个或多个因素间是否存在交互作用(interaction)。若因素间存在交互作用,表示各因素间不是独立的,即一个因素的水平发生改变时,会影响其他因素的实验效应;反之,若因素间不存在交互作用,表示各因素间是独立的,即任一因素的水平发生变化时,不会影响其他因素的实验效应。在中医药研究中,常要评价联合用药的效应,尤其是处理因素的个数 $k \geqslant 2$,各因素在实验中所处的地位基本平等,而且因素之间存在一阶(即 2 因素之间)、二阶(即 3 因素之间)乃至更高阶交互作用时,析因设计是一种非常理想的实验设计。

2. 设计方法

(1) 确定处理组数:析因设计是通过各因素不同水平间的交叉组合进行分组的。因此,总的实验组数等于各因素水平数的乘积。例如,2×2 析因设计表示实验中共有 A、B 两个因素,每个因素各有两个水平,实验组数为 2×2=4(表 2-5)。2×2×2 析因设计表示试验中有 A、B、C 三个因素,每个因素各有两个水平,实验组数为 2×2×2=8(表 2-6)。

表 2-5　2×2 析因设计

A	B	
	B_1	B_2
A_1	A_1B_1	A_1B_2
A_2	A_2B_1	A_2B_2

表 2-6　2×2×2 析因设计

A	B_1		B_2	
	C_1	C_2	C_1	C_2
A_1	$A_1B_1C_1$	$A_1B_1C_2$	$A_1B_2C_1$	$A_1B_2C_2$
A_2	$A_2B_1C_1$	$A_2B_1C_2$	$A_2B_2C_1$	$A_2B_2C_2$

(2) 交互作用的类型:设实验研究中有 A、B、C、D 四种因素,每个因素各有两水平,其交互作用的类型为:①独立作用:A、B、C、D 是四个因素各自的单独作用;②一阶交互作用:

笔记栏

A×B、A×C、A×D、B×C、B×D、C×D 是任意两个因素的共同作用；③二阶交互作用：A×B×C、A×B×D、A×C×D、B×C×D 是任意三个因素的共同作用；④三阶交互作用：A×B×C×D 是四个因素的共同作用。上述独立作用与交互作用总共需进行 15 次试验，目的在于得出各因素的最佳水平及其组合。随着实验因素的增加，交互作用及实验次数急剧增加。因此，应用析因实验设计时，分析的因素数和各因素的水平数不宜过多。一般因素数不超过 4，水平数不超过 3。当实验次数很多时，宜采用正交试验设计。

（3）随机分组：采用完全随机设计、随机区组设计将研究对象分配到各组中。随机分组时应注意：析因设计的基本要求是各组例数相等，且每组例数必须在 3 例以上。

3. 统计分析方法　析因设计资料的方差分析、析因设计资料的秩和检验。

4. 优缺点

（1）优点：①是一种高效率的实验设计方法。析因设计可以提供三方面的重要信息，一是分析各因素内部不同水平间有无差别；二是分析各种组合的交互效应；三是通过比较各种组合找出最佳组合。②节约样本含量。析因设计对各组间的均衡性要求与随机对照实验设计一致，因此，析因设计可以节约样本含量的 1/2；若用两种药物相互对比的设计，可节约样本量的 1/3。

（2）缺点：①当处理因素增加时，实验组数呈几何倍数增加，因此耗费人力、物力和时间；②实际工作中，如果部分交互作用，特别是高阶交互作用可以根据临床知识排除，这时可选用正交设计。

（六）重复测量设计

1. 概念　重复测量设计（repeated measures design）是指对同一研究对象接受某个或某些处理因素后，在不同时点或部位对某项或某些指标进行多次测量而得到的数据。重复测量设计的最基本方法是要设置一个处理因素和一个时间因素，处理因素可以施加干预措施并将研究对象进行随机化分组，时间因素的水平设置依据专业知识确定。为便于统计分析，要求每个研究对象的重复测量时间点必须相同，测量时间间隔可按等差或等比级数划分。该设计用于分析观察指标的规律，广泛应用于临床试验、药理学、毒理学效应指标的时序性与量效性变化趋势以及疾病的发展、转归、康复趋势等的研究中。

2. 随机分组　根据处理因素与水平将 n 个研究对象随机分配到 g 个处理组（$g \geqslant 2$）；每个研究对象按重复测量的水平变化固定顺序重复测量 t 次（$t \geqslant 2$）。

3. 统计分析方法　重复测量数据在不同研究对象间是相互独立的，但同一研究对象不同时点的测量数据属于非独立数据（non independent data），即数据间存在一定的相关性，而且越是相邻的时间点或部位，数据之间的相关性越大。常见的有自相关、等相关、相邻相关、非确定相关，其中以自相关和等相关最为多见。计量资料满足正态性和方差齐性及“球对称”假设，可用重复测量资料的方差分析、多元方差分析如 Hotelling T^2 检验、轮廓分析和拟合生长曲线模型、混合效应模型等。计数资料可采用时间趋势检验、混合效应模型等。

4. 优缺点

（1）优点：控制个体差异，减小样本含量。

（2）缺点：①顺序效应（sequential effect），即处理因素的排列先后可能会有不同的效应；②滞留效应（carry-over effect），即前面的处理效应可能会影响到后面处理的效应；③潜隐效应（latent effect），前面的处理效应有可能激活原本以前不活跃的效应；④学习效应（learning effect），由于逐步熟悉实验，研究对象的反应能力有可能逐步得到了提高；⑤同一个体在不同时间上的测量值之间存在相关关系，统计分析具有一定的复杂性。

第二节　临床试验设计概述

临床试验(clinical trial)是指任何在人体(患者或健康志愿者)中进行的干预因素(如新药等)的系统性研究,通过人为干预比较试验组和对照组的结果,证实或揭示干预措施(药物、特殊检查、特殊治疗手段)对特定疾病诊断、防治的有效性(包括药物的作用、吸收、分布、代谢、排泄)和安全性(不良反应)的前瞻性研究。

一、临床试验的基本特点

由于临床试验是直接在人体上进行的研究,因此,相对于基础试验研究,临床试验应充分考虑到受试者的安全保障和临床复杂情况。

(一)伦理性

临床试验必须遵循《赫尔辛基宣言》和国际医学科学组织委员会颁布的《人体生物医学研究国际道德指南》的道德原则。力求使受试者最大限度受益和尽可能避免伤害;在试验过程中,尊重人格和保持公正。因为临床试验与临床治疗有很大区别,临床治疗是根据每一位患者的具体情况对症施治,无需统一的方案,目的是将患者治好;临床试验则是为了探索某种新的处理方法是否安全、有效,对所有受试对象均按同一个试验方案进行治疗或处理,不得因人而异。一项临床试验必须经有关药品监督管理部门及所在单位伦理委员会的审查和批准,并征得受试对象或其亲属、监护人的知情同意。在新药临床试验中,为了保证药品临床试验过程规范、结果科学可靠,保护受试者的权益并保障其安全,世界卫生组织(WHO)、各发达国家均制定了药品临床试验质量管理规范(Good Clinical Practice,GCP),其中保护受试者的权益并保障其安全性是制订 GCP 的第一目的。我国 GCP 规定凡是参加临床试验的医疗机构应成立伦理委员会(ethic committee),所有受试者均应知情同意(informed consent)。

(二)复杂性

临床试验是以人作为受试对象,人与动物相比具有较大的个体变异;人具有生物性又具有社会性,其主观因素、心理作用、精神状态会导致试验结果产生偏倚;研究者不能完全支配患者的行为,只能要求患者尽量按照试验方案的要求与医生配合,提高依从性,尽量避免干扰试验的行为;临床试验中一些难以控制的因素的影响和干扰,如受试对象的疾病类型、治疗经历、患者的特征和合并用药等,均使临床试验具有复杂性。

(三)依从性

临床试验的受试对象应是自愿参加的,而且在试验的任何阶段有权随时退出试验。由于临床试验具有一定的不可预知性,常会造成试验者在临床试验中不一定能遵从试验要求和规定,即出现违反试验方案的情形,影响依从性,造成自行中止干预治疗和“失访”,导致试验结果的偏性。

(四)多中心

大型临床试验往往需要多中心(multi-center)合作,即由多位研究者按同一个试验方案在不同地区或国家、不同医疗单位同时进行的临床试验。各中心同期开始与结束试验。多中心试验由一位主要研究者总负责,作为临床试验各中心间的协调研究者,负责指导管理全部的临床试验工作。新药的Ⅱ、Ⅲ、Ⅳ期临床试验都是多中心试验。多中心临床试验的优点:①由多位研究者合作,并在多个医疗单位完成,能集思广益,提高试验设计、试验执行和结果的解释水平;②试验规模大,病例分布广,样本更具有代表性;③可以在较短时间内招募

笔记栏

到足够的病例。多中心临床试验质量控制要求:①应统一方案、同步进行、及时沟通,并注意各种处理方法、检测方法、评价方法的标准化;②涉及工作人员较多,事前应统一严格培训;③每个中心内受试者的组间比例应与总样本中受试者的组间比例大致相同,以保证各中心均衡可比。

二、临床试验设计的基本原则

与实验设计一样,临床试验也要遵照随机、对照、重复、均衡的原则。此外,由于临床试验的特殊性,最好遵循盲法原则。

盲法(blind method)是指在临床试验中研究者或受试者不知道试验对象分配所在组接受的是试验措施还是对照措施的试验方法。盲法的目的是克服可能来自研究者或受试对象的主观因素所导致的偏倚(bias),但是其实施通常存在一定程度的伦理道德问题,应注意其可行性。盲法分为单盲和双盲。

1. 单盲(single blind) 是指受试对象处于盲态。可以避免来自受试者主观因素所致的偏倚,但仍然无法克服来自研究者方面的偏倚。

2. 双盲(double blind) 是指研究者和受试对象均处于盲态,目的在于减小来自两者主观因素所致的偏倚。双盲实施必须制定严格的操作规范,从产生随机数编制盲底、药物的随机分配、患者入组用药、研究者记录试验结果并作出疗效评价、监督员进行检查、数据管理直至统计分析都必须保持盲态。在这以前任何非规定情况所致的盲底泄露,称为破盲。

3. 双盲双模拟(double dummy) 是在临床试验中,当两种处理(如药物的剂型、给药方法等)不能做到相同时,使试验保持双盲的一种技术。即为试验药与对照药各制备一种安慰剂,试验药的安慰剂与试验药外观相同,对照药的安慰剂与对照药外观相同。试验组的受试者服用试验药加对照组的安慰剂;对照组的受试者则服用对照药加试验药的安慰剂。因此,从整个用药情况来看,每个受试者所服用的药物、服用方法、每日次数、每次片数都是相同的,这就保证了双盲法的实施。

4. 开放性试验(open trial) 即非盲试验,研究者和受试对象都知道采用何种处理。事实上,临床试验中有很多是无法设盲的,例如探讨针灸疗法的疗效,手术组与非手术组的比较,不同护理方法间的比较,外用药与口服药的比较等。临床试验的终点如果是明确的硬性指标,如存活或死亡,则无法盲法。中药临床试验,也可能因为药物制剂的颜色、气味等使盲法难以实施。

从偏倚来看,单盲较双盲偏倚大,非盲偏倚最大,因此,单盲或非盲试验也应尽可能按双盲试验来管理。同时,试验的实施者与试验效应的评价者最好不是同一人。

三、临床试验设计的基本类型

临床试验设计的基本类型有:完全随机设计、交叉设计和析因设计等。

1. 完全随机设计(completely random design) 又称完全随机设计,是指同期平行观察试验组和对照组的效应结局的设计。试验组可设置一个或多个对照组,试验组也可以按若干种剂量设组。

2. 交叉设计(crossover design) 交叉设计是将自身比较和组间比较设计思路综合应用的一种设计方法,它是根据事先设计好的试验次序,在各个时期给予受试者交叉实施不同的处理,以比较各处理组间的差异。交叉设计流程见图 2-5。

3. 析因设计(crossover design) 是一种多因素的交叉分组试验,通过不同的组合,对两个或多个处理同时进行评价。既可以检验每个因素不同剂量间的差异,又可以检验各因素之间是否存在交互作用，也可用于选择因素间不同剂量的最佳组合。在临床试验中，评价联合用药效应时，可考虑用析因设计。

四、新药临床试验的分期

在临床试验中，还常见以开发新药为目的的研究，这类研究称为新药临床试验研究，一般分为四期，即Ⅰ、Ⅱ、Ⅲ和Ⅳ期临床试验。

Ⅰ期临床试验（phase Ⅰ clinical trial）：初步的临床药理学及人体安全性评价试验。观察人体对于新药的耐受程度和药物代谢过程，为制定给药方案提供依据。

Ⅱ期临床试验（phase Ⅱ clinical trial）：盲法随机对照临床试验，是探索性研究。对新药有效性及安全性作出初步评价，推荐临床给药剂量，为进一步验证提供方案。

Ⅲ期临床试验（phase Ⅲ clinical trial）：扩大的多中心临床试验，是验证性研究。应遵循随机对照原则，进一步评价有效性、安全性。

Ⅳ期临床试验（phase Ⅳ clinical trial）：新药上市后监测。在广泛使用条件下考察疗效和不良反应（特别是罕见不良反应）。

Ⅰ、Ⅱ、Ⅲ期临床试验多以课题组的力量完成，Ⅳ期临床试验则不仅仅是课题组的工作任务，更重要的是国家和社会形成完善的监督管理报告制度。

五、临床试验的统计分析数据集

由于临床研究的特殊性，受患者依从性好坏、随访脱落多少等因素的影响，临床试验结束时纳入统计分析的数据集不同，可分为全分析集、符合方案集、安全性评价集等。

（一）全分析集

全分析集（full analysis set，FAS）是指尽可能接近符合意向性治疗原则（intention to treat，ITT）的理想的受试者集，该数据集是由所有随机化的受试者中以最小的和合理的方法剔除后得出的。意向性治疗原则是指将所有随机化的受试患者作为所分到处理组的患者进行随访、评价和分析，而不管其是否依从计划的治疗过程。在选择全分析集进行统计分析时，对主要指标缺失值的估计，可以采用最接近的一次观察值进行结转。

（二）符合方案集

符合方案集（per-protocol set，PPS）是全分析集的一个子集，是指试验过程中按方案规定完成药物治疗、无重要方案偏离，完成所有评价内容的病例，也称有效病例、有效样本、可评价病例样本。这些受试者对方案具有较好的依从性，例如：至少接受 2/3 以上疗程的治疗，用药量为规定的 80%～120%，主要观察指标不缺失，基本没有违背试验方案等。不同临床试验中，依从性的要求不同。

（三）安全性评价集

安全性评价集（safety set，SS）是指所有随机化后至少接受一次治疗、有一次任何一个安全性评价指标记录的受试者组成的分析集。它主要用于药物的安全性评价。常用指标有生命体征、实验室检查、心电图检查和不良事件发生情况等。

实际工作中，评价药物有效性时，宜同时用全分析集和符合方案集进行统计分析。当两种数据集的分析结论一致时，可以增强试验结果的可信性，当不一致时，应以全分析集所得结论为主，并对其差异进行讨论和解释。

六、临床试验疗效统计分析

临床试验一般需要进行基线资料均衡可比、疗效、安全性及成本效益等方面的评价分

笔记栏

析，这里介绍疗效的统计分析。由于一般的统计分析方法不能准确区分两药疗效差异的方向性和体现差异大小所揭示的临床实际意义，所以，临床试验需要建立有别于一般的疗效统计分析方法：非劣效性、等效性与优效性分析。对于非劣效性、等效性和优效性进行推断性分析的方法包括假设检验和可信区间法。

1. 假设检验

（1）非劣效性试验（non-inferiority trial）：目的是推断试验药的疗效在临床意义上非劣于对照药疗效的试验。如果研究允许A药疗效比B药疗效低一定范围，仍然认为两药疗效相当，即确定δ表示临床意义上判断疗效不差所允许的最大差值，如果治疗差异$>-\delta$，便是试验药非劣效于对照药。常称δ为非劣效性试验的判断界值（margin）。

非劣效性试验的假设检验如下：H_0：A药的疗效-B药的疗效$\leqslant-\delta$；H_1：A药的疗效-B药的疗效$>-\delta$。结论：若$P>0.025$，按单侧$\alpha=0.025$的检验水准不能拒绝H_0，即无法判断A药不差于B药；若$P\leqslant0.025$，则接受H_1，可以认为A药不差于B药。非劣效性试验的假设检验为单侧检验，一般情况下其样本量是优效性试验的4倍以上。

（2）等效性试验（equivalence trial）：目的是推断试验药与阳性对照药在临床意义上疗效相当的试验。通常通过显示真正的差异在临床上可以接受的等效的上下界值之间来证实，该等效界限一般是有临床意义的具体数值，当难以确定时，也可以参照用平均数的95%到105%或平均数的90%到110%作为等效界限。

等效性试验的假设检验如下：H_0：A药的疗效-B药的疗效$\leqslant-\delta$，或A药的疗效-B药的疗效$\geqslant\delta$；H_1：$-\delta<$A药的疗效-B药的疗效$<\delta$。结论：若$P_1>0.025$或$P_2>0.025$，按$2\alpha=0.05$的检验水准不能拒绝H_0，即无法判断A药等效于B药；若$P_1\leqslant0.025$且$P_2\leqslant0.025$，则接受H_1假设，可认为A药等效于B药。

等效性试验的假设检验需要在两个方向上同时进行两次单侧检验，它在建立检验假设、计算检验统计量以及估计样本含量等方面与传统的假设检验略有差别。传统假设检验的差别无统计学意义（$P>\alpha$）与等效性检验的等效（$P\leqslant\alpha$）是两个不同的概念。传统假设检验的差别无统计学意义，不一定是等效的，这可能是因为样本例数少、误差大或参数本身相近以致检验效能太低。相反，传统假设检验差别有统计学意义（$P\leqslant\alpha$），也有可能是等效的。

（3）优效性试验（superiority trial）：目的是推断所研究的药物的反应优于对照药物（阳性药物或安慰剂）的试验，包括试验药是否优于安慰剂、试验药是否优于阳性对照药或剂量间效应的比较。

优效性检验有两种不同的情形：一种是从统计学角度考虑的优效性，其假设检验为：H_0：A药的疗效-B药的疗效$\leqslant0$；H_1：A药的疗效-B药的疗效>0。结论：若$P>0.025$，按单侧$\alpha=0.025$的检验水准不能拒绝H_0；若$P\leqslant0.025$，则接受H_1，可下统计学意义上优效的结论。当优效性显示较弱时，可视为边缘优效性。另一种是从临床意义上拟定的优出一定量δ的优效性，其假设检验为：H_0：A药的疗效-B药的疗效$\leqslant\delta$；H_1：A药的疗效-B药的疗效$>\delta$。结论：若$P>0.025$，按单侧$\alpha=0.025$的检验水准，不能拒绝H_0，即无法判断A药优于B药；若$H_0\leqslant0.025$，则接受H_1，可以认为A药优于B药。

如果试验药显示出比安慰剂（对照）具有临床意义优效性，则可确认该试验药的有效性。

2. 可信区间法　假定总的可信度取$100(1-\alpha)\%$，CI_L与CI_U分别表示可信区间的下限与上限。

（1）非劣效性试验：按单侧$100(1-\alpha)\%$可信度，计算"A药的疗效-B药的疗效"可信区间，若(CI_L,∞)完全在$(-\delta,\infty)$范围内，或者$CI_L>-\delta$，可下非劣效性的结论。

（2）等效性试验：按双侧$100(1-\alpha)\%$可信度，计算"A药的疗效-B药的疗效"可信区间，若(CI_L,CI_U)完全在$(-\delta,\delta)$范围内，或者$-\delta<CI_L<CI_U<\delta$，可下等效性的结论。

（3）优效性试验：按单侧$100(1-\alpha)\%$可信度，计算"A药的疗效-B药的疗效"可信区间，若(CI_L,∞)不包括0，或$CI_L>0$，可下统计学优效性的结论；若(CI_L,∞)完全超出$(-\infty,\delta)$范围，或者$CI_L>\delta$，可下临床优效性的结论。

第三节　调查研究设计概述

调查研究（survey research）属于观察性研究，是指不施加人为的干预措施，客观地观察、记录和描述某些现象及其相关特征的研究方法。常常应用于流行病学研究、中医证候学研究、诊断试验评价与筛查、生态学研究、临床医案调查报告、病例总结分析等。

一、调查研究的分类

根据研究的目的不同，调查研究可划分为描述性研究与分析性研究。

（一）描述性研究

描述性研究主要通过收集特定时间、空间和人群中疾病或卫生事件及相关因素的信息，描述其分布状况并初步分析与之相关联的因素，又称现况调查（prevalence survey）或横断面研究（cross-sectional survey）。主要用于调查某个时点（一般不超过1个月）或较短时段内（一般超过1个月，但不超过3个月）总体或样本人群疾病或健康状况相关信息。如人群中医体质或某病的中医证型的分布等，以及一些可疑的影响因素。现况调查时由于研究因素和非研究因素都客观存在，如证候与相关因素是在同一次调查中得到的，即果与因同时存在，无法判断发生时间的先后顺序，不能推断证候与相关因素之间存在因果联系，即不能确定病因或危险因子。描述性研究的调查方法可分为普查、抽样调查、典型调查三种。

1. 普查　普查一般用于了解总体在某一特定"时点"上的情况，如某地某年某人群某病时点患病率等。理论上只有普查才能取得总体参数且无抽样误差，但往往系统误差和过失误差较大。普查一般适用于发病率较高的疾病，或具有灵敏度和特异度较高的检查或诊断方法，或普查方法便于操作、易于接受且具有实施条件。普查一般应尽可能在短时间内完成，且不适用于病程较短的急性病。普查成本高，除非十分必要，一般不宜采用。

2. 抽样调查　一种非全面调查，它是医学科研中最为常用的方法。抽样调查是从总体中抽取一定数量的观察单位组成样本，然后根据样本信息来推断总体特征。抽样调查中，通常采用随机抽样的方法获得样本，使样本对总体具有较好的代表性。抽样调查只观察总体中的一部分观察单位，节省人力、物力和时间，并可获得较为深入细致和准确的资料，在实际工作中应用最多，是值得提倡的研究方法，并且许多医学问题只能作抽样调查。此外，抽样调查还可用于评价普查的质量。

3. 典型调查　亦称案例调查，即在对事物进行全面分析的基础上，选择典型的人或单位进行调查，如调查疾病的个别典型患者，研究其病理损害等。典型常常是同类事物特征的集中表现，有利于对事物特征进行深入的研究，若与普查相结合，则可分别从深度和广度说明问题。由于典型调查没有贯彻随机抽样的原则，不宜进行统计推断，但在一定条件下，结合专业知识，可对总体特征作经验推论。

（二）分析性研究

分析性研究是检验疾病病因假设或流行因素的一类方法。通过专门设计的不同组间的比较，分析研究因素的作用的观察性研究方法。主要有病例对照研究和队列研究两种。

笔记栏

1. 病例对照研究 病例对照研究是以确诊的患有某特定疾病的患者作为病例，以不患有该病但具有可比性的个体作为对照，通过询问、实验室检查或复查病史，搜集既往各种可能的危险因素的暴露史，测量并比较病例组与对照组中各因素的暴露比例，经统计学检验，获得因素与疾病之间存在或不存在关联的研究结果。

2. 队列研究 队列研究是将某一特定人群按是否暴露于某可疑因素或暴露程度分为不同的亚组，追踪观察两组或多组成员结局（如疾病）发生的情况，比较各组之间结局发生率的差异，从而判定这些因素与该结局之间有无因果关联及关联程度的一种观察性研究方法。

另外，根据研究时间先后的不同，调查研究可分为回顾性研究和前瞻性研究两种。

1. 回顾性研究（retrospective study） 一种"以果求因"的研究方法，它是调查病例组与对照组人群过去暴露于某种或某些可疑危险因素，然后比较两组人群的暴露比例，判断该暴露是否与该病有关联以及关联程度大小的一种观察性研究方法，主要用于探索疾病的危险因素，提出病因假设。病例对照研究属于回顾性研究。

2. 前瞻性研究（prospective study） 一种"由因及果"的研究方法，它是将一个范围明确的人群按是否暴露于某可疑因素及其暴露程度分为不同的亚组，追踪观察其各自的结局，比较不同亚组之间结局的差异，从而判定暴露因子与结局之间有无因果关联及关联大小的一种观察性研究方法。主要用于验证疾病的危险因素及病因假设。队列研究属于前瞻性研究。

二、调查设计的基本内容

调查设计是对调查全过程的统计设想和科学安排，其基本内容包括确定研究目的、研究方案、组织调查、整理与分析、书写调研报告等。

1. 明确研究目的 调查研究者应根据研究工作的需要确定调查目的。在确定调查目的之前，一定要充分了解研究项目的背景知识并依据研究者自身条件确定调查目的。

2. 确定研究方案 包括确定研究目的与假设；确定研究内容和研究方法；确定研究总体、调查对象、抽样方法及样本量；确定观测指标及组织计划等。

3. 组织调查 包括设计调查表及确定调查方式、调查时间、调查费用，宣传动员，培训调查员，预调查求信度、效度，实施调查及抽样复查，控制混杂因素，加强各个环节的质量控制等。

4. 整理与分析 包括数据核实、汇总、录入和分析，得出统计结论和专业结论。

5. 书写调研报告 按照数据的顺序或按照研究变量的逻辑顺序进行报告。

大规模的调查研究，一般需做一个预调查，以便发现问题，及时调整和完善调查研究设计。调查研究需要有周密的设计，而且必须是设计在先，实施在后，切忌边实施边设计。

三、常用的抽样方法

调查研究常用的抽样方法有概率抽样和非概率抽样。其中概率抽样是指总体中观察单位被抽中的概率是已知的或可以计算的。概率抽样的样本对总体代表性较好，可以计算抽样误差，可以对总体进行统计推断。概率抽样包括简单随机抽样、系统抽样、分层随机抽样、整群抽样和多级抽样。非概率抽样是指总体中每个观察单位被抽中的概率是未知的或不能计算的。非概率抽样的样本对总体代表性较差，不能按常规理论计算抽样误差，也不能对总体进行统计推断。非概率抽样包括偶遇抽样、判断抽样、定额抽样、雪球抽样等。本节主要讲述概率抽样方法。

1. 单纯随机抽样（simple random sampling） 它是最简单、最基本的抽样方法。将总体中的 N 个对象进行编号，利用随机数字表或计算机随机程序等方法随机抽取 n 个对象组成样本。优点：操作简单，均数、率及相应的标准误计算简单。缺点：总体较大时，难以对所有对象一一编号。当样本含量较少时，由于抽到的对象分散而使得样本指标不稳定，影响样本统计量推断总体参数的精度，降低检验效能；当样本含量较多时，不但造成浪费，而且给质量控制带来困难。

2. 系统抽样（systematic sampling）　亦称机械抽样或等距抽样。将总体中的 N 个对象按一定顺序分为 n 个部分，从第一个部分随机抽取第 k 位次的观察对象，再从每一部分中抽取相同位次的观察对象，由这些观察对象组成样本。优点：简单易行，容易得到一个按比例分配的样本，抽样误差小于单纯随机抽样。缺点：抽取的各个观察对象不是彼此独立，总体观察对象有周期趋势或单调增减趋势时，易出现明显的偏性，只能对抽样误差作近似估计。

3. 整群抽样（cluster sampling）　将总体中的观察单位按照某种特征（如社区、班级、单位、部门等）分为 K"群"，每群包含若干观察单位，随机抽取 m"群"，以这些群中的全部观察对象组成样本。优点：便于组织，节省经费，容易控制调查质量。缺点：当样本例数一定时，其抽样误差一般大于单纯随机抽样。为降低抽样误差，可采用增加抽取的"群"数，减少"群"内观察单位数的方法进行，即重新划分"群"组，使每个"群"更小。整群抽样的抽样误差大于单纯随机抽样，故需要增加 50%左右的样本量。

4. 分层抽样（stratified sampling）　先按总体人口学特征或影响观察值变异较大的某种特征（如年龄、病情、病程和经济条件等）分成若干层，再从各层随机抽取一定数量的观察单位组成样本。优点：不同层可以采用不同的抽样方法，增加了层内同质性，减小了各层的抽样误差。当样本含量相同时，标准误一般均小于单纯随机抽样、系统抽样和整群抽样的标准误。可采用分层统计分析控制混杂偏倚（confounding bias），各层指标也可以独立进行分析。

5. 多级抽样（multi-stage sampling）　在许多情况下，尤其在一些大规模调查中，调查单位很难在一次调查中取得，需要将上述几种抽样方法结合使用，这种抽样方法称为多阶段抽样。

上述抽样方法的抽样误差大小一般是：整群抽样≥随机抽样≥系统抽样≥分层抽样。实际工作中，常常把两种或几种抽样方法结合起来使用，如分层整群随机抽样等。

四、调查问卷设计与评价

调查问卷（questionnaire）是根据调查目的和要求，将调查指标转化为可回答和可测量的具体项目或问题，然后将上述项目转化为具体指标。调查项目包括分析项目和一般项目。分析项目是统计分析时常用的指标项目，如身高、体重、每日脂肪摄入量等。一般项目是指不用于计算分析，仅作为核查、更正、填补等，如姓名、电话、地址等。调查项目汇总而成调查表，调查表应该是一种测量的工具，可以更好地获取被调查者的信息资料，以便进一步的统计分析，揭示调查事物的特征与规律。

（一）调查问卷设计

1. 要求　①问卷不宜过长，问题不宜过多，一般控制在 20 分钟左右回答完毕；②充分考虑被调查者的身份背景，尽可能得到被调查者的密切合作，不要提出对方不感兴趣的问题；③答案切忌模棱两可，使对方难以选择；④不能使用专业术语，也不能将两个问题合并为一个，以致于得不到明确的答案；⑤问题的排列顺序要合理，一般先提出概括性的问题，逐步启发被调查者，做到循序渐进；⑥将比较难回答的问题和涉及被调查者个人隐私的问题放在最后；⑦提问不能有任何暗示，措辞要恰当；⑧为了有利于数据统计和处理，调查问卷最好能直接被计算机读入，以节省时间，提高统计的准确性。

2. 主要内容　包括：问卷标题、前言说明、一般项目、分析项目、编码、备查项目六部分

笔记栏

组成。①问卷标题：便于受访者一开始就知道调查访问的目的，同时，有助于研究者明确研究方向，标题应简明扼要，引起受访者的兴趣。②前言说明：旨在向受访者简明扼要说明调查目的及其意义。包括：问候语、感谢词、调查机构、访员身份、调查目的、填表方式、受访者建议、恳求合作、保密承诺、作答问卷说明等，以取得受访者的认同与信任，乐于接受调查。③一般项目：即姓名、性别、出生日期、民族、婚姻状况、教育程度、职业等基本信息。④分析项目：直接用于计算调查指标，以及分析时排除混杂因素影响所必须的内容。在制定中医量表时，除了调查临床症状和体征外，还应调查发病情况、病程、既往史等疾病方面的内容，以及生活习惯、饮食习惯、性格、体质等个人史方面的内容，做到与病或证相关的一切因素都不应遗漏，多余的一项也不要列入。分析项目应尽量选择客观的测量指标，少用不能准确度量、重复性差的主观指标。⑤编码：为了快速整理和核实调查问卷，以及准确地将资料输入计算机，每一份问卷都要赋予一个辨识码，每个项目要写明编码，二分类名义变量如男和女，编码为 1 和 2；多类无序名义变量（如某病的证 1、证 2、证 3…）以及多分类有序变量，编码为 1、2、3…；连续型数值变量资料填写实际观测值。在印制问卷时，每个项目后面应有整齐的所需数量的小方格，以便对问题进行编码。⑥备查项目：为了保证分析项目填写得完整、正确，便于核查、补填和更正而设置。

（二）调查问卷的质量评价

调查问卷的质量一般从信度、效度、可接受性等方面进行评价。

1. 信度（reliability）　是指调查的可靠度，即在不同时间、不同情况下使用同样的测验工具，对同一对象重复测量时所得结果的一致性和稳定性。信度分析有两种，即稳定性或重复性分析和内部一致性分析。信度指标多以相关系数表示，信度系数越大，表明测量的可信程度越大。在实际应用中，重测信度、测试者间信度和测试者内信度用于评价稳定性；克朗巴赫 α 系数和分半信度用于评价内部一致性。

2. 效度（validity）　即有效性和正确性，是指问卷能够准确测量出研究者所要测量的事物的正确性程度。效度分为四种类型：内容效度、准则效度、结构效度和专家效度。一个问卷的效度越高，说明问卷的结果越能反映其所测对象的真正特征。

3. 可接受性（acceptability）　指被调查者对问卷的接受程度。再好的问卷如果调查者不愿意接受，也难于实行。问卷的可接受性主要取决于以下几个因素：①问卷简洁明了，条目少且容易理解；②问卷内容为被调查者所熟悉，认为有意义（与其生活或健康相关）；③问卷容易填写，看完简短的“填表说明”后被访者可以自己完成填写；④完成问卷所需的时间较少。具体考察时可通过接受率（问卷回收率）、问卷合格率（事先确定合格的标准，比如所有条目均有回答者）和填表所需平均时间来评价。一般要求回收率在 70%以上，合格率在 90%以上为好。

五、资料收集、整理、分析与结果报告

（一）资料收集

资料收集应选用适宜的方式，并按照调查问卷设置的内容进行客观、及时地记录，同时采用具有共享作用和自检核查功能的数据库软件，如 Epidata 数据库，建立电子数据集。资料收集的方式主要分为观察法、个人访谈、报告法、问卷调查法、信函调查法、电话调查法等。

1. 观察法　是指调查人员通过旁观的方法获得对受访者情况的了解。使用观察法时，要求访问员具有较强的观察能力和心理分析能力，能够敏锐地发现受访者的各种无意识活动。

2. 个人访谈　是指调查人员根据访问提纲，与受访者面对面交谈并收集资料。使用采

访法时，访问员需要及时掌握受访者的谈话内容，对于有价值的信息进行深入追问。优点是了解受访者的反应；可以探索深层次的问题；适合冗长问卷的调查；完成整份问卷的概率较高；可以让受访者产生视觉刺激且觉得有人在倾听，参与度高。缺点是成本高；时间长；受访者的匿名问题；受访者有时谈话漫无边际，很难进行定量分析等。

3. 报告法　是指由受访者填写有关报告表格，向调查人员报告自身情况。报告法是我国政府统计的传统方法，也是政府统计信息的主要来源。在组织良好的情况下，报告法能够在较低的成本下，快速地获得有关统计结果。

4. 问卷调查法　是指调查人员利用格式化的调查问卷，向受访者进行询问。可以获得符合分析要求的定量数据。常见的问卷调查方法包括：①入户访问；②街头拦截式访问；③电话调查；④邮寄问卷调查；⑤电子邮件传送问卷；⑥因特网中设置问卷；⑦媒体问卷调查等。

（二）资料整理

1. 调查问卷的回收与核查　调查问卷的回收是整理工作的第一步，要认真管理好收回的调查问卷，做好编码记录，并核查调查项目，包括完整性核查和逻辑核查。完整性核查是对调查问卷的所有项目在调查现场进行核查，核对是否有漏填项，缺项内容应立即补填，以免问卷收回后某些数据弥补困难。逻辑核查主要检查调查问卷内容逻辑上的矛盾，如入院日期与死亡日期的矛盾，患疾病种类与性别、年龄等不符的情况等。有些逻辑核查可在数据录入后，由计算机自动核查。

2. 数据编码与录入　数据编码即对每条调查项目的所有可能的调查结果分配一个代码。在问卷设计时编码为事前编码，编码应方便调查员和被调查者对调查条目的理解和作答。在数据收集后编码为事后编码，主要针对调查问卷中的开放性调查项目，将调查中的各种回答进行比较，归纳整理出回答内容的主要类型，给予恰当的编码，便于计算机录入和识别。在数据的计算机录入时，应采用双份录入，严格控制录入质量，确保数据的准确性。

3. 设计数据整理表和数据分组　根据研究目的和预期分析指标设计数据整理表和数据分组。整理表可使调查目的更加具体、明确，有利于资料的汇总分析。数据分组有两种：①类型分组：又称质量分组或品质分组，是按资料的性质或类别进行分组，如将观察单位按性别、职业、文化程度、疾病分组，某项检查结果的阳性或阴性等分组。②数量分组：即按分组因素的数量大小来分组，如将观察单位按年龄、身高、体重、血压值等分组，数量分组的多少因研究目的、资料性质和样本含量而定。分组的界限应清楚，不应重叠，当还不太了解研究现象的变化规律时，设计分组可分细一些，分析时再按实际情况做必要的合并。在调查设计中通常将两种分组方式结合使用。

4. 数据汇总　根据拟定的数据整理表和数据分组要求，将原始资料分别归入各组。一般采用计算机汇总，资料少时亦可手工汇总。

（三）资料分析

在调查研究中，常用危险度和优势比来测量危险因素与疾病效应的相关程度。危险度主要分为相对危险度（*RR*），归因危险度（*AR*）和人群归因危险度（*PAR*）。在病例对照研究中用优势比（*OR*）对 *RR* 进行估计。*RR* 与 *OR* 之间的差异取决于患病率和优势比的大小。

对调查数据资料进行分析包括统计描述和统计推断。如果是计量资料，需进行正态性检验和方差齐性检验，如果资料总体服从正态分布，统计描述采用 $\overline{X}\pm S$，统计推断采用参数检验，如 t 检验、方差分析及 LSD 检验或 SNK 检验等；如果资料总体不服从正态分布，统计描述采用中位数、四分位数间距表示，统计推断采用非参数检验，如 Wilcoxon 符号秩和检验、Mann-Whitney 秩和检验、Kruskal-Wallis 分析等。如果是计数资料，统计描述采用频数、率、比等表示，统计推断采用列联表资料的 χ^2 检验、分层 χ^2 检验等；双因素分析采用直线回归分析、直线相关分析和秩相关分析等；多因素分析采用多元统计分析等。

（四）结果报告

调查结果应按照数据的顺序或按照研究变量的逻辑顺序进行报告。

按照数据顺序报告：首先报告研究对象的人口学数据，如性别、年龄、职业、文化程度、居住地等；计数资料统计描述的统计量，如某病发病率、患病率、危险因素流行率、有效率和感染率等；计量资料统计描述的统计量，如非正态分布数据报告中位数、最小值及最大值，也可以报告中位数、25%分位数、75%分位数、最小值及最大值；如正态分布数据报告 $\overline{X}\pm S$，偏态分布数据报告 $M(Q)$ 或 $M(P_{25},P_{75})$；如进行变量转换的数据，可以报告原始值，也可以报告其转换值。先报告单因素的分析结果，后报告多因素的分析结果。

按照研究变量的逻辑顺序报告：按照研究变量的特点依一定的逻辑顺序进行报告，如按某疾病的人群、地区及时间的分布特征，或者按照个人生活方式因素、家族遗传因素、社会心理因素、实验室及体格检查结果等顺序进行报告。

在报告中要合理地使用统计表、统计图和文字，以使报告的数据生动活泼、简洁明了，便于理解。

六、制定调查研究的组织计划

调查研究是一项具有很强社会性的研究工作，其组织计划的制定非常重要。充分、深入地考虑到调查研究中可能存在的阻力及问题并制定组织计划是调查研究得以顺利实施的重要保证。在调查的计划阶段，除了以上技术性的设计外，还应该考虑调查的组织计划，一般包括组织领导、宣传发动、时间进度、调查员培训、分工协调、经费预算、调查问卷准备和调查资料的检查等。在正式调查之前，先做小范围的预调查，以便检查整个调查设计和调查问卷，并做必要的修改。特别是大规模的协作调查，有明确的组织计划才能使各协作单位步调一致，在有限的经费内按期完成研究任务。

七、调查研究的偏倚与质量控制措施

（一）调查研究存在的主要偏倚

1. 选择偏倚（selection bias） 选择偏倚是指因研究对象的问题而导致研究结果偏离了真实值。理想的研究样本应该是，与研究的目标总体在某些重要特征保持一致，是目标总体人群的一个无偏样本。常见的选择偏倚有：

（1）入院率偏倚：在医院中进行调查研究，患者对医院拥有选择以及患者在不同医院的就诊机会不同等因素导致的研究对象不能代表总体而产生的研究结果与真实结果之间存在偏差。

（2）检出证候偏倚：是指疾病与暴露因素之外还存在一个证候因素，该证候因素不是疾病的病因，但该证候因素的出现促使患者去就医院检查，从而提高了患者被检出的概率，致使分析时可能会过高地估计暴露程度。

（3）现患-新发病例偏倚：指某病的现患病例和新发病例的某些重要特征不同，如只选择现患病例进行研究可能导致研究结果的偏差。如病例对照研究中研究吸烟与高血压之间关系，选择现患几年的高血压患者，可能有些高血压患者为了控制血压已经戒烟而导致研究结果的存在偏差。

（4）失访或无应答偏倚：调查对象依从性低或各种原因回避问题造成的无应答而造成的偏倚。一般要求应答率在90%以上。

（5）志愿者偏倚：在调查研究中有时需要选择志愿者作为研究对象，一般而言，志愿者参加研究的心理和行为与一般人群可能存在差别而造成的偏倚。

2. 信息偏倚（information bias） 信息偏倚又称观察偏倚，是指在收集资料阶段由于对调查各组采取的观察和测量方法不一致，使各组所获得的信息存在系统误差。主要有：

（1）回忆偏倚：由于调查对象不能准确、完整地回忆以往发生的事情和经历而引起偏倚。

（2）调查偏倚：指调查员对调查对象的询问和检查（四诊收集资料过程）不能同等对待，持有个人意愿而引起偏倚。

（3）测量偏倚：指仪器检测手段缺乏质量内控制和外控制造成测量结果不准确而引起偏倚。

（4）报告偏倚：研究对象在报告某些信息时故意扩大或缩小所造成的偏倚，例如对于某些隐私或敏感性问题上的调查。

3. 混杂偏倚（confounding bias） 混杂偏倚是指由于可能存在的潜在非研究因素的影响，掩盖或者夸大了研究因素与疾病的（或结局事件）之间的联系，从而使真正联系被错误推断。引起混杂偏倚的因素称为混杂因素。混杂偏倚常常在设计阶段存在而不被识别。例如有研究表明饮酒与肺癌有关，但是我们发现饮酒的人常常吸烟，而真实情况是吸烟与肺癌有关；当把研究人群按吸烟与否进行分层分析时，发现饮酒与肺癌无关，说明吸烟在饮酒与肺癌关系研究中是混杂因素，它的存在导致了混杂偏倚。

（二）偏倚的控制

调查研究的目的是了解并推断总体的真实情况，而调查研究中引起偏倚的具体原因很多，往往难以完全控制。从而使调查结果往往偏离真实。造成这种偏离的真实原因有抽样误差和非抽样误差。

质量控制是保证研究尽可能探求真实的基础。在调查计划方案中，应该考虑并设置调查的质量控制措施，包括质量控制的组织机构设置、质量控制方法、质量控制的监督机制等。

若是全面调查（又称为普查），则不存在抽样误差，但可能存在非抽样误差；若为抽样调查，除抽样误差外，也可能存在非抽样误差。抽样误差不可避免，但有一定规律，可估计其大小；非抽样误差在调查过程中始终会存在，如设计方案不周密、测量仪器不精确、询问方法不恰当等造成收集资料不准，资料汇总计算有误等，它涉及设计人员、调查人员和调查对象，贯穿于设计、资料收集、资料整理、分析等非干预性研究的整个过程。

1. 设计阶段

（1）明确目标总体：确定目标总体，如调查某市所辖居民的高血压的患病状况，那么该市“居民”的定义在调查研究之前应该明确。另外在目标总体中选择调查对象应尽可能采用概率抽样的方法。如果是非概率抽样，应严格遵照抽样的方法和要求，不随意更改调查方案。

（2）明确调查项目：调查项目包括分析项目和备查项目。分析项目用于计算设计的调查指标，在分析时可根据分析项目排除混杂因素的影响，备查项目是为了保证分析项目填写的完整与准确，主要用于资料的核查而设。分析项目一个都不能少，备查项目则不宜过多。如人口生育状况的调查，应明确规定只能包括调查对象的所有亲生子女，可设立备查项目，如是否亲生的选项以备核查。值得注意的是，调查项目中每个问题都应与确立的研究目的相关，调查问题的设立用词必须恰当，让被调查者能够理解，应避免专业性很强的术语出现。

（3）选择调查方式：对儿童、老人和患者进行相关调查时，应根据情况由调查人员面对面询问，并由调查人员填写问卷；如果调查成年健康人群、或教育程度较高的人群，可由被调

笔记栏

查者自填的调查表的方式。

（4）进行预调查：调查研究中不可能缺少的重要环节，预调查的开展有助于对调查表内容及构架的进一步完善；预调查还有助于发现大规模调查中可能存在的阻碍调查实施的实际问题，从而及时采取相应措施以利于调查顺利开展；预调查也是培训调查员、统一提问方式的重要措施。

2. 资料收集、整理与分析阶段

（1）资料的收集阶段：调查前做好宣传工作，对调查对象进行宣传、沟通，提高知情者应答率，消除被调查者的顾虑；设法帮助被调查者回忆，更好理解问题的要求。提高研究对象的依从性。而调查员是资料收集的具体执行者，直接关系到调查的成败，所以收集资料前对调查人员的选择和培训至关重要。根据情况可选用不同的调查人员。调查人员的培训最好是理论培训和实践培训两者兼之，要求调查员应严格按照设计方案进行，按照预调查取得的经验，掌握技巧，统一规范。在调查时正确选择测量工具和检测方法，做好质量内控制（对操作者统一培训、统一仪器和试剂的型号）和质量外控制（对操作者盲法使用标准样品并规定警戒值和最大容许区间值）。收集资料前应对使用的仪器、设备进行校正，试剂和耗材应符合要求。

（2）资料的整理、分析阶段：该阶段质量控制措施主要是做好资料的复查、复核等工作，对资料的编码、录入、汇总和计算等方面进行质量控制。应该采取数据的双人录入，用相应的软件建立数据库（如 EpiData 软件），并采用软件自带功能进行相应的逻辑检错、纠错。资料分析时应充分考察研究可能存在的混杂因素，并采用相应的统计学方法进行分析。

第四节　样本含量的估计

样本含量估计是指为确保研究结论在一定检验效能基础上的最少观察单位数。样本含量的大小应根据研究目的、研究设计的类型、研究资料的性质、接受的处理因素、研究对象的种类、研究阶段等因素而决定，样本含量要适中，既不能太大也不能太小。样本含量太大，一是浪费，二是难以做好质量控制；样本含量太小容易犯第二类错误。样本含量的估计方法有公式计算法和查表法，本书主要介绍常见实验设计、临床试验设计和调查设计样本含量估计的公式计算法。

一、样本含量估计的主要参数

1. 检验水准 α　α 是Ⅰ型错误的概率，是指研究希望 α 取值为 0.05 时还是 0.01 时的检验水准上发现组间差别。α 越小，所需样本例数越多，一般 α 取值为 0.05。同时，应根据专业知识确定用单侧检验还是双侧检验，在 α 相同的条件下，双侧检验要比单侧检验所需要的样本例数要多些。

2. 检验效能 $1-\beta$　β 是Ⅱ型错误的概率，$1-\beta$ 也称把握度，是指 H_1 为真时，在每 100 次实验中平均能发现出差别来的概率。$1-\beta$ 越大，所需样本例数越多，通常取 $1-\beta$ 为 0.90、0.85 或 0.80。

3. 容许误差 δ　由于抽样误差的影响，用样本指标估计总体指标常有一定的误差，因而要确定一个样本和总体间或两个样本间某统计量相差所容许的限度，如 $\delta=\mu_1-\mu_2$，或 $\delta=\pi_1-\pi_2$。δ 越小，所需样本含量越多。通常根据预实验、查阅文献和专业知识估计有意义的差值。

4. 总体变异度 σ σ 越大,所需样本含量越多。通常根据预实验、查阅文献和专业知识判断 σ 值。

二、常见研究设计的样本含量估计

(一)均数间差异性比较的样本含量估计

1. 完全随机设计样本均数与总体均数比较的样本含量估计　样本均数与总体均数的比较,在确定 α 和 β 后,令 $\delta=\mu-\mu_0$,σ 为实验结果的总体标准差,样本含量的计算公式为:

$$n=\{(z_\alpha+z_\beta)\sigma/\delta\}^2 \quad \text{(式 2-1)}$$

式中:α 有单双侧之分,β 只取单侧,z_α 和 z_β 为相应的正态分位数。

【例 2-2】某研究者报道,高血压患者舒张压的均数和标准差分别为 98.58mmHg 和 13.45mmHg。现某医师采用中西医结合治疗,期望疗效结果至少使舒张压平均下降 5mmHg,问至少需要观察多少病例?

本例:$\alpha=0.05$,$\beta=0.1$,又知 $\sigma=13.45$,$\delta=5$。由标准正态分布表查出双侧界值 $z_{\alpha/2}=1.96$,单侧 $z_\beta=1.282$,代入式 2-1,得:

$$n=\{(1.96+1.282)\times13.45/5\}^2=76.06\approx77(\text{例})$$

2. 完全随机设计两样本均数比较的样本含量估计　当要求两样本例数相等时,先要求出两个总体参数间的差值,即 $\delta=\mu_1-\mu_2$。若 μ_1 及 μ_2 未知时,可分别以 $\overline{X}_1$ 及 $\overline{X}_2$ 估计之;σ 未知时,可以合并标准差 S 估计;z_α 和 z_β 为相应的正态分位数;α 常取 0.05,z_α 有单双侧之分;β 常取 0.20 或 0.10,z_β 只取单侧值。可按下列公式估算每组需观察的例数 n。

$$n=2\times\{(z_\alpha+z_\beta)\times\sigma/\delta\}^2 \quad \text{(式 2-2)}$$

式中:δ 为两均数之差,σ 为总体标准差或其估计值。

【例 2-3】某医院欲研究中药复方治疗慢性病伴贫血患者的临床疗效,以血清转铁蛋白受体(stfr)作为疗效指标,中药复方可使患者血清转铁蛋白受体增加 24.4nmol/L,标准差为 6.2nmol/L,西药可使患者血清转铁蛋白受体增加 20.8nmol/L,标准差为 6.5nmol/L,为了进一步观察该中药复方的疗效,问:需要观察多少病例数?

本例:取 $\alpha=0.05$,$\beta=0.1$,双侧 $z_{\alpha/2}=1.96$,单侧 $z_\beta=1.282$,$\delta=24.4-20.8=3.6$,取较大的标准差 $\sigma=6.5$,代入式 2-2,得:

$$n=2\times\{(1.96+1.282)\times6.5/3.6\}^2=68.53\approx69(\text{例})$$

3. 配对设计和交叉设计数值变量资料的样本含量估计　配对设计包括异体配对、自身配对、自身前后配对及交叉设计的自身对照,均可按下列公式进行样本含量估计。

$$n=\{(z_\alpha+z_\beta)\times\sigma_d/\delta\}^2 \quad \text{(式 2-3)}$$

式中:δ、α、β 的含义同前,σ_d 为每对差值的总体标准差或其估计值 s_d。

【例 2-4】某研究者欲了解中西医结合治疗糖尿病的降血糖效果,以年龄、性别、病情和病程作为配对条件,随机将各对子中一位患者接受中西医结合治疗,另一位患者则接受常规治疗,治疗时间为三个月,测得各对子空腹血糖平均差值为 1.39mmol/L,标准差为 2.0mmol/L,为了进一步观察中西医结合治疗的疗效,问每组需要观察多少对病例数?

本例:取 $\alpha=0.05$,$\beta=0.1$,$z_{\alpha/2}=1.96$,$z_\beta=1.282$,$\delta=1.39$,$\sigma_d=2.0$,代入式 2-3,得:$n=\{(1.96+1.282)\times2.0/1.39\}^2=21.76\approx22(\text{例})$

笔记栏

4. 随机区组设计的样本含量估计

$$n=2\times(MS_e/d^2)\times(Q+z_\beta)^2 \quad \text{（式 2-4）}$$

式中：MS_e 为误差的均方，d 为总组间差值；一般取 $\alpha=0.05$，Q 值查表 2-7。

表 2-7　随机区组设计样本含量估计的 Q 值表

组数	3	4	5	6	7	8	9	10
Q 值	3.4	3.8	4.0	4.2	4.4	4.5	4.6	4.7

【例 2-5】 欲比较 4 种中药方降低血清谷丙转氨酶(ALT)的效果。由预实验得 $MS_e=30(U/L)^2$，预计 $d=8U/L$，问每组需要观察多少病例？

本例：已知 $MS_e=30(U/L)^2$，$d=8U/L$，取 $\alpha=0.05$，$\beta=0.10$，$z_\beta=1.282$，代入式 2-4，得：

$n=2\times(30/8^2)\times(3.8+1.282)^2=24.21\approx25$（例）

每组需要观察 25 例，四组共需 100 例。

5. 完全随机设计多个样本均数比较的样本含量估计

$$n=\psi^2\left(\sum_{i=1}^{k}\sigma_i^2/k\right)\Big/\left[\sum_{i=1}^{k}(\mu_i-\mu)^2/(k-1)\right] \quad \text{（式 2-5）}$$

式中：n 为各组样本所需的例数，σ_i 为各总体的标准差，μ_i 为各总体均数，$\mu=\sum\mu_i/k$，k 为所比较的样本组数，ψ 值是由 α、β、$\nu_i=k-1$、$\nu_2=\infty$ 查 ψ 值表（附表 20）得出。

【例 2-6】 某中医院应用中西医结合治疗肺气虚、脾气虚、肾气虚慢性阻塞性肺疾病(COPD)患者，并与单纯西药为对照组，观察中西医结合治疗 COPD 患者不同中医证型的肺功能改善效果，根据查阅相关资料，肺气虚的用力肺活量(FVC)(L)为(2.44±0.32)；脾气虚为(2.40±0.36)；肾气虚为(2.31±0.29)；对照组为(2.51±0.32)。问该项临床研究估计需要观察多少病例数？

本例：取 $\alpha=0.05$，$\beta=0.1$，将各组的 μ_i 的估计值：2.44、2.40、2.31、2.51 和 σ_i：0.32、0.36、0.29、0.32 代入式 2-5，计算 $\mu=\sum\mu_i/k=(2.44+2.40+2.31+2.51/4)=2.415$，查表 $\alpha=0.05$，$\beta=0.1$，$\nu_1=4-1=3$，$\nu_2=\infty$，查 ψ 值表（附表 19）得 $\psi=2.17$，代入式 12-5 得

$$n=2.17^2\times\left\{\frac{(0.32^2+0.36^2+0.29^2+0.32^2)/4}{[(2.44-2.415)^2+(2.40-2.415)^2+(2.31-2.415)^2+(2.51-2.415)^2]/3}\right\}$$
$$=70.72\approx71\text{（例）}$$

（二）率间差异性比较的样本含量估计

1. 完全随机设计样本率与总体率比较的样本含量估计　样本率与总体率的比较：确定 α 和 β 后，π_0 为历史对照的总体率，π 为实验结果的总体率，$\pi_0\neq\pi$，令 $\delta=\pi-\pi_0$，σ 为实验结果的总体标准差，样本含量的计算公式为

$$n=\pi_0(1-\pi_0)\{(z_\alpha+z_\beta)/\delta\}^2 \quad \text{（式 2-6）}$$

式中：α 有单双侧之分，β 只取单侧，z_α 和 z_β 为相应的正态分位数。

【例 2-7】 已知中医药治疗艾滋病有效率达 51%，某医院现用一种特色中药复方治疗，预计有效率为 60%，规定 $\alpha=0.05$（单侧检验），$\beta=0.10$，求所需例数。

本例：$\pi_0=0.51$，$\pi=0.60$，$\delta=0.60-0.51=0.09$，单侧界值 $z_\alpha=1.645$，单侧 $z_\beta=1.282$，代入式 2-6，得：

$$n=0.51(1-0.51)\{(1.645+1.282)/0.09\}^2=264.32\approx265\text{（例）}$$

2. 完全随机设计两样本率比较的样本含量估计　令 n 为每组所需例数，p_1、p_2 为对两总体率的估计值(用小数表示)，$\alpha=0.05$，z_α 有单双侧之分；z_β 只取单侧值，则计算公式为

$$n_1=n_2=\frac{1}{2}\times\left(\frac{z_\alpha+z_\beta}{\sin^{-1}\sqrt{p_1}-\sin^{-1}\sqrt{p_2}}\right)^2 \qquad (式\ 2\text{-}7)$$

式中 $\sin^{-1}\sqrt{p_1}$ 或 $\sin^{-1}\sqrt{p_2}$ 采取弧度制的正弦反函数，SPSS 软件此函数直接用弧度制在英文输入状态下表达为 arsin(sqrt(p1))或 arsin(sqrt(p2))。

【例 2-8】某医院用中西药结合治疗和西药治疗两种方案治疗冠心病心绞痛患者，经初步观察，用中西药结合治疗有效率为 94.8%，西药组有效率为 88.0%。现拟进一步治疗，问每组需观察多少例，才可能在 $\alpha=0.05$ 的水准上发现两种疗法有效率有差别？

本例：$p_1=0.948$，$p_2=0.880$，规定 $\alpha=0.05$(单侧检验)，$\beta=0.10$，$z_\alpha=1.645$，$z_\beta=1.282$，代入式 2-7，得：

$$n_1=n_2=\frac{1}{2}\times\left(\frac{1.645+1.282}{\sin^{-1}\sqrt{0.948}-\sin^{-1}\sqrt{0.880}}\right)^2=280.03\approx280(例)$$

3. 配对设计计数资料的样本含量估计　配对计数资料的整理格式如表 2-8。若采用配对 χ^2 检验进行分析，其样本含量的估计采用公式 2-8。

表 2-8　配对计数资料的数据整理表

A 法	B 法		合计
	阳性	阴性	
阳性	a	b	$a+b$
阴性	c	d	$c+d$
合计	$a+c$	$b+d$	$a+b+c+d$

$$n=\{[z_\alpha\sqrt{2\pi_c}+z_\beta\sqrt{2\pi_{-+}\pi_{+-}/\pi_c}]/(\pi_{-+}-\pi_{+-})\}^2 \qquad (式\ 2\text{-}8)$$

式中：$\pi_{+-}=b/(a+b)$，$\pi_{-+}=c/(a+c)$，$\pi_c=(\pi_{+-}+\pi_{-+})/2$，$\alpha$ 有单双侧之分，β 只取单侧，z_α 和 z_β 为相应的正态分位数。

【例 2-9】已知金黄色葡萄球菌接种于甲、乙两种培养基的结果如下：甲培养基阳性、乙培养基阴性的 $\pi_{+-}=0.05$，甲培养基阴性、乙培养基阳性的 $\pi_{-+}=0.25$，$\alpha=0.05$(双侧检验)，$\beta=0.10$，现准备研究一种新的与该菌种相似的菌种，问需观察多少样本对子数？

本例：$\pi_{+-}=0.05$，$\pi_{-+}=0.25$，$\pi_c=(0.05+0.25)/2=0.15$，$z_{0.05/2}=1.96$，单侧 $z_{0.10}=1.282$，代入式 2-8，得：

$$n=\{[1.96\sqrt{2\times0.15}+1.282\sqrt{(2\times0.25\times0.05)/0.15}]/(0.25-0.05)\}^2=63.75\approx64(例)$$

4. 完全随机设计多个率样本比较的样本含量估计　多个率样本比较样本含量估计有三角函数的弧度和角度两种方法计算。这里仅介绍三角函数的角度计算公式为

$$n=2\lambda/(2\sin^{-1}\sqrt{p_{\max}}-2\sin^{-1}\sqrt{p_{\min}})^2 \qquad (式\ 2\text{-}9)$$

式中 n 为每个样本所需要观察的样本含量，$p_{\max}$ 和 $p_{\min}$ 分别为最大率和最小率，当仅已知最大率和最小率差值 p_d 时，$p_{\max}$ 可用 $0.5+p_d/2$ 估计，$p_{\min}$ 则用 $0.5-p_d/2$ 估计。λ 是以 α、β、自由度 $\nu=k-1$，查 λ 值表(附表 19)而得，k 为组数。

笔记栏

【例 2-10】某医院观察三种中药复方甲、乙和丙治疗某病的效果，初步观察结果甲复方有效率 85.5%，乙复方有效率 80.5%，丙复方有效率 75.5%，问正式试验需要观察多少例患者？

本例：$p_{max}=0.855$，$p_{min}=0.755$，$\alpha=0.05$，$\beta=0.10$，$\nu=k-1=3-1$，查表 $\lambda=12.65$，代入式 2-9 得：

$$n=2\times12.65/(2\sin^{-1}\sqrt{0.855}-2\sin^{-1}\sqrt{0.755})^2=391.18\approx392(\text{例})$$

（三）优效性、等效性与非劣性临床试验的样本含量估计

1. 优效性临床试验的样本含量估计

（1）两样本均数比较的样本含量估计：需要预先指定的参数为：试验组均数 μ_r；对照组均数 μ_c；优效性界值 Δ；标准差 σ（假设两组标准差相同）；Ⅰ型错误 α（常取单侧 0.025）；Ⅱ型错误 β（常取单侧 0.20）；试验组与对照组例数的比值 K。则对照组样本量为：

$$n_c=\frac{(Z_{1-\alpha}+Z_{1-\beta})^2\sigma^2\left(1+\frac{1}{K}\right)}{(\mu_r-\mu_c-\Delta)^2} \qquad \text{（式 2-10）}$$

试验组样本量为：$n_r=Kn_c$。

【例 2-11】某试验用中药治疗糖尿病，已知空腹血糖水平为 9.7mmol/L（标准差为 0.7），安慰剂对照组空腹血糖水平为 9.5mmol/L，期望能降低血糖水平至 8.0mmol/L。设定检验水准 $\alpha=0.025$、$\beta=0.2$，$\Delta=1.7$，$K=2$，问每组需要病例数多少？

本例，μ_r 为 8.0mmol/L，μ_c 为 9.5mmol/L；Δ 为 1.7，σ 为 0.7，α 为 0.025，β 为 0.2，K 为 2，查 Z 值表（附表 1），得 $Z_{1-\alpha}$ 为 1.96，$Z_{1-\beta}$ 为 0.842，将上述数据代入公式 2-10，即：

$$n=(1.96+0.842)^2\times0.7^2\times(1+1/2)/(9.5-8.0-1.7)^2=144.27$$

结果为每组约需要病例 145 人。

（2）两样本率比较的样本含量估计：需要预先指定的参数为：试验组率 π_r；对照组率 π_c；优效性界值 Δ；Ⅰ型错误 α（常取单侧 0.025）；Ⅱ型错误 β（常取单侧 0.20）；试验组与对照组例数的比值 K。则对照组样本量为：

$$n_c=\frac{(Z_{1-\alpha}+Z_{1-\beta})^2}{(\pi_r-\pi_c-\Delta)^2}\left[\frac{\pi_r(1-\pi_r)}{K}+\pi_c(1-\pi_c)\right] \qquad \text{（式 2-11）}$$

试验组样本量为：$n_r=Kn_c$。

【例 2-12】已知某中成药的治愈率是 60%，优化工艺后，该中成药以组分中药进入临床研究阶段，估计其治愈率可达到 80%。研究者认为该药疗效至少要优于中成药 15% 才有临床意义。设定检验水准 $\alpha=0.05$、$\beta=0.2$，$\Delta=15\%$ 的等比例分配优劣性试验，问每组需要病例数多少？

本例，π_r 为 0.80（即 80%），π_c 为 0.60（即 60%），Δ 为 15%，α 为 0.05，β 为 0.20，K 为 1，查 Z 值表（附表 1），得 $Z_{1-\alpha}$ 为 1.64，$Z_{1-\beta}$ 为 0.842，将上述数据代入公式 2-11，即：

$$n=(1.64+0.842)^2/(0.80-0.60-0.15)^2\times[0.80(1-0.80)+0.60(1-0.60)]=984.06$$

结果为每组约需要病例 985 人。

2. 等效性临床试验的样本含量估计

（1）两样本均数比较的样本含量估计：需要预先指定的参数为：试验组均数 μ_r；对照组

笔记栏

均数 μ_c；等效性界值 Δ；标准差 σ（假设两组标准差相同）；Ⅰ型错误 α（常取单侧 0.025）；Ⅱ型错误 β（常取单侧 0.20）；试验组与对照组例数的比值 K。则对照组样本量为：

$$n_c=\frac{(Z_{1-\alpha/2}+Z_{1-\beta/2})^2\sigma^2\left(1+\frac{1}{K}\right)}{(\Delta-|\mu_r-\mu_c|)^2} \quad \text{（式 2-12）}$$

试验组样本量为：$n_r=Kn_c$。

【例 2-13】 已知某中成药治疗糖尿病，优化工艺后，该中成药以组分中药进入临床研究阶段，为研究其疗效无变化，须进行等效性临床试验。估计两药的疗效指标空腹血糖水平值相差 0.5mmol/L，两药的标准差为 2.8mmol/L，研究者认为，两药的疗效相差不超过 1mmol/L 即可接受两药等效。设定检验水准 $\alpha=0.025$、$\beta=0.2$，$K=1$。问每组需要病例数多少？

本例，$\mu_r-\mu_c$ 为 0.5mmol/L，Δ 为 1mmol/L，σ 为 2.8mmol/L，α 为 0.025，β 为 0.2，K 为 1，查 Z 值表（附表 1），得 $Z_{1-\alpha/2}$ 为 2.24，$Z_{1-\beta/2}$ 为 2.33，代入式 2-12 得：

$$n=(2.24+2.33)^2\times2.8^2\times(1+1)/(1-0.5)^2\approx1309.90$$

结果为每组约需要病例 1310 人。

（2）两样本率比较的样本含量估计：需要预先指定的参数为：试验组率 π_r；对照组率 π_c；等效性界值 Δ；Ⅰ型错误 α（常取单侧 0.025）；Ⅱ型错误 β（常取单侧 0.20）；试验组与对照组例数的比值 K。则对照组样本量为：

$$n_c=\frac{(Z_{1-\alpha/2}+Z_{1-\beta/2})^2}{(\Delta-|\pi_r-\pi_c|)^2}\left[\frac{\pi_r(1-\pi_r)}{K}+\pi_c(1-\pi_c)\right] \quad \text{（式 2-13）}$$

试验组样本量为：$n_r=Kn_c$。

【例 2-14】 某中成药制剂和对照药的治愈率均估计为 60%，两药治愈率之差不超过 10% 即可认为等效，欲评价该中成药和对照药是否等效，设 $\alpha=0.025$、$\beta=0.2$，$\Delta=10\%$，$K=1$，问每组需要多少病例？

本例，π_r 与 π_c 均为 0.6，Δ 为 0.1，α 为 0.025，β 为 0.20，K 为 1，查 Z 值表（附表 1），得 $Z_{1-\alpha/2}$ 为 2.24，$Z_{1-\beta/2}$ 为 2.33，将上述数据代入公式 2-13，即：

$$n=(2.24+2.33)^2\times[0.6(1-0.6)+0.6(1-0.6)]/(0.1-|0.6-0.6|)^2\approx1002.48$$

结果为每组约需要病例 1003 人。

3. 非劣效性临床试验的样本含量估计

（1）两样本均数比较的样本含量估计：需要预先指定的参数为：试验组均数 μ_r；对照组均数 μ_c；非劣效性界值 Δ；标准差 σ（假设两组标准差相同）；Ⅰ型错误 α（常取单侧 0.025）；Ⅱ型错误 β（常取单侧 0.20）；试验组与对照组例数的比值 K。则对照组样本量为：

$$n_c=\frac{(Z_{1-\alpha}+Z_{1-\beta})^2\sigma^2\left(1+\frac{1}{K}\right)}{(\mu_r-\mu_c+\Delta)^2} \quad \text{（式 2-14）}$$

试验组样本量为：$n_r=Kn_c$。

【例 2-15】 比较某中成药的降压效果与阳性对照药左旋氨氯地平的差异，拟开展一项随机对照非劣性临床试验。已知阳性对照药左旋氨氯地平与该中成药的降压水平差值为 −5mmHg，标准差为 2mmHg，设置非劣效性界值 Δ = 5.5mmHg，检验水准 $\alpha=0.025$、$\beta=0.2$，$K=1$。问每组需要多少病例数？

笔记栏

本例，$\mu_r-\mu_c$ 为 -5mmHg，Δ 为 5.5mmHg，σ 为 2mmHg，α 为 0.025，β 为 0.2，K 为 1，$Z_{1-\alpha}$ 为 1.96，$Z_{1-\beta}$ 为 0.842，将上述数据代入式 2-14 得：

$$n=(1.96+0.842)^2\times2^2\times(1+1)/(-5+5.5)^2\approx251.24$$

结果为每组约需要病例 252 人。

（2）两样本率比较的样本含量估计：需要预先指定的参数为：试验组率 π_r；对照组率 π_c；非劣效性界值 Δ；Ⅰ型错误 α（常取单侧 0.025）；Ⅱ型错误 β（常取单侧 0.20）；试验组与对照组例数的比值 K。则对照组样本量为：

$$n_c=\frac{(Z_{1-\alpha}+Z_{1-\beta})^2}{(\pi_r-\pi_c+\Delta)^2}\left[\frac{\pi_r(1-\pi_r)}{K}+\pi_c(1-\pi_c)\right] \quad （式 2-15）$$

试验组样本量为：$n_r=Kn_c$。

【例 2-16】 已知某对照药的治愈率是 80%，某中成药的治愈率 75%。在随机对照床试验中，如果中成药比对照药最多差 15% 即可被接受。设定检验水准 $\alpha=0.025$、$\beta=0.2$，$K=1$。问每组需要多少病例数？

本例，μ_r 为 0.75，μ_c 为 0.8，Δ 为 0.15，α 为 0.025，β 为 0.2，K 为 1，$Z_{1-\alpha}$ 为 1.96，$Z_{1-\beta}$ 为 0.842，将上述数据代入式 2-15 得：

$$n=(1.96+0.842)^2\times[0.75(1-0.75)/1+0.8(1-0.8)]/(0.75-0.8+0.15)^2=272.83$$

结果为每组约需要病例 273 人。

（四）随机抽样调查设计的样本含量估计

1. 估计总体均数的样本含量估计　首先要确定 α，α 有单双侧之分，z_α 为相应的正态分位数。δ 为期望估计误差的最小值，σ 为总体标准差，样本含量的计算公式为：

$$n=(z_\alpha\sigma/\delta)^2 \quad （式 2-16）$$

【例 2-17】 某地疾病预防控制中心拟采用整群抽样，了解本地区成年女性血红蛋白的平均水平，希望误差不超过 3.5g/L，根据文献报道，血红蛋白的标准差为 23.5g/L，如 $\alpha=0.05$（双侧），问至少需要调查多少人？

本例：$z_{\alpha/2}=1.96$，$\delta=3.5$，$\sigma=23.5$，代入式 2-16 得：

$$n=(1.96\times23.5/3.5)^2=173.19\approx174（例）$$

2. 估计总体率的样本含量估计　确定 α，α 有单双侧之分，z_α 为相应的正态分位数。令 δ 为期望估计误差的最小值，σ 为总体率的标准差，n 的计算公式为

$$n=z_\alpha^2\pi(1-\pi)/\delta^2 \quad （式 2-17）$$

【例 2-18】 根据我国某地高血压流行病学调查结果，18 岁及以上人口高血压患病率为 18.0%，某社区卫生服务中心欲了解社区 18 岁以上人口的高血压患病情况，希望误差不超过 2%，问至少需要调查多少人？

本例：$\alpha=0.05$（双侧），$z_{\alpha/2}=1.96$，$\delta=0.02$，$\pi=0.180$ 代入式 2-17，得

$$n=1.96^2\times0.180\times(1-0.180)/0.02^2=1417.55\approx1418（例）$$

3. 其他随机抽样方法的样本含量估计　随机抽样方法不同，样本含量的估计公式也有差异。各种抽样方法的抽样误差规律是：整群抽样≥随机抽样≥系统抽样≥分层抽样。在调查结果精确性要求相同时，所用抽样方法的抽样误差越大，所需样本含量相对越多。利用

笔记栏

单纯随机抽样方法估计的样本含量对整群抽样来说，一般偏少；而对于系统抽样和分层抽样来说已经足够。有时也可参照单纯随机抽样所估计的样本含量，对系统抽样和分层抽样所需样本含量做出粗略估计；由于抽样误差较大，一般建议整群抽样的样本含量比单纯随机抽样增加 50%。对于系统抽样，当抽样间隔不同，抽样误差也不同，尚无统一的方法估计样本含量。整群抽样和分层抽样样本含量的估计有专用公式，可参见有关其他统计书。

另外在有些研究中，有时需要对同一观察对象调查多项指标，而样本含量的估计公式是针对的单一调查指标而言的，这就需要对各项指标分别估计样本含量后再加以综合判定。在经费预算许可范围内，可采用最大样本含量为共同的样本含量；若部分指标所需样本含量过大，可适当降低精确性要求或放弃次要指标，以减少样本含量。

（五）直线相关分析的样本含量估计

分析两个变量之间的直线相关关系时，则需要用如下公式估算用于相关分析的样本含量。式中：n 为相关分析的样本例数，ρ 为估计的总体相关系数，α 有单双侧之分，β 只取单侧，z_α 和 z_β 为相应的正态分位数。

$$n=4\{(z_\alpha+z_\beta)/\ln[(1+\rho)/(1-\rho)]\}^2+3 \qquad \text{（式 2-18）}$$

【例 2-19】 为研究蛋白尿患儿 24h 尿蛋白与晨尿的尿蛋白/肌酐比值的直线相关关系，根据参考文献报道，总体相关系数 $\rho=0.788$，问需随机抽取多少名患儿做相关分析？

已知 $\rho=0.788$，$z_{\alpha/2}=1.96$，$\beta=0.10$，$z_\beta=1.282$，代入式 2-18，得：

$$n=4\{(1.96+1.282)/\ln[(1+0.788)/(1-0.788)]\}^2+3=12.25\approx13\text{（例）}$$

知识链接

20 世纪 20 年代后期，大名鼎鼎的英国统计学家费歇尔（Fisher）在一个夏日午后与学者友人在剑桥品茶论道。一位女士提出：奶茶的调制顺序对味道有很大影响，把茶水加进牛奶里和把牛奶加进茶水里，喝起来风味完全不同。依据学者们的科学头脑分析，茶水和牛奶两种物质混合后的化学成分不会因为调制顺序不同而异，怎么会喝起来不一样呢？大家都不以为然。为此，费歇尔进行了检验，发现这位女士在不知情的情况下，确实能分辨出每一杯茶的调制顺序。受此试验的启发，费歇尔创立和完善了实验设计理论和方法。并于 1935 年，完成了在科学实验理论和方法上具有划时代意义的著作《实验设计》。

随机分组和样本含量估计的统计电脑实验

（一）随机分组

【实验 2-1】 对例 2-1 产生随机数字并进行完全随机设计分组。

1. 数据文件　如图 2-6 录入数据，以实验对象的编号“No”为变量，建立 1 列 18 行数据集“li0201. sav”。

2. 设定随机种子（SET SEED）　Transform→Random Number Generators...，在 Random Number Generators 视窗中，选择√Set Starting Point；⊙Fixed Value，在 Value 框中输入 12345，点击 OK。此时，在结果窗口出现“SET SEED=12345.”。

笔记栏

	No
1	1
2	2
⋮	⋮
17	17
18	18

图 2-6　数据集 li0201. sav

注：SET SEED 是设定种子数，种子数取值在 1~200000 之间。预先设定随机种子的目的是获得同样的随机数序列，用于多次同样分组或研究增加样本量时再分组。如果不设定随机种子（即选择“Random”），则每次运行获得不同的随机数序列，分组的结果也会不同。

3. 产生随机数　Transform→Computer Variable...，弹出 Computer Variable 视窗，在 Target Variable（目标变量名）框中输入 Random，在右侧 Function group 框中选择 Random Numbers，激活 Functions and Special Variables 框，选择 Rv. Uniform，点击向上箭头或双击将函数送入 Nuneric Expression 框中，将 Rv. Uniform（?，?）修改为 Rv. Uniform（0，1），点击 OK。此时，数据窗口产生一列 Random。

注：产生随机数字通常用 Uniform（0，N）函数产生，系统默认随机数字的小数点位数为两位，当出现随机数字相同时，可以将随机数字的小数点位数增加到 4 位或以上，可得无重复随机数字。

除选择 Rv. Uniform 外，也可利用正态分布函数（Rv. Normal）产生随机数字。如产生均数为 100 和标准差为 10 的正态分布函数随机数字，选择 Rv. Normal，将 Rv. Normal（?，?）变为 Rv. Uniform（100，10）即可。

以上两种方法均是利用 SPSS 统计软件菜单方式生成随机数。此外，还可以利用编辑程序来实现随机数的生成。

4. 对随机数编秩　Transform→Rank case...，弹出 Rank case 框，将 Random→Variable（s）框中，此时，数据窗口又产生一列 RRandom。

5. 对随机数秩次排列　按照随机数秩次从小到大进行升序排列，规定秩次 1~9 归入第一组，10~18 归入第二组。Transform→Recode into Different Variables...，弹出 Recode into Different Variables 框，将 RRandom→Numeric Variable→Output 框中，在 Output Variable 的 Name 框中输入 group，点击 Change，再点击 Old and New Values... 框，弹出 Recode into Different Variables：Old and New Values 框，选择⊙Range：上框输入 1，下框输入 9，在 New Value 下选择⊙Value：1，点击 Old→New 下的 Add，则在 Old→New 框中有 1 thru 9→1；再重复以上操作，在⊙Range：上框输入 10，下框输入 18，在 New Value 下选择⊙Value：2，点击 Old→New 下的 Add，则在 Old→New 框中有 10 thru 18→2，点击 Continue，OK。此时数据窗口又产生一列分组变量 group。

6. 随机安排处理因素　随机确定 group1 为 A 组，group2 为 B 组。

注：采用计算机随机程序产生的随机数字、随机数字序号、分组与随机数字表法不太相同，但都遵循随机的原则，结果也都正确。

【实验 2-2】对 20 名受试对象（两两配对后每对随机分成 A 或 B 组）产生随机数字并进行配对（或配伍）设计分组。

1. 数据文件　如图 2-7 录入数据，分别以受试对象的编号“No”和对子号“Block”为变量，建立 2 列 20 行数据集“li0202. sav”。

2. 设定随机种子　同实验 2-1。本例“SET SEED＝321”。也可设置为研究开始日期等。

3. 产生随机数　同实验 2-1。此时，数据窗口产生一列 Random。

4. 对随机数编秩（按照 Block 编秩）　Transform→Rank case...，弹出 Rank case 框，将 Random→Variable（s）框中，在 By

	No	Block
1	1	1
2	2	1
⋮	⋮	⋮
19	19	10
20	20	10

图 2-7　数据集 li0202. sav

框中送入 Block，点击 OK。此时，数据窗口又产生一列 RRandom。

5. 随机分组　随机确定 RRandom 列的“1”组，“2”组。

6. 随机安排处理因素　随机确定“1”为 A 处理组，“2”为 B 处理组。

注：用计算机随机方式产生的随机数字、分组与随机数字表法结果不同，但都遵循随机的原则，结果也都正确。

（二）样本含量估计

样本含量的估计，SPSS 软件没有菜单实现模块，可用其编程或其 Transform 菜单项里的 Computer Variable 过程实现，或用 Excel 或计算机自带的计算器计算而得。这里采用 SPSS 软件编程实现样本量的估计。注意在英文状态下编程。

【实验 2-3】用编程方式对例 2-2 进行样本均数与总体均数比较的样本含量估计。

1. 输入数据　在 data 编辑窗口输入任意一个数值，如：输入 2（程序的运行是在数据集基础上实现的）。

2. 编辑程序　File→New→Syntax，在弹出的 Syntax Editor 编辑框中输入以下程序：

```
COMPUTE n=((1.96+1.282)*13.45/5)**2.
EXECUTE.
```

3. 输出结果　Run→All，在数据集里直接输出结果 n=76.06≈77。

用编程方式对例 2-3 至例 2-20 进行样本量估计，步骤同实验 2-3，只需将 COMPUTE 语句中的表达式做相应改变即可。下面给出各自的表达式：

例 2-3：n=2*((1.96+1.282)*6.5/(24.4-20.8))**2.

例 2-4：n=((1.96+1.282)*2.0/1.39)**2.

例 2-5：n=2*(30/8**2)*(3.8+1.282)**2.

例 2-6：n=2.17**2*((0.32**2+0.36**2+0.29**2+0.32**2)/4)/(((2.44-2.415)**2+(2.40-2.415)**2+(2.31-2.415)**2+(2.51-2.415)**2)/3).

例 2-7：n=0.51*(1-0.51)*((1.645+1.282)/(0.60-0.51))**2.

例 2-8：n=((1.645+1.282)/(arsin(sqrt(0.948))-arsin(sqrt(0.880))))**2/2.

例 2-9：n=((1.96*sqrt(2*0.15)+1.282*sqrt((2*0.05*0.25)/0.15))/(0.25-0.05))**2.

例 2-10：n=2*12.65/(2*arsin(sqrt(0.855))-2*arsin(sqrt(0.755)))**2.

例 2-11：n=(1.96+0.842)**2*0.7**2*(1+1/2)/(9.5-8.0-1.7)**2.

例 2-12：n=(1.64+0.84)**2/(0.80-0.60-0.15)**2*(0.8*(1-0.8)+0.6*(1-0.6)).

例 2-13：n=(2.24+2.33)**2*2.8**2*(1+1)/(1-0.5)**2.

例 2-14：n=(2.24+2.33)**2*(0.6*(1-0.6)+0.6*(1-0.6))/(0.1-abs(0.6-0.6))**2.

例 2-15：n=(1.96+0.842)**2*2**2*(1+1)/(-5+5.5)**2.

例 2-16：n=(1.96+0.842)**2*(0.75*(1-0.75)/1+0.8*(1-0.8))/(0.75-0.8+0.15)**2.

例 2-17：n=(1.96*23.5/3.5)**2.

例 2-18：n=1.96**2*0.180*(1-0.180)/0.02**2.

例 2-19：n=4*((1.96+1.282)/(ln((1+0.788)/(1-0.788))))**2+3.

笔记栏

学习小结

1. 学习内容

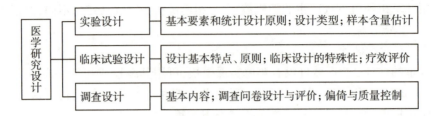

- 医学研究设计
  - 实验设计 — 基本要素和统计设计原则；设计类型；样本含量估计
  - 临床试验设计 — 设计基本特点、原则；临床设计的特殊性；疗效评价
  - 调查设计 — 基本内容；调查问卷设计与评价；偏倚与质量控制

2. 学习方法　本章要结合医药研究案例、医学文献、SPSS 软件进行随机抽样、随机分组和样本含量的估计等，重点理解实验设计的基本要素、基本原则和主要类型；临床试验设计的特点及方法；调查研究设计的基本内容和质量控制措施；初步掌握样本含量估计的方法。树立“设计优先”理念，充分认识统计设计在医学研究设计及其资料分析中的重要作用。

复习思考题

简答题

1. 实验设计的统计设计基本原则是什么？基本要素包括哪些？
2. 何谓随机？随机的目的是什么？
3. 决定样本含量的依据有哪些？
4. 在临床试验中使用安慰剂的目的是什么？
5. 在临床试验中，何为意向治疗（ITT）、全分析集（FAS）和符合方案集（PPS）？简述哪个数据集的分析结果更加有临床意义？
6. 临床试验通常分为哪四期？各期的主要目的分别是什么？
7. 调查研究设计的基本内容有哪些？

扫一扫，测一测

（蔡　晶　李　苑　覃　思）

第三章

统计描述

PPT 课件

学习目标

通过对本章的学习，能够根据资料的属性、分布类型与特征，选用适宜的统计指标对资料进行描述，学会制作规范的统计表和统计图。

学习要点

频数分布，计量资料集中趋势、离散趋势常用描述指标，计数资料常用相对数和率的标准化，统计表和统计图制作的基本原则。

统计描述(statistical description)又称描述性统计(descriptive statistics)，是运用适宜的统计指标、统计表、统计图等方法，对研究对象(变量)的分布类型和数量特征进行展示的过程。通过统计描述，可了解研究对象的基本特征，便于对样本资料作进一步的统计分析。

第一节　频 数 分 布

频数(frequency)是按照研究目的所划定的组别或组段内某变量值出现的次数，由组段(或组别)和频数构成的表格称为频数分布表(frequency distribution table)，简称频数表；它是大样本统计描述的常用方法。

一、计量资料的频数分布

(一) 频数分布表

频数分布表简称频数表(frequency table)，指将一组数据按照观测值的大小或类别分为不同组段或组别，然后将各个观测值归纳到各组段或组别中，并清点各组段或组别的观测值个数(即频数)所形成的表格。频数表可以显示数据的内在分布规律。

下面以例 3-1 资料为例介绍计量资料频数表的编制步骤。

【例 3-1】 某地 2019 年随机抽取 102 名成年男子测量其血红蛋白含量(g/L)的资料如下，试编制其频数分布表。

109	103	143	118	137	158	118	148	121	149	147	145	138
130	125	138	121	135	152	130	151	131	135	141	145	140
111	124	144	122	136	153	129	150	146	146	145	140	142
116	128	138	123	133	157	124	140	135	143	142	173	151
115	129	141	119	131	152	127	141	133	131	133	150	132

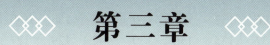

113	128	143	126	132	155	120	139	153	160	162	145	144
117	134	142	132	135	156	130	142	129	127	137	138	161
117	133	139	137	131	154	125	147	150	147	148		

1. 计算极差（range，R） 极差也称全距，是指全部观察值中最大值与最小值之差。公式为：

$$R = X_{max} - X_{min} \tag{式 3-1}$$

本例极差 $R=173-103=70$（g/L）

2. 确定组数、组距及组段 组数 k 的多少通常由样本量及数据的变动范围大小决定，组数要适当，一般在 10～15 组之间选择。本例 $n=102$，分为 10 个组。各组段的起点和终点分别称为该组段的下限和上限，相邻两组段的下限之差称为组距（i）。通常组距等于极差除以组数，公式为：

$$i = R/k \tag{式 3-2}$$

组距常取整数或方便写的小数，以便于分组和计算。

需注意：①第一组段应包括全部观察值中的最小值，最末组段应包括全部观察值中的最大值；②除了最末组段为闭区间，其他组段均为左闭右开区间，以保证每一个观察值都有组可归且只能归属于某一组。

本例组距 $i=R/k=70/10=7$（g/L），第一组段的下限为 103g/L，第二组段的下限为 103+7=110g/L，以此类推，最后组段为 166～173g/L。

3. 汇总各组段的频数 采用手工划记法或用计算机汇总，得到各组段内的观察值个数即频数，将各组段与相应频数列表，即得例 3-1 的频数表，如表 3-1 所示。

表 3-1 某地 102 名成年男性的血红蛋白（g/L）的频数表

组段 ①	组中值 ②	频数 ③	累计频数 ④	累计频率（%） ⑤
103～	106.5	2	2	1.96
110～	113.5	4	6	5.88
117～	120.5	10	16	15.69
124～	127.5	15	31	30.39
131～	134.5	20	51	50.00
138～	141.5	21	72	70.59
145～	148.5	17	89	87.25
152～	155.5	9	98	96.08
159～	162.5	3	101	99.02
166～173	169.5	1	102	100.00

注：表中②、④、⑤列是进一步加工计算而得。

（二）频数分布图

由频数表绘制相应的频数分布图可以更加直观、形象地反映出频数分布的类型与特征。连续型计量资料的频数表绘制的频数分布图称为直方图（histogram），一般情况下，绘图时以横轴表示观察变量（组距），以纵轴表示频数，表 3-1 资料绘制的直方图如图 3-1 所示。

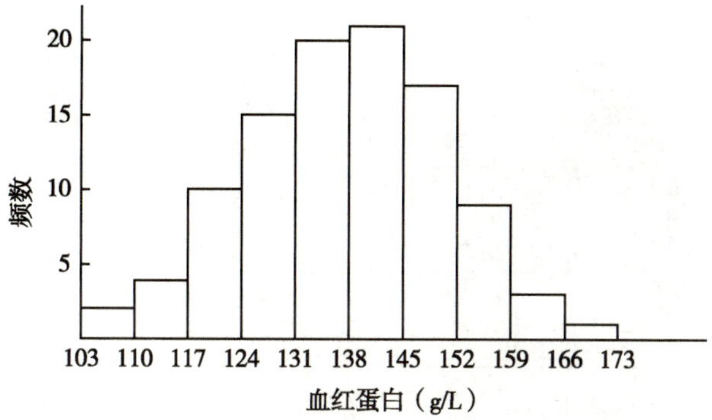

图 3-1 某地 2019 年 102 名成年男性的血红蛋白含量

二、计数资料的频数分布

（一）频数分布表

与计量资料一样，计数资料也可以通过频数分布表和频数图描述其分布特征。下面以例 3-2 资料为例介绍计数资料频数表的编制步骤。

【例 3-2】 某医学院校开展新生入学信息登记，收集了 56 名大学新生的血型资料如下，试编制其频数分布表。

A	A	O	B	O	B	O	A	O	A	O	B	O	AB
O	A	O	A	B	A	O	B	O	A	O	B	B	A
A	O	A	B	A	B	A	B	A	O	B	A	O	O
O	B	AB	O	AB	B	AB	O	AB	A	O	O	AB	O

本例 ABO 血型资料属于计数资料，其频数分布表编制步骤如下。首先按照 A 型、B 型、O 型、AB 型分别计算每一个分类的频数及频率，然后计算其累计频数以及累计频率，最后将它们列在一个表中，即为计数资料频数分布表。具体见表 3-2 所示。

表 3-2 某医学院校 56 名大学新生 ABO 血型的频数分布

血型	频数	频率（%）	累计频数	累计频率（%）
A 型	16	28.57	16	28.57
B 型	13	23.21	29	51.78
O 型	21	37.50	50	89.28
AB 型	6	10.71	56	99.99
合计	56	100.0	56	100.0

（二）频数分布图

例 3-2 血型资料的频数分布图可用圆图（饼图）来描述。如图 3-2 所示。

除了圆图，计数资料的频数表对应的频数分布图还可是直条图或百分条图等。

三、频数分布表和频数分布图的用途

（一）描述频数分布的类型

频数分布的类型可以分为对称分布（symmetric distribution）和偏态分布（skew distribution）两种。对称分布是指集中位置在中间，左右两侧的频数分布基本对称，如表 3-1 与图 3-1 及图 3-3a。偏态分布是指集中位置偏向一侧，频数分布不对称，可分为正偏态（positive

笔记栏

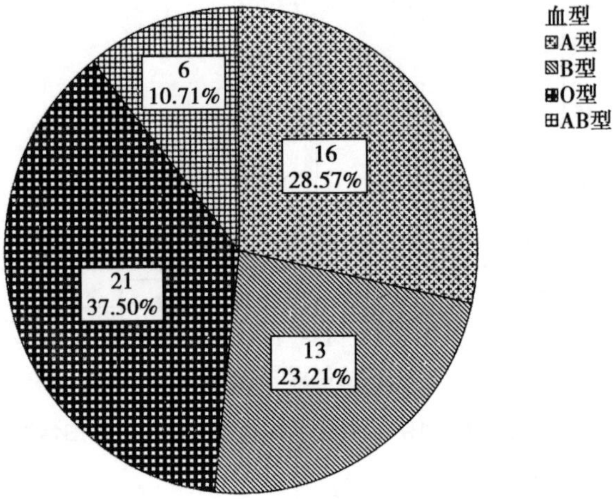

图 3-2　56 名女大学生血型的频数分布图

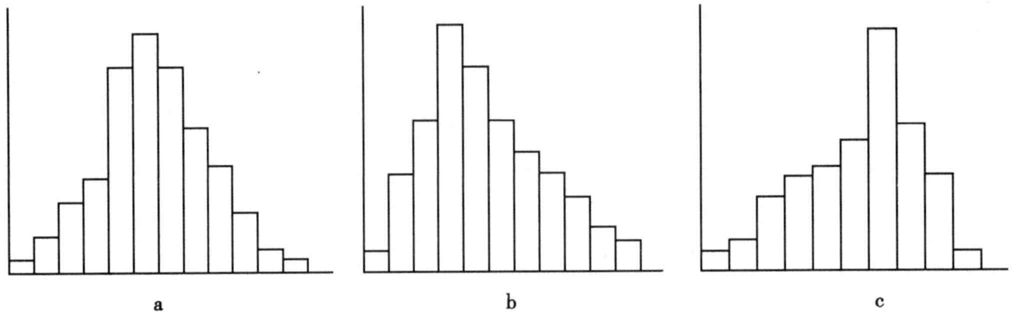

图 3-3　对称分布及偏态分布示意图

skewness）和负偏态（negative skewness）两种类型。若集中位置偏向数值小的一侧，频数分布的高峰向左偏移，长尾向右侧延伸称为正偏态分布，也称右偏态分布，如图 3-3b。若集中位置偏向数值大的一侧，频数分布的高峰向右偏移，长尾向左延伸则称为负偏态分布，也称左偏态分布，如图 3-3c。

（二）展示频数分布的特征

频数分布有两个重要特征：一是集中趋势（central tendency），反映一组观察值的中心位置或平均水平；二是离散趋势（tendency of dispersion），反映观察值之间参差不齐的程度。通常用统计指标对计量资料这两个重要特征进行数量化描述。详见本章第二节。

（三）异常值的识别

频数分布表有助于发现某些极小或极大的异常值。如在频数分布表的两端连续出现几个组段的频数为 0 后，又出现一些频数，这种数值称异常值或离群值。需对这些数据进一步核对和复查，分析其可能产生的原因，必要时可通过统计方法判断，决定取舍。

（四）有利于进一步对资料进行统计描述与分析

不同分布类型的资料，采用的统计描述指标及统计推断方法各不相同。基于频数分布表反映出的数据分布类型与特征，便于进一步对资料进行统计描述与分析。

第二节　计量资料的统计指标

从数据的频数分布表和频数分布图可以看出资料的分布规律与分布类型，无法从中得到数据特征的准确信息，因此需要计算相应的统计指标。对计量资料进行统计描述，包括集中趋势（平均水平）与离散趋势（变异程度）两个方面。

一、集中趋势统计指标

平均数（average）是一类用于描述计量资料集中趋势的统计指标。常用的平均数包括算术均数、几何均数、中位数及众数。

（一）算术均数

算术均数（mathematic mean），简称均数（mean），用 $\overline{X}$ 表示样本均数，用 μ 表示总体均数。均数用来描述一组性质相同的观察值在数量上的平均水平，适用于对称分布资料，特别是正态或近似正态分布的计量资料。其计算方法有直接法和加权法。

1. 直接法　将所有原始观察值 $X_1, X_2, \cdots, X_n$ 直接相加后，再除以观察值的个数 n，公式为：

$$\overline{X}=\frac{\sum X}{n} \qquad \text{（式 3-3）}$$

式中 $\sum$ 为希腊字母，读作“Sigma”，是表示连加求和的符号。

【例 3-3】 用直接法计算例 3-1 数据的均数。

$$\overline{X}=\frac{\sum X}{n}=\frac{109+130+\cdots+145+151}{102}=136.87(\text{g/L})$$

2. 加权法（weight method）　用于相同观察值较多的原始数据时，是将相同观察值的例数（即频数 f）乘以该观察值 X，以替代相同观察值的逐个相加。用于频数分布表数据时，某组段观察值的实际取值用该组段的组中值来代替，组中值＝两个相邻组段的下限值之和/2，再用加权法求均数，其公式为

$$\overline{X}=\frac{f_1X_1+f_2X_2+\cdots+f_kX_k}{f_1+f_2+\cdots+f_k}=\frac{\sum fX}{\sum f}=\frac{\sum fX}{n} \qquad \text{（式 3-4）}$$

式中 $X_1, X_2, \cdots, X_k$ 为各组段的组中值；$f_1, f_2, \cdots, f_k$ 为各组段的频数。

式 3-4 写成如下形式，会更好地理解加权法就是折中（组中值）或权重（权重系数）的方法求均数。

$$\overline{X}=\frac{f_1}{\sum f}X_1+\frac{f_2}{\sum f}X_2+\cdots+\frac{f_k}{\sum f}X_k$$

【例 3-4】 用加权法计算例 3-1 形成的表 3-1（频数表）数据的均数。

$$\overline{X}=\frac{\sum fX}{\sum f}=\frac{106.5\times2+113.5\times4+\cdots+169.5\times1}{2+4+\cdots+1}=\frac{14027}{102}=137.52(\text{g/L})$$

均数具有以下重要性质：①各观察值与均数的差值（简称离均差，deviation from mean）的总和等于 0，即 $\sum(X-\overline{X})=0$；②各观察值与均数的差值平方和小于各观察值与任意其他数值的差值平方和，即离均差平方和最小，$\sum(X-\overline{X})^2<\sum(X-a)^2$（$a$ 是不等于 $\overline{X}$ 的任意值）；③均数对变量的每一个观察值都加以利用，有充分利用原始资料信息的优点，也存在容易受到极大值或极小值影响的缺点；④一端或两端无确切值的开口资料无法计算其均数。

（二）几何均数

几何均数（geometric mean）简记为 G。适用于各观察值之间呈倍比关系的数据，或频数

分布呈偏态分布、但经对数转换后呈正态分布或近似正态分布的资料。如血清抗体滴度及某些疾病的潜伏期等。几何均数的计算方法包括直接法和加权法。

1. 直接法 将所有原始观察值 $X_1, X_2, \cdots, X_n$ 连乘后再开 n 次方，公式为

$$G=\sqrt[n]{X_1X_2\cdots X_n} \quad \text{（式 3-5）}$$

式 3-5 也可写作对数形式：

$$G=\lg^{-1}\left(\frac{\lg X_1+\lg X_2+\cdots\lg X_n}{n}\right)=\lg^{-1}\left(\frac{\sum\lg X}{n}\right) \quad \text{（式 3-6）}$$

【例 3-5】 5 名男子接种某疫苗后，抗体滴度水平分别为 1∶2、1∶4、1∶8、1∶16、1∶32，计算其几何均数。

$$G=\sqrt[5]{2\times4\times8\times16\times32}=8$$

或 $$G=\lg^{-1}\left(\frac{\lg 2+\lg 4+\cdots\lg 32}{5}\right)=\lg^{-1}\left(\frac{15\lg 2}{5}\right)=\lg^{-1}(\lg 2^3)=2^3=8$$

此例的几何均数为 1∶8。

2. 加权法（weight method） 对于频数分布表资料，可用加权法计算几何均数。公式为

$$G=\lg^{-1}\left(\frac{f_1\lg X_1+f_2\lg X_2+\cdots f_n\lg X_n}{f_1+f_2+\cdots+f_n}\right)=\lg^{-1}\left(\frac{\sum f\lg X}{\sum f}\right) \quad \text{（式 3-7）}$$

【例 3-6】 某地 36 名儿童接种麻疹疫苗一个月后，血凝抑制抗体滴度见表 3-3，求其平均滴度。

表 3-3 36 名儿童血凝抑制抗体滴度频数表

抗体滴度	频数	抗体滴度倒数 X	$\lg X$	$f\lg X$
1∶4	1	4	0.6021	0.6021
1∶8	4	8	0.9031	3.6124
1∶16	7	16	1.2041	8.4287
1∶32	2	32	1.5051	3.0102
1∶64	5	64	1.8062	9.0310
1∶128	11	128	2.1072	23.1792
1∶256	6	256	2.4082	14.4492
合计	36	—	—	62.3128

$$G=\lg^{-1}\left(\frac{\sum f\lg X}{\sum f}\right)=\lg^{-1}\left(\frac{62.3128}{36}\right)=\lg^{-1}(1.7309)=53.81\approx54$$

此例的几何均数为 1∶54。

几何均数的计算是将原来的观察值取对数，在对数状态下求对数均数（即算术均数），再将对数均数取指数即得几何均数。

（三）中位数和百分位数

中位数（median）简记为 M，将一组观察值按照由小到大的顺序排列，位置居中的数值即为中位数。在全部观察值中，小于和大于中位数的观察值例数相等。由于中位数的大小仅与位次居中的观察值有关，不能充分反映所有观察值的信息，因而代表性较差。中位数不受

笔记栏

极端值大小的影响，常用于偏态分布及一端或两端无确切值的开口资料。

百分位数（percentile）是一种位置指标，以 P_X 表示，是指将 n 个观察值从小到大依次排列后，对应于 $X\%$ 位次的数值。一个百分位数 P_X 将全部观察值分为两部分，理论上有 $nX\%$ 个观察值比 P_X 小，有 $n(100-X)\%$ 个观察值比 P_X 大，故百分位数是一个分割值。将有序所有观察值等分四分，产生 P_{25}、P_{50}、P_{75} 三个百分位数，称之为四分位数，P_{25} 为下四分位数，P_{75} 为上四分位数，P_{50} 为中位数，可见，中位数就是个特殊的百分位数，即第 50 百分位数。

1. 直接法　首先将观察值按照由小到大的顺序排列，然后按式 3-8 及式 3-9 计算。

$$n\text{ 为奇数时}:M=X_{\left(\frac{n+1}{2}\right)} \qquad (\text{式 3-8})$$

$$n\text{ 为偶数时}:M=\left[X_{\left(\frac{n}{2}\right)}+X_{\left(\frac{n}{2}+1\right)}\right]\Big/2 \qquad (\text{式 3-9})$$

【例 3-7】 有 7 名高血压患者的收缩压（mmHg）分别为 135、130、142、147、150、139、180，计算其中位数。

本例 n 为奇数，$M=X_{\left(\frac{n+1}{2}\right)}=X_{\left(\frac{7+1}{2}\right)}=X_4=142$（mmHg）

2. 频数表法　当观察值较多时，应先编制频数表，再根据频数表按式 3-10 计算中位数及百分位数。

$$P_x=L+\frac{i}{f_X}(n\cdot X\%-\sum f_L) \qquad (\text{式 3-10})$$

式中 L 为百分位数所在组段下限，i 为百分位数所在组段组距，f_X 为百分位数所在组段频数，n 为总例数，$\sum f_L$ 为百分位数所在组段上一组的累计频数。

【例 3-8】 176 名某传染病患者潜伏期（天）资料如表 3-4，求其平均潜伏期及潜伏期的 P_{25} 及 P_{75}。

表 3-4　某传染病潜伏期（天）的中位数及百分位数计算用表

潜伏期 (1)	频数 f (2)	累计频数 $\sum f$ (3)	累计频率（%） (4)
1～	17	17	9.66
3～	23	40	22.73
5～	39	79	44.89
7～	46	125	71.02
9～	40	165	93.75
11～	5	170	96.59
13～	2	172	97.73
15～	2	174	98.86
17～	1	175	99.43
19～21	1	176	100.00

M 的累计频率应为 50%，由表 3-4 第（4）栏可知，“7～”组段的累计频率已经超过 50%，故 M 位于该组段内。

由此可得：$L=7, i=2, f_X=46, n=176, \sum f_L=79$

$$M=P_{50}=7+\frac{2}{46}(176\times50\%-79)=7.39(\text{天})$$

同理：$$P_{25}=5+\frac{2}{39}(176\times25\%-40)=5.21(\text{天})$$

笔记栏

$$P_{75}=9+\frac{2}{40}(176\times75\%-125)=9.35(\text{天})$$

在实际工作中，中位数主要用于描述偏态分布资料的集中趋势，也可用于描述两端没有确切数值的资料以及分布类型不明的资料。对于正态分布以及近似正态分布的资料，还应采用算术均数描述集中趋势，此时，$\mu=M$；正偏态分布时，$\mu>M$；负偏态分布时，$\mu<M$。

（四）众数

众数(mode)是指一组观察值中出现次数最多的那个数值或类别。一组观察值可以有多个众数，也可以没有众数。同一资料，分组不同，众数也可能不同。众数只有在数据量较大时才有意义，当数据量较小时，不宜使用众数。众数不受极端值大小的影响，但它掩盖的信息经常比它揭示的要多。

例 3-1 资料中有频数最大为 4 的 6 个众数，分别为 131、133、135、138、142、145(g/L)；当列成表 3-1 的频数分布时，由于“138～”组的频数为 21 最大，因此众数为该组的组中值 141.5(g/L)。

众数也可描述计数变量资料特征，如一般人的体质按“九类”分，以“平和质”多见，则体质的众数就是“平和质”。

（五）均数、中位数和众数间的关系

当数据呈对称分布或接近对称分布时，均数、中位数和众数相等或接近相等，这时则应选择均数描述集中趋势。当数据为偏态时，三者虽不相等，但具有相对固定的关系：在右偏态分布中，均数是三者最大的，中位数适中，而众数最小；在左偏态分布中，众数是三者最大的，中位数适中，而均数最小。因此，当数据为偏态分布，特别是偏度较大时，应选择中位数描述集中趋势。

知识链接

2011 年国家统计局首次采用中位数报告城乡居民人均收入。当变量服从正态分布或近似正态分布时，均数与中位数的数值十分接近，但是当变量呈偏态分布时，均数会受到极大值或极小值的影响而靠近极值，从而偏离一般水平。就收入而言，往往高收入所占比例很少，而中低收入比例很高，属于典型的右偏态(正偏态)分布，高收入人群作为极大值将均数拉向右侧，这样用均数反映人均收入就偏高了。所以根据我国经济社会发展现状，用中位数反映城乡居民人均收入更为客观。

二、离散趋势统计指标

同一总体中不同个体间存在的差异称为变异(variation)。不同的观察指标，同一观察指标在不同总体中，变异程度都是不尽相同的。因此，为了全面把握计量资料的数量特征，除了描述集中趋势(平均水平)外，还需要对数据资料的离散趋势(变异程度)进行描述。常用的离散趋势指标有极差、四分位数间距、方差、标准差及变异系数等。

（一）极差

如前所述，极差是一组变量值的最大值与最小值之差，反映资料分布的范围。极差大说明变异程度大，反之说明变异程度小。其优点是计算极为简单，其不足是：①代表性较差，极差没有充分利用全部观察值的信息，只反映最大值与最小值的差异，不能反映其他观察值的变异程度；②不稳定，极差易受最大值与最小值影响，样本含量越大，抽到较大或较小观察值的可能性越大，极差也会相应变大。

（二）四分位数间距

四分位数间距（quartile interval）是上四分位数 Q_U（P_{75}）与下四分位数 Q_L（P_{25}）之差，用 Q 来表示。四分位数间距包括了一组观察值位次居中的一半，故四分位数间距可被看作中间50%观察值的极差。由于四分位数间距不受两端极小值或极大值的影响，因此，它比极差稳定；但由于其大小仅受 Q_U 与 Q_L 的影响，故仍存在对数据信息利用不充分，代表性较差的缺点。四分位数间距常用于描述偏态分布以及开口数据的离散程度。

如例 3-8，已求得上四分位数 Q_U 与下四分位数 Q_L，则四分位数间距

$$Q=P_{75}-P_{25}=9.35-5.21=4.14\text{（天）}$$

（三）方差

方差（variance）是反映一组数据的平均离散水平的统计指标。为了克服极差和四分位数间距的缺点，能够充分利用数据的信息，反映全部观察值的变异程度，需计算总体中每个观察值 X 与总体均数 μ 的差值（$X-\mu$），称为离均差。由于 $\sum(X-\mu)=0$，不能反映变异程度的大小，因此采用离均差平方和（sum of square，简写为 SS）$\sum(X-\mu)^2$ 来反映整组数据的离散程度。但 $\sum(X-\mu)^2$ 除了与变异程度有关外，还会受到观察例数 N 的影响，N 越大，$\sum(X-\mu)^2$ 就越大。为了消除掉观察值例数 N 的影响，取离均差平方和的均数，可得到总体方差 σ^2，用式 3-11 来表示。

$$\sigma^2=\frac{\sum(X-\mu)^2}{N} \quad \text{（式 3-11）}$$

在实际工作中，往往得到的是样本数据，总体均数 μ 是未知的，所以通常用样本离均差平方和 $\sum(X-\overline{X})^2$ 代替总体离均差平方和 $\sum(X-\mu)^2$，样本例数 n 代替总体例数 N，可计算样本方差 S^2，见式 3-12。

$$S^2=\frac{\sum(X-\overline{X})^2}{n-1} \quad \text{（式 3-12）}$$

由于用样本数据计算的方差常常小于用总体数据计算的方差，因此英国统计学家 W. S. Gosset 提出用 $n-1$ 代替 n 来校正，使样本方差 S^2 成为总体方差 σ^2 的无偏估计值，式 3-12 中的 $n-1$ 为自由度（degree of freedom）。

知识链接

广义自由度是指一个物体在空间自由活动的维度，如汽车运动有两个维度（前后、左右），所以汽车只能在平面运动，而飞机翱翔至少有三个维度（上下、左右、前后等，若翻转则维度不计其数）。“海阔凭鱼跃，天高任鸟飞”，说明鱼与鸟的自由度大。统计学的自由度是指计算某一统计量时能够自由取值的观察值个数或变量个数，自由度 $\nu=n-k$，n 为观察值个数或变量个数，k 为约束条件个数。另一种判断方法是自由度等于观察值的个数或者变量个数减去用到的统计量个数，因每一个统计量就构成一个约束条件。

在总体均数未知时，必须先知道样本均数，才能计算样本方差。然而在样本均数 $\overline{X}$ 和 n 都知道的情况下，数据的总和就是一个常数，“最后一个”样本数据就不可以改变了，所以，样本方差的自由度是 $\nu=n-1$。

笔记栏

（四）标准差

标准差(standard deviation)是方差的算术平方根。由于方差的度量衡单位是原单位的平方，与原始数据不一致，给实际应用带来了诸多不便，因此将方差开方后得到总体标准差 σ 和样本标准差 S。方差和标准差的优点是充分利用了全部观察值的信息，代表性好。方差和标准差越大，说明变异程度越大，反之，说明变异程度越小。

$$\sigma=\sqrt{\frac{\sum(X-\mu)^2}{N}} \qquad (式 3\text{-}13)$$

$$s=\sqrt{\frac{\sum(X-\overline{X})^2}{n-1}} \qquad (式 3\text{-}14)$$

数学上可以证明离均差平方和 $\sum(X-\overline{X})^2=\sum X^2-\frac{(\sum X)^2}{n}$，为计算方便，样本标准差的公式可以写成：

$$直接法：S=\sqrt{\frac{\sum X^2-\frac{(\sum X)^2}{n}}{n-1}} \qquad (式 3\text{-}15)$$

$$加权法：S=\sqrt{\frac{\sum fX^2-\frac{(\sum fX)^2}{\sum f}}{\sum f-1}} \qquad (式 3\text{-}16)$$

【例 3-9】 三组男性谷丙转氨酶的数据(U/L)见表 3-5，计算算术均数、极差和标准差。

表 3-5 三组男性谷丙转氨酶的测定值

组别	谷丙转氨酶测定值/(U/L)					$\overline{x}$	R	s
A 组	25	30	35	40	45	35	20	7.91
B 组	28	32	35	38	42	35	14	5.39
C 组	28	34	35	36	42	35	14	5.00

由表 3-5 的统计描述指标可见：

1. 极差只能反映最大值与最小值的差异，而标准差则充分利用了全部观察值，三组数据的标准差明显不同，因此标准差能较好地体现出资料的变异程度。

2. 三组数据的算术均数相同，而标准差均有差异，说明在对计量资料进行统计描述时，必须同时计算集中趋势指标与离散趋势指标，二者相结合才能充分体现数据的分布特征。

注：通常加权法与直接法求得的标准差略有不同，这是由于频数分布没有包含原始数据提供的所有信息所致。只求标准差时以直接法为准。如例 3-1 原始资料的标准差按式 3-14 计算得 13.03g/L，表 3-1 频数表资料的标准差按式 3-16 计算得 12.98g/L。均数也是如此，如例 3-3 原始资料的均数与例 3-4 加权法的均数略有不同。

（五）变异系数

变异系数(coefficient of variation)又称离散系数(coefficient of dispersion)，简记为 CV。变异系数是一个相对数，没有单位，主要用于比较两组(或多组)度量衡单位不同或均数相差悬殊数据间的变异程度。

$$CV=\frac{S}{\overline{X}}\times 100\% \qquad (式 3\text{-}17)$$

【例 3-10】 某地调查了 80 名 10 岁男孩身高的均数为 138cm，标准差为 5cm；体重均数为 38kg，标准差为 5kg，试比较这 80 名 10 岁男孩身高和体重的变异程度。

$$身高\ CV=\frac{5}{138}\times100\%=3.62\%$$

$$体重\ CV=\frac{5}{38}\times100\%=13.16\%$$

可见，该地这 80 名 10 岁男孩体重的变异程度大于身高的变异程度。

【例 3-11】 某市 100 名 3 岁男孩体重均数为 15kg，标准差为 4kg，100 名 18 岁成年男性体重均数为 60kg，标准差为 8kg，试比较两组的变异程度。

$$3\ 岁男孩体重\ CV=\frac{4}{15}\times100\%=26.67\%$$

$$18\ 岁成年男性体重\ CV=\frac{8}{60}\times100\%=13.33\%$$

可见，两组的变异程度是 3 岁男孩体重的变异程度大。

不同分布类型的计量资料，用来描述集中趋势和离散趋势的指标各不相同。对称分布（尤其是正态分布或近似正态分布）常用算术均数和标准差（$\bar{X}\pm S$）来描述集中和离散趋势，偏态分布常用中位数和四分位数间距［$M(Q)$ 或 $M(P_{25},P_{75})$］来描述集中和离散趋势。

第三节　计数资料的统计指标

在医学实际工作和科研中，除了前述的计量资料外，还有阴性和阳性、有效和无效、治愈和未治愈等类型的资料，即计数资料。这些资料的整理是先将研究对象按其属性或特征分类，再对每一类别分别计数。计数资料的基础数据是绝对数，如某病的治愈人数、死亡人数等。绝对数表示被描述对象的规模，其缺点是缺乏可比性。例如甲、乙两种疗法的治疗人数不同时，比较两种疗法的治愈人数没有意义，需要在绝对数的基础上计算相对数。相对数的意义是将绝对数转换成基数相同的相对比数指标，如每百例患者治愈人数等，以便相互比较。

一、相对数

相对数（relative number）是两个有联系的绝对数、相对数或平均数之比。常用的相对数指标有率、构成比和相对比。

（一）率

率（rate）表示某现象发生的频率或强度。常以百分率、千分率、万分率或十万分率来表示。计算通式为：

$$率=\frac{某现象实际发生例数}{观察总例数}\times K=\frac{A_{(+)}}{A_{(+)}+A_{(-)}}\times K \quad（式 3\text{-}18）$$

式中：K 为比例基数，可取 100%、1000‰、10000/万或 100000/10 万。

选择 K 的依据为：①习惯用法，如恶性肿瘤死亡率多选用十万分率，婴儿死亡率多选用千分率等；②读、写、计算的方便，计算结果一般保留一、两位整数，如 0.089%可用 8.9/万表示;③观测单位总数 n 的多少。

医学中常用的频率指标如下:

1. 发病率(incidence rate) 某一时期内(一般为一年)某人群中发生某病新病例的频率。

$$发病率=\frac{某人群某时期内某病新病例数}{该人群同期暴露人口数}\times K \qquad (式3\text{-}19)$$

发病率是表示疾病发病风险的直接指标,可用于探讨疾病的危险因素,评价疾病防治效果。在特殊情况下,特别要注意分母中“暴露人口”的含义,它指的是对某病具有发病风险的人,而不包括不可能发生某病的人。

2. 患病率(prevalence rate) 某一时点某人群某病的(新、旧)病例数与同期平均人口数之比。

患病率可按观察时间的不同分为时点患病率和时期患病率两种,时点患病率较常用。通常患病率时点在理论上是无长度的,一般不超过一个月。而时期患病率所指的是特定的一段时间,通常多超过一个月,但不超过一年。

$$时点患病率=\frac{某一时点某病现患病例数}{该时点人口数}\times K \qquad (式3\text{-}20)$$

$$时期患病率=\frac{某观察时期内某病现患病例数}{同期平均人口数}\times K \qquad (式3\text{-}21)$$

患病率常用于描述病程较长或发病时间不易明确的疾病的患病情况,如慢性病在某一时间横断面的患病情况。当某病的发病率和该病的病程在相当长的时间内保持稳定时,发病率和患病率以及病程之间的关系是:患病率=发病率×病程。

3. 死亡率(death rate) 指某地某年平均每千人口中的死亡数,反映当地居民总的死亡水平,是常用的死亡统计指标。

$$死亡率=\frac{某年死亡人口总数}{同年年平均人口数}\times 1000‰ \qquad (式3\text{-}22)$$

年平均人口数一般有两种计算方法:①用该年6月30日24时(或7月1日0时)人口数代替;②年初人口数加年终人口数除以2。

4. 病死率(fatality rate) 一定时期内,某病患者中因某病死亡的频率,其高低受疾病严重程度、早期诊断水平和医院治疗水平的影响。可说明一种疾病的严重程度,也可反映一个医疗单位的医疗水平和质量。

$$某病病死率=\frac{同时期某病死亡人数}{同时期该病的患病人数}\times 100\% \qquad (式3\text{-}23)$$

5. 生存率(survival rate) 是指观察对象从某个规定时刻(如发病、确诊、开始治疗或手术时间等)开始,随访到一定时间的生存百分比,常用于对慢性疾病如恶性肿瘤及心血管病等的治疗效果评价或预后估计。

$$n\,年生存率=\frac{随访满\,n\,年存活的患者数}{随访满\,n\,年的患者数}\times 100\% \qquad (式3\text{-}24)$$

(二)构成比

构成比(constituent ratio)是指事物内部各组成部分占整体的比重或分布,常用百分数表示。其特点为：某一事物各组成部分构成比的总和一定等于 1 或 100%；某一部分构成比发生变化，其他部分也随之变化。

$$构成比=\frac{某现象内部某一部分的个体数}{某现象内部个体数之和}\times 100\% \qquad (式 3\text{-}25)$$

【例 3-12】2009 年某医院住院病例共计 37861 人，其中男性 20779 人，女性 17082 人，计算男女病例所占的比重。

男性病例所占的比重为：20779/37861=54.88%

女性病例所占的比重为：17082/37861=45.12%

（三）相对比

相对比（relative ratio）是指甲、乙两个有关联的指标之比，用以描述两者的对比水平，计算公式为：

$$相对比=\frac{甲指标}{乙指标}\times 100\% \qquad (式 3\text{-}26)$$

甲、乙两指标可以是绝对数、相对数或平均数。通常在计算相对比时，若甲指标大于乙指标，结果用倍数表示；若甲指标小于乙指标，结果用百分数表示。

1. 两类别例数之比

【例 3-13】例 3-12 中，男性病例 20779 人，女性 17082 人，计算男女病例的相对比。

$$相对比=20779/17082=1.22$$

即男性病例是女性病例的 1.22 倍。

2. 相对危险度（relative risk，RR） 即危险度比（risk ratio，RR），是流行病学中常用的指标，表示暴露组发病或死亡的危险是对照组的多少倍。RR 值越大，表明暴露的效应越大，暴露与结局关联的强度越大。

$$RR=\frac{I_e}{I_0} \qquad (式 3\text{-}27)$$

注：式中 I_e 和 I_0 分别表示暴露组和对照组的率。

【例 3-14】某地某年龄组男性吸烟者和非吸烟者的肺癌死亡资料见表 3-6，试计算其相对危险度。

表 3-6 某地某年龄组男性吸烟者和非吸烟者的肺癌死亡资料

分组	死亡数	观察人年数	死亡率（1/万人年）
吸烟组	93	17219	54.01
非吸烟组	8	16481	4.85

$$RR=\frac{54.01}{4.85}=11.14$$

说明该地男性吸烟者肺癌的死亡率是非吸烟者肺癌死亡率的 11.14 倍。

3. 比数比（odds ratio，OR） 也称优势比、比值比，常用于流行病学中病例-对照研究资料，表示疾病与暴露之间的关联强度。

$$OR=\left(\frac{a}{a+c}\bigg/\frac{c}{a+c}\right)\bigg/\left(\frac{b}{b+d}\bigg/\frac{d}{b+d}\right)=\frac{ad}{bc} \qquad (式 3\text{-}28)$$

笔记栏

【例 3-15】服用反应停与新生儿肢体缺陷关系的病例对照研究的资料见表 3-7，试计算服用反应停与不服用反应停引起新生儿肢体缺陷的比数比。

表 3-7　服用反应停与肢体缺陷关系的病例对照研究资料

服用反应停	畸形儿组	对照组	合计
是	34（a）	2（b）	36
否	16（c）	88（d）	104
合计	50	90	140

$$OR=\frac{34\times 88}{2\times 16}=93.50$$

即服用反应停与不服用反应停引起新生儿肢体缺陷的比数比为 93.50。

（四）应用相对数的注意事项

1. 计算相对数时，分母不宜太小　分母过小时相对数不稳定。在观测单位数较小时，应直接用绝对数表示，如“治疗 5 例，其中 4 例有效”，而不要表示为有效率为 80%。

2. 观测单位数不等的几个率，不能直接相加求其合计率　如以表 3-8 资料求三所学校学生龋齿患病率，不能用（15.00%+12.50%+20.00%）/3＝15.83%的方法求得，应将 3 所学校的总患者数除以 3 所学校的总受检数，即：（261/1620）×100%＝16.11%。

表 3-8　某年某三所学校学生龋齿患病率

	受检学生数	患龋齿学生数	龋齿患病率/%
甲学校	540	81	15.00
乙学校	480	60	12.50
丙学校	600	120	20.00
合计	1620	261	16.11

3. 资料对比时，应注意可比性　用以比较的资料应该是同质的，除了要比较的处理因素外，其他对研究结果有影响的非处理因素应基本相同，如研究方法、观察时间、检测方法等。对于不同时期、地区、条件下的资料比较时应注意是否具有可比性。若两组资料内部构成不同，应分组计算频率指标或标准化后再作比较。

4. 资料分析时，不能以构成比代替率　两者的区别见表 3-9。

表 3-9　构成比和率的区别

区别	构成比	率
概念	表示事物内部各组成部分所占比重或分布	表示某现象发生的频率或强度
特点	任一部分比重的增减都会影响其他部分	某一分率的改变对其他无影响
意义	事物按一个特征分类时，反映事物内部组成的结构特征 事物按两个特征分类时，反映事物与两个特征的关联关系	反映事物的普遍性及严重程度
合计	一定为 100%	各率不能直接相加

5. 要考虑存在抽样误差　在随机抽样的情况下，从样本统计量的差异推断总体参数是否相等时，必须考虑抽样误差，不能单凭数字表面相差的大小作结论，而应进行参数估计和假设检验。

二、动态数列

动态数列(dynamic series)是按时间顺序将一系列统计指标(包含绝对数、相对数和平均数)排列起来,用以观察和比较该事物随时间的变化和发展趋势。常用的动态数列分析指标有:绝对增长量、发展速度和增长速度、平均发展速度和平均增长速度。

【例 3-16】某医院 2003—2010 年日门诊量的统计数据见表 3-10 第(1)、(3)列,试作动态分析。

表 3-10 某医院 2003—2010 年日门诊量动态变化

年份(1)	指标符号(2)	日门诊人次(3)	绝对增长量		发展速度%		增长速度%	
			累计(4)	逐年(5)	定基比(6)	环比(7)	定基比(8)	环比(9)
2003	a_0	5460	—	—	100.00	100.00	—	—
2004	a_1	5728	268	268	104.91	104.91	4.91	4.91
2005	a_2	6099	639	371	111.70	106.48	11.70	6.48
2006	a_3	6532	1072	433	119.63	107.10	19.63	7.10
2007	a_4	7204	1744	672	131.94	110.29	31.94	10.29
2008	a_5	7781	2321	577	142.51	108.01	42.51	8.01
2009	a_6	8293	2833	512	151.89	106.58	51.89	6.58
2010	a_7	8956	3496	663	164.03	107.99	64.03	7.99

注:a_0为基线期指标,a_n 为报告期指标。

(一)绝对增长量

绝对增长量说明事物在一定时期增长的绝对值,可分为:

1. 累计增长量 即报告期指标与基线期指标之差,a_n-a_0。在表 3-10 中,若以 2003 年日门诊人次为基线期指标,则各年日门诊人次数为报告期指标,各年日门诊人次累计增长量见第(4)栏。

2. 逐年增长量 即报告期指标与前一期指标之差,a_n-a_{n-1},见表 3-10 第(5)栏。

(二)发展速度与增长速度

发展速度与增长速度均为相对比,说明事物在一定时期的变化情况,可分为定基比(即报告期指标与基线期指标之比,a_n/a_0)和环比(即报告期指标与前一期指标之比,a_n/a_{n-1})。

1. 发展速度 表示报告期指标的水平是基线期(或前一期)指标的百分之多少或多少倍,表 3-10 中 2008 年:

定基比发展速度为:$a_n/a_0=7781/5460=1.4251=142.51\%$

环比发展速度为:$a_n/a_{n-1}=7781/7204=1.0801=108.01\%$

2. 增长速度 表示报告期指标净增加的速度,增长速度=发展速度-100%,因此,定基比增长速度=$a_n/a_0-100\%$,环比增长速度=$a_n/a_{n-1}-100\%$。表 3-10 中 2008 年:

定基比增长速度为:$142.51\%-100\%=42.51\%$

环比增长速度为:$108.01\%-100\%=8.01\%$

由表 3-10 可见,从发展速度和增长速度来看,该医院 2003 年以来日门诊量均呈不断增加的趋势。

(三)平均发展速度与平均增长速度

平均发展速度和平均增长速度,用于概括某现象在一段时期内的平均变化。平均发展速度是发展速度的的几何平均数，其计算公式为：

$$\text{平均发展速度}=\sqrt[n]{\frac{a_n}{a_0}} \tag{式 3-29}$$

$$\text{平均增长速度}=\text{平均发展速度}-1=\sqrt[n]{\frac{a_n}{a_0}}-1 \tag{式 3-30}$$

对表 3-10 第(1)、(3)栏的资料计算平均发展速度与平均增长速度：

$$\text{平均发展速度}=\sqrt[7]{\frac{8956}{5460}}=107.33\%$$

$$\text{平均增长速度}=107.33\%-1=7.33\%$$

从表 3-10 的动态指标可以看出该医院的日门诊量自 2003 年以来持续增长，但发展是不平衡的，每年的递增速度在 4.91%~10.29%之间波动。从 2003—2010 年该医院日门诊量年平均发展速度为 107.33%，年平均增长速度为 7.33%。

通过动态数列的分析，不仅可以总结过去，而且可以预测未来，即根据平均发展速度式 3-29 计算几年后的指标。如根据表 3-10 的资料预测 2012 年的日门诊量，本例 2012 年相当于 a_n，将已知数据代入式 3-29 得：

$$2012\text{ 年日门诊量}=107.33\%^9\times 5460=10317(\text{人次})$$

即根据该医院 2003—2010 年的平均发展速度，预计到 2012 年该医院的日门诊量可达 10317 人次，但这是基于 2010—2012 年的发展速度仍保持不变的前提下，否则，这样的预测是不正确的。

三、率的标准化

在对两组(或多组)资料的率进行比较时，如果两组(或多组)研究对象的性别、年龄、病情等因素在构成上存在差异，则率不能直接进行比较。为消除两组(或多组)对象间因素构成不同的影响，需要进行率的标准化，即采用统一标准计算各率的标准化率，使各个率具有可比性。

【例 3-17】 分析表 3-11 给出某医院采用不同疗法治疗某病的治愈情况。

表 3-11 某病两种疗法的治愈率的比较

年龄(岁)	甲疗法			乙疗法		
	病例数	治愈数	治愈率/%	病例数	治愈数	治愈率/%
40~	100	50	50.00	40	22	55.00
50~	80	35	43.75	60	28	46.67
60~	60	20	33.33	80	30	37.50
70~	40	10	25.00	100	26	26.00
合计	280	115	41.07	280	106	37.86

从表 3-11 中可看出，各年龄别甲疗法的治愈率都比乙疗法低，但总治愈率却比乙疗法高，造成此现象的原因在于甲、乙两种疗法病例的年龄构成存在明显差异，两种疗法的粗治愈率无可比性。两种疗法的治愈率，可以在病例年龄相同的前提下进行比较，即分层比较，例如表 3-11 的第一~第四行就是分别在不同年龄病例内部进行比较。但有时需要不区分病

例年龄，综合比较粗治愈率，这就必须消除两组病例年龄构成不同的影响，常用的方法就是标准化法。

标准化法的关键在于选择一个可供两组（或多组）参考的"标准"，通常"标准"的选择有三种做法：①选定两组（或多组）之一，将其作为"标准"；②两组（或多组）合并，作为"标准"；③在两组（或多组）之外选择具有代表性的、较稳定的、数量较大的资料为标准，如全世界、全国或本地区范围较大人群作为标准。

标准化率的计算通常有两种方法，下面分别举例加以介绍。

（一）直接标准化法

设某分类变量在两组或多组（$j=1,2,\cdots$）对象中的分布不同，若某事件在每组（$j=1,2,\cdots$）各分类水平的发生率 p_{ij}（$i=1,2,\cdots$）已知，则各组标准化率的计算如下：

1. 选择"标准人口"，各类别中的人数记为 N_i（$i=1,2,\cdots$）；
2. 对各组分别计算"标准人口"下的预期发生人数之和 $\sum N_i p_{ij}, j=1,2,\cdots$；
3. 分别计算各组的标准化率：$p_j'=\dfrac{\sum N_i p_{ij}}{N}$ 或 $p_j'=\sum\left(\dfrac{N_i}{N}\right)p_{ij}, j=1,2,\cdots$。

例 3-17，以甲疗法组为标准组，其资料见表 3-12，可得出标准化治愈率。

表 3-12 某病两种疗法标准化治愈率计算表

年龄（岁）	标准组人数	甲疗法		乙疗法	
		原治愈率/%	预期治愈数	原治愈率/%	预期治愈数
40～	100	50.00	50	55.00	55
50～	80	43.75	35	46.67	37
60～	60	33.33	20	37.50	23
70～	40	25.00	10	26.00	10
合计	280	41.07	115	37.86	125

甲疗法组标准化治愈率：$p=(115/280)\times100\%=41.07\%$

乙疗法组标准化治愈率：$p=(125/280)\times100\%=44.64\%$

标准化后，显示甲疗法组的治愈率比乙疗法组的治愈率低，与分层比较的结论一致。

（二）间接标准化法

设某分类变量在两组或多组（$j=1,2,\cdots$）对象中的分布不同，若某事件在每组（$j=1,2,\cdots$）各分类水平的发生率 p_{ij}（$i=1,2,\cdots$）未知，但每组在各分类水平中的人数 p_{ij}（$i=1,2,\cdots$）和实际发生某事件的总人数 r_j（$j=1,2,\cdots$）已知，则各组标准化率的计算如下：

1. 选择该事件的"标准发生率"，各类别中的发生率记为 p_i（$i=1,2,\cdots$），合计发生率为 P；
2. 对各组分别计算"标准发生率"下的预期发生人数之和 $\sum n_{ij}P_i, j=1,2,\cdots$；
3. 分别计算各组合计发生率 P 与标准化发生比的乘积，即得到标准化发生率：$p_j'=P\dfrac{r_{ij}}{\sum n_{ij}p_i}, j=1,2,\cdots$。

注：$\dfrac{r_{ij}}{\sum n_{ij}p_i}$ 为标准化发生比，其实质为实际发生人数与预期发生人数之比。

【例 3-18】 分析表 3-13 资料，比较甲、乙两社区老年妇女原发性骨质疏松症的粗患病率。

笔记栏

表 3-13　甲、乙两社区老年妇女原发性骨质疏松症患病率的比较

年龄（岁）	甲社区			乙社区		
	调查人数	患病人数	患病率/%	调查人数	患病人数	患病率/%
50 ~	399	…	…	297	…	…
60 ~	274	…	…	378	…	…
70 ~	121	…	…	143	…	…
80 ~	43	…	…	38	…	…
合计	837	349	41.70	856	378	44.16

计算步骤如下：

①选取某市某年 50 岁及以上老年妇女原发性骨质疏松症的各年龄组患病率作为标准患病率；

②分别计算甲、乙两社区老年妇女的预期患病人数，见表 3-14；

表 3-14　甲、乙两社区老年妇女原发性骨质疏松症标准化患病率

年龄（岁）	标准患病率/%	甲社区		乙社区	
		人口数	预期患病人数	人口数	预期患病人数
50 ~	20.77	399	83	297	62
60 ~	45.23	274	124	378	171
70 ~	67.35	121	81	143	96
80 ~	70.99	43	31	38	27
合计	43.17	837	319	856	356

③分别计算甲乙两社区实际患病人数与预期患病人数之比和标准化患病率。

$$标准化患病率=标准患病率\times\frac{实际患病人数之和}{预期患病人数之和}$$

$$甲社区标准化患病率=43.17\%\times\frac{349}{319}=47.23\%$$

$$乙社区标准化患病率=43.17\%\times\frac{378}{356}=44.84\%$$

可见，经间接标准化后，甲社区原发性骨质疏松症标准化患病率高于乙社区。

（三）应用标准化法的注意事项

1. 标准化法的应用范围　由例 3-17 和例 3-18 可见，标准化法的应用范围很广，只要两组（或多组）研究对象的内部构成（如性别、年龄、职业、病情等非处理因素）存在差异，则该因素就成为两组（或多组）比较的混杂因素，需要使用标准化法消除该因素的影响。

2. 标准的选择影响标准化率的大小　标准化法的实质是寻找一个“标准”，使两组（或多组）研究对象在共同的“平台”上进行比较。选择不同的“标准”，计算出的标准化率其大小也会不同，比较的结果也未必相同，但结论是一致的，因此报告比较结果时应说明所选用的“标准”和理由。

3. 标准化率的意义　计算标准化率只是为了进行比较，标准化率仅为相对水平，并不能反映某时某地的实际水平。

笔记栏

4. 样本标准化率与总体标准化率间存在抽样误差　已知样本率要比较总体率时，必须考虑抽样误差，不能仅由样本标准化率的大小作结论，而应进行参数估计和假设检验。

第四节　统计表与统计图

统计表（statistical table）和统计图（statistical graph）是统计描述的重要工具，是医学论文的重要表达形式。统计表和统计图是统计资料形象化、通俗化的最佳表现形式，具有简明扼要、容易比较、利于分析、直观生动等作用。在资料分析过程中除了使用适当文字说明外，常用统计表和统计图来表达。统计表可以更精准的展示统计数据；而统计图可以更直观地强调数据的分布特征或变化趋势。图表的选择应根据研究需要而定。

一、统计表

统计表是以表格的形式展示统计数据或资料。广义的统计表包括调查表、登记表、整理表、统计分析表、时间数列表等；狭义的统计表是指表达统计分析结果的统计表。

（一）统计表的意义和制作原则

统计表用简明的表格形式，有条理地罗列数据和统计量，可以代替冗长的文字叙述，使统计数据和分析结果系统化，便于阅读、计算与比较。

制表原则：①重点突出：一张表一般只表达一个中心内容，不要把过多的内容放在一个庞杂的表中；②简单明了：文字、数字和线条都尽量从简，使人一目了然；③层次清楚：表的内容应按照顺序合理安排，主语、谓语划分清楚，主语是被说明的事物，一般置于表的左边（横标目），谓语是说明主语的指标，应置于表的右方（纵标目），从左往右阅读表格时，能构成一个完整的语句。

（二）统计表的基本结构

统计表的基本结构可分为表号、标题、标目、线条、数字和备注。统计表的基本格式为"三线表"，一个复合表的格式示例如下：

表号　标题（包括何时、何地、何事）

横标目的总标目	总标目 1（单位）		总标目 2（单位）	
	纵标目 1	纵标目 2	纵标目 3	纵标目 4
横标目 1	×××	×××	×××	×××
横标目 2	×××	×××	×××	×××
…	…	…	…	…
合计	×××	×××	×××	×××

1. 表号　亦称表序，位于顶线上方、标题的左侧，与标题之间空 2 个字符，以阿拉伯数字表示，如表 3-14 等。

2. 标题　位于表的上方。标题概括表的主要内容，包括处理因素、研究对象实验效应，流行病学研究必须注明时间、地点。如果整个表的指标都统一时，可以将单位放在标题的后面。以表 3-15 为例，其标题为"2010 年某市抽样调查 30～39 岁人群的亚健康发生情况"，包括数据收集的时间（2010 年）、地点（某市）、对象（抽样调查 30～39 岁人群）及表的主要内容（亚健康发生情况）。

笔记栏

表 3-15 2010 年某市抽样调查 30~39 岁人群的亚健康发生情况

性别	调查人数	亚健康发生数	发生率/%
男性	863	584	67.7
女性	812	601	74.0
合计	1675	1185	70.7

3. 标目 分为横标目、纵标目和总标目。横标目是统计表的主语，是统计表所要说明的事物或对象，通常列在表的左下方，如表 3-15 中的“男性”“女性”。必要时可在横标目上端加上总标目，如表 3-15 中的“性别”。纵标目是统计表的谓语，用来说明主语的统计指标，通常列在表的右上方，如表 3-15 中的“调查人数”“亚健康发生数”“发生率(%)”。纵标目需要标明指标的单位，例如，有效率(%)、发病率(‰)、身高(cm)等。必要时可在纵标目上端加上总标目，如表 3-16 中的“轻度患者”和“中度患者”。

4. 线条 一般包括顶线、标目线和底线 3 条等长线，其中顶线和底线应加粗至 1.5 磅，标目线采用默认值 0.5 磅。如果是复合表，在总标目和纵标目之间用短横线隔开，如表 3-16 中的“轻度患者”与“治疗人数”“有效率(%)”用短横线隔开。统计表中不能出现斜线和竖线。

表 3-16 失眠症患者的分类和治疗的效果

组别	轻度患者			中度患者		
	治疗人数	有效人数	有效率/%	治疗人数	有效人数	有效率/%
中药组	70	55	78.6	80	56	70.0
针中组*	70	62	88.6	80	62	77.5
合计	140	117	83.6	160	118	73.8

*针灸联合中药组

5. 数字 表内的数字必须使用阿拉伯数字表示。同一指标的小数位数应一致，每列按照小数点对齐。表内一般不留空格，表内数字为零时用“0”表示，无数字时用“—”表示，缺失数字时用“…”表示。使用相对数时，一般要同时给出绝对数。

6. 备注 它不属于统计表固有的组成部分，一般不列入表内，如需对某些数字或者指标加以说明，可在其右上方用“*”类的符号标注，并在统计表的下方用文字加以说明。如表 3-16，“针中组”表示“针灸联合中药组”。

(三) 统计表的种类

按照标目的数量，可以将统计表分为简单表(simple table)和复合表(combinative table)。

1. 简单表 按照一个标志/特征分组，有一组横标目和一组纵标目组成。见表 3-14。

2. 复合表 又称组合表，将两个或两个以上标志/特征结合分组的表，一般由一组横标目和两组及以上纵标目组成。比如：表 3-16 中将失眠症患者的分类和治疗效果两个纵标目结合起来。

(四) 统计表的注意事项

要使统计表既能正确地反映医学现象和过程的数量特征，又能使人们易于了解其内容，得出明确的结论，在设计统计表时，必须遵循科学、实用的原则。如果要把多个内容放在同一个统计表中，要注意标目的选择，横标目是统计表要说明的事物或对象，纵标目是用来说明事物或对象的统计指标。表 3-17 列举了天麻钩藤饮(治疗组)和对照组治疗原发性高血压的基线资料。基线资料包括性别、年龄、收缩压及舒张压，这些都是指标，放在纵标目上。“治疗组”和“对照组”则是横标目。

表 3-17 天麻钩藤饮组（治疗组）和对照组治疗原发性高血压的基线资料

组别	例数	性别		年龄/岁	收缩压/mmHg	舒张压/mmHg
		男	女			
治疗组	56	34	22	53.4±8.6	153.4±17.4	100.2±13.4
对照组	56	32	24	52.3±7.5	155.3±15.6	101.8±12.8

二、统计图

统计图(statistical chart)是用点的位置、线段的升降、直条的长短、面积的大小等来展示数据资料的一种形式。与统计表相比,统计图能更直观地表达资料,反映数据的分布特征或变化趋势。常用的统计图包括直条图、饼图、百分条图、线图、直方图、散点图、箱式图等,还有数据探索分析中的茎叶图、P-P 图、Q-Q 图等,误差分析中的标准化残差图和误差条图等,以及反映分布特征的统计地图等。

(一)统计图的意义和制作原则

统计图将统计数据形象化,让读者更容易领会资料的核心内容,易于分析和比较,可给读者留下深刻的印象,达到“一图胜千言”的效果。医学论文中应用统计图表达数据,使文章更加生动活泼,对读者更有吸引力。但统计图只能提供概略的情况,不能获得确切数值,因此不能完全代替统计表,常常需要和统计表一起使用来表达数据。

统计图的制作原则:①根据资料的性质和分析目的选择最合适的图形;②力求简洁明了,能够直观、真实地表达数据;③同一张图中涉及不同事物比较时,应以不同的图案或颜色区分,并在图形恰当的空白处给出图例;④统计图要有“自明性”,需做到只看标题、图形,不阅读文字,就可以理解图形表达的意思。

(二)统计图的基本结构

1. 标题　也称为图题,位于图的下方。标题概括说明资料的主要内容(要求同统计表标题)。如图 3-4,标题左侧应增加标题编号,其标题为“某年某三所学校学生龋齿患病率”,包括数据收集的时间(某年)、地点(某三所学校)对象(学生)及表的主要内容(龋齿患病率)。

2. 坐标　分为横坐标和纵坐标,横坐标对应统计表中的横标目,一般表示主语部分;纵坐标对应统计表中的纵标目,一般表示描述主语的各项指标。纵坐标和横坐标的比例一般为 5∶7。

3. 刻度　刻度数值按从小到大的顺序排列,纵坐标由下向上,横坐标由左向右排列。纵坐标刻度一般从零开始(对数图、散点图、箱式图除外),并注明指标和单位;横坐标根据统计图的类型,可以是刻度,也可以是分组情况。如果是刻度,要注明指标和单位;如果是分组情况,则需要列出每个组别。比如图 3-4 中纵坐标的指标为“龋齿患病率”,单位为%;横坐标是学校分组情况,列出组别“甲学校”“乙学校”“丙学校”。

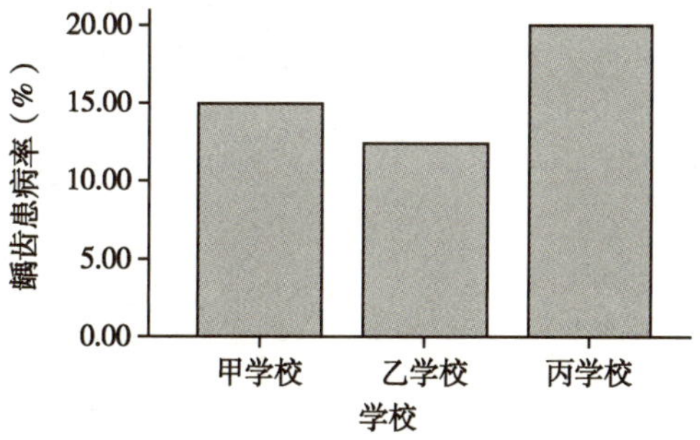

图 3-4 某年某三所学校学生龋齿患病率

4. 图形　整个统计图的视觉中心,根据资料的性质和分析的目的选择适宜的统计图形。一般直条图、百分条图、直方图使用柱状直条,饼图使用圆形,线图使用线条,散点图使用点。图形不宜过大,一般双栏不超过

笔记栏

7.5cm,通栏不超过15.5cm。如图3-4绘制的是直条图,使用直条表达龋齿的患病率。

5. 图例 比较不同的事物时,应用不同的线条或颜色表示,并附图例说明。图例通常置于图的右上角或四个角中空间较大的位置。如图3-5中右上方不同的"年龄段"就是图例。

(三)常用统计图

1. 直条图(bar graph) 直条图是用等宽的直条长短表示独立指标的大小,比较的数值可以是绝对数,也可以是相对数。分别利用本章表3-8资料作单式直条图和表3-11资料作复式直条图,结果见图3-4和图3-5。

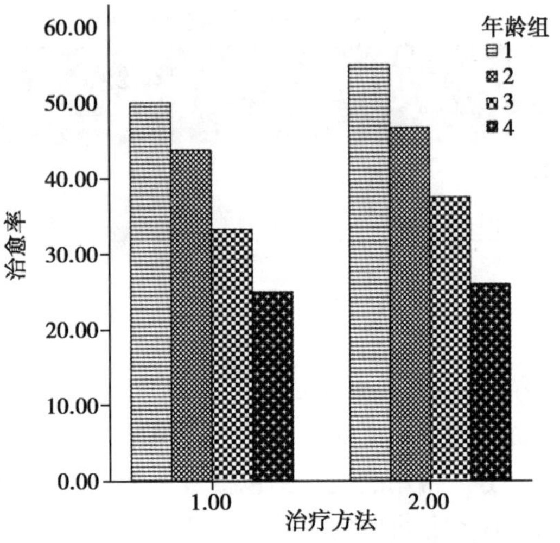

图3-5 某病两种疗法的治愈率比较

制作直条图的注意事项:①一般以横坐标表示类别,纵坐标表示被研究事物的指标大小,如图3-5,横坐标表示治疗方法,分为"甲疗法"和"乙疗法";②纵坐标尺度必须从零开始,标明指标的尺度和单位,纵坐标尺度不宜折断,以免改变直条间的比例关系;③直条的宽度相等,间隔相同,间隔的宽度可与长条宽度相同或是其一半;④若仅涉及一个分组或一个指标,则采用单式条图(图3-4),若涉及两个及以上分组或指标,可采用复式条图。如图3-5表达两种治疗方法、四个年龄段的治愈率,采用图例"40~""50~""60~""70~"四个不同年龄段对直条进行区分。同一属性种类的各直条间不留间隔。

2. 饼图(pie graph)和百分条图(percent bar) 饼图和百分条图表示事物各组成部分所占的比例,适用于构成比资料的描述。饼图以圆形的总面积代表100%,把面积按比例分成若干部分,以扇形大小来表示各部分所占的比重(图3-6)。百分条图以直条的总面积代表100%,把面积按比例分成若干部分,直条中各段表示事物各组成部分所占的比例(图3-7)。利用第八章例8-5资料绘制饼图和百分条图,结果见图3-6和图3-7。

制作饼图、百分条图的注意事项:①饼图:绘制大小适当的圆形。圆心角为360°,1%相当于3.6°的圆周角,将每个部分的百分比分别乘以3.6,即为该部分应占的圆周角度数。从圆的12点开始按顺时针方向依次绘制每个部分的比例,所得各部分的扇形面积即代表构成

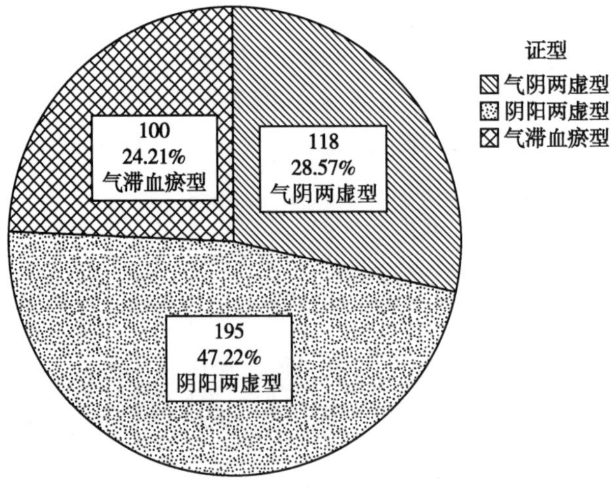

图3-6 针灸组糖尿病患者证型的构成

笔记栏

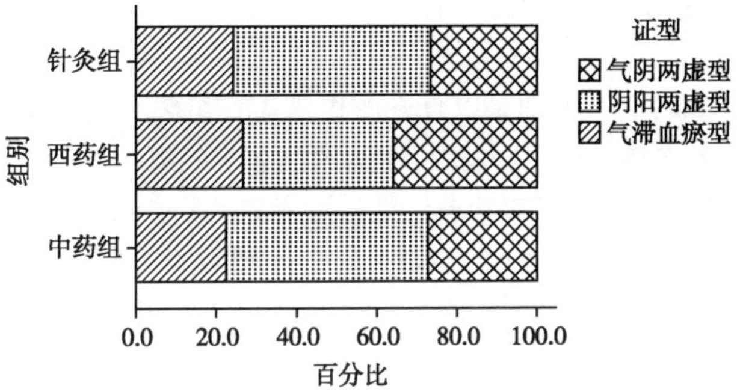

图 3-7 中药、西药、针灸三组各组糖尿病患者证型的构成

部分。圆中各部分用线条分开,简要注明文字或百分比,或使用图例说明。②百分条图:绘制一个标尺,总长度为 100%;在下方绘制尺度,全长等于标尺的 100%。直条内相对面积的大小代表数量的百分比。从百分条图的最左端开始按从左至右方向依次绘制每个部分的比例,所得各部分的直条面积即代表构成部分。直条中各部分用线条分开,简要注明文字或百分比,或使用图例说明。③如有 2 种或 2 种以上性质类似的资料比较,应绘制直径相同的圆(等宽等长的直条),并使各圆(直条)中各部分的排列次序一致,以方便比较。

3. 线图(line graph) 线图是用线段的上升和下降来表示事物在时间上的变化,或某事物随另一事物变化的情况,适用于连续性资料。根据坐标尺度的不同,可分为普通线图、半对数线图(semi-logarithmic line graph)和双对数线图(double-logarithmic line graph)。普通线图的纵横坐标均为算术尺度,表示某事物随时间变化的趋势或随另一事物量变化的趋势;半对数线图的纵坐标为对数尺度,横坐标为算术尺度,用来表示事物的变化速度;双对数线图的纵横坐标均为对数尺度。利用表 3-10 资料作普通线图,结果见图 3-8。

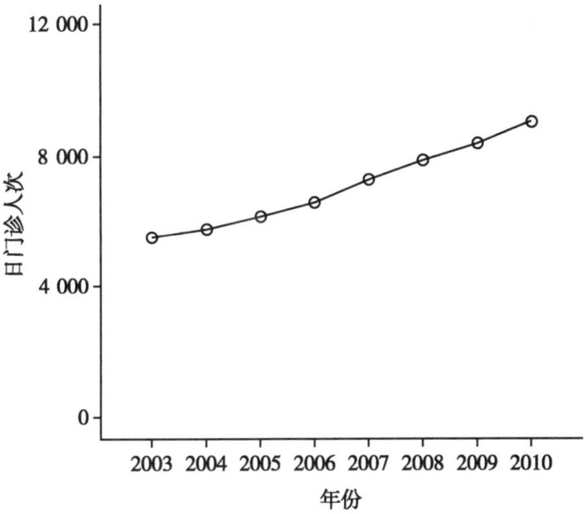

图 3-8 某医院 2003—2010 年日门诊量动态变化

制作普通线图的注意事项:①横坐标表示动态的事物,如时间、年龄、浓度等,纵坐标表示指标的频数或频率;②纵坐标一般以 0 为起点,否则要加以说明,纵、横坐标长度的比例一般为 5∶7;③坐标内点的位置要恰当,并用直线依次将相邻的点连接,一般情况下,不能将折线绘制成平滑的曲线;④同一图不能有太多的曲线,一般不超过 5 条,如果有几条曲线,则用不同的图形表示(实线、虚线),并用图例加以说明。图 3-8 描述了某医院 2003—2010 年日

笔记栏

门诊量的动态变化，横坐标表示年份，纵坐标表示日门诊人次，2003—2010 年，该医院的日门诊人次呈现上升趋势。

4. 直方图（histogram）　直方图是以直方面积描述各组频数或频率的多少，面积的总和相当于各组频数或频率之和，每部分面积所占的比例等于各组频数占总数的百分比，直方图的面积之和等于 1。直方图常用于表达连续性计量资料的频数或频率分布，通常在编制频数表的基础上绘制频数图。利用例 3-1 的表 3-1 资料作频数直方图，见图 3-1，反映某地 2019 年随机抽取 102 名成年男子血红蛋白含量（g/L）的频数分布，横坐标是连续性数值变量血红蛋白含量的组段，纵坐标是各组段的频数。

制作直方图的注意事项：①横轴表示连续变量，纵轴表示被观察现象的频数或频率；②纵坐标的刻度必须从 0 开始，横坐标刻度表示被观察变量的数值范围；③以等宽直条的面积表示各组段频数或频率；④直方图的各直条间不留空隙，各直条间可用直线分隔，但也可不用直线分隔。

5. 散点图（scatter plot）　散点图以直角坐标系中各点的密集程度和趋势来表示两个有联系变量间的关系。可根据点的散布情况，推测两种事物或现象间有无相关关系或依存关系，常在对资料进行相关分析或回归分析之前使用。如图 10-2，利用 20 名糖尿病患者的胰岛素水平与血糖水平的测定值绘制散点图，横坐标代表胰岛素水平，纵坐标代表血糖水平，图形中的 20 个点对应 20 对数据。从图形的趋势可知：糖尿病患者血糖越低，胰岛素水平越高。

制作散点图的注意事项：①一般横坐标代表自变量，纵坐标代表因变量，是指与自变量有相关关系或依存关系的变量；②横坐标和纵坐标的尺度起点可根据需要设置，不一定要从 0 开始，如图 10-2，横坐标的刻度从 5. 0 开始，纵坐标从 6. 0 开始；③图形中的每个点都对应一对数据，点与点之间不用线段连接。

6. 箱式图（box plot）　箱式图用于描述计量变量的分布特征，表达计量资料的 5 个特征值：①“箱子”的下“触须”表示无异常小值时的最小值（P_0）或剔除异常小的数值后的最小非异常值；②“箱子”的上“触须”表示无异常大值时的最大值（P_{100}）或剔除异常大的数值后的最大非异常值；③“箱子”的底表示下四分位数（P_{25}）；④“箱子”的顶表示上四分位数（P_{75}）；⑤“箱子”中间粗线表示中位数（P_{50}）。“箱子”的高度为 P_{25} 至 P_{75} 的距离，即为四分位数间距。“触须”之上或之下如有“°”“ * ”则表示离群值和极端值。观察值距箱式图的箱体底线或顶线的距离为箱体高度的 1. 5~3 倍时被视为离群值；观察值距箱体底线或顶线的距离超过 3 倍的箱体高度时被视为极端值。利用例 3-1 资料作箱式图，如图 3-9，描述某地 102 名成

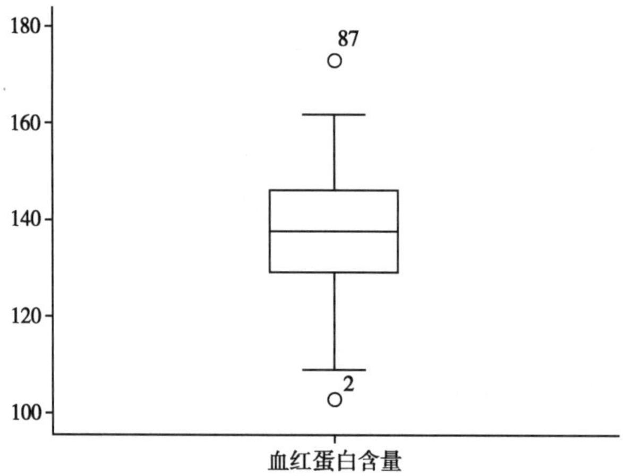

图 3-9　102 名成年男子血红蛋白含量（g/L）

年男子血红蛋白(g/L)含量的分布情况,“箱子”“触须”上方与下方的空心圆点是 102 名成年男子血红蛋白含量中的离群值 173 与 103(分别对应第 87、2 个观察值)。

7. 其他图形

(1) 茎叶图(stem-and-leaf plot):又称“枝叶图”。绘制计量资料的频数分布图时,把前几位有效数字部分作为主干“茎”,后面的有效数字作为分枝“叶”,得到的图形就是茎叶图。茎叶图是一个与直方图相类似的图形,不仅可以反映资料的频数分布特征,同时也保留了原始资料信息。

(2) P-P 图(proportion-proportion plots):以样本的累计频率(百分比)作为横坐标,以按照正态分布计算的相应累计概率作为纵坐标,绘制成散点图的图形就是 P-P 图。P-P 图可用于描述数据是否服从正态分布。如果资料服从正态分布,则 P-P 图呈现样本点围绕第一象限的对角线分布。

(3) Q-Q 图(quantile-quantile plots):以样本的分位数(P_x)作为横坐标,以按照正态分布计算的相应分位数作为纵坐标,绘制成散点图的图形就是 Q-Q 图。Q-Q 图可用于描述数据是否服从正态分布。如果资料服从正态分布,则 Q-Q 图呈现样本点围绕第一象限的对角线分布。绘制茎叶图、P-P 图、Q-Q 图的 SPSS 操作过程及结果见实验 5-2。

(4) 标准化残差图(standardized residual plot):以自变量取值为横轴,以标准化残差为纵坐标,就可绘制标准化残差图。资料满足独立性、正态性和等方差性,也无异常值,则 95% 的标准化残差应在(-1.96,1.96)之间。实际使用中常以(-2,2)区间为界限来证实线性回归的假定条件是否得到满足,判断有无异常值。绘制标准化残差图的 SPSS 操作过程及结果见实验 10-3 的图 10-14。

(5) 误差条图(error bar chart):误差条图是采用均数与标准误结合反映总体均数的可信区间,或采用均数与标准差结合反映个体观察值的波动范围的统计图,其分为单式和复式两种。误差条图的绘制可通过 SPSS 软件的“Graphs→Legacy Dialogs→ Error Bar”过程实现。

(6) 统计地图(statistical map):用于表示某现象的数量在地域上的分布图。统计地图可形象显示事物在不同区域的分布特征,揭示事物在不同地区、区域之间的同一性和差异性。

知识链接

弗罗伦斯·南丁格尔(英国:Florence Nightingale,1820—1910 年)是近代医学护理领域的奠基人,同时还是统计学家,统计图学的先驱者。克里米亚战争时期,她极力向英国军方争取在战地开设医院,为士兵提供医疗护理。为了说服维多利亚女王改进军事医院的卫生条件,拯救更多士兵生命,在统计学家 William Farr 的帮助下,她分析堆积如山的军事档案,出于对资料统计的结果会不受人重视的忧虑,她发展出一种色彩缤纷的图表形式,让数据能够更加让人印象深刻。这种图表形式有时也被称作南丁格尔的玫瑰,是一种圆形的直方图。南丁格尔自己常昵称这类图为鸡冠花图(coxcomb),并且用以表达军医院季节性的死亡率,对象是那些不太能理解传统统计报表的公务人员。她指出在克里米亚战役中,英军死亡的原因是在战场外感染疾病,及在战场上受伤后没有适当的护理而伤重致死,真正死在战场上的人反而不多。她的方法打动了当时的高层,包括军方人士和维多利亚女王本人,于是医事改良的提案才得到支持。为表彰她在统计学研究领域所做出的重要贡献,1858 年她被选为英国皇家统计学会会员(第一位女性会员),后来又选为美国统计学会荣誉会员。

统计描述的统计电脑实验

（一）应用 SPSS 实现计量资料的统计描述

SPSS 软件在 Analyze 子菜单 Descriptive Statistics 给出计量资料三个基本统计分析过程：Frequencies、Descriptives 和 Explore。

【实验 3-1】 用例 3-1 资料编制血红蛋白的频数表。

1. 数据文件　如图 3-10 录入数据，以“血红蛋白含量”为变量名，建立 1 列 102 行的数据集 li0301. sav。

	血红蛋白含量
1	109
2	103
⋮	⋮
101	147
102	148

图 3-10　数据集 li0301. sav

2. 操作步骤

（1）找出最大值与最小值：Analyze→Descriptive Statistics→Descriptives，“血红蛋白”→Variable(s)框→OK，即可得到其最大值(maximum)173g/L 及最小值(minimum)103g/L。

（2）分组段：Transform→Recode into Different Variables，“血红蛋白含量”→Numeric Variable→Output 框，在 Name 框中键入“组段”，→Change→Old and new Values，选中 Old Value 栏内的 Range 选项，在框中输入“103”，在 through 框中输入“109. 9”；在 New Value 栏内，选中 Value，在其框内输入“103”，→Add，这样就在 Old-New 框中增加了“103 thru 109. 9-103”，同理，设置其他组段区间，直到“159 thru 165. 9-159”，最后增加“166 thru 173-166”，Continue→OK，如此建立了新变量“组段”，并增加到原始数据集中。

（3）呈现频数表：Analyze→Description Statistics→Frequencies，“组段”→Variable(s)框中，选中 Display frequency tables→OK，即可得到频数表。

3. 主要结果　见图 3-11。

组段

		Frequency	Percent	Valid Percent	Cumulative Percent
Valid	103.00	2	2.0	2.0	2.0
	110.00	4	3.9	3.9	5.9
	117.00	10	9.8	9.8	15.7
	124.00	15	14.7	14.7	30.4
	131.00	20	19.6	19.6	50.0
	138.00	21	20.6	20.6	70.6
	145.00	17	16.7	16.7	87.3
	152.00	9	8.8	8.8	96.1
	159.00	3	2.9	2.9	99.0
	166.00	1	1.0	1.0	100.0
	Total	102	100.0	100.0	

图 3-11　某地 102 名成年男性的血红蛋白（g/L）的频数表

【实验 3-2】 用例 3-1 的资料求其平均数。

操作步骤同实验 3-1 中(1)，得均数(mean)为 136. 87g/L。

【实验 3-3】 用加权法计算表 3-1(频数表)数据的均数。

1. 数据文件 如图 3-12 录入数据,以“组中值”“频数”为变量名,建立 2 列 10 行的数据集 li0304. sav。

2. 操作步骤

(1) 频数加权:Data→Weight Cases,选中 Weight Cases by,“频数”→frequency 框→OK。

(2) Analyze→Description Statistics→Descriptives,“组中值”→Variables 框→OK。

3. 主要结果

均数(mean)为 137. 52g/L。

注:计算加权法和直接法标准差的 SPSS 操作步骤与求其均数相同。

	组中值	频数
1	106.5	2
2	113.5	4
3	120.5	10
4	127.5	15
5	134.5	20
6	141.5	21
7	148.5	17
8	155.5	9
9	162.5	3
10	169.5	1

图 3-12 数据集 li0304. sav

【实验 3-4】计算例 3-5 的几何均数。

1. 数据文件 如图 3-13 录入数据,以“抗体滴度倒数”为变量名,建立 1 列 5 行的数据集 li0305. sav。

2. 操作步骤 Analyze→Report→Case Summaries,“抗体滴度倒数”→Variables 框→Statistics,Geometric mean→Cell 框→Continue→OK。

3. 主要结果 几何均数(geometric mean)为 1∶8。

	抗体滴度倒数
1	2
2	4
3	8
4	16
5	32

图 3-13 数据集 li0305. sav

【实验 3-5】计算例 3-6 的几何均数。

1. 数据文件 如图 3-14 录入数据,以“抗体滴度倒数”“频数”为变量名,建立 2 列 7 行的数据集 li0306. sav。

2. 操作步骤

(1) 频数加权:Data→Weight Cases,选中 Weight Cases by 移“频数”→frequency 框→OK。

(2) Analyze→Report→Case Summaries 移“抗体滴度倒数”→Variables 框→Statistics,Geometric mean→Cell Statistics 框→Continue→OK。

3. 主要结果 几何均数(geometric mean)为 1∶53. 82。

【实验 3-6】用例 3-7 的资料求其中位数。

1. 数据文件 如图 3-15 录入数据,以“收缩压”为变量名,建立 1 列 7 行的数据集 li0307. sav。

	抗体滴度倒数	频数
1	4	1
2	8	4
3	16	7
4	32	2
5	64	5
6	128	11
7	256	6

图 3-14 数据集 li0306. sav

	收缩压
1	135
2	130
3	142
4	147
5	150
6	139
7	180

图 3-15 数据集 li0307. sav

2. 操作步骤 Analyze→Descriptive Statistics→Frequencies→“收缩压”→Variable(s)框→Statistics,在 Frequencies:Statistics 视窗中点击 Median→Continue→OK。

3. 主要结果 中位数(median)为 142mmHg。

【实验 3-7】用例 3-8 的资料求其平均潜伏期及潜伏期的 P_{25} 及 P_{75}。

笔记栏

1. 数据文件 如图 3-16 录入数据,以“下限值”“频数”为变量名,建立 2 列 10 行的数据集 li0308. sav。

2. 操作步骤

(1) Transform→Compute Variable→Compute Variable 框中,Target Variable 中输入“组中值”,Numeric Expression:下限值+1→OK。

(2) 频数加权:Data→Weight Cases,选中 Weight Cases by 移“频数”→frequency variable 框→OK。

(3) Analyze→Descriptive Statistics→Frequencies 移“组中值”→Variable(s)框中→Statistics,在 Frequencies:Statistics 视窗中点击 Median、Percentile(s)输入“25”→Add→Percentile(s)输入“75”→Add→Continue→OK。

或在 Statistics 视窗中点击 Quartiles→Continue→OK。

3. 主要结果 见图 3-17。

	下限值	频数
1	1	17
2	3	23
3	5	39
4	7	46
5	9	40
6	11	5
7	13	2
8	15	2
9	17	1
10	19	1

图 3-16 数据集 li0308. sav

Statistics

组中值

N	Valid	176
	Missing	0
Median		8.0000
Percentiles	25	6.0000
	75	10.0000

图 3-17 176 名患者潜伏期(天)分析结果

【**实验 3-8**】用例 3-9 的资料求三组男性谷丙转氨酶(IU/L)的均数、极差和标准差。

1. 数据文件 如图 3-18 录入数据,分别以“A 组”“B 组”“C 组”为变量名,建立 3 列 5 行的数据集 li0309. sav。

2. 操作步骤 Analyze→Descriptive Statistics→Frequencies 移“A 组”“B 组”“C 组”→Variable(s)框→Statistics,在 Frequencies:Statistics 视窗中点击 Mean、Range、Std Deviation→Continue→OK,即可得到其均数、极差和标准差。

3. 主要结果 如图 3-19。

	A组	B组	C组
1	25	28	28
2	30	32	34
3	35	35	35
4	40	38	36
5	45	42	42

图 3-18 数据集 li0309. sav

Statistics

		A组	B组	C组
N	Valid	5	5	5
	Missing	0	0	0
Mean		35.00	35.00	35.00
Std. Deviation		7.906	5.385	5.000
Range		20	14	14

图 3-19 谷丙转氨酶分析结果

下列几个实验在执行程序之前,需在数据视窗输入任意一个数,并通过 file→new→syntax 视窗中录入程序,点击 run→all,方能实现。

【实验 3-9】用例 3-10 的资料计算其变异系数。

```
COMPUTE CV1 = 5/138 * 100.
COMPUTE CV2 = 5/38 * 100.
EXECUTE.
```

【实验 3-10】用例 3-11 的资料计算其变异系数。

```
COMPUTE CV3 = 4/15 * 100.
COMPUTE CV4 = 8/60 * 100.
EXECUTE.
```

注:①因 SPSS 菜单操作内置频数表资料的百分位数公式与本书所给间接法公式不同,计算结果有差异,故实验 3-12 采用 SPSS 编程方式实现。②实验 3-9 至实验 3-12 也可通过 Transform→Compute 途径实现(表达式与编程中 COMPUTE 之后的内容一致。等号左边为变量名,键入在 Target variable 框中;等号右边为表达式,键入在 Numeric expression 框中,分项执行)。

(二)应用 SPSS 实现计数资料的统计描述

注:例 3-12 至例 3-15 用手工或计算器计算即可。

【实验 3-11】对例 3-16 资料进行动态数列分析。

1. 数据文件 如图 3-20 录入数据,以“year”“index”“number”为变量名,建立 8 行 3 列的数据集 li0316. sav。

2. 操作步骤 Transform→Compute Variable,在 Target Variable 框中依次输入“liper(累计绝对增长量)”“znper(逐年绝对增长量)”“fdjb(定基比发展速度)”“fhb(环比发展速度)”“zdjb(定基比增长速度)”“zhb(环比增长速度)”,使用 Lag 函数依次在 Numeric Expression 框中对以上变量进行表达:liper = number-5460, znper = number-LAG(number), fdjb = (number/5460) * 100, fhb = (number/LAG(number)) * 100, zdjb = fdjb-100, zhb = fhb-100 →OK。

3. 分析结果 在原始数据集中增加了“liper”“znper”“fdjb”“fhb”“zdjb”和“zhb”变量,见图 3-21。

	year	index	number
1	2003	a0	5460
2	2004	a1	5728
3	2005	a2	6099
4	2006	a3	6532
5	2007	a4	7204
6	2008	a5	7781
7	2009	a6	8293
8	2010	a7	8956

图 3-20 数据集 li0316. sav

liper	znper	fdjb	fhb	zdjb	zhb
0	.	100.00	.	0.00	.
268	268	104.91	104.91	4.91	4.91
639	371	111.70	106.48	11.70	6.48
1072	433	119.63	107.10	19.63	7.10
1744	672	131.94	110.29	31.94	10.29
2321	577	142.51	108.01	42.51	8.01
2833	512	151.89	106.58	51.89	6.58
3496	663	164.03	107.99	64.03	7.99

图 3-21 例 3-16 计算结果

【实验 3-12】对例 3-17 资料进行率的标准化(以直接法为例)。

1. 数据文件 如图 3-22 录入数据,以“nlz(年龄组)”“n1(甲疗法病例数)”“n2(乙疗法病例数)”“p1(甲疗法各年龄组治愈率)”“p2(乙疗法各年龄组治愈率)”为变量名,建立 4 行 5 列的数据集 li0317. sav。

2. 操作步骤

(1) Transform→Compute Variable,在 Target Variable 框中依次输入“ni”(标准组各年龄组人数)、“t1”(甲疗法各年龄组预期治愈数)、“t2”(乙疗法各年龄组预期治愈数),并在 Numeric Expression 框中对以上变量进行表达：ni = n1，t1 = ni * p1/100，t2 = ni * p2/100 →OK。

（2）Analyze→Descriptive Statistics→Descriptives，选中“ni”“t1”“t2”→Variable(s)框，→Options→Sum→Continue→OK，即可得到“标准组总人口数”“甲疗法预期总治愈数”“乙疗法预期总治愈数”。用手工或计算器计算，各自的预期总治愈数除以标准组总人口数求得甲乙两疗法各自的标准化治愈率。

3. 分析结果　在原始数据集中增加了变量“ni”“t1”“t2”，见图 3-23。最终结果同正文。

	nlz	n1	n2	p1	p2
1	1	100	40	50.00	55.00
2	2	80	60	43.75	46.67
3	3	60	80	33.33	37.50
4	4	40	100	25.00	26.00

图 3-22　数据集 li0317. sav

ni	t1	t2
100	50	55
80	35	37
60	20	23
40	10	10

图 3-23　例 3-17 分析的中间结果

注：采用实验 3-12 方式，同样对例 3-18 资料进行计算。

（三）应用 SPSS 实现统计绘图

【实验 3-13】利用表 3-8 资料，绘制单式直条图。

1. 数据文件　如图 3-24 录入数据，以“学校（1 = 甲学校，2 = 乙学校，3 = 丙学校）”“龋齿患病率”为变量名建立 2 列 3 行的数据集表 3-8 资料单式直条图 . sav。

2. 操作步骤　Graphs→Legacy Dialogs→Bar→ Simple，在 Data in Chart Are 框下选中 Summarizes for groups of cases→Define，在 Define Simple Bar 视窗中，在 Bars Represent 框下选中 Other statistic（e. g. ，mean），“龋齿患病率”→Variable 框中“学校”→Category Axis 框中→OK。

	学校	龋齿患病率
1	1	15.00
2	2	12.50
3	3	20.00

图 3-24　数据集表 3-8 资料单式直条图 . sav

3. 主要结果　见正文图 3-4。

【实验 3-14】利用表 3-11 资料，绘制复式直条图。

1. 数据文件　如图 3-25 录入数据，以“年龄段（1 = 40-49，2 = 50-59，3 = 60-69，4 = 70 及其以上）”“治疗方法（1 = 甲疗法，2 = 乙疗法）”“治愈率”为变量名建立 3 列 8 行的数据集表 3-11 资料复式直条图 . sav。

	年龄段	治疗方法	治愈率
1	1	1	50.00
2	2	1	43.75
3	3	1	33.33
4	4	1	25.00
5	1	2	55.00
6	2	2	46.67
7	3	2	37.50
8	4	2	26.00

图 3-25　数据集表 3-11 资料复式直条图.sav

2. 操作步骤　Graphs→Legacy Dialogs→Bar→Clustered，在 Data in Chart Are 框下选中 Summarizes for groups of cases→Define，在 Define Clustered Bar 视窗中，在 Bars Represent 框下选中 Other statistic（e. g. ，mean），“治愈率”→Variable 框中，“治疗方法”→Category Axis 框中，“年龄段”→Define Clusters by 框中→OK。

3. 主要结果　见正文图 3-5。

【实验 3-15】利用例 8-5 资料绘制饼图。

1. 操作步骤　打开数据集 li0805. sav，Graphs→Legacy Dialogs→Pie，在 Data in Chart Are 框下选中 Summarizes for groups of cases→Define，在 Define Pie 视窗中，在 Slices Represent 框

下选中 Sum of variable,“例数”→Variable 框中,“证型”→Define Sclices by 框中→OK。

2. 主要结果 见正文图 3-6。

【实验 3-16】利用例 8-5 资料绘制百分条图。

1. 操作步骤 打开数据集 li0805. sav,Graphs→Legacy Dialogs→Bar→Stacked,在 Data in Chart Are 选项中选择 Summarizes for groups of cases→Define,在 Define Stacked Bar 视窗中,在 Bars Represent 框下选中 Other statistic(e. g. ,mean),“例数”→Variable 框中,“组别”→Category Axis 框中,“证型”→Define Stacks by 框中→OK。

双击输出的图形,出现 Chart Editor 视窗,在该视窗点击相关选项进一步设置图形的颜色、图标、图案等。

2. 主要结果 见正文图 3-7。

【实验 3-17】利用表 3-10 资料,绘制普通线图。

1. 数据文件 如图 3-26 录入数据,以“年份”“日门诊人次”为变量名建立 2 列 8 行的数据集表 3-10 资料普通线图 . sav。

	年份	日门诊人数
1	2003	5460
2	2004	5728
3	2005	6099
4	2006	6532
5	2007	7204
6	2008	7781
7	2009	8293
8	2010	8956

图 3-26 数据集表 3-10 资料普通线图 . sav

2. 操作步骤 Graphs→Legacy Dialogs→Line→ Simple,在 Data in Chart Are 框下选中 Summarizes for groups of cases→Define,在 Define Simple Line 视窗中,在 Line Represent 框下选中 Other statistic(e. g. ,mean),“日门诊人次”→Variable 框中,“年份”→Category Axis 框中→OK。

3. 主要结果 正文图 3-8。

【实验 3-18】利用表 3-1 资料,绘制直方图。

1. 操作步骤 打开数据集 li0304. sav,权重频数后,Graphs→Legacy Dialogs→Histogram,在 Histogram 视窗中,“组中值”→Variable 框中→OK。

2. 主要结果 见正文图 3-1。

【实验 3-19】利用例 10-1 资料,绘制散点图。数据文件、操作过程及结果同实验 10-1。

【实验 3-20】利用例 3-1 资料,绘制箱式图。

1. 操作步骤 打开数据集 li0301. sav,Graphs→Legacy Dialogs→Boxplot→Simple,在 Data in Chart Are 框下选中 Summarizes for separate variables→Define,在 Define Simple Boxplot 视窗中,“血红蛋白含量”→Boxes Represent 框中→OK。

若数据为分组资料,在 Data in Chart Are 框下应选中 Summarizes for groups of cases→Define,在 Define Simple Boxplot 视窗中,自变量→Variable 框中,分组变量→Category Axis 框中→OK。

2. 主要结果 见正文图 3-9。

笔记栏

学习小结

1. 学习内容

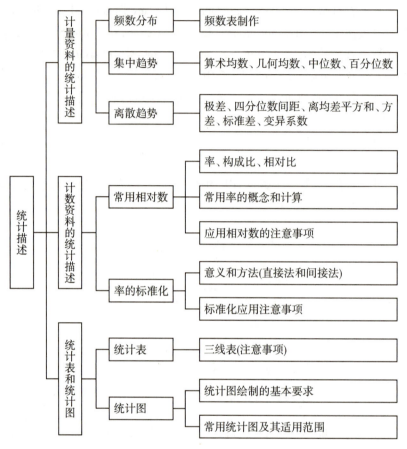

- 统计描述
  - 计量资料的统计描述
    - 频数分布
      - 频数表制作
    - 集中趋势
      - 算术均数、几何均数、中位数、百分位数
    - 离散趋势
      - 极差、四分位数间距、离均差平方和、方差、标准差、变异系数
  - 计数资料的统计描述
    - 常用相对数
      - 率、构成比、相对比
      - 常用率的概念和计算
      - 应用相对数的注意事项
    - 率的标准化
      - 意义和方法(直接法和间接法)
      - 标准化应用注意事项
  - 统计表和统计图
    - 统计表
      - 三线表(注意事项)
    - 统计图
      - 统计图绘制的基本要求
      - 常用统计图及其适用范围

2. 学习方法　统计描述是统计学最基本而又十分重要的组成部分，要明确资料的属性与分布特征，正确应用计量资料的集中与离散趋势指标、计数资料的相对数、统计图表等来反映医药领域随机事物的特征。

复习思考题

一、简答题

1. 频数分布表的用途有哪些？
2. 常用描述集中趋势的指标有哪些，它们的适用条件是什么？
3. 常用描述离散趋势的指标有哪些，它们的适用条件是什么？
4. 均数是否一定大于中位数，为什么？
5. 简述率的标准化法的作用。
6. 简述应用相对数时的注意事项。
7. 统计表的基本结构包括什么？统计表的制作原则有哪些？
8. 统计图的基本结构包括什么？绘制统计图应该注意哪些要点？
9. 线图和半对数线图的主要区别是什么？
10. 直方图和直条图的主要区别有哪些？

二、计算分析题

1. 某医院神经内科用火焰原子吸收光谱法测定了102名男性卒中患者头发中微量元素锌(Zn)的含量(μg/g),资料如下:

40	87	105	113	121	127	133	142	152	168	215	113	131
54	88	105	113	121	127	134	143	153	173	220	105	126
61	92	106	113	122	127	135	143	153	176	195	85	120
74	94	107	124	124	128	136	143	155	177	168	120	102
77	94	107	116	124	128	137	145	156	180	151	188	112
80	95	109	117	124	128	138	147	156	182	141	166	83
81	96	109	119	125	130	118	147	163	183	132	151	140
82	97	111	119	125	130	138	149	163	186	126		

(1) 编制频数表并绘制直方图,简述频数分布类型和频数分布特征。

(2) 计算适当的集中趋势指标和离散程度指标。

2. 某医院对30名麻疹易感患儿经气溶胶免疫一个月后,测得其血凝抑制抗体滴度资料如下,试计算其平均滴度。

抗体滴度	1:8	1:16	1:32	1:64	1:128	1:256	1:512
例数	2	6	5	10	4	2	1

3. 某年某地一次伤寒暴发潜伏期的分布情况如下,计算该年伤寒暴发的平均潜伏期。

潜伏期(天)	3~	5~	7~	9~	11~	13~	15~	17~	19~	21~23
发病人数f	3	24	20	17	14	7	6	2	1	2

4. 某市大气中SO_2的日平均浓度($\mu g/m^3$)如下,试描述其集中趋势和离散趋势。

浓度	25~	50~	75~	100~	125~	150~	175~	200~	225~	250~	275~	300~
天数	39	67	64	63	45	30	17	9	7	6	5	3

5. 某地20岁男子160人,身高$\overline{X}=166.06$cm,$S=4.95$cm;体重$\overline{X}=53.72$kg,$S=4.96$kg,试比较两者的离散程度。

6. 已知某三甲医院与某乡镇卫生院急性心肌梗死患者治疗人数和治愈人数见表3-18,试对这两所医院心肌梗死治愈率进行正确比较。

表3-18 某三甲医院与某乡镇医院急性心肌梗死治疗人数和治愈人数

严重程度	某三甲医院			某乡镇卫生院		
	治愈人数	治疗人数	治愈率/%	治愈人数	治疗人数	治愈率/%
轻度	16	20	80	56	80	70
重度	48	80	60	8	20	40
合计	64	100	64	64	100	64

7. 某医院收治200例重症乙型脑炎患者,随机分成两组,分别用同样的方剂治疗。但其中一组加一定量的人工牛黄,治疗100人,治愈68人,其余未治愈;另外一组不加人工牛黄,治疗100人,治愈52人,其余未治愈。制作统计表和统计图表达两组方法治疗乙型脑炎的治愈率。

8. 10名20岁男青年身高与前臂长的数据见表3-19,要了解两者之间的关系,请绘制恰当的统计图。

笔记栏

表 3-19 10 名 20 岁男青年身高与前臂长

身高/cm	172	175	160	155	173	185	175	178	177	162
前臂长/cm	46	42	41	41	47	49	46	45	48	42

9. 某研究者调查了某市 40 岁以上男女矿工工人常见疾病(高脂血症、高血压病、脂肪肝、糖尿病、冠心病)的患病情况。男性、女性高脂血症的患病率分别为 41.43‰、36.5‰;高血压的患病率为 26.56‰、18.6‰;脂肪肝的患病率为 20.81‰、18.92‰;糖尿病的患病率为 9.25‰、7.65‰等。绘制了下列的统计表(表 3-20)和统计图(图 3-27),请对统计表和统计图进行修改。

表 3-20 常见疾病的患病情况(‰)

疾病类型	性别	
	男	女
高脂血症	41.43	36.5
高血压	26.56	18.6
脂肪肝	20.81	18.92
糖尿病	9.25	7.65
冠心病	6.69	6.23

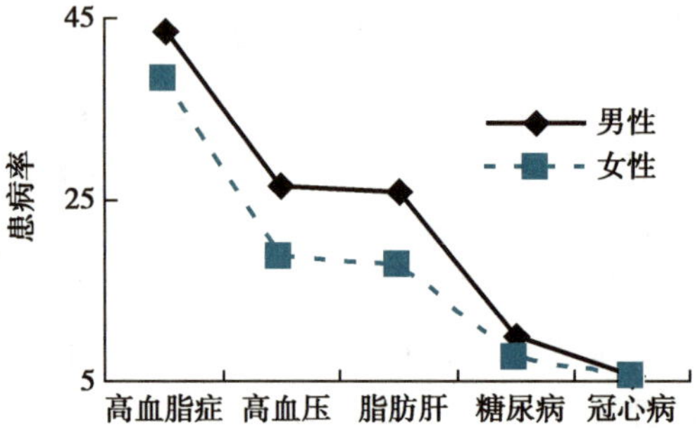

图 3-27 某市 40 岁以上男女矿工常见病患病情况

扫一扫，测一测

(闫国立 徐 刚)

04章PPT
PPT 课件

第四章

概 率 分 布

学习目标

理解变量分布和抽样分布:变量分布有正态分布、二项分布和 Poisson 分布;抽样分布有χ^2 分布、t 分布和 F 分布。了解其意义及其应用,掌握医学参考值范围的制定方法。

学习要点

正态分布的概念、特征及其应用,医学参考值范围制定方法的选择,借助 SPSS 中的 PDF、CDF 和 IDF 函数实现各种分布的有关计算。

医药研究中经常会观察患者的各种指标,如血压、脉搏、心率等。由于个体间的变异的存在,同一指标所取的值往往不同且存在随机性,因此,统计学上把其称为随机变量,通常用 X、Y 等表示。随机变量所取到的值与其对应的概率值构成的分布列称为变量的概率分布。本章主要介绍常见的变量分布:正态分布、二项分布和 Poisson 分布;常见的抽样分布:χ^2 分布、t 分布和 F 分布等。

第一节 正 态 分 布

正态分布是统计学极其重要的一种分布。一方面,生物医学中人体很多指标都服从或近似服从正态分布,如人体的一些生理与生化指标;另一方面,在理论上正态分布可以导出统计学上一些重要分布,而很多分布在一定条件下又可用正态分布来近似。

一、正态分布概念

正态分布(normal distribution)也称正态曲线、钟形曲线,它是两端低,中间高的曲线,最早由德国数学家卡尔·弗里德里希·高斯(Carl Friedrich Gauss)在描述误差分布时发现,故又称高斯分布。德国的 10 马克纸币以高斯为人像,人像左侧有一正态分布的密度表达式及其图形,可见正态分布十分重要。

正如频率分布图所示,当样本量不断增大时,分组就可以越来越多,组距就会越来越小,图中的直方逐渐变窄,整个图形将逐渐形成一条高峰位于中央,两侧逐渐降低且左右对称接近光滑的曲线,近似于数学上的正态分布曲线(图 4-1 Ⅳ)。可以想象,当样本量增加至总体数量时,变量的频率分布曲线即为正态分布曲线,变量的分布称为正态分布。

二、正态分布的特征

数学上,几乎每一条曲线都可以用函数表达式来表示,同样正态分布曲线也具有其对应

笔记栏

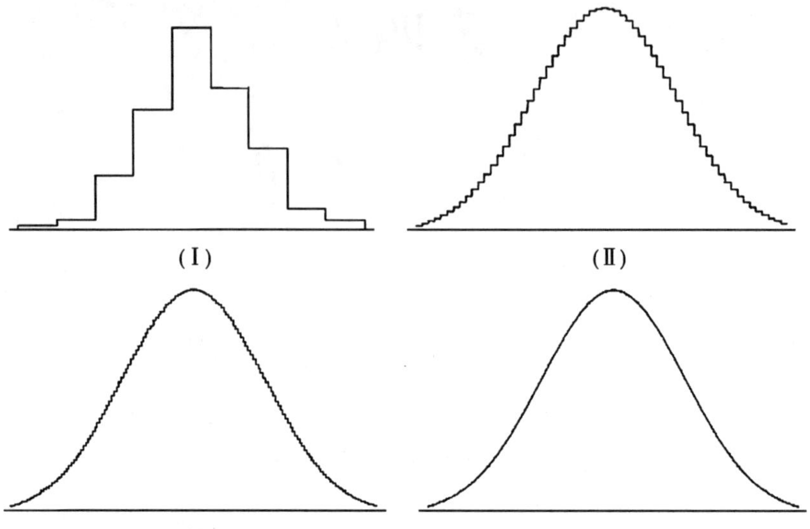

图 4-1 直方图随着样本量增加逐渐变为正态曲线

的函数表达式：

$$f(X)=\frac{1}{\sigma\sqrt{2\pi}}e^{-\frac{(X-\mu)^2}{2\sigma^2}}\quad x\in(-\infty,+\infty) \tag{式 4-1}$$

此函数称为正态分布的概率密度函数，式中 μ 为总体均数，σ 为总体标准差，π 为圆周率，e 为自然对数的底，X 为变量，表示图形上横轴的数值，$f(X)$ 为纵轴数值。μ 和 σ 是正态分布的两个参数，不同的 μ 和 σ 对应不同的正态分布曲线，因此正态分布曲线是一簇曲线，通常正态分布表示为 $X\sim N(\mu,\sigma^2)$。当 $\mu=0,\sigma=1$ 时，称其为标准正态分布，即 $X\sim N(0,1)$。在应用上，任何一个正态分布变量 X 都可以通过下式变换为标准正态分布，标准正态分布曲线是一条曲线。

$$z=\frac{X-\mu}{\sigma} \tag{式 4-2}$$

标准正态分布概率密度函数为：

$$\varphi(z)=\frac{1}{\sqrt{2\pi}}e^{-\frac{z^2}{2}}\quad -\infty<z<+\infty \tag{式 4-3}$$

以 X 为横轴，$f(X)$ 为纵轴，且当 μ 和 σ 均已知时，按式 4-1 即可绘制出正态分布曲线的图形，如图 4-2 所示。正态分布有下列特征：

1. 正态分布曲线是单峰、对称、钟形曲线。曲线有一个最高峰；曲线在 $X=\mu$ 处对称；当 $X=\mu$ 时，曲线达到最高峰位置，最大值为：

$$f(X)=\frac{1}{\sqrt{2\pi}\sigma}$$

2. 正态曲线有两个参数，即总体均数 μ 和总体标准差 σ。如图 4-2 所示，如果固定 σ 让 μ 变化：μ 越大曲线越右移，μ 越小曲线越左移，但曲线的形状不变，故 μ 叫位置参数，表示数据的集中位置。如图 4-3 所示，如果固定 μ 让 σ 变化：σ 越小曲线越“瘦高”，σ 越大曲线越“矮胖”，因此 σ 为形状参数，表示数据的离散（分散）程度。

笔记栏

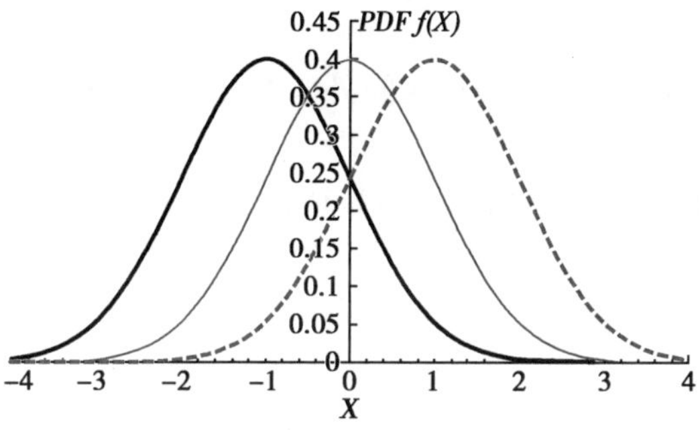

图 4-2 正态分布位置变换示意图

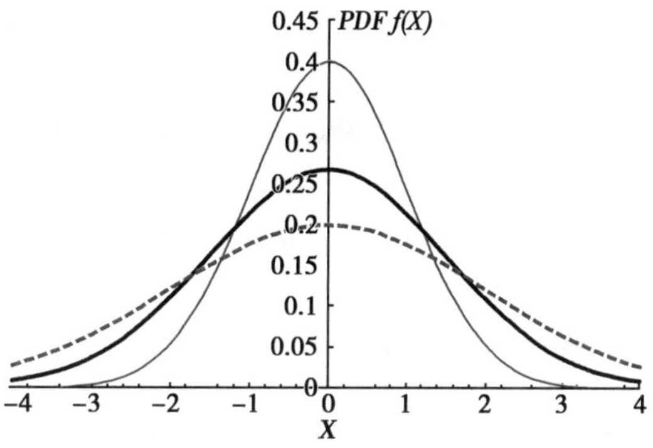

图 4-3 正态分布形态变换示意图

3. 正态分布曲线下的面积分布具有一定的规律。由于频率的总和为 1 或 100%,故正态分布曲线下面积为 1 或 100%。正态分布曲线下的面积,实际上反映了总体中相应区间的个体观察值所占的比例或概率,如图 4-4 所示。实际工作中,经常要计算这种比例或概率,即要了解正态曲线下横轴上一定区间的面积占总面积的比例。在数学上可以通过对正态分布的概率密度函数进行定积分实现。

$$F(X)=\frac{1}{\sigma\sqrt{2\pi}}\int_{-\infty}^{X} e^{-\frac{(X-\mu)^2}{2\sigma^2}}dX \qquad (式 4\text{-}4)$$

式中 $F(X)$ 表示横轴自 $-\infty$ 至 X 间曲线下面积,即左侧累计面积(概率),如图 4-5 所示,上式的函数 $F(X)$ 也称为正态分布 $N(\mu,\sigma^2)$ 的分布函数。

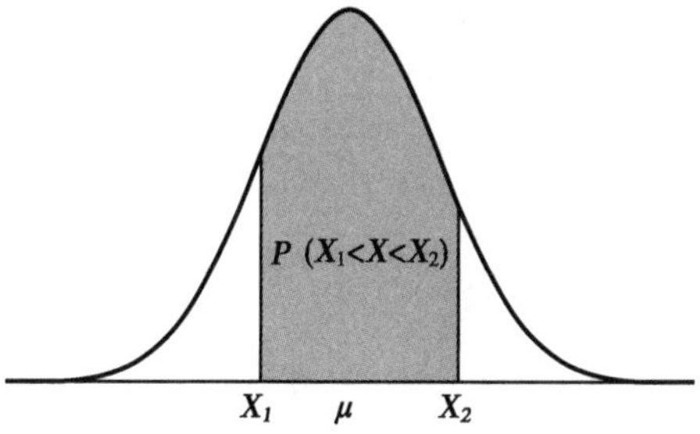

图 4-4 正态分布曲线下面积

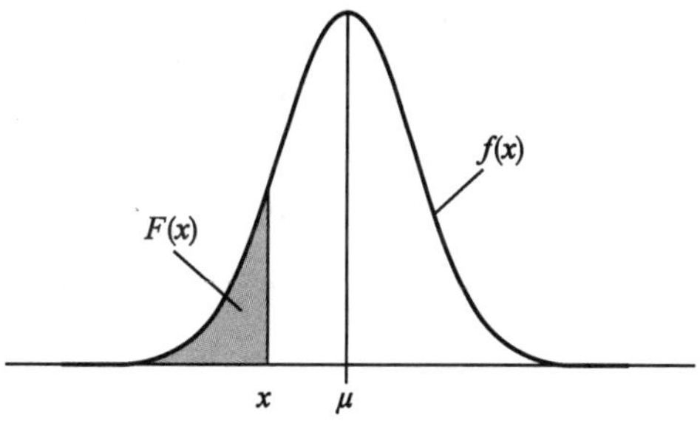

图 4-5 正态分布分布函数

数学上可以证明,正态分布曲线下面积分布具有一定的规律性,如图 4-6 所示。

(1) 正态分布是一条中间高两边低,且以均数为中心的对称分布曲线,正态分布曲线与横轴所夹面积为 1。

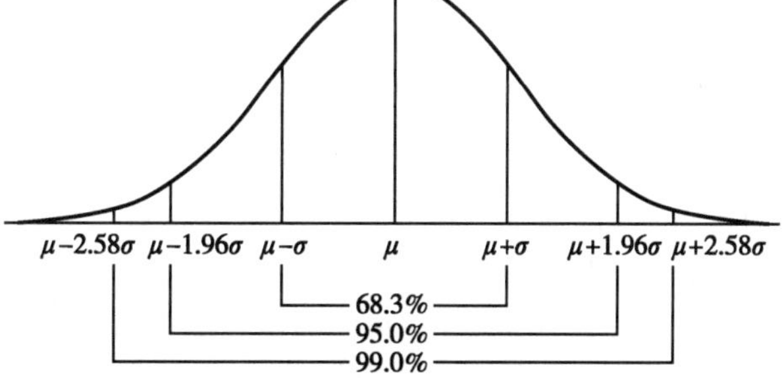

图 4-6 正态分布曲线下面积分布规律

笔记栏

（2）区间$(\mu-\sigma,\mu+\sigma)$内的面积或概率为 0.683，区间外为 0.317，左右两侧各为 0.1585。

（3）区间$(\mu-1.96\sigma,\mu+1.96\sigma)$内的面积或概率为 0.95，区间外为 0.05，左右两侧各为 0.025。

（4）区间在$(\mu-2.58\sigma,\mu+2.58\sigma)$内的面积或概率为 0.99，此区间外为 0.01，左右两侧各为 0.005。

同理，对于标准正态分布的密度函数，其分布函数如下：

$$\Phi(z)=\frac{1}{\sqrt{2\pi}}\int_{-\infty}^{z}e^{-\frac{z^2}{2}}dz \qquad \text{（式 4-5）}$$

式中$\Phi(z)$为标准正态变量 z 的累计分布函数，表示横纵$-\infty$至 z 的正态曲线下面积，即左侧累计面积（概率）。为了方便查找，统计学已将不同 z 值的积分值$\Phi(z)$编制成附表 1，称为标准正态分布函数$\Phi(z)$表。由于计算机和统计软件广泛应用，区间概率的计算可以通过统计软件调用正态分布累积概率分布函数来实现。

【例 4-1】 若 $X\sim N(\mu,\sigma^2)$，试求 X 的取值在 $\mu\pm2.58\sigma$ 内的概率。

先把正态分布变成标准正态分布，用式 4-2 变换，得：

$$z_1=\frac{X_1-\mu}{\sigma}=\frac{(\mu-2.58\sigma)-\mu}{\sigma}=-2.58$$

$$z_2=\frac{X_2-\mu}{\sigma}=\frac{(\mu+2.58\sigma)-\mu}{\sigma}=2.58$$

通过查附表 1，可查得$\Phi(-2.58)$值为 0.0049，从而有：

$$\begin{aligned}&P(\mu-2.58\sigma<X<\mu+2.58\sigma)=P(-2.58<z<2.58)\\&=\Phi(2.58)-\Phi(-2.58)=(1-\Phi(-2.58))-\Phi(-2.58)\\&=1-2\Phi(-2.58)=1-2\times0.0049=0.99\end{aligned}$$

应用 SPSS 软件 CDF（累计概率密度函数）与 IDF（分位函数）可得：

$P_1=\Phi(-2.58)=$ CDF. NORMAL$(-2.58,0,1)=0.0049$，

$P_2=\Phi(2.58)=$ CDF. NORMAL$(2.58,0,1)=0.9949$；

$Z_1=$ IDF. NORMAL$(0.0049,0,1)=-2.58$，

$Z_2=$ IDF. NORMAL$(0.9949,0,1)=2.58$。

从上述计算可知，图 4-6 曲线下的面积的规律即可证明。

三、正态分布的应用

正态分布是概率论中最重要的一种连续型随机变量的分布，也是自然界最常见的一种分布，许多的连续型变量大多服从或近似服从正态分布。正态分布有着非常广泛的应用，其应用如下：

1. 正态分布是统计学的理论基础　在变量的概率分布中，正态分布是最重要、最基础的分布，有些变量的分布在大样本的情况下也近似于正态分布，许多种统计方法的基础是正态分布。在抽样分布中，t 分布、χ^2 分布、F 分布的抽样基础分布也是正态分布，在此基础上推导出了若干种统计方法。对于非正态分布，要进行合适的变量变换，使之服从正态分布，然后再按正态分布的方法作统计学处理。值得注意的是，根据中心极限定理，很多统计量的

分布,在样本含量足够大时,也近似服从正态分布,因此也可以采用正态分布进行统计推断。

2. 质量控制 正常情况下,产品的质量受许多因素影响,但每种影响一般情况下都是比较小的,因此质量检测误差一般服从正态分布。质量控制领域常提到"3σ"原则,其意义是指正常情况下检测误差服从正态分布。根据正态分布的曲线面积或概率分布理论可知,3σ 之外的观察值出现的概率不到 3‰,如果超过这一值,则提示测量或产品质量有问题,因此统计学规定:以 $\overline{X}$ 为中心线,$\overline{X}\pm2S$ 为警戒线,$\overline{X}\pm3S$ 为控制线,根据以上的规定还可以绘制出质量控制图。

3. 制定医学参考值范围 详见本章第四节。

知识链接

一般来说,若影响某一数量指标的随机因素很多,而每个因素所起的作用都不太大,则这个指标很可能服从正态分布,这一特点在概率论中可以用中心极限定理加以证明。如测量误差,炮弹落点的分布,同一群体的生理特征(身高、体重、血糖、血压)、心理特征(认知、心理状态)等均服从正态分布。人类的智商总体也服从正态分布,95%的正常人的智商在 80 至 120 之间波动,极高和极低智商者很少。这让我们认识到"成功,百分之一靠天赋,百分之九十九靠努力"和习近平主席"幸福都是奋斗出来的"2018 新年贺词的真谛,唯有奋斗者,才能在历史的年轮上刻印足迹。

第二节 二项分布和 Poisson 分布

随机变量一般分为连续型和离散型两种,正态分布是连续型变量的一种分布,下面介绍离散型变量中二种重要分布:二项分布和 Poisson 分布。统计学上常把正态分布、二项分布和 Poisson 分布称为三种重要分布。

一、二项分布

(一)二项分布概念

在医药学中许多试验是只有两个对立的试验结果,且每次试验都是独立的。如患者的治疗结果为有效或无效;生化的检验结果为阳性或阴性;毒性试验的结果为存活或死亡。我们把这种试验结果对立的试验叫伯努利试验。为了研究试验的规律,常常在相同条件下做大量的重复试验,就是 n 重伯努利试验,简称伯努利试验。下面通过伯努利试验例子来研究二项分布。

【例 4-2】 某药对于治疗呼吸道感染、支气管炎有良好的效果,若该药的有效率为 0.7,今用该药试治 5 例支气管炎患者,问 4 例有效的概率是多少?

每个人服药结果是有效或无效,互为对立;5 个人间是否有效是互不影响,即独立,因此为伯努利试验。根据概率的乘法定理,5 个人中有 4 个人有效的概率为:$(0.7)^4(1-0.7)^{5-4}$。4 个人有效可能是 5 个人中的任意 4 人,共有 C_5^4 种组合结果。所求的概率为:

$$P(X=4)=C_5^4(0.7)^4(0.3)^1=0.3601$$

一般地,若阳性率用 π 表示,则 n 次伯努利试验中有 k 个阳性时的概率计算公式为:

笔记栏

$$P(X=k)=C_n^k\pi^k(1-\pi)^{n-k} \qquad k=0,1,2,\cdots,n \tag{式 4-6}$$

其中 $C_n^k=\dfrac{n!}{k!\ (n-k)!}$。

这种求概率的式子恰好是高中数学中二项式定理展开式中的各项,因此称这种分布为二项分布,最早由瑞士统计学家伯努利(James Bernoulli,1654—1705 年)提出。记为 $X\sim B(k,n,\pi)$,表示 X 服从参数为 n 和 π 的二项分布,其中 k 代表阳性发生次数,n 代表总的试验次数,π 代表阳性发生概率。

可见,一个事物,每次试验出现的结果为两种互斥的情况之一,这种事物总体阳性率为 π,总体阴性率为 $1-\pi$,观察 n 例(作 n 次试验),出现阳性数(次数)为 $k=0,1,2,\cdots,n$ 事件的概率分布则称为二项分布(binomial distribution)。

(二)二项分布的特征

1. 二项分布的图形　根据二项分布概率公式(式 4-6),对于公式中 n 和 π,给不同值,算出不同 X 值时的概率,以变量值 X 为横轴,概率值 P 为纵轴,可绘出二项分布的图形(图 4-7)。二项分布的图形的形状与两个参数 n 和 π 有关,当 $\pi=0.5$ 时,图形对称;当 $\pi\neq0.5$ 时,图形呈偏态,随着当样本量 n 的增大,图形逐渐趋于对称。

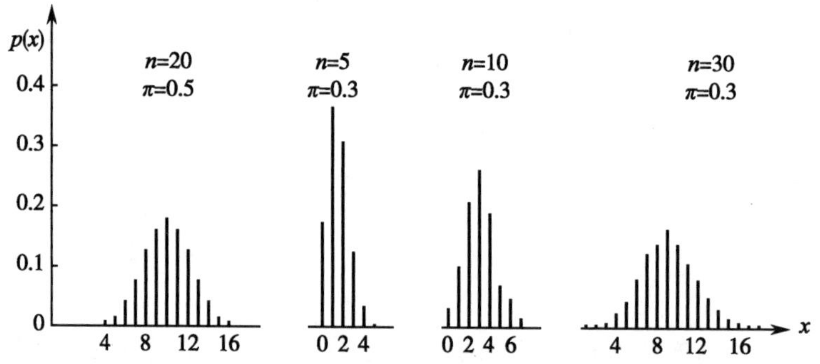

图 4-7　二项分布的概率分布图

2. 二项分布的均数与标准差　设 $X\sim B(k,n,\pi)$,则阳性数 X 的总体均数 μ 为:

$$\mu=n\pi \tag{式 4-7}$$

总体方差为:

$$\sigma^2=n\pi(1-\pi) \tag{式 4-8}$$

总体标准差为:

$$\sigma=\sqrt{n\pi(1-\pi)} \tag{式 4-9}$$

3. 二项分布的正态近似　由概率论中的中心极限定理可知,当 $n\to+\infty$ 时,二项分布近似于正态分布,即二项分布 $X\sim B(k,n,\pi)$ 的极限分布就是正态分布 $X\sim N(n\pi,n\pi(1-\pi))$。这样,对于二项分布概率的计算,当 n 较大时,就可以用正态分布的计算来替代,使得计算更简化。

(三)二项分布的应用

二项分布是伯努利概率模型,必须满足其试验条件:

(1)对立性:试验结果是对立的。

(2)独立性:观察单位之间的结果互相没有影响。

(3) 重复性:观察单位之间可以看成是 n 重试验(等概率性,每次试验出现阳性或阴性的概率不变)。

另外,注意二项分布下“刚好”“至多”与“至少”三种情况的概率计算方法。n 次试验中刚好发生阳性数为 k 的概率 $P(X=k)$ 计算公式为式 4-6;n 次试验中至多发生阳性数为 k 的累积概率 $P(X\leqslant k)$ 计算公式则为式 4-10:

$$P(X\leqslant k)=P(0)+P(1)+P(2)+\cdots+P(k) \qquad (式 4-10)$$

$$=\sum_{X=0}^{k}P(X)=1-\sum_{X=k}^{n}P(X+1) \quad (其中 X=0,1,\cdots,k-1,k,k+1,\cdots,n)$$

n 次试验中至少发生阳性数为 k 的累积概率 $P(X\geqslant k)$ 计算公式则为式 4-11。

$$P(X\geqslant k)=P(k)+P(k+1)+\cdots+P(n)=\sum_{X=k}^{n}P(X) \qquad (式 4-11)$$

$$=1-(P(0)+P(1)+\cdots+P(k-1))$$

$$=1-P(X\leqslant k-1)=1-\sum_{X=0}^{k-1}P(X)$$

【例 4-3】 某复方中药治疗疟疾的治愈率达到 94%,现有 10 名患者服用此药,试求:(1)有 8 人治愈的概率;(2)至多 8 人治愈的概率;(3)至少 8 人治愈的概率。

解:(1) 设 X 表示治愈人数,则 $X\sim B(k,10,0.94)$,

因为 $P(X=k)=C_{10}^{k}(0.94)^{k}(0.06)^{10-k},k=0,1,\cdots,10,$

于是有 $P(X=8)=C_{10}^{8}(0.94)^{8}(0.06)^{2}=0.0988$

(2) 至多有 8 人治愈的概率

$$P(X\leqslant 8)=\sum_{k=0}^{8}C_{10}^{k}(0.94)^{k}(0.06)^{10-k}=0.1176$$

(3) 至少有 8 人治愈的概率

$$P(X\geqslant 8)=\sum_{k=8}^{10}C_{10}^{k}(0.94)^{k}(0.06)^{10-k}=0.9812$$

二、Poisson 分布

(一) Poisson 分布的概念

在二项分布中,如果设 $\lambda=n\pi$,则 $\pi=\lambda/n$,代入二项分布概率计算公式得:

$$P(X=k)=C_{n}^{k}\left(1-\frac{\lambda}{n}\right)^{n-k}\left(\frac{\lambda}{n}\right)^{k} \qquad x=0,1,2,\cdots,n$$

数学上可以证明,当 $n\to+\infty$ 时,上式极限收敛于:

$$P(X=k)=\frac{\lambda^{k}}{k!}e^{-\lambda} \qquad k=0,1,2,3,\cdots \qquad (式 4-12)$$

式 4-12 即为 Poisson 分布的概率计算公式,λ 是大于 0 的常数,即 $\lambda=n\pi$,为事件的平均发生数,是 Poisson 分布的唯一参数。X 服从参数为 λ 的 Poisson 分布(Poisson distribution),记为 $X\sim P(k,\lambda)$。

Poisson 分布是以 18~19 世纪的法国数学家西莫恩·德尼·泊松(Siméon-Denis Poisson)命名的,是描述单位时间、空间、面积、人群内某稀有事件发生次数的概率分布。它可用

笔记栏

于分析每毫升水中的大肠埃希菌数、每升空气中的可吸入颗粒数、单位面积内的菌落数的分布等，也可以用于研究医学上诸如人群中出现多胞胎、遗传缺陷、癌症等发病率很低的非传染性疾病的发病或患病人数的分布等。

Poisson 分布需满足两个必要条件：①事件发生的概率 π 不变；②每个事件的发生是相互独立的。

（二）Poisson 分布的特征

1. Poisson 分布的图形　Poisson 分布图的制作与二项分布图的制作相似，即以事件发生数 X 为横坐标，以对应于 X 的概率 $P(X)$ 为纵坐标，绘出 Poisson 分布的图形。由于概率 $P(X)$ 是根据 λ 计算出来的，所以 Poisson 分布的特征取决于其参数 λ 的大小。由图 4-8 可见，总体参数 λ 越小分布越偏，随着 λ 的增大，分布逐渐趋于对称。

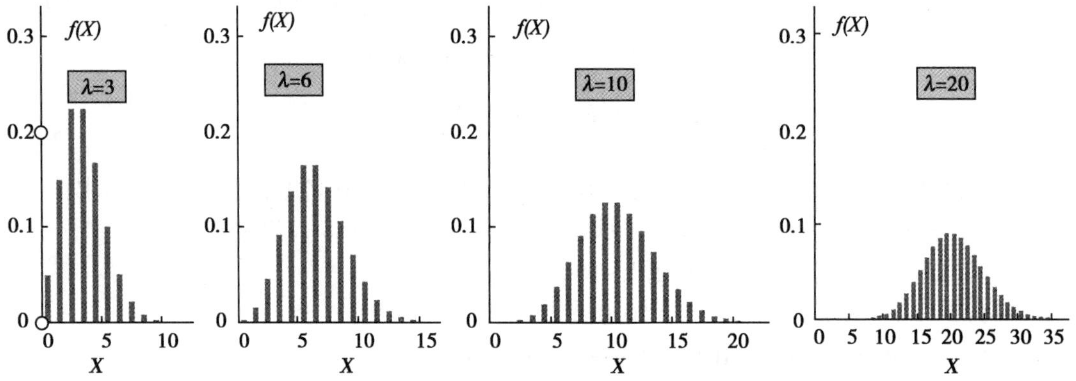

图 4-8　λ 取不同值时的 Poisson 分布图

2. Poisson 分布的均数与标准差　Poisson 分布的总体均数 μ 为单位时间（单位面积、空间）内某随机事件的平均发生次数。

$$\mu=\lambda \qquad （式 4-13）$$

Poisson 分布的总体方差 σ^2 为：

$$\sigma^2=\lambda \qquad （式 4-14）$$

3. Poisson 分布正态近似　当 λ 增大时，Poisson 分布越来越趋向于对称，也近似于 $N(\lambda,\lambda)$ 的正态分布。一般地，在实际计算中，当 $\lambda \geqslant 20$ 时，就可以用正态分布来近似处理 Poisson 分布的问题。

（三）Poisson 分布的应用

Poisson 分布为二项分布的极限分布。当二项分布 n 比较大，π 比较小，$n\pi$ 为不太大的常数情况下，用 Poisson 分布代替二项分布进行近似计算；在研究单位时间、单位空间上某稀有事件的发生次数时，Poisson 分布有其独特的优势。

另外，同二项分布类似，Poisson 分布下也有“刚好”“至多”与“至少”三种情况的概率计算方法。

【例 4-4】 急性淋巴细胞白血病（acute lymphoblastic leukemia，ALL）是儿童时期最常见的恶性肿瘤，目前我国年发病率约为 4/10 万。在某地调查 1000 名儿童，求一年内至少有 1 人发病的概率。

急性淋巴细胞白血病是一种低发病率疾病，其患病数 X 可看作服从 Poisson 分布。在本例中，$n=1000$，$\pi=4\times10^{-5}$，得 $\lambda=n\pi=1000\times\frac{4}{100000}=0.04$，则一年内至少有 1 人发病的

概率为

$$P(X\geqslant 1)=1-P(X=0)=1-\frac{0.04^0}{0!}e^{-0.04}\approx 0.0392$$

【例 4-5】 在 200ml 当归浸液里含某种颗粒 300 个，求 1ml 浸液中含 2 个颗粒的概率；1ml 浸液中超过 2 个颗粒的概率。

观察 1ml 浸液就是一次伯努利试验，总共观察 200ml，当成 200 次伯努利试验，发现颗粒是稀有事件，则在 1ml 中出现颗粒数为 X 可认为服从 $\lambda=\frac{300}{200}=1.5$ 的 Poisson 分布（泊松分布），即 $X\sim P(k,1.5)$。

$$P(X=2)=\frac{1.5^2}{2!}e^{-1.5}=0.2510$$

$$P(X>2)=1-\left(\frac{1.5^0}{0!}e^{-1.5}+\frac{1.5^1}{1!}e^{-1.5}+\frac{1.5^2}{2!}e^{-1.5}\right)=0.1912$$

第三节 抽 样 分 布

前面介绍的分布都是指总体或变量的分布，而要对总体进行研究常常是通过样本来进行的。但用样本推断总体，一般并不直接利用样本进行推断，而是针对不同问题构造样本统计量的函数，利用这些样本统计量的函数进行统计推断，样本统计量的分布即抽样分布不同，统计推断方法就不同。下面介绍几种常见的抽样分布：χ^2 分布、t 分布和 F 分布。

一、χ^2 分布的概念与特征

设 $X_1,X_2,\cdots,X_n$ 是相互独立且都服从 $N(0,1)$ 的随机变量，则称前面随机变量的平方和服从自由度为 n 的 χ^2 分布（Chi-square distribution），记为 $\chi^2\sim\chi^2(n)$。

$$\chi^2=X_1^2+X_2^2+\cdots X_n^2 \qquad \text{（式 4-15）}$$

对于自由度为 ν 的 $\chi^2(\nu)$ 分布，其概率密度函数为：

$$f(\chi^2)=\begin{cases}\dfrac{1}{2^{\frac{\nu}{2}}\Gamma(\nu/2)}(\chi^2)^{\frac{\nu}{2}-1}e^{-\frac{\chi^2}{2}}, & \chi^2>0\\ 0, & \chi^2\leqslant 0\end{cases} \qquad \text{（式 4-16）}$$

式中，$\Gamma(\cdot)$ 为伽玛函数符号，它是一个已知函数。由 $\chi^2(\nu)$ 分布概率密度函数可以绘出 χ^2 分布的概率密度曲线图（如图 4-9）。

χ^2 分布具有如下特征：

（1）从 χ^2 分布图可知，χ^2 分布为一簇单峰不对称的正偏态分布曲线。

（2）χ^2 分布曲线下的面积计算：给定 χ^2 值及其自由度，利用统计软件具有的 χ^2 分布的累计分布函数（或查本书附表 9），即可求出 χ^2 分布的右侧尾部面积（如图 4-9），作为统计推断的 P 值。

（3）χ^2 分布的重要结论：设总体 $X\sim N(\mu,\sigma^2)$，$X_1,X_2,\cdots,X_n$ 是来自总体的一个随机样

笔记栏

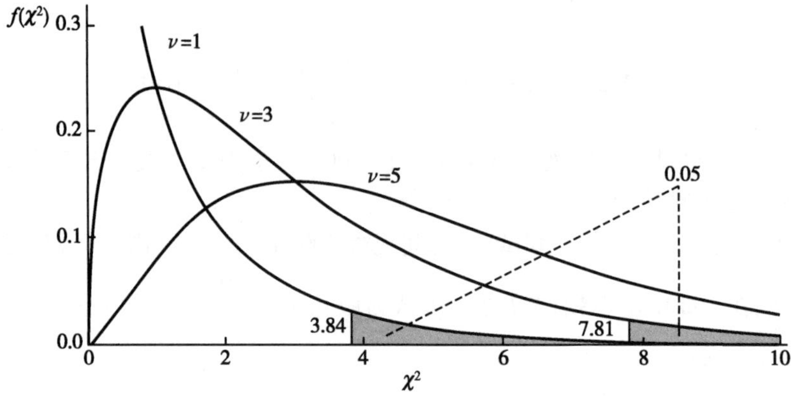

图 4-9 χ^2分布概率密度函数图

本，其样本方差为 s^2，则以下统计量的值服从自由度为 $\nu=n-1$ 的χ^2 分布。

$$\chi^2=\frac{(n-1)S^2}{\sigma^2}=\frac{\sum_{i=1}^{n}(X_i-\overline{X})^2}{\sigma^2}\sim\chi^2(n-1) \qquad (式 4\text{-}17)$$

χ^2 分布是χ^2 检验的理论基础，χ^2 检验应用于计数资料的假设检验、拟合优度检验以及方差齐性检验等。

二、*t* 分布的概念与特征

设随机变量 $X\sim N(0,1)$，$Y\sim\chi^2(\nu)$，且 X 与 Y 相互独立，则称随机变量服从自由度为 ν 的 t 分布（t-distribution），记为 $t\sim t(\nu)$。

$$t=\frac{X}{\sqrt{Y/\nu}} \qquad (式 4\text{-}18)$$

t 分布的概率密度函数为：

$$f(t)=\frac{\Gamma\left(\frac{\nu+1}{2}\right)}{\sqrt{\nu\pi}\,\Gamma\left(\frac{\nu}{2}\right)}\left(1+\frac{t^2}{\nu}\right)^{-\frac{\nu+1}{2}},\qquad -\infty<t<+\infty \qquad (式 4\text{-}19)$$

其图形如图 4-10 所示。

t 分布的特征：

（1）t 分布的对称性：随着自由度的变化，t 分布为一簇单峰分布曲线，以 y 轴为中心对称轴对称。

（2）t 分布与正态分布：t 分布中唯一参数是自由度，自由度越小，t 分布的峰越低，而两侧尾部翘得越高；自由度越大，t 分布越来越逼近标准正态分布；当自由度为无穷大时，t 分布就是标准正态分布 $N(0,1)$。一般地，当 $\nu\geqslant 50$ 时，t 分布可用标准正态分布近似，如图 4-10 所示。

（3）t 分布曲线下的面积：给定 t 值和自由度 ν，在统计软件中，利用 t 分布的累计概率分布函数，直接求得 t 分布的单侧或双侧尾部面积即精确概率值，作为统计推断的 P 值。

（4）t 分布的重要结论：设总体 $X\sim N(\mu,\sigma^2)$，$X_1,X_2,\cdots,X_n$ 是来自总体的一个随机样

笔记栏

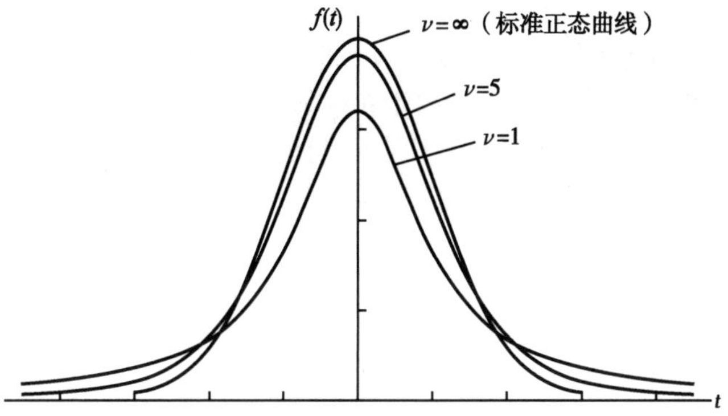

图 4-10 t 分布概率密度函数图

本，$\overline{X}$，S^2 分别是样本均数和样本方差，则有：

$$t=\frac{\overline{X}-\mu}{S_{\overline{X}}}=\frac{\overline{X}-\mu}{S/\sqrt{n}}\sim t(n-1) \qquad \text{（式 4-20）}$$

t 分布应用于对呈正态分布的总体均数进行估计，也是两个样本均数差异比较的 t 检验的理论基础。

三、F 分布的概念与特征

设随机变量 $X\sim\chi^2(\nu_1)$，$X\sim\chi^2(\nu_2)$，且 X，Y 相互独立，则称随机变量服从自由度为（ν_1，ν_2）的 F 分布（F-distribution），记为 $F\sim F(\nu_1,\nu_2)$，其中 ν_1，ν_2 分别称为 F 分布的第一自由度和第二自由度。

$$F=\frac{X/\nu_1}{Y/\nu_2} \qquad \text{（式 4-21）}$$

F 分布的概率密度函数为：

$$f(F)=\frac{\Gamma(\nu_1+\nu_2)/2}{\Gamma(\nu_1/2)\Gamma(\nu_2/2)}\left(\frac{\nu_1}{\nu_2}\right)^{\frac{\nu_1}{2}}F^{\frac{\nu_1}{2}-1}\left(1+\frac{\nu_1}{\nu_2}F\right)^{-\frac{\nu_1+\nu_2}{2}} \qquad \text{（式 4-22）}$$

其图形如图 4-11。

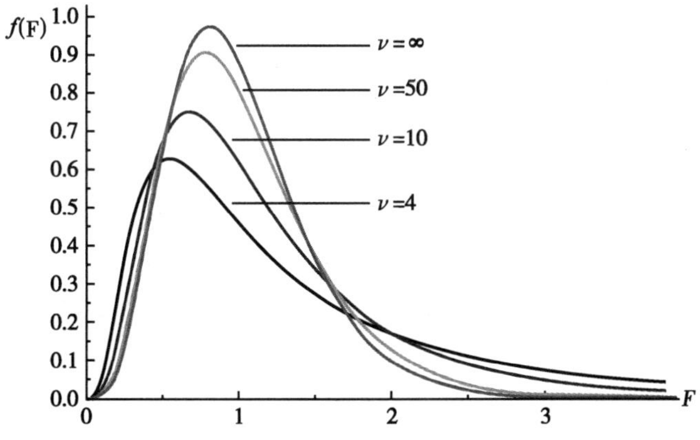

图 4-11 F 分布概率密度函数图

笔记栏

F 分布的特征：

(1) F 分布曲线：对于不同的自由度 ν_1,ν_2，F 分布曲线是一簇单峰的正偏态分布曲线。随着 ν_1 和 ν_2 的不断增大，F 分布图形趋向于对称。

(2) F 分布曲线下的面积计算：给定 F 值及其两个自由度，在统计软件中，利用 F 分布的累计分布函数，可以求得 F 分布的单侧或双侧尾部面积即精确概率值，作为统计推断的 P 值。

(3) F 分布重要结论：设 $X_1,X_2,\cdots,X_{n_1}$ 与 $Y_1,Y_2,\cdots,Y_{n_2}$ 分别是来自正态总体 $N(\mu_1,\sigma_1^2)$ 和 $N(\mu_2,\sigma_2^2)$ 的样本，且这两个样本相互独立，设 $\overline{X},\overline{Y}$ 和 S_1^2,S_2^2 分别是这两个样本的样本均数和方差，则有：

①$$F=\frac{S_1^2/\sigma_1^2}{S_2^2/\sigma_2^2}\sim F(n_1-1,n_2-1) \qquad \text{(式 4-23)}$$

②当 $\sigma_1^2=\sigma_2^2=\sigma^2$ 时，

$$t=\frac{(\overline{X}-\overline{Y})-(\mu_1-\mu_2)}{\sqrt{S_\omega^2\left(\frac{1}{n_1}+\frac{1}{n_2}\right)}}\sim t(n_1+n_2-2) \qquad \text{(式 4-24)}$$

其中
$$S_\omega=\sqrt{\frac{(n_1-1)S_1^2+(n_2-1)S_2^2}{n_1+n_2-2}}$$

这是一个重要的公式，在统计推断中有广泛的应用。

在实际应用中，F 分布常用于方差齐性检验(homogeneity of variance)和方差分析(analysis of variance)。进行两个方差齐性检验时，需求 F 分布的双侧尾部面积，作为统计推断的 P 值；进行方差分析时，只求 F 分布的右侧尾部面积，作为统计推断的 P 值。

第四节 医学参考值范围的制定

由于存在个体差异，生物医学数据并非常数而是在一定范围内波动，故采用医学参考值范围作为判定正常和异常的参考标准。

医学参考值范围也称为正常值范围，是指绝大多数“正常人”的某指标值范围。这里的“绝大多数”可以是90%、95%、99%等，最常用的是95%。所谓“正常人”不是指健康人，而是指排除了影响所研究指标的疾病和有关因素的同质人群。

“正常”与“异常”是两个相对概念，个体之间的差异和多样性是生物体普遍存在的现象。能够把患者与健康人截然区分的检测指标少之又少，相反，患者与非患者的测量值常常会有重叠覆盖。体现出世界上一切事物既包含有相对的方面。相对，是指有条件的、暂时的、有限的。医学参考值范围制定和使用时都是有条件的，如需根据实际测量指标确定参考值范围的单双测、抽取的样本量要足够大、判断是否需要分组确定参考值范围等等。

同时，医学参考范围不等价于“正常值”，不是检验结果是否异常的绝对指标。在临床应用中，由于患者自身原因，基因因素，甚至包括检验仪器的故障都可能让结果出现稍高或稍低于参考范围的现象出现，应综合检验值和临床情况来判断一个检验结果的意义。体现出同一性即矛盾着的对立面相互之间不可分割的联系，是对立面之间相互联结、相互吸引、相互渗透的倾向。

一、医学参考值范围的作用及意义

1. 用以区分“正常”和“异常”个体，为临床诊断提供参考。

2. 可用于反映不同时间、地区人群某项指标的生理变迁。

二、制定参考值范围的基本步骤

1. 确定"正常人"对象的范围　即根据研究目的确定未患有研究疾病的个体。抽取人群之前,应制定纳入标准和排除标准,以保证研究对象的同质性。

2. 统一测量标准　即检验用的试剂批号、仪器、人员、条件等应相同,严格控制各种误差。

3. 确定分组　当变量值在不同年龄、性别下的差异存在临床意义时,需要对"正常人"对象进行分组,因此分组特征也可根据专业知识判断。

4. 样本含量确定　一般来讲,正态分布资料所需的样本含量应在100例以上,偏态分布或分布未知时样本含量应更大。

5. 确定参考值范围的单双侧　通常根据专业知识和实际用途决定单双侧。若某指标过高或过低均为异常,则相应的参考值范围取双侧界值;若某指标仅过高或过低为异常,则相应的参考值范围取单侧上限或单侧下限。一般生理指标(如血压、血糖等)多为双侧,毒物指标(如尿铅、发汞等)则多为单侧。

6. 确定百分界值　一般以95%参考值范围为最常用,也可根据需要确定90%或99%为百分范围。

7. 医学参考值范围的估计　根据资料不同的分布类型选择方法,常用的方法有正态分布法和百分位数法。常见的参考值范围见表4-1。

表4-1　参考值范围的制定

百分数(%)	正态分布法			百分位数法		
	双侧	单侧		双侧	单侧	
		下限	上限		下限	上限
90	$\overline{X}\pm1.64S$	$\overline{X}-1.28S$	$\overline{X}+1.28S$	$P_5\sim P_{95}$	P_{10}	P_{90}
95	$\overline{X}\pm1.96S$	$\overline{X}-1.64S$	$\overline{X}+1.64S$	$P_{2.5}\sim P_{97.5}$	P_5	P_{95}
99	$\overline{X}\pm2.58S$	$\overline{X}-2.33S$	$\overline{X}+2.33S$	$P_{0.5}\sim P_{99.5}$	P_1	P_{99}

对于服从正态分布的指标适宜采用正态分布法计算,若指标不服从正态分布,首先考虑进行数学变换,如对数变换,变换后如果服从正态分布,按变换后的新指标计算参考值范围,然后再用反函数返回原变量值;若经变换后也不成正态分布,可以采用百分位数法,但百位数法利用样本信息不精细,所以此时参考值范围制定应优先选用正态分布法。

【例4-6】利用例3-1资料,估计该地成年男性血红蛋白的95%参考值范围。

一般而来说,成年男性血红蛋白水平过低和过高都认为异常,故此参考值范围取双侧范围。又因为该指标近似服从正态,可采用正态分布法求其95%参考值范围。求得均数为136.87(g/L),标准差为13.03(g/L)。

下限为:$\overline{X}-1.96S=136.87-1.96\times13.03=111.33$(g/L)

上限为:$\overline{X}+1.96S=136.87+1.96\times13.03=162.41$(g/L)

即该地成年男性血红蛋白水平的95%参考值范围为111.33~162.41g/L。

【例4-7】2015年某地区调查了240名正常成年人血铅(μg/L),见表4-2,计算该地区正常成年人血铅含量的95%医学参考值范围。

笔记栏

表 4-2 2015 年某地区 240 名正常成年人血铅频数表

组段	频数	累计频数	累计频率(%)
20 ~	41	41	17.08
30 ~	47	88	36.67
40 ~	52	140	58.33
50 ~	35	175	72.92
60 ~	20	195	81.25
70 ~	11	206	85.83
80 ~	12	218	90.83
90 ~	10	228	95.00
100 ~	7	235	97.92
110 ~	3	238	99.17
120 ~ 130	2	240	100.00

因血铅值过高为异常,因此应计算 95%医学参考值范围的单侧上限 P_{95},由表 4-2 可见,P_{95} 在 100~组段,将相应数据代入式 3-10,可得:

$$P_{95}=90+\frac{10}{10}(240\times95\%-218)=100(\mu g/L)$$

故该地正常成年人的血铅的 95%参考值范围为<100μg/L。

概率分布的统计电脑实验

【实验 4-1】 对例 4-1 资料计算 X 的取值在 $\mu\pm2.58\sigma$ 内的概率。

1. 输入数据 在 data 编辑窗口输入任意一个数值,如:输入 12。(程序的运行是在数据集基础上实现的。)

2. 编辑程序 File→New→Syntax,在弹出的 Syntax Editor 编辑框中输入以下程序:

```
COMPUTE  p=CDF. NORMAL(2.58,0,1)-CDF. NORMAL(-2.58,0,1).
EXECUTE.
```

(其中 CDF. NORMAL 为正态分布累计概率密度函数即其曲线下的面积值。)

执行 Run→All,在数据集里直接输出结果。

3. 主要输出结果 p=0.99

注:应用 CDF. NORMAL 的反函数 IDF. NORMAL 即分位函数,可求界值。

```
COMPUTE  z1=IDF. NORMAL(0.0049,0,1).
COMPUTE  z2=IDF. NORMAL(0.9949,0,1).
EXECUTE.
```

执行 Run→All,在数据集里直接输出 $z_1=-2.58$,$z_2=2.58$。

【实验 4-2】 对例 4-2 资料计算二项分布的概率值。

其他同前,只须将实验 4-1 程序中语句改为:

```
COMPUTE  p=PDF. BINOM(4,5,0.7).
```

【实验 4-3】 对例 4-3 资料计算二项分布的累积概率值。

其他同前,只须将实验 4-1 程序中语句改为:

```
COMPUTE  p1=PDF. BINOM(8,10,0.94).
```

```
COMPUTE   p2=CDF. BINOM(8,10,0. 94).
COMPUTE   p3=1-CDF. BINOM(7,10,0. 94).
```

【实验 4-4】对例 4-4 资料计算 Poisson 分布的累积概率值。

其他同前,只须将程序中语句改为:COMPUTE   p=1-CDF. POISSON(0,0. 04).

【实验 4-5】对例 4-5 资料计算 Poisson 分布的概率值和累积概率值。

其他同前,只须将程序中语句改为:

```
COMPUTE   p1=PDF. POISSON(2,1. 5).
COMPUTE   p2=1-CDF. POISSON(2,1. 5).
```

【实验 4-6】用例 3-1 的资料计算其 95%的医学参考值范围。

```
COMPUTE   L=136. 87-1. 96 * 13. 03.
COMPUTE   U=136. 87+1. 96 * 13. 03.
EXECUTE.
```

【实验 4-7】用例 4-7 的资料计算其第 95 个百分位数。

```
COMPUTE   P95=90+10/10 * (240 * 0. 95-218).
EXECUTE.
```

注:①因 SPSS 菜单操作内置频数表资料的百分位数公式与本书所给间接法公式不同,计算结果有差异,故实验 4-6 采用 SPSS 编程方式实现;②上述实验计算也可通过 Transform →Compute 途径实现(表达式与编程中 COMPUTE 之后的内容一致。等号左边为变量名,键入在 Target variable 框中;等号右边为表达式,键入在 Numeric expression 框中,分项执行)。

学习小结

1. 学习内容

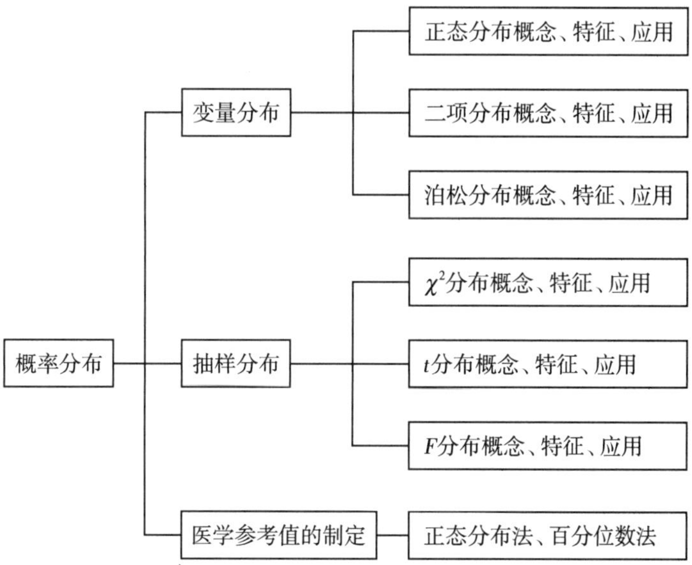

2. 学习方法　理论与实验紧密结合,重点理解正态分布的概念、特征及其意义,并选用正确的方法制定医学参考值范围,尝试应用 SPSS 中的 PDF、CDF 函数实现相应分布的尾部面积(P 值)或发生"刚好""至多"与"至少"阳性数事件概率的计算和 IDF 函数实现分位数(界值)的计算。

笔记栏

复习思考题

一、简答题

1. 正态分布有什么特征？有哪几个参数？

2. 简述医学参考值范围的涵义及制定参考值范围的一般步骤。

3. 简述二项分布应用的条件。

二、计算分析题

1. 根据以往的资料，某种药物治疗某种非传染性疾病的有效率为0.8。现用这种药物治疗该疾病患者20人，试计算对15人有效的概率。

2. 根据2018年某大学的体检资料，该校312名一年级女大学生的平均身高 $\overline{X}=158.0\text{cm}$，标准差 $S=6.5\text{cm}$，请据此资料：

（1）计算其95%医学参考值范围。

（2）试估计该校一年级女大学生中，身高低于152.0cm者所占比例。

（3）试估计该校一年级女大学生身高在156.5~159.2cm范围内的人数。

3. 某地200名正常成年女子血清总胆固醇均数 $\overline{X}=4.06\text{mmol/L}$，标准差 $S=0.654\text{mmol/L}$。试估计该地区正常成年女子血清总胆固醇在4.00mmol/L以下者及5.00mmol/L以上者各占正常女子总人数的百分比。

4. 某市进行的小学生体质评价研究中，测定了100名9岁男孩的肺活量，得到 $\overline{X}=1.672\text{L}$，$S=0.298\text{L}$，试估计该地区小学生中9岁男孩的肺活量的95%参考值范围。

扫一扫，测一测

（魏兴民　赵　瑜　韩曦英）

笔记栏

05章PPT

PPT 课件

第五章 参数估计与假设检验

学习目标

明确随机抽样研究需要进行统计推断，正确理解和应用参数估计与假设检验。

学习要点

抽样误差与标准误，总体参数可信区间估计，假设检验的基本思想、步骤及其两类错误。

在研究医学现象的总体特征时，通常采用抽样研究方法，利用样本信息来推断总体的特征。统计推断(statistical inference)就是根据随机抽样得到的样本统计量对未知总体的分布及其数量特征作出以概率形式表述的非确定性判断。统计推断是现代统计学的核心部分，它包括两个重要的内容：参数估计与假设检验。

第一节 参数估计

总体参数通常是未知的，根据样本统计量去估计总体参数的取值或可能存在的范围，这种方法称为参数估计(parameter estimation)。参数估计包括点估计和区间估计。

一、抽样误差与标准误

(一) 抽样误差与标准误的概念

抽样研究遵循随机化的原则，从总体中随机抽取一定数量具有代表性的观察对象组成样本进行研究。由于总体中观察对象之间存在着个体变异，且随机抽取的样本仅是总体中的一部分，因此计算的样本统计量不一定恰好等于相应的总体参数；同时在一个总体中反复多次抽取样本含量相同的若干个样本，不同样本的统计量也不一定相等。这种由于个体变异的存在，在抽样研究中造成的样本统计量与相应总体参数之间的差异或来自同一总体的若干样本统计量之间的差异，称为抽样误差(sampling error)。

根据资料性质和指标种类的不同可分为多种抽样误差，主要包括均数的抽样误差和率的抽样误差。此外，样本方差和相应的总体方差也存在抽样误差，后面第十章介绍的相关系数和回归系数也有抽样误差的问题。由于生物间的个体变异是客观存在的，在抽样研究中抽样误差是不可避免的。数理统计研究表明，抽样误差具有一定的规律性，可以用标准误(standard error，SE)来描述。

(二) 均数的标准误

1\. 均数标准误的计算　在抽样研究中样本是随机抽取得到的，因此根据样本资料计算

笔记栏

的统计量也是一个随机变量，存在特定的概率分布，我们把样本统计量的分布称为抽样分布。在同一总体中反复多次随机抽取样本含量相同的若干样本，计算每个样本的均数或频率等统计量，其对应的概率分布称为均数的抽样分布或频率的抽样分布，抽样分布是统计推断的理论基础。下面我们用模拟实验说明样本均数抽样分布的规律。

【模拟实验 1】资料显示正常人的腋窝温度 X 服从均数 $\mu=36.7$℃、标准差 $\sigma=0.36$℃的正态分布。使用 SPSS 软件进行模拟抽样实验，每次从该正态总体中随机抽取样本含量 $n=5$ 的样本，重复抽取 1000 次获得 1000 份样本，计算 1000 份样本的均数 $\overline{X}_i$。按上述方法分别做样本含量 $n=20$ 和 $n=50$ 的抽样实验。将每个样本得到的样本均数 $\overline{X}_i$ 看成一组新的随机变量，为描述样本均数抽样分布的集中趋势和离散趋势，分别计算 1000 个样本均数的均数和标准差，比较计算结果并绘制直方图，见表 5-1 和图 5-1。

表 5-1　1000 份样本腋窝温度均数的抽样结果

n	μ	σ	样本均数的均数	样本均数的标准差
5	36.70	0.36	36.71	0.164
20	36.70	0.36	36.70	0.082
50	36.70	0.36	36.70	0.051

从图中可以看出样本均数的抽样分布具有以下特点：①各样本均数不一定等于总体均数，各样本均数之间存在差异；②各样本均数围绕总体均数呈现近似正态分布，样本均数的均数与总体均数的差别不大；③样本均数 $\overline{X}$ 的变异程度小于原变量 X 的变异程度，并且随着抽样样本量 n 的增大而逐渐变小。同理，在偏态总体中也可以进行类似的抽样研究。

中心极限定理证明：从正态总体 $N(\mu,\sigma^2)$ 中反复多次随机抽取样本含量固定为 n 的样本，所得的多个样本均数 $\overline{X}$ 的分布也服从正态分布；即使从偏态总体中抽样，只要抽样的样本量 n 足够大，$\overline{X}$ 的分布也近似服从正态分布。样本均数 $\overline{X}$ 的总体均数仍为原变量的总体均数 μ，样本均数的标准差则比原变量的标准差要小 $\sqrt{n}$ 倍。为区别两者，统计学中将样本均数的标准差称为标准误，其理论值用符号 $\sigma_{\overline{X}}$ 表示，计算公式为：

$$\sigma_{\overline{X}}=\sigma/\sqrt{n} \tag{式 5-1}$$

上一章学习到，任何一个正态分布都可以通过式 4-2 变换为标准正态分布，当 $\overline{X}$ 的分布服从正态分布时，同样可以使用式 4-2 进行标准正态变换，计算公式为：

$$z=\frac{\overline{X}-\mu}{\sigma_{\overline{X}}}=\frac{\overline{X}-\mu}{\sigma/\sqrt{n}} \tag{式 5-2}$$

2. 中心极限定理(central limit theorem)　设从均值为 μ、方差为 σ^2 的任意一个总体中抽取样本量为 n 的样本，当 n 足够大时，样本均值的抽样分布近似服从均值为 μ、方差为 σ^2/n 的正态分布。中心极限定理是概率论中最重要的定理之一，是推断统计的基础。

样本均数的标准误反映在抽样分布中样本均数与总体均数的离散程度，也反映不同样本均数之间的离散程度，因此可用于衡量均数抽样误差的大小。标准误越小，说明抽样误差越小，用样本均数来估计总体均数时的可靠程度越大；反之，标准误越大，说明抽样误差越大，用样本均数来估计总体均数时越不可靠。

由式 5-1 可知，抽样误差的大小与两个因素有关：标准误与总体中个体值的变异程度 σ

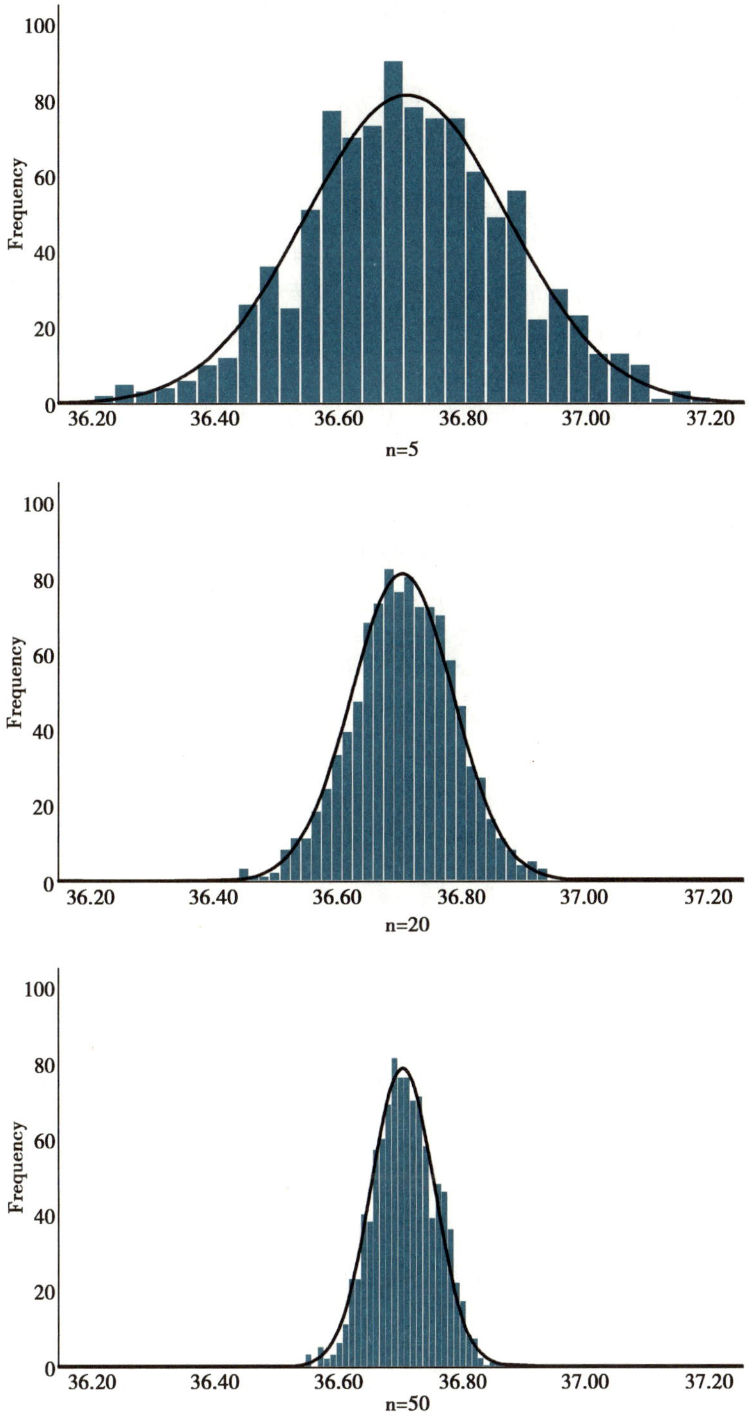

图 5-1　1000 份样本腋窝温度均数的抽样分布

成正比，与抽样样本量 n 的平方根成反比。因此，在实际工作中，可通过适当增加样本含量和减少观察值的变异程度（如选择同质性较好的总体）来减少抽样误差。

在抽样研究中总体标准差 σ 通常是未知的，故常用样本标准差 S 来近似的代替 σ，计算均数标准误的估计值 $S_{\bar{X}}$，计算公式为：

$$S_{\bar{X}}=S/\sqrt{n} \tag{式 5-3}$$

笔记栏

如果使用样本标准差 S 代替 σ，式 5-2 的标准正态变换就成为了 t 变换，即上一章的式 4-20。

$$t=\frac{\overline{X}-\mu}{S_{\overline{X}}}=\frac{\overline{X}-\mu}{S/\sqrt{n}} \quad (式 5\text{-}4)$$

【例 5-1】 中药麻黄是新型冠状病毒肺炎诊疗方案中多种推荐临床治疗方剂的重要成分，药品生产企业常以麻黄碱含量作为麻黄类复方制剂的质量控制指标之一。现从某批次清肺排毒汤中随机抽取 13 份样品，用高效液相色谱法（HPLC）测定其麻黄碱含量（mg/g）分别 1.29、1.30、1.32、1.33、1.34、1.37、1.40、1.43、1.45、1.49、1.53、1.58、1.63。试计算该批次清肺排毒汤中麻黄碱含量均数的标准误。

本例样本均数 $\overline{X}=1.42$mg/g，标准差 $S=0.11$mg/g，$n=13$。代入式 5-3 计算均数标准误的估计值 $S_{\overline{X}}=S/\sqrt{n}=0.11/\sqrt{13}=0.031$(mg/g)。

3. 标准差与标准误的区别　标准差与标准误均属描述变异的指标，但在意义、计算公式、与样本含量的关系及其用途等方面两者不同，参见表 5-2。

表 5-2　标准差与标准误的区别

	标准差	标准误
意义	描述个体观测值之间的变异程度大小	描述同一总体中随机抽取 n 相同的多个样本均数间的变异程度大小
公式	$S=\sqrt{\sum(X-\overline{X})^2/(n-1)}$	$S_{\overline{X}}=S/\sqrt{n}$
与 n 的关系	随着 n 的增大逐渐趋于稳定	随着 n 的增大逐渐减小，与 n 的平方根成反比
用途	表示个体观测值变异大小 结合均数描述正态分布的特征 计算正态分布变量的参考值范围 计算变异系数和均数的标准误	表示样本抽样误差的大小 描述样本均数的可靠性 结合均数估计总体均数的可信区间 进行均数间差别的假设检验

（三）率的标准误

在计数资料的抽样研究中，从总体率为 π 的总体中反复多次随机抽取样本含量固定为 n 的样本，所得的样本率 P 与总体率 π 往往不相等，不同样本率 P 之间也不相等，这种由于个体变异和随机抽样造成的样本率与总体率或不同样本率之间的差异称为率的抽样误差，其大小可以用率的标准误来衡量。率的标准误理论值用符号 σ_P 表示，计算公式为：

$$\sigma_P=\sqrt{\frac{\pi(1-\pi)}{n}} \quad (式 5\text{-}5)$$

率的标准误反映了在频率的抽样分布中样本率与样本率之间以及样本率与总体率之间的离散程度。σ_P 越大，率的抽样误差越大；反之，σ_P 越小，率的抽样误差越小。

在实际应用中，总体概率 π 通常是未知的，可用样本率 P 近似的替代总体率 π，计算率标准误的估计值 S_P，计算公式为：

$$S_P=\sqrt{\frac{P(1-P)}{n}} \quad (式 5\text{-}6)$$

【例 5-2】 某医院研究宣肺败毒方治疗湿毒郁肺证的临床疗效，随机抽取 103 名肺炎患者作为样本进行治疗，其中 83 人有效。试计算该药有效率的标准误。

本例 $n=103$，有效人数 $X=83$，样本有效率 $P=83/103\times100\%=80.58\%$，代入式 5-6 计算有效率的标准误 $S_P=\sqrt{P(1-P)/n}=\sqrt{0.8058(1-0.8058)/103}=0.0390$，即该药有效率的标准误为 3.90%。

二、总体均数的估计

（一）总体均数的点估计

点估计（point estimation）是指用抽样得到的样本统计量直接估计总体参数的数值，直接将样本均数 $\overline{X}$ 作为总体均数 μ 的估计值就称为总体均数的点估计。

点估计方法简单，但由于抽样误差的客观存在，抽取不同的样本观察值会对总体参数作出不同的点估计，并且点估计只给出了总体参数的一个近似值，无法评价其近似的精确程度，即不能给出估计值接近总体未知参数程度的信息。因此，在实际应用中，通常使用区间形式估计总体参数所在的范围，同时还要给出这个范围包含总体参数值的可靠程度。

（二）总体均数的区间估计

使用一个数估计总体的参数称为点估计，如果给出两个数并指出参数位于其间的概率，这种方法称为区间估计。区间估计（interval estimation）是按预先给定的概率估计总体参数可能存在的范围，亦称可信区间（confidence interval，*CI*）。判断可信区间包含总体参数可能性的概率称为可信度，用 $1-\alpha$ 表示。

统计学上通常用 95%（或 99%）可信区间表示总体参数有 95%（或 99%）的概率在某一范围。95%可信区间的涵义可理解为：从总体中随机抽取 100 个样本，可算得 100 个可信区间，平均有 95 个可信区间包含被估计的总体参数，有 5 个可信区间不包含总体参数。实际上，一次抽样算得的可信区间要么包含了总体参数，要么不包含。但从统计学意义来说，当 $\alpha=0.05$ 时，95%可信区间估计正确的概率为 0.95，估计错误的概率小于或等于 0.05，即有 95%的可能性能够包含真实的总体参数。

可信区间的两个端点值称为可信限（confidence limit，*CL*），其中较小值称为可信下限（lower limit），较大值称为可信上限（upper limit），可信区间是以上、下可信限为界的开区间，不包含上下限值。

1. 总体均数可信区间的计算　根据样本均数的抽样分布规律及总体标准差 σ 是否已知，可信区间有不同的计算方法。下面以总体均数的 95%可信区间为例，介绍其计算公式。

（1）总体标准差 σ 已知：根据标准正态分布原理，正态曲线下有 95%的 Z 值在 ±1.96 之间，即 $P(-1.96\leqslant Z\leqslant +1.96)=0.95$，将 Z 变换按式 5-2 代入可得 $P(-1.96\leqslant(\overline{X}-\mu)/\sigma_{\overline{X}}\leqslant +1.96)=0.95$，移项后整理得 $P(\overline{X}-1.96\sigma_{\overline{X}}\leqslant\mu\leqslant\overline{X}+1.96\sigma_{\overline{X}})=0.95$，故总体均数的 95%可信区间的计算公式为：

$$(\overline{X}-1.96\sigma_{\overline{X}},\overline{X}+1.96\sigma_{\overline{X}}) \qquad \text{（式 5-7）}$$

（2）总体标准差 σ 未知，但样本量 n 足够大时：按 t 分布原理，当自由度越大时 t 分布越趋近 Z 分布，因此可按正态分布原理得到总体均数的 95%可信区间的计算公式为：

$$(\overline{X}-1.96S_{\overline{X}},\overline{X}+1.96S_{\overline{X}}) \qquad \text{（式 5-8）}$$

（3）总体标准差 σ 未知，按 t 分布原理，可得 $P(-t_{0.05/2,\nu}\leqslant t\leqslant +t_{0.05/2,\nu})=0.95$，将 t 按式 4-20 代入可得总体均数的 95%可信区间的计算公式为：

$$(\overline{X}-t_{0.05/2,\nu}S_{\overline{X}},\overline{X}+t_{0.05/2,\nu}S_{\overline{X}}) \qquad \text{（式 5-9）}$$

笔记栏

【例 5-3】计算例 5-1 数据清肺排毒汤中麻黄碱含量总体均数的 95%可信区间。

本例样本均数 $\overline{X}=1.42$mg/g，$S_{\overline{X}}=0.031$mg/g，$n=13$，查表得 $t_{0.05/2,12}=2.179$。代入式 5-9 计算麻黄碱含量总体均数的 95%可信区间为(1.35,1.49)mg/g。

【模拟实验 2】为了进一步理解可信区间的含义，现假定已知总体 $\mu=5$，$\sigma=1$，使用 Excel 软件进行模拟抽样实验，重复产生样本含量 $n=50$ 的 100 个随机样本，分别计算其 95%可信区间。从图 5-2 可以看到，绝大多数可信区间包含总体参数 $\mu=5$，只有 5 个可信区间没有包含总体参数（用黑粗线表示）。

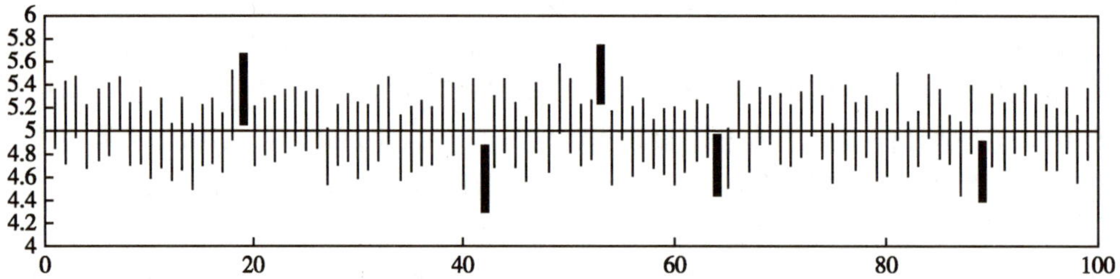

图 5-2 模拟重复抽样的 95%可信区间示意图

2. 可信区间的两个要素

(1) 准确度(accuracy)：反映可信区间包含总体参数的概率大小，用可信度 $1-\alpha$ 表示。可信度越接近 1，准确度越高，如 99%可信区间比 95%可信区间的准确度高。

(2) 精密度(precision)：反映可信区间的范围或宽度。可信区间的范围越小，其估计的精密度越高，即 95%可信区间比 99%可信区间的精密度高。

在样本含量 n 确定的情况下，准确度与精密度是相互对立、相互矛盾的。如果为提高准确度而减小 α，可信区间势必变得更宽，导致精密度下降。所以不能笼统地认为 99%可信区间一定比 95%可信区间好，需要兼顾准确度和精密度，一般来说 95%可信区间更为常用。在可信度 $1-\alpha$ 确定的情况下，可以通过增加样本含量 n 来减小 $S_{\overline{X}}$，使得可信区间的宽度减小，从而提高精密度。

3. 总体均数可信区间与参考值范围的区别　总体均数的可信区间与参考值范围在含义、计算公式、与 n 的关系和用途等方面不同，参见表 5-3。

表 5-3 总体均数可信区间与参考值范围的区别

区别	总体均数的可信区间	参考值范围
含义	按预先规定的概率给出被估计总体均数可能存在的范围	绝大多数观察对象的某项解剖、生理、生化指标可能波动的范围
计算公式	σ 已知：$(\overline{X}-Z_{\alpha/2}\sigma_{\overline{X}},\ \overline{X}+Z_{\alpha/2}\sigma_{\overline{X}})$ σ 未知：$(\overline{X}-t_{\alpha/2,\nu}S_{\overline{X}},\ \overline{X}+t_{\alpha/2,\nu}S_{\overline{X}})$	正态分布：$\overline{X}\pm Z_{\alpha/2}S$（双侧） 非正态分布：$P_X\sim P_{(100-X)}$（双侧）
与 n 的关系	n 越大，CI 的宽度越小	n 越大，参考值范围越稳定
用途	估计总体均数可能存在的范围	估计绝大多数观察对象某项指标的分布范围

三、总体率的估计

总体率的估计也分点估计和区间估计，点估计就是直接用样本率 P 作为总体率 π 的估计值，区间估计就是按预先给定的概率估计总体率 π 可能存在的范围。下面根据样本含量

n 和样本率 P 的大小分别介绍总体率可信区间的计算方法。

1. 查表法 当 $n \leqslant 50$ 时，可根据样本阳性例数 X 及样本含量 n，直接查二项分布百分率的 $1-\alpha$ 可信区间，见附表 7。

【例 5-4】某医生欲了解化湿败毒方治疗重型疫毒闭肺证的疗效，共治疗患者 37 例，其中 18 人有效，试估计该药有效率的 95%可信区间。

本例 $n=37$，有效人数 $X=18$，查附表 7 百分率的可信区间，$\alpha=0.05$，$n=37$ 与 $X=18$ 的交叉处数值为 32~66，故化湿败毒方有效率的 95%可信区间为(32%，66%)。

百分率的 95%可信区间表(附表 7)中仅列出 $X \leqslant n/2$ 的部分，当 $X>n/2$ 时，应以 $n-X$ 值查表，然后从 100 中减少查得的数值，即为所求率的 95%可信区间。另外，样本含量在 100 内阳性数在 50 内，不能从表中直接查到的，可采用插入法求得。

2. 正态近似法 根据中心极限定理，当 n 足够大，且 P 和 $1-P$ 均不太小时，如 nP 和 $n(1-P)$ 均大于 5 时，样本率 P 的分布近似服从正态分布，可按正态分布原理估计总体率 π 的 $1-\alpha$ 可信区间，计算公式为

$$(P-Z_{\alpha/2}S_P, P+Z_{\alpha/2}S_P) \quad \text{(式 5-10)}$$

【例 5-5】计算例 5-2 资料中宣肺败毒方有效率的 95%可信区间。

本例 $n=103$，有效人数 $X=83$，样本有效率 $P=80.58\%$，标准误 $S_P=3.90\%$，代入式 5-10 计算宣肺败毒方有效率的 95%可信区间为(72.94%，88.22%)。

第二节 假设检验

参数估计可以用于推断某个未知总体参数取值可能存在的范围，在实际工作中还会遇到这样的问题：某种药物中有效成分含量是否符合国家规定的标准值？两种药物治疗某种疾病的有效率是否存在差异？某个变量的分布是否服从某种理论分布等等。要回答这类问题，需要使用统计推断中的假设检验方法来解决。

一、假设检验的基本思想

假设检验(hypothesis test)亦称显著性检验(significance test)，是指对未知的总体参数或分布提出某种假设，然后根据样本统计量及抽样误差理论，利用小概率反证法的逻辑思维作出是否拒绝此种假设的统计推断方法。下面我们通过单样本均数的差异性检验为例说明其基本思想。

【例 5-6】已知一般男性大学生身高均数 $\mu_0=171.5\text{cm}$。现随机抽取 20 名男性体育特长生，计算得身高均数 $\overline{X}=175.3\text{cm}$，标准差 $S=5.25\text{cm}$。问男性体育特长生身高均数 μ 和一般男性大学生身高均数 μ_0 有无差别？

在抽样研究中，已知总体 μ_0 和来自未知总体 μ 的样本 $\overline{X}$ 之间(或来自未知总体的两个样本之间)存在差异，其原因有两种可能：

1. $\mu=\mu_0$ 即一般男性大学生身高均数和男性体育特长生身高均数之间没有差别，样本 $\overline{X}=175.3\text{cm}$ 是从总体 $\mu_0=171.5\text{cm}$ 中随机抽取得到，$\overline{X}$ 和 μ_0 的差异是由抽样误差所导致；

2. $\mu \neq \mu_0$ 即两总体均数存在差别，$\overline{X}$ 和 μ_0 的差异不仅仅是抽样误差所致，更重要的是由一般大学生和体育特长生之间的本质差异不同所致。

本例问题的实质是确认样本均数 $\overline{X}$ 和已知总体均数 μ_0 之间的关系，即 $\overline{X}$ 是来自 μ_0($\mu=\mu_0$)，还是来自与 μ_0 存在本质差异的 μ($\mu\neq\mu_0$)。假设检验利用反证法思想，首先假设第一种情况成立（即两个总体均数之间没有差别，$\overline{X}$ 和 μ_0 的差异是由抽样误差所致），如果检验中出现不合理的结论时，则表明原假设是错误的，因此有理由拒绝该假设。那么怎么判断"不合理"呢？统计学采用的方法是在该假设成立的前提下计算随机抽取得到现有样本以及更极端情况发生可能性的概率大小：如果概率较大时，没有理由拒绝原先建立的假设；如果概率较小时，表明一个概率很小的事件在一次实验中发生了，而根据"小概率事件"原理通常认为其不会发生，也就是说在原假设成立的条件下导出了一个违背小概率原理的结论，因此拒绝原假设成立而接受第二种情况。

"小概率事件"原理："发生概率很小的随机事件，在一次抽样试验中几乎是不可能发生的"。概率 P 的取值范围介于 0～1 之间，小概率是接近 0 的概率。著名的英国统计学家 Ronald Fisher 把 1/20 作为标准，即 0.05，其实这也是一般人们的共识。比如一个质地均匀的硬币，每次投到桌面上正反面的概率均为 0.5，那么连续四次正面朝上，概率为 $0.5^4=0.0625$，许多人会开始怀疑这种情况的发生；连续五次正面朝上，概率为 $0.5^5=0.03125$，几乎人人怀疑它发生的可能了。0.05 介于 0.0625 与 0.03125 之间，习惯上将 $P\leqslant0.05$ 称为小概率事件，而 $P\leqslant0.01$ 称为极小概率事件。

二、假设检验的步骤

（一）建立检验假设

1. 无效假设（null hypothesis）　即检验假设，又称为原假设或零假设，用符号 H_0 表示。无效假设 H_0 通常假定两个（或多个）总体参数相等，或两个总体参数的差值等于 0，或某数据资料服从某种特定分布（如正态分布）等。

本例无效假设 H_0:$\mu=\mu_0$，即一般男性大学生身高均数和男性体育特长生身高均数没有差别，$\overline{X}$ 和 μ_0 的差异是由抽样误差所导致。假设检验通过检验无效假设 H_0 从而作出是否拒绝此种假设的统计推断，其目的是排除差异是由抽样误差所致的可能性。

2. 备择假设（alternative hypothesis）　用符号 H_1 表示，无效假设 H_0 和备择假设 H_1 相互对立，两者有且只有一个正确，一旦推断结论拒绝无效假设 H_0，那么只能接受备择假设 H_1。

备择假设 H_1 还有双侧与单侧之分，需要根据研究目的和专业知识而定。若假设检验的目的是推断两总体均数有无差别，即 $\mu>\mu_0$ 或 $\mu<\mu_0$ 均有可能，则应使用双侧检验；若从专业知识已知 μ 不会大于 μ_0（或 μ 不会小于 μ_0），则使用单侧检验；若专业知识无法确定时，通常使用双侧检验。根据专业知识，男性体育特长生身高均数 μ 不会小于一般男性大学生身高均数 μ_0，因此本例备择假设可用单侧检验 H_1:$\mu>\mu_0$。

（二）确定检验水准

检验水准（size of a test）：也称显著性水准（significance level），用符号 α 表示，表示预先设定的小概率事件标准，在实际工作中常取 $\alpha=0.05$ 或 $\alpha=0.01$，可根据不同研究目的设置不同的小概率事件界值。由于假设检验必须预先确定显著性水准 α，因此假设检验又称为显著性检验。

（三）选定检验方法，计算检验统计量

根据分析目的、资料性质、设计类型选用适当的检验方法，计算相应的检验统计量。本例属于完全随机设计的单样本均数比较，计算公式为：

$$t=\frac{|\overline{X}-\mu_0|}{S_{\overline{X}}}=\frac{|175.3-171.5|}{5.25/\sqrt{20}}=3.237 \quad \nu=n-1=20-1=19$$

（四）确定 P 值，作出统计推断

P 值是在无效假设 H_0 规定的总体中随机抽样，获得大于及等于和/或小于及等于现有样本统计量的概率，即当 H_0 成立时得到现有样本以及更极端情况样本（更不利于 H_0）的概率之和。在没有统计软件的情况下，不便计算确切的 P 值，可将样本统计量与检验水准 α 对应统计量的临界值比较，从而判断 P 值的大小范围。

1. 当 $P>\alpha$　表示在 H_0 规定的总体中随机抽样得到现有样本统计量不是小概率事件，没有充足的理由对 H_0 提出怀疑，因此不能拒绝 H_0，表述为差异没有统计学意义（no statistical significance），即现有的差异是由抽样误差所致。

2. 当 $P\leqslant\alpha$　意味着在 H_0 成立的前提下发生了小概率事件，根据“小概率事件在一次随机试验中不大可能发生”的原理怀疑 H_0 成立的真实性，从而拒绝 H_0，接受 H_1，表述为差异有统计学意义（statistical significance），即现有差异不仅仅是由抽样误差所致，还包括来自总体之间的本质差异。

本例自由度 $\nu=19$，查 t 界值表得单侧临界值 $t_{0.05,19}=1.729$，根据样本数据计算得到 $t=3.237>1.729$，$P<0.05$，按 $\alpha=0.05$ 水准，拒绝 H_0，差异有统计学意义，即从现有样本资料得到的信息认为两总体均数存在本质差别，男性体育特长生身高均数 μ 大于一般男性大学生身高均数 μ_0。

注：使用统计软件（如 SPSS）进行假设检验时，输出结果中一般都给出检验统计量的值以及对应的精确 P 值，因此不用查临界值表即可直接判断 P 值是否大于检验水准 α 而作出统计推断结论。

三、假设检验的两类错误

假设检验的依据是“小概率事件在一次试验中几乎不可能发生”的原理，然而小概率事件并非不可能事件，拒绝 H_0 不等于 H_0 一定不成立，不拒绝 H_0 也不等于 H_0 一定成立，其结论是一种概率性的推断，无论作出何种统计推断都有可能发生错误。

假设检验中作出的统计推断结论有以下四种情况，见表 5-4。

表 5-4　假设检验的两类错误

实际情况	统计推断	
	拒绝 H_0，接受 H_1	不拒绝 H_0
H_0 成立	Ⅰ型错误（α）	推断正确（$1-\alpha$）
H_0 不成立	推断正确（$1-\beta$）	Ⅱ型错误（β）

Ⅰ型错误（type Ⅰ error）：拒绝了实际上成立的 H_0（弃真），即样本均数 $\overline{X}$ 原本来自 $\mu=\mu_0$ 的总体，由于抽样的偶然性得到了较大的检验统计量值（如 t 值 $>t_{\alpha,\nu}$，$P<\alpha$），从而拒绝 H_0，接受 $H_1(\mu\neq\mu_0)$，这种错误的概率用符号 α 表示，又称为第一类错误。前面讲到的显著性水准就是预先规定的允许犯第一类错误的最大概率。根据研究者的研究目的及要求不同，α 可设定单侧或双侧及不同大小。当 α 设定为 0.05 时，表示如果 H_0 成立，在 100 次假设检验中最多允许犯 5 次拒绝 H_0 的错误。

Ⅱ型错误（type Ⅱ error）：不拒绝实际上不成立的 H_0（存伪），即样本 $\overline{X}$ 原本来自与总体

μ 有本质差别的总体 μ_1，即 $\mu \neq \mu_0$，但由于抽样的偶然性得到了较小的检验统计量值(如 t 值 $<t_{\alpha,\nu}$，$P>\alpha$)，因此不拒绝 H_0，这种错误的概率用符号 β 表示，又称为第二类错误。β 只取单侧，其大小一般通过计算得到。

在给定样本含量的情况下，两类错误的大小是相互对立的，即 α 越小，β 越大，反之 α 越大，β 越小，图 5-3 说明了两类错误此消彼长的关系。假设检验的目的是针对原假设 H_0 做出是否拒绝的推断，首先控制犯第一类错误的概率大小不超过 α，然后根据实际情况通过增加样本含量等方法使 β 尽可能减小。因此在建立假设时，通常将有把握的、不能轻易否定的结论或拒绝时导致后果更严重、危害更大的假设作为原假设 H_0，即 H_0 应是受保护的，在检验过程中如果找不到充分的理由和证据就不能拒绝原假设。

检验效能(power of a test)：又称为把握度，用符号 $(1-\beta)$ 表示，其意义为当总体间确有差别时，按 α 检验水准能发现这种差别的能力。例如 $(1-\beta)=0.9$，表示若两总体确有差别，理论上 100 次抽样研究中平均有 90 次能得出差别有统计学意义的结论。检验效能一般不得低于 0.8，否则可能出现错误的阴性结果，小样本资料需更加注意这一点。当假设检验的结论为不拒绝原假设 H_0 时，可能是总体间确实没有差别，也有可能是总体间存在差别但检验效能 $(1-\beta)$ 太低因此无法发现差别(即假阴性)，此时可以通过增加样本含量提高检验效能，降低第二类错误 β 的概率。

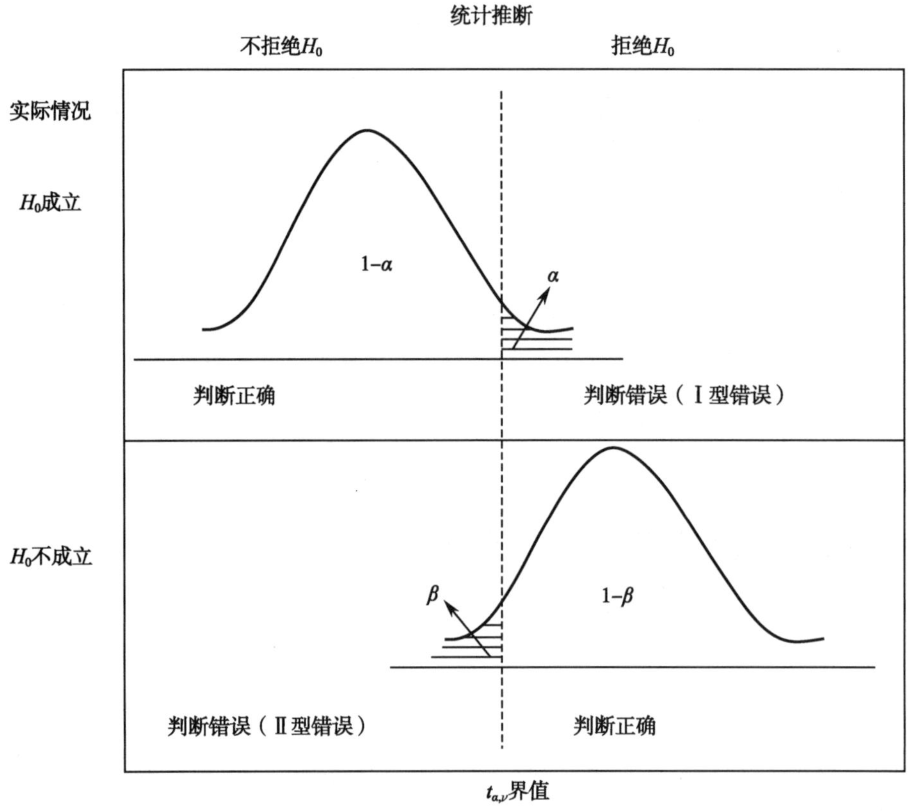

图 5-3　两类错误关系示意图

四、假设检验的注意事项

1. 要有严密的研究设计　这是假设检验的前提。每一种假设检验方法都是与相应的研究设计相联系的，应严格按照研究设计方案，遵循随机原则，从同质总体中抽取样本，尽量消除混杂因素的影响，保证组间的均衡性和资料的可比性，从而得到客观准确的数据。只有在这样的基础之上，假设检验的结论才是有意义的。

2. 假设检验的结论不能绝对化　任何假设检验的推断结论都存在着犯错误的风险，对差别有无统计学意义的判断不能绝对化。检验水准 α 只是人为规定的小概率界限，当 $P\leqslant\alpha$ 推断差别有统计学意义时，是指当无效假设 H_0 成立时得到现有样本的可能性只有5%或不到5%，甚至不到1%，根据小概率事件在一次实验中不大可能发生而拒绝 H_0，但不能排除有5%或1%出现的可能，所以可能产生第一类错误；同样若不拒绝 H_0，可能产生第二类错误。

3. 正确理解 P 值的含义　P 值是指在无效假设 H_0 规定的总体中抽样，获得现有样本以及更极端情况样本的概率。Fisher 指出：P 值是根据零假设计算出来的一个假设概率，它不会导出关于世界上某个事件的概率，而是关于是否愿意接受检验假设的一个合理定义的度量，因此 P 值的大小不能衡量原假设成立的可能性大小，同样也不能根据 P 值的大小判断总体间实际差别的大小。统计软件中 P 值的英语单词为“significant”，其含义为“有意义的、显著的”，但 P 值的“显著”并不表示实际差别的“显著”。P 值越小仅代表原假设 H_0 为真时得到现有样本的概率越小，而事实是我们得到了现有样本，因此根据小概率事件原理我们有理由拒绝 H_0，$P<0.01$ 比 $P<0.05$ 更有理由拒绝 H_0。不要把 P 值越小误解为总体参数间差异越大，组间差别的实际大小应该通过差值的可信区间来反映。在报告统计推断结论时，如果 $P<\alpha$，宜表述为“差异有统计学意义”而不是“有显著性差异”。

4. 假设检验应注意样本含量是否合理　合理的样本含量是依据一定条件（设计类型、两类错误、变异程度以及容许误差的大小等）按照相应的公式推算的。过小的样本含量会增加犯第二类错误的概率；而过大的样本含量不仅增加研究的投入，延长研究时间，还可能造成即使总体参数间差异不大也会出现较小 P 值的情况，导致虽有统计学意义但是缺乏实际意义的结论。

5. 正确理解“有统计学意义”与“有实际专业意义”　统计学有意义与实际临床意义是有区别的，例如应用某药治疗高血压，平均降低舒张压0.5kPa，经统计学检验 $P<\alpha$，差别有统计学意义，即从统计学角度说明该药有降压作用，但实际上只有血压降低1.0kPa才有临床治疗价值，故最终结论无实际专业意义。$P<\alpha$ 只能说明有统计学意义，不能说明实际疗效有无专业意义。当临床疗效显著时，如果观察例数很少会导致 P 值很大（没有统计学意义）；反之当临床疗效不显著时，如果观察例数很多也会导致 P 值很小（有统计学意义）。因此统计推断结论不能代替专业结论，在实际运用中必须结合专业知识和经验才能做出合理的判断。若统计结论和专业结论一致，则最终结论与这两者均一致；若统计结论和专业结论不一致，则最终结论需根据实际情况加以考虑并给出合理解释。

五、假设检验与可信区间的关系

统计推断中的假设检验与可信区间估计的具体含义、思路和作用各有不同，但目的一致，相互补充，尤其在统计检验方面有异曲同工或相互验证的功效。

1. 可信区间兼具参数估计和假设检验双重功效　用可信区间作假设检验的方法是看所估计的总体参数是否在可信区间之内，如在 $1-\alpha$ 可信区间之内，则按 α 水准接受 H_0，不能认为两总体不同；如不在 $1-\alpha$ 可信区间之内，则可按 α 水准拒绝 H_0，接受 H_1，认为两总体不同。

2. 可信区间比假设检验有可能提供更多信息　可信区间不但能回答差别有无统计学意义，在已知有实际意义的界值时，还能提示差别有无实际意义。如图5-4：①~③均有统计学意义，其中：①提示既有统计学意义又有实际意义；②提示有统计学意义，也可能有实际意义；③提示仅有统计学意义，而无实际意义。有时 $\bar{x}$ 与 μ 之差不大，因样本例数较多而使其有统计学意义。④、⑤均无统计学意义，其中：④可信区间包含有实际意义的界值和 H_0，提示可能样本太小，抽样误差太大，尚难作出结论；⑤可信区间的上限在有实际意义的界值以下但包含（H_0），提示既无统计学意义，也无实际意义。

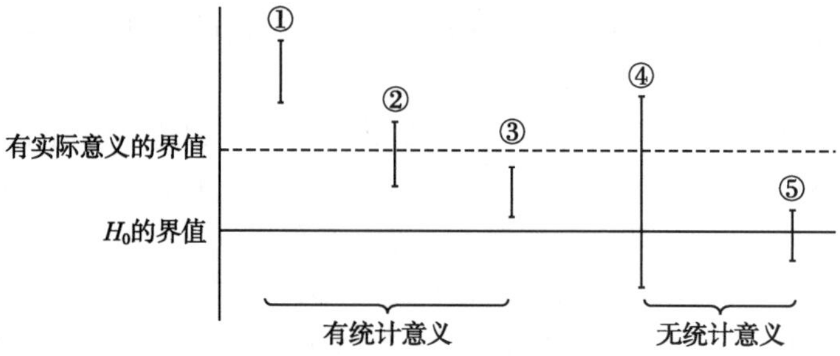

图 5-4　可信区间在统计推断上提供的信息

3. 可信区间不能完全取代假设检验　可信区间用作假设检验只能在规定的 α 水准上揭示差异有无统计学意义。而不能像假设检验那样得到精确的概率 P 及估计假阴性率 β。所以，把假设检验与可信区间结合起来，互相补充，才是完整的分析。因此在结果报告时，同时显示假设检验的检验统计量值、P 值和可信区间的信息为宜。

第三节　正态性检验与变量转换

一、正态性检验

正态性检验（normality test）的目的是检验总体分布是否服从正态分布，很多统计分析方法只适用于正态分布或近似正态分布资料，如使用均数和标准差描述计量资料的集中或离散趋势，使用正态分布法计算正常值范围，以及 t 检验和方差分析等假设检验方法。因此在使用这些方法前，需考虑资料是否服从正态分布，必要时还需对资料进行数据转换，以使资料满足统计方法的应用条件。

正态分布具有两大特征：对称和正态峰，如图 5-5。描述对称的统计量常用偏度系数 s（coefficient of skewness）表示，描述正态峰的统计量常用峰度系数 k（coefficient of kurtosis）表示，计算公式为：

$$\text{偏度系数 } s=\frac{n}{(n-1)(n-2)s^3}\sum_{i=1}^{n}(x_i-\bar{x})^3 \qquad \text{（式 5-11）}$$

$$\text{峰度系数 } k=\frac{n(n+1)}{(n-1)(n-2)(n-3)s^4}\sum_{i=1}^{n}(x_i-\bar{x})^4-\frac{3(n-1)^2}{(n-2)(n-3)} \qquad \text{（式 5-12）}$$

偏度系数 $s=0$ 表示数据分布与正态分布的对称性相同；偏度系数 $s>0$，表示数据分布有长尾拖在右边，为正偏态；偏度系数 $s<0$ 表示数据分布有长尾拖在左边，为负偏态。偏度系数的绝对值愈大，表示数据分布形态的偏斜程度愈大。

峰度系数 $k=0$，表示数据分布与正态分布的陡缓程度相同；峰度系数 $k>0$，表示比正态

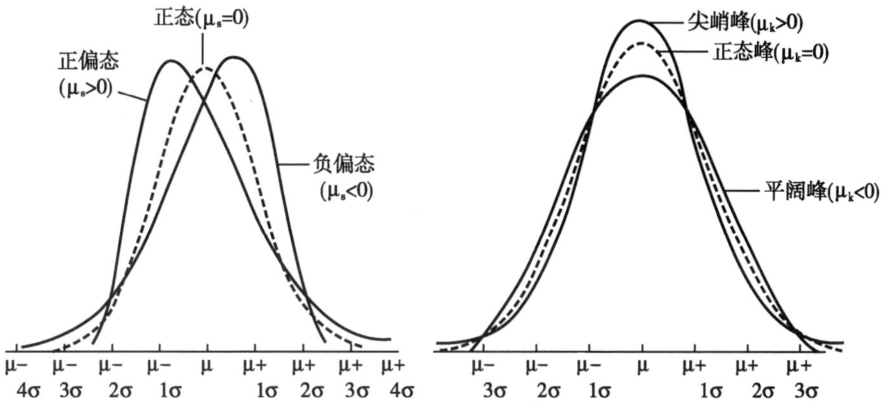

图 5-5 正态分布的偏度和峰度

分布高峰陡峭，为尖峭峰；峰度系数 $k<0$ 表示比正态分布高峰平坦，为平阔峰。

总体是否服从正态分布，可通过经验、图示法或假设检验来判断。

1. 经验 在医学研究的资料中，许多变量总体上服从正态分布，如：成年人的身高、体重、脉搏、血压、红细胞和白细胞计数等；呈倍数关系的资料，如细胞增长资料、正常人血清抗体滴度，经对数转换，一般呈对数正态分布。还可以将均数与中位数或标准差进行比较，如果均数与中位数不等且差别较大，表示分布不对称；当统计量均为正数时，如果标准差大于均数，表示数据离散程度大，可以判定为不服从正态分布。

以经验来决定资料是否服从正态分布，尤其对小样本资料（$n \leqslant 20$）有着重要的作用。因为正态性检验好多方法是建立在大样本资料，如果用小样本资料作正态性检验，易犯第二类错误（接受了实际上是不成立的 H_0）。即用小样本资料作正态性检验，易得出所要检验的资料总体服从正态分布，而实际上该资料总体不服从正态分布。

2. 图示法 包括概率图（Probability-probability Polt，P-P 图）与去势的正态 P-P 图、分位数图（Quantile-quantile Polt，Q-Q 图）与去势的正态 Q-Q 图、直方图（Histogram Polt）、箱图（Box Plot）和茎叶图（Stem-and-Leaf Polt）等。其中 Q-Q 图法的效率较高。

P-P 图是以样本的累计频率为横坐标，以按照正态分布计算的相应累计概率为纵坐标，把样本数值表现为直角坐标系中的散点；去势的正态 P-P 图，即累计概率的残差图。如果资料服从正态分布，则 P-P 图呈现样本点围绕第一象限的对角线分布，去势的正态 P-P 图呈现残差基本在 $Y=0$ 上下均匀分布。

Q-Q 图则是以样本的分位数（P_X）为横坐标，以按照正态分布计算的相应分位数为纵坐标，把样本数值表现为直角坐标系中的散点；去势的正态 Q-Q 图，即分位数的残差图。如果资料服从正态分布，则 Q-Q 图样呈现本点围绕第一象限的对角线分布，去势的正态 Q-Q 图呈现残差基本在 $Y=0$ 上下均匀分布。

3. 假设检验法 正态性的假设检验法又分为两大类：

（1）对偏度（skewness）和峰度（kurtosis）各用一个指标检验，其中以矩法（method of moment，又称动差法）效率最高。矩法既能用于小样本资料，亦可用于大样本资料的正态性检验。本法运用数学上三级动差和四组动差分别组成偏度系数与峰度系数，然后检验资料中是否服从正态分布。当频数分布为正态时，偏度系数与峰度系数分别等于 0，但从正态分布总体中抽出的随机样本，由于存在抽样误差，其样本偏度系数 s 与样本峰度系数 k 不一定为 0，为此，需检验 s、k 与 0 的相差是否有显著性。其检验假设为：①偏度系数等于 0，即频数分布对称；②峰度系数等于 0，即为正态峰。

（2）对偏度、峰度只用一个指标综合检验，有 W 法、D 法等。

Shapiro-Wilk 检验：统计量为 W，又称为 W 检验。该方法是基于次序统计量对它们期望值的回归而构成，检验统计量为样本次序统计量线性组合的平方与方差估计量的比值。此法宜用于小样本资料的正态性检验，尤其是 $n \leqslant 50$ 时。

Kolmogorov-Smirnov 检验：统计量为 D，又称为 D 检验。该方法是研究由样本资料算得的第 i 个点和第 i-1 个点上的经验累计分布函数与正态分布的累计分布函数之间的最大偏差，进而根据最大偏差的分布规律作出统计推断。此法宜用于大样本资料的正态性检验。

此外拟合优度 χ^2 检验也可以用于正态性检验。正态性检验涉及的公式和计算复杂，一般通过统计软件来实现。

二、两样本方差齐性检验

在进行两独立样本均数比较的 t 检验时，除需满足正态分布以外，还要求两样本来自的总体方差相等，即方差齐性（homogeneity）。判断两样本方差不等是由于抽样误差所致还是由于两总体方差存在本质差别所致，可用两样本方差齐性检验，计算公式为：

$$F=\frac{S_1^2(\text{较大})}{S_2^2(\text{较小})}, \nu_1=n_1-1, \nu_2=n_2-1 \qquad (式\ 5\text{-}13)$$

式中 S_1^2 为较大的样本方差，S_2^2 为较小的样本方差。理论上 S_2^2 对应的总体方差可能小于 S_1^2 对应的总体方差，也可能大于 S_1^2 对应的总体方差，因此方差齐性检验为双侧检验。但在实际计算公式中，F 值是较大的样本方差与较小的样本方差的比值，得到的 F 值必然大于 1。如果两总体方差相等，那么两样本方差之间的差异仅是由于抽样误差的影响，F 值一般不会偏离 1 太远；若 F 值远远大于 1，则表示两样本方差之间的差异仅由抽样误差导致的概率非常小，提示两总体方差之间存在本质差别。那么 F 值多大才有意义呢？应根据分子自由度和分母自由度大小在相应的 F 分布中确定 F 值所对应的 P 值，按所取检验水准 α 作出推断结论。

需要说明的是，方差齐性检验理论上要求资料首先服从正态分布，而许多方差不齐的资料通常不满足正态。因此，SPSS 软件采用的是更为稳健的不依赖总体分布形式的 Levene 检验进行方差齐性推断，详见第七章第一节。

三、数据转换

数据转换（data transformation）是将数据从一种表示形式变为另一种表现形式的过程，目的都是为了使数据符合统计检验方法的应用条件（满足正态性与方差齐性等）。常用的数据转换方法如下。

1. 对数变换（logarithmic transformation）　将原始数据 x 的对数值作为新的分析数据，适用于对数正态分布资料。常用于：①使服从对数正态分布的资料正态化；②使资料达到方差齐性要求，特别是各样本的变异系数比较接近时；③使曲线直线化。变换公式为

$$x'=\log_{10}(x) \qquad (式\ 5\text{-}14)$$

若原始数据有 0 或负数，为使原始数据大于 0，可采用 $x'=\log_{10}(x+a)$，a 为任意常数。

2. 平方根变换（square root transformation）　将数据 x 的平方根作为新的分析数据。常用于：①轻度偏态资料正态化；②观测值服从 Poisson 分布的计数资料。当各样本的方差与

均数呈正相关时，均数大，方差也大，用此变换可使资料达到方差齐的要求。平方根变换公式为

$$x' = \sqrt{x} \qquad (式 5\text{-}15)$$

式中：x 为原始数据，x'为变换后的数据。

若原始数据较小，如 $x<10$，甚至 $x=0$ 时，可用 $x'=\sqrt{x+1}$ 或 $x'=\sqrt{x+1/2}$ 做变换。

3. 平方根反正弦变换(square root and inverse sine transformation)　将数据 x 的平方根反正弦值作为新的分析数据：适用于二项分布的资料。当样本平均值在 0.5 左右时，可以采用平方根反正弦变换，使其达到正态性和方差齐性。用角度表示的变换方法参见式 5-16，用弧度表示的变换方法参见式 5-17。需要注意的是，平方根反正弦变换要求计算每个百分数的原基数相同，如都是计数 100 个白细胞得出的中性粒细胞百分数等。

$$x' = \sin^{-1}\sqrt{x} \qquad (式 5\text{-}16)$$

$$x' = (\pi/180)\sin^{-1}\sqrt{x} \qquad (式 5\text{-}17)$$

4. 倒数变换(reciprocal transformation)　将数据 x 的倒数作为新的分析数据。倒数变换常用于数据两端波动较大的资料，可使极端值的影响减小。变换公式为

$$x' = 1/x \qquad (式 5\text{-}18)$$

参数估计与正态性检验的统计电脑实验

【实验 5-1】 利用例 5-1 的资料求 13 份样品麻黄碱含量均数的标准误及总体均数的 95%可信区间。

1. 数据文件　如图 5-6 录入数据，以“样品麻黄碱含量”为变量名，建立 1 列 13 行的数据集 li0501.sav。

2. 操作步骤　打开数据集文件 li0501.sav，选择 Analyze→Descriptive Statistics→Explore，在 Explore 视窗中，将变量“样品麻黄碱含量”选入 Dependent list 变量框中，点击 Statistics 标签，在 Explore：Statistics 视窗中，选中 Descriptive→continue→OK。

3. 主要输出结果　见图 5-7。

	样品麻黄碱含量
1	1.29
2	1.30
3	1.32
4	1.33
5	1.34
6	1.37
7	1.40
8	1.43
9	1.45
10	1.49
11	1.53
12	1.58
13	1.63

图 5-6　数据集 li0501.sav

【实验 5-2】 对例 5-1 数据进行正态性检验，分析 13 份样品麻黄碱含量是否服从正态分布。

1. 操作步骤　打开数据集文件 li0501.sav，选择 Analyze→Descriptive Statistics→Explore，在 Explore 视窗中，将变量“样品麻黄碱含量”选入 Dependent list 变量框中，点击 Plots 标签，在 Explore：Plots 视窗中，选中 Stem-and-Leaf、Histogram 和 Normality plots with tests 选项→continue→OK。

2. 主要输出结果　输出基本统计描述指标、偏度系数和峰度系数及其标准误、Kolmogorov-Smirnov(即 D 法)与 Shapiro-Wilk(即 W 法)的检验统计量与对应的 P 值、Q-Q 图与去势的正态 Q-Q 图、箱图等，主要结果见图 5-8。

由于样本量小于 50，所以结果以 Shapiro-Wilk 检验为准。其统计量为 $W=0.928$，$P=$

Descriptives

			Statistic	Std. Error
样品麻黄碱含量	Mean		1.4200	.03063
	95% Confidence Interval for Mean	Lower Bound	1.3533	
		Upper Bound	1.4867	
	Std. Deviation		.11045	

图 5-7　例 5-1 资料总体均数 95%的可信区间

Tests of Normality

	Kolmogorov-Smirnov[a]			Shapiro-Wilk		
	Statistic	df	Sig.	Statistic	df	Sig.
样品麻黄碱含量	.150	13	.200*	.928	13	.321

图 5-8　例 5-1 资料正态性检验结果

0.321。提示 13 份样品麻黄碱含量数据来自正态分布的总体。

另外,还可以由 Analyze→Descriptive Statistics→P-P Plots 或 Q-Q Plots 进行检验,在 P-P Plots 或 Q-Q Plots 视窗中选 Normal(正态性检验),作 P-P 图与去势的正态 P-P 图或 Q-Q 图与去势的正态 Q-Q 图;点击 Test Distribution 下面选框中的下拉箭头,选其他分布,可进行对应的分布检验,如选 student t,则进行 t 分布检验。

学习小结

1. 学习内容

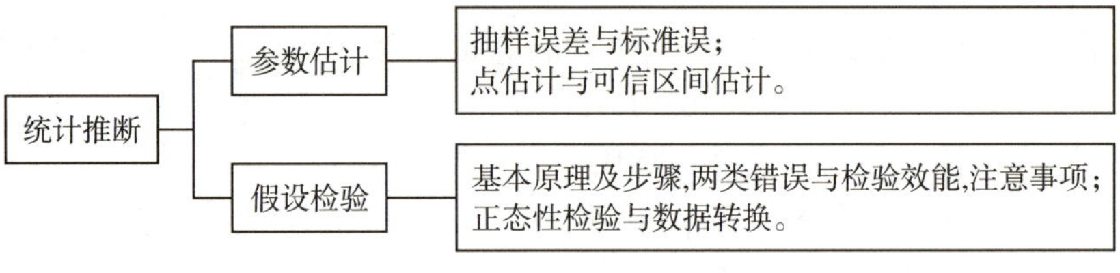

2. 学习方法　抽样研究存在抽样误差,不能把样本指标直接作为总体指标,需进行统计推断。统计推断包括参数估计和假设检验,两者异曲同工,又相互补充。统计结论是概率性的,为抽样研究的专业结论提供科学依据,但统计结论有两类错误,要结合专业知识下专业结论。

复习思考题

一、简答题

1. 假设检验时,当 $P \leq 0.05$,则拒绝 H_0,理论依据是什么?
2. 假设检验中 α 与 P 的区别何在?
3. 为什么假设检验的结论不能绝对化?
4. 假设检验时应注意的问题有哪些?
5. 如何恰当地应用单侧与双侧检验?

笔记栏

扫一扫，测一测

二、计算分析题

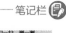

1. 测得某地 90 名正常成年女性红细胞数($\times 10^{12}$/L)的均值为 4.18,标准差为 0.29。试求该地 95%的正常成年女性红细胞数所在的范围及红细胞总体均数的 95%可信区间。

2. 调查某地乙肝病毒感染情况,随机抽样调查了 429 人,感染人数为 103。试用正态近似法估计该地总体乙肝病毒感染率的 95%可信区间。

(魏 沙)

笔记栏

06章PPT

PPT 课件

第六章

t 检验

学习目标

通过本章学习计量资料两组均数比较的假设检验方法，达到正确应用 t 检验与 t' 检验。

学习要点

明确 t 检验的应用条件，不同实验设计类型 t 检验的方法，单样本 t 检验、配对设计 t 检验、完全随机设计两独立样本 t 检验与 t'检验。

t 检验（t test）是计量资料两组均数比较最常用的假设检验方法，t 检验以 t 分布为基础，最初用于小样本均数的统计推断。当样本含量 n 较大时（如 $n \geq 50$），t 分布近似 z 分布（标准正态分布），t 检验等同 z 检验（以往也称 u 检验）。现在计算机统计分析软件性能越来越强，无论小样本还是大样本，均采用 t 检验作为计量资料单样本、配对设计样本及两独立样本均数比较的统计推断方法。

第一节　配对 t 检验

配对 t 检验也称成对 t 检验（paired/matched t test），适用于配对设计的计量资料均数比较。

按照某些重要特征相同或相似的原则将受试对象配成对子，每对中的两个受试对象随机地给予两种处理，称为配对设计（paired design）。配对的原则是按可能影响研究结果的非处理因素相同或相似进行同质配对，使重要特征在两组之间均衡性提高，因而提高了研究效率。

配对设计主要有三种情况：①两个同质受试对象分别接受两种处理，如把同窝别、同性别和体重相近的动物配成一对，或把同性别、年龄相近及相同病情患者配成一对，再分别接受两种处理措施，目的是比较两种处理方法之间的差异；②同一受试对象的两个部位或同一标本分成两份，分别接受两种不同处理，目的是比较不同方法之间的差异；③自身前后对比，即同一受试对象处理前后的结果进行比较，如对患者服用某中药前后的指标值进行比较，目的是推断此处理有无作用。其中①为异体配对设计，②与③为同体配对设计。

配对 t 检验的基本原理是假设两种处理效应相同 $\mu_1-\mu_2=0$，即配对对子的差值 d 的总体均数 $\mu_0=0$，检验差值的样本均数 $\bar{d}$ 所代表的未知总体均数 μ_d 与已知总体均数 $\mu_0=0$ 之间是否有差别，推断两种处理因素的效果有无差别或某处理因素有无作用。

配对 t 检验的应用条件是研究设计类型为配对设计，研究变量的差值 d 所在的总体服从正态分布，可用统计软件进行正态性检验来验证。

检验统计量公式：

$$t=\frac{|\bar{d}-\mu_0|}{S_{\bar{d}}}=\frac{|\bar{d}-0|}{S_d/\sqrt{n}}=\frac{|\bar{d}|}{S_d/\sqrt{n}} \quad \nu=n-1 \qquad \text{(式 6-1)}$$

式中 n 为对子数，$\bar{d}$ 为差值的均数，S_d 为差值的标准差，$S_{\bar{d}}$ 为差值的标准误。

【例 6-1】 某中医院用中药治疗 9 例再生障碍性贫血患者，治疗 1 个疗程后，血红蛋白变化的数据见表 6-1。问该中药治疗再生障碍性贫血有无作用？

表 6-1 9 例再生障碍性贫血患者治疗前后血红蛋白（g/L）的变化

编号	1	2	3	4	5	6	7	8	9
治疗前	68	65	55	75	50	70	76	65	72
治疗后	128	82	80	112	125	110	85	80	105
差值 *d*	60	17	25	37	75	40	9	15	33

该例题效应指标血红蛋白为计量资料，来自同一患者的用药前后对子数为自身配对设计，需要验证差值 d 是否为正态分布。若差值 d 总体服从正态分布，推断该药有无作用选择配对 t 检验；若不服从正态分布，则需采用 Wilcoxon 符号秩和检验方法（见非参数检验的章节）。

1. 正态性检验　对差值 d 进行正态性检验。

（1）建立假设，确定检验水准

H_0：差值数据服从正态分布

H_1：差值数据不服从正态分布

$\alpha=0.10$（欲不拒绝 H_0，宜取稍大 α，以减少第二类错误）

（2）选择检验方法，计算检验统计量：因对子数 $n=9(8<n<50)$，所以采用 Shapiro-Wilk 检验，通过 SPSS 软件得检验统计量 $W=0.931$，$P=0.493$。

（3）确定 P 值，作出统计推断：$P=0.493>0.10$，按 $\alpha=0.10$ 检验水准，不拒绝 H_0，可认为差值数据总体服从正态分布。

2. 配对 t 检验

（1）建立假设，确定检验水准

H_0：$\mu_d=0$，治疗前后血红蛋白含量相同，即该中药治疗再生障碍性贫血无作用

H_1：$\mu_d\neq 0$，治疗前后血红蛋白含量不同，即该中药治疗再生障碍性贫血有作用

$\alpha=0.05$

（2）选择检验方法，计算检验统计量：本例 $n=9$，$\bar{d}=34.556$g/L，$S_d=21.669$g/L，代入式 6-1，得：

$$t=\frac{|\bar{d}|}{S_d/\sqrt{n}}=\frac{|34.566|}{21.669/\sqrt{9}}=4.78 \quad \nu=n-1=9-1=8$$

（3）确定 P 值，作出统计推断：查 t 界值表（附表 2）得 $t_{0.05/2(8)}=2.306$，统计量 $t>t_{0.05/2(8)}$，$P<0.05$（应用 SPSS 软件得出 $P=0.001$）。按 $\alpha=0.05$ 检验水准，拒绝 H_0，接受 H_1，差别有统计学意义，可认为该中药治疗再生障碍性贫血有作用。

笔记栏

第二节 单样本 t 检验

单样本 t 检验(one sample t test)是完全随机设计的一个样本均数的假设检验,即从正态总体 $N(\mu,\sigma^2)$ 中随机抽取一份含量为 n 的样本,判断样本均数代表的未知总体均数 μ 与某个已知总体均数 μ_0 是否相同。已知总体均数 μ_0 一般为标准值、参考值、理论值或经大量观察得到的较稳定的指标值。

单样本 t 检验的基本原理是在 $H_0:\mu=\mu_0$ 的假设下,可以认为样本是从已知总体中抽取的。统计量 t 值与临界值比较,根据统计量是否落在接受范围,推断样本均数所代表的未知总体均数 μ 与已知总体均数 μ_0 有无差异。

单样本 t 检验应用条件是样本来自服从正态分布的总体,可用统计软件进行正态性检验。

若总体方差 σ^2 未知,样本均数的抽样分布服从 t 分布,用样本方差 s^2 代替总体方差 σ^2,检验统计量公式为:

$$t=\frac{|\overline{X}-\mu_0|}{S_{\overline{X}}}=\frac{|\overline{X}-\mu_0|}{S/\sqrt{n}} \qquad \nu=n-1 \qquad (式 6\text{-}2)$$

若总体方差 σ^2 已知,用 z 检验,检验统计量公式为

$$z=\frac{|\overline{X}-\mu_0|}{\sigma_{\bar{x}}}=\frac{|\overline{X}-\mu_0|}{\sigma/\sqrt{n}} \qquad (式 6\text{-}3)$$

上两式中,$\overline{X}$ 为样本均数,μ_0 为已知总体均数,n 为样本含量,$S_{\bar{x}}=S/\sqrt{n}$ 为标准误的估计值,$\sigma_{\overline{X}}=\sigma/\sqrt{n}$ 为标准误的理论值。

【例 6-2】 已知用分光光度法测定某复方中药的皂苷含量为 144. 9mg/kg,现用高效液相色谱法测定该复方中药 11 次,其皂苷含量(mg/kg)分别为 151. 9、162. 8、140. 7、165. 6、146. 7、158. 2、156. 9、172. 8、138. 9、161. 3、178. 2。问用两种方法测得皂苷的含量有无差别?

该例题测量指标皂苷为计量资料,样本为完全随机设计,推断一个随机样本所在的未知总体均数与已知总体均数有无差别,若样本数据服从正态分布可选择单样本 t 检验,若不服从正态分布可用 Wilcoxon 符号秩和检验方法(见非参数检验的章节)。

1. 正态性检验 $n=11(8<n<50)$,采用 Shapiro-Wilk 检验,通过 SPSS 软件得检验统计量 $W=0.972$,$P=0.909$。按 $\alpha=0.10$ 检验水准,不拒绝 H_0,可以认为皂苷含量数据服从正态分布。

2. 单样本 t 检验

(1) 建立假设,确定检验水准

$H_0:\mu=\mu_0(\mu_0=144.9\text{mg/kg})$,两种方法测定的皂苷含量总体均数相同

$H_1:\mu\neq\mu_0(\mu_0=144.9\text{mg/kg})$,两种方法测定的皂苷含量总体均数不同

$\alpha=0.05$

(2) 选择检验方法,计算检验统计量:因为数据服从正态分布,σ^2 未知,故采用 t 检验,$\overline{X}=157.6\text{mg/kg}$,$S=12.44\text{mg/kg}$,代入式 6-2,得:

$$t=\frac{|\overline{X}-\mu_0|}{S/\sqrt{n}}=\frac{|157.6-144.9|}{12.44/\sqrt{11}}=3.386 \qquad \nu=n-1=11-1=10$$

（3）确定 P 值，作出统计推断：查 t 界值表（附表 2）得 $t_{0.05/2(10)}=2.228$，$t>t_{0.05/2(10)}$，$P<0.05$，（应用 SPSS 软件得出 $P=0.007$）。按 $\alpha=0.05$ 检验水准，拒绝 H_0，接受 H_1，差别有统计学意义，可认为高效液相色谱法测定该药的皂苷含量高于分光光度法。

【例 6-3】 已知一般男性大学生的平均心率为 75 次/min，标准差为 7.5 次/min。某研究小组对某高校经常参加体育锻炼的男性大学生随机抽取 25 名，测得其平均心率为 68 次/min。问经常参加体育锻炼的男性大学生心率是否低于一般男性大学生心率？

本例题测量指标心率为计量资料，心率服从正态分布（$P=0.155$，检验步骤略），并且总体方差已知，推断一个随机样本所在的未知总体均数与已知总体均数有无差别可采用单样本 z 检验。

（1）建立假设，确定检验水准：

H_0：$\mu=\mu_0$，经常参加体育锻炼的男性大学生心率与一般男性大学生心率相同

H_1：$\mu<\mu_0$，经常参加体育锻炼男性大学生心率低于一般男性大学生心率

$\alpha=0.05$

（2）选择检验方法，计算检验统计量：

将已知条件代入式 6-3，得：

$$z=\frac{|\overline{X}-\mu_0|}{\sigma/\sqrt{n}}=\frac{|75-68|}{7.5/\sqrt{25}}=4.67$$

（3）确定 P 值，作出统计推断：因为当自由度为无穷大时，t 分布就是标准正态分布 $N(0,1)$，故以自由度为 ∞ 查 t 界值表（附表 2），得 $z_{0.05(单)}=1.645$，统计量 $z>z_{0.05(单)}$，$P<0.05$（应用 SPSS 软件得出 $P=0.000$）。按 $\alpha=0.05$ 的水准，拒绝 H_0，接受 H_1，可认为经常参加体育锻炼的男性大学生心率低于一般男性大学生心率。

第三节 两独立样本 *t* 检验

两独立样本 t 检验（two independent samples t test）又称成组 t 检验，适用于完全随机设计两样本均数的比较，其目的是检验两独立样本均数所代表的两未知总体均数是否有差别。两组完全随机设计是将受试对象按照完全随机化的原则分配到两个不同的处理组，比较处理组之间的效应有无差别。另外，从两个人群（如患者与健康人、男性与女性）分别随机抽样，测量某指标进行比较，也可视为完全随机设计两样本均数的比较。

两独立样本 t 检验的原理是假设两总体均数相等 H_0：$\mu_1=\mu_2$，即 $\mu_1-\mu_2=0$。将两样本均数差值 $\overline{X}_1-\overline{X}_2$ 看成一个变量样本，在 H_0 条件下可视为样本 $\overline{X}_1-\overline{X}_2$ 与已知总体均数 $\mu_1-\mu_2=0$ 的 t 检验。

两独立样本 t 检验的应用条件是：①独立性，两样本个体测量值相互独立；②正态性，两组样本资料均来自正态分布的总体，应对两组样本分别做正态性检验，而不是两组数据合并做；③方差齐，两个总体方差相等 $\sigma_1^2=\sigma_2^2$，可做方差齐性检验。

两独立样本的方差齐性检验常用 F 检验和 Levene 检验。F 检验要求样本均来自正态分布的总体，用两样本方差之比构成检验统计量 F，通常是用数值较大的方差 S_1^2 除以数值较小的方差 S_2^2，见公式 6-4。Levene 检验既可以用于正态分布的资料，又可用于非正态分布的资料或分布不明的资料，可对两组或多组资料进行方差齐性检验（该方法详见方差分析）。SPSS 统计软件在进行两独立样本 t 检验时自带基于均数（正态资料）的 Levene 法的方差齐

笔记栏

性检验。

两独立样本方差齐性检验的 F 检验统计量公式为 6-4。

$$F=\frac{S_1^2}{S_2^2},\nu_1=n_1-1,\nu_2=n_2-1 \qquad (式 6-4)$$

其中，S_1^2 为数值较大的方差，S_2^2 为数值较小的方差。

两独立样本 t 检验的检验统计量公式为式 6-5~式 6-7。

$$t=\frac{|\overline{X}_1-\overline{X}_2|}{S_{\overline{X}_1-\overline{X}_2}} \quad \nu=(n_1-1)+(n_2-1)=n_1+n_2-2 \qquad (式 6-5)$$

$$S_{\overline{X}_1-\overline{X}_2}=\sqrt{S_c^2\left(\frac{1}{n_1}+\frac{1}{n_2}\right)} \qquad (式 6-6)$$

$$S_c^2=\frac{\sum(X_1-\overline{X}_1)^2+\sum(X_2-\overline{X}_2)^2}{n_1+n_2-2}=\frac{(n_1-1)S_1^2+(n_2-1)S_2^2}{n_1+n_2-2} \qquad (式 6-7)$$

其中，$S_{\overline{X}_1-\overline{X}_2}$ 为两样本均数之差的联合标准误，S_c^2 为两样本的联合方差。

【例 6-4】 测定功能性子宫出血症中实热组与虚寒组的免疫功能，其淋巴细胞转化率如表 6-2 所示。比较实热组与虚寒组的淋巴细胞转化率均数是否不同？

表 6-2 实热组与虚寒组的免疫功能淋巴细胞转化率

组别	编号									
	1	2	3	4	5	6	7	8	9	10
实热组	0.709	0.755	0.655	0.705	0.723	0.694	0.617	0.672	0.689	0.795
虚寒组	0.617	0.628	0.623	0.635	0.593	0.684	0.695	0.718	0.636	0.618

本例题效应指标淋巴细胞转化率为计量资料，两个样本的测得值相互独立，为完全随机设计的两个独立样本，需要验证正态性和方差齐性。若服从正态分布、方差齐可选择两独立样本 t 检验；若服从正态分布、但是方差不齐可选择两独立样本校正 t 检验，即 t' 检验（见本章第四节）；若不服从正态分布或方差不齐，可进行数据变换，或采用两个独立样本比较的秩和检验（见非参数检验章节）。

1. 正态性检验　对两样本数据分别进行正态性检验，方法步骤同例 6-1，通过 SPSS 软件计算得到两组检验统计量和 P 值，实热组 $W=0.984$、$P=0.982$，虚寒组 $W=0.886$、$P=0.151$。两组 P 值均大于 0.10，两组数据均服从正态分布。

2. 方差齐性检验　已知两组淋巴细胞转化率数据均服从正态分布，方差齐性检验可用 F 检验。

（1）建立假设，确定检验水准：

$H_0:\sigma_1^2=\sigma_2^2$，两样本总体方差相等

$H_1:\sigma_1^2\neq\sigma_2^2$，两样本总体方差不等

$\alpha=0.10$（欲不拒绝 H_0，宜取稍大 α，以减少第二类错误）

（2）选择检验方法，计算检验统计量：

实热组 $S_1^2=0.050^2$，虚寒组 $S_2^2=0.040^2$，代入式 6-4，得：

$$F=\frac{S_1^2}{S_2^2}=\left(\frac{0.050}{0.040}\right)^2=1.56,\quad \nu_1=n_1-1=10-1=9,\quad \nu_2=n_2-1=10-1=9$$

（3）确定 P 值，作出统计推论：查 F 界值表（方差齐性检验用，双侧界值）（附表 3）得 $F_{0.10/2(9,9)}=3.18$，$F<F_{0.10/2(9,9)}$，$P>0.10$。或用 SPSS 软件基于均数的 Levene 检验，得出 $F=0.078$，$P=0.783$。在 $\alpha=0.10$ 检验水准下，不拒绝 H_0，可认为实热组与虚寒组的淋巴细胞转化率方差齐。

3. 两独立样本 t 检验

（1）建立假设，确定检验水准：

$H_0:\mu_1=\mu_2$，实热组与虚寒组淋巴细胞转化率的总体均数相同

$H_1:\mu_1\neq\mu_2$，实热组与虚寒组淋巴细胞转化率的总体均数不同

$\alpha=0.05$

（2）选择检验方法，计算检验统计量：

实热组 $n_1=10$，$\overline{X}_1=0.7014$，$S_1=0.0500$

虚寒组 $n_2=10$，$\overline{X}_2=0.6447$，$S_2=0.0402$

代入式 6-5～式 6-7 得：

$$S_c^2=\frac{(n_1-1)S_1^2+(n_2-1)S_2^2}{n_1+n_2-2}=\frac{(10-1)\times0.0500^2+(10-1)\times0.0402^2}{10+10-2}=0.00206$$

$$S_{\overline{X}_1-\overline{X}_2}=\sqrt{S_c^2\left(\frac{1}{n_1}+\frac{1}{n_2}\right)}=\sqrt{0.00206\times\left(\frac{1}{10}+\frac{1}{10}\right)}=0.0203$$

$$t=\frac{|\overline{X}_1-\overline{X}_2|}{S_{\overline{X}_1-\overline{X}_2}}=\frac{|0.7014-0.6447|}{0.0203}=2.793$$

$$\nu=n_1+n_2-2=10+10-2=18$$

（3）确定 P 值，作出统计推论：查 t 界值表（附表 2）得 $t_{0.05/2(18)}=2.101$，$t>t_{0.05/2(18)}$，$P<0.05$（应用 SPSS 软件得出 $P=0.012$）。按照 $\alpha=0.05$ 的检验水准，拒绝 H_0，接受 H_1，差别有统计学意义，可认为实热组与虚寒组的淋巴细胞转化率有差别，实热组高于虚寒组。

第四节 两独立样本校正 t 检验

两独立样本的 t 检验，需要资料满足正态性和方差齐性。若满足正态性但方差不齐，进行两独立样本均数比较可以：①经过数据变换使方差变齐，再进行 t 检验；②采用校正 t 检验，即 t' 检验；③采用非参数检验的方法。下面介绍两独立样本均数比较的校正 t 检验，即 t' 检验。

t' 检验可以选择对自由度或临界值进行校正。这里介绍对自由度进行校正的 Satterthwaite 法近似 t 检验，其检验统计量公式为：

$$t'=\frac{|\overline{X}_1-\overline{X}_2|}{\sqrt{\frac{S_1^2}{n_1}+\frac{S_2^2}{n_2}}} \quad \text{（式 6-8）}$$

自由度校正公式为：

笔记栏

$$\nu=\frac{(S_1^2/n_1+S_2^2/n_2)^2}{\frac{(S_1^2/n_1)^2}{n_1-1}+\frac{(S_2^2/n_2)^2}{n_2-1}} \qquad \text{（式 6-9）}$$

【例 6-5】 为研究不同饲料对体重影响，将 32 只小白鼠随机分为两组，分别饲以高蛋白和低蛋白饲料。四周后称量小白鼠体重增加量(g)，见表 6-3 所示。问两组小白鼠体重增加量的均数有无差别？

表 6-3 两组小白鼠体重增加量（g）的情况

高蛋白组	47	50	51	42	39	43	51	43	48	42	46	45	42	49	50	49
低蛋白组	36	37	34	38	33	39	37	36	34	38	35	36	39	33	38	35

本例题的小白鼠体重增加量为计量资料，两个样本的测得值相互独立，为完全随机设计的两个独立样本，需要验证正态性和方差齐性。若服从正态分布、方差齐选择两独立样本 t 检验；若服从正态分布、方差不齐选择两独立样本校正 t 检验，即 t'检验。

1. 正态性检验　对两组数据分别进行正态性检验，方法步骤同例 6-1，通过 SPSS 软件计算得到两组检验统计量和 P 值，高蛋白组 $W=0.921$，$P=0.176$；低蛋白组 $W=0.938$，$P=0.327$。两组 P 值均大于 0.10，故不拒绝 H_0，可认为高蛋白和低蛋白饲料两组小白鼠体重增加量均服从正态分布。

2. 方差齐性检验　方法步骤同例 6-4，F 检验：

高蛋白组 $\bar{X}_1=46.06$，$S=3.838$；低蛋白组 $\bar{X}_2=36.12$，$S=1.996$。

$$F=\frac{s_1^2}{s_2^2}=\frac{3.838^2}{1.996^2}=3.697 \quad \nu_1=n_1-1=16-1=15 \quad \nu_2=n_2-1=16-1=15$$

查 F 界值表(附表 3)得 $F_{0.10/2(15,15)}=2.40$，$F>F_{0.10/2(15,15)}$，$P<0.10$。或 SPSS 软件基于均数的 Levene 检验，得出 $F=10.810$，$P=0.003$。在 $\alpha=0.10$ 的检验水准下，拒绝 H_0，接受 H_1，差别有统计学意义，可认为高蛋白和低蛋白饲料两组小白鼠体重增加量的方差不齐。

3. t'检验

（1）建立检验假设，确定检验水准

H_0：$\mu_1=\mu_2$，高蛋白饲料和低蛋白饲料两组小白鼠体重增加量的总体均数相同

H_1：$\mu_1\neq\mu_2$，高蛋白饲料和低蛋白饲料两组小白鼠体重增加量的总体均数不同

$\alpha=0.05$

（2）选择检验方法，计算检验统计量：两组均满足正态性但方差不齐，故两组之间的均数比较采用 t'检验。

根据公式 6-8，计算得：

$$t'=\frac{|\bar{X}_1-\bar{X}_2|}{\sqrt{\frac{S_1^2}{n_1}+\frac{S_2^2}{n_2}}}=\frac{|46.06-36.12|}{\sqrt{\frac{3.838^2}{16}+\frac{1.996^2}{16}}}=9.191$$

（3）确定 P 值，作出统计推断

对自由度校正，根据公式 6-9，计算得：

$$\nu=\frac{(S_1^2/n_1+S_2^2/n_2)^2}{\frac{(S_1^2/n_1)^2}{n_1-1}+\frac{(S_2^2/n_2)^2}{n_2-1}}=\frac{(3.838^2/16+1.996^2/16)^2}{\frac{(3.838^2/16)^2}{16-1}+\frac{(1.996^2/16)^2}{16-1}}=19.289\approx19$$

查 t 界值表(附表 2)得 $t'>t_{0.05/2(19)}=2.093$,$P<0.05$(应用 SPSS 软件得出 $P=0.000$),按照 $\alpha=0.05$ 的检验水准,拒绝 H_0,接受 H_1,差别有统计学意义,可以认为两组小白鼠体重增加量有差别,小白鼠的体重增加量,高蛋白饲料组高于低蛋白饲料组。

第五节　两独立样本几何均数的比较

医学临床研究中有些资料,如抗体滴度、药物效价、细菌计数等,为等比数据资料或对数正态分布资料,宜用几何均数表示其平均水平。两独立样本几何均数比较,目的是推断它们分别代表的总体几何均数是否相同。

两独立样本几何均数的 t 检验,与两独立样本 t 检验的基本思路一样,需要先将全部原始数据取成对数值再进行分析。取对数后的资料,若满足正态分布和方差齐,用对数数据按两独立样本的 t 检验进行分析;若满足正态分布但不满足方差齐性,则用对数数据进行两独立样本校正 t 检验(t'检验)。

两独立样本几何均数比较的 t 检验统计量公式为:

$$t=\frac{|\overline{X}_{\lg X_1}-\overline{X}_{\lg X_2}|}{S_{\overline{X}_{\lg X_1}-\overline{X}_{\lg X_2}}},\quad \nu=n_1+n_2-2 \qquad (式\ 6\text{-}10)$$

$$S_{\overline{X}_{\lg X_1}-\overline{X}_{\lg X_2}}=\sqrt{S_c^2\left(\frac{1}{n_1}+\frac{1}{n_2}\right)} \qquad (式\ 6\text{-}11)$$

$$S_c^2=\frac{(n_1-1)S_{\lg X_1}^2+(n_2-1)S_{\lg X_2}^2}{n_1+n_2-2} \qquad (式\ 6\text{-}12)$$

或

$$S_c^2=\frac{\sum_{i=1}^{n_1}f_i(\lg X_1-\overline{X}_{\lg X_1})^2+\sum_{i=1}^{n_2}f_i(\lg X_2-\overline{X}_{\lg X_2})^2}{n_1+n_2-2} \qquad (式\ 6\text{-}13)$$

公式中的 $\lg X_1$、$\lg X_2$ 分别为两组原始数据转换的对数值,$\overline{X}_{\lg X_1}$、$\overline{X}_{\lg X_2}$ 分别为两组对数值的均数,$S_{\lg X_1}$、$S_{\lg X_2}$ 分别为两组对数值的标准差,S_c^2 为两样本的联合方差,$S_{\overline{X}_{\lg X_1}-\overline{X}_{\lg X_2}}$ 为两样本均数之差的联合标准误。其中公式 6-13 于原始数据已经整理成频数表数据时使用。

【例 6-6】将 22 名患钩端螺旋体病患者的血清随机分为两组,分别用标准株、水生株做凝溶试验,测得稀释倍数如表 6-4 所示。问两组的平均效价有无差别?

表 6-4　22 名钩端螺旋体病患者血清凝溶试验结果

方法	编号										
	1	2	3	4	5	6	7	8	9	10	11
标准株	100	200	400	400	400	400	800	1600	1600	1600	3200
水生株	100	100	100	200	200	200	200	400	400	400	800

本例题凝溶试验稀释倍数为计量资料,两个样本的测得值相互独立,为完全随机设计的两个独立样本。先将两组数据都转换成对数值(以下称为两组对数数据),然后验证正态性和方差齐性,再选择两独立样本 t 检验或 t'检验。

注意,在建立假设和进行推论下结论时需用几何均数表达。

笔记栏

1. 正态性检验 对两组对数数据总体进行正态性检验，方法步骤同例 6-1，通过 SPSS 软件计算得到两组检验统计量和 P 值，标准株 $W=0.940, P=0.518$；水生株 $W=0.896, P=0.165$。两组 P 值均大于 0.10，可认为两组对数数据均来自正态分布的总体。

2. 方差齐性检验 用对数数据进行方差齐性检验，方法步骤同例 6-4，$F=\frac{0.452^2}{0.296^2}=2.33$，$\nu_1=\nu_2=11-1=10$。查 F 界值表（附表 3）得 $F_{0.10/2(10,10)}=2.98$，$F<F_{0.10/2(10,10)}$，$P>0.10$。或 SPSS 软件 Levene 检验得出 $F=2.727, P=0.114$。在 $\alpha=0.10$ 检验水准下，标准株和水生株血清凝溶试验结果数据总体方差齐。

3. 两独立样本 t 检验

（1）建立假设，确定检验水准

H_0：标准株与水生株血清凝溶试验的效价总体几何均数相同

H_1：标准株与水生株血清凝溶试验的效价总体几何均数不同

$\alpha=0.05$

（2）选择检验方法，计算检验统计量

标准株 $n_1=11, G_1=622.30$，对数值的均数 $\overline{X}_{\lg X_1}=2.794$，标准差 $S_{\lg X_1}=0.452$

水生株 $n_2=11, G_2=226.99$，对数值的均数 $\overline{X}_{\lg X_2}=2.356$，标准差 $S_{\lg X_2}=0.296$

代入式 6-10～式 6-12 得：

$$S_c^2=\frac{(n_1-1)S_{\lg X_1}^2+(n_2-1)S_{\lg X_2}^2}{n_1+n_2-2}=\frac{(11-1)\times0.452^2+(11-1)\times0.296^2}{11+11-2}=0.14596$$

$$S_{\overline{X}_{\lg X_1}-\overline{X}_{\lg X_2}}=\sqrt{S_c^2\left(\frac{1}{n_1}+\frac{1}{n_2}\right)}=\sqrt{0.14596\times\left(\frac{1}{11}+\frac{1}{11}\right)}=0.16291$$

$$t=\frac{|\overline{X}_{\lg X_1}-\overline{X}_{\lg X_2}|}{S_{\overline{X}_{\lg X_1}-\overline{X}_{\lg X_2}}}=\frac{|2.794-2.356|}{0.16291}=2.689$$

$$\nu=n_1+n_2-2=11+11-2=20$$

（3）确定 P 值，作出推论：查 t 界值表（附表 2），得 $t_{0.05/2(20)}=2.086$，$t>t_{0.05/2(20)}$，$P<0.05$（应用 SPSS 软件得出 $P=0.014$）。按照 $\alpha=0.05$ 的检验水准，拒绝 H_0，接受 H_1，差别有统计学意义，可认为标准株与水生株两组血清凝溶试验效价有差别，标准株组高于水生株组。

t 检验注意事项：

1. t 检验是计量资料经典的统计推断方法，t 检验和 z 检验皆有单侧与双侧检验之分，应用 t 检验务必注意设计类型及其前提条件，因为在满足前提条件下所计算出的 t 检验统计量才服从 t 分布，而 t 检验正是以 t 分布作为其理论依据的检验方法。

（1）单样本 t 检验：该样本资料总体服从正态分布。

（2）配对 t 检验：每对数据的差值总体服从正态分布。

（3）成组 t 检验：两组数据相互独立，两组资料均取自正态分布的总体，并满足方差齐性。

（4）成组 t' 检验：两个独立样本满足正态性但总体方差不相等，做 t' 检验。

（5）两个独立样本几何均数比较：要进行对数转换，但在建立假设和进行推论下结论时需用几何均数表达。满足对数正态分布和方差齐可进行两个独立样本几何均数比较的 t 检验，若满足对数正态分布但不满足方差齐，则可对其进行 t' 检验。

2. t 检验和方差分析的 F 检验（见第七章）的应用条件均涉及正态性和方差齐性问题，为此说明如下：

（1）正态性问题：①当样本例数较大时（$n \geqslant 50$），可认为样本均数的分布呈正态（中心极限定理），可不做正态性检验。②当样本例数在 8~50 时（$8 \leqslant n<50$），用图表直观法和计算法综合评判为佳，有时用 $\bar{X} \pm 3S$ 范围囊括给定的样本数据来判断正态性也十分简捷有效。当然，以矩法判断总体峰度系数与偏度系数为零的计算法更为准确，本节介绍的 Shapiro-Wilk 检验也尚可。③当样本例数在 8 以下时（$n<8$），可以依据经验来决定。注意：正态性检验的检验水准常取 0.10。

（2）方差齐性问题：一般根据样本方差来判断，如果样本方差相差不大，一般可以不做方差齐性检验。如果样本方差相差比较大（如相差 3 倍以上）时，则要怀疑方差不齐，需要进行方差齐性检验。另外，各组样本含量相等时，方差不齐对 t 检验的影响可忽略。本书采用基于均数的 Levene 法方差齐性检验，与 SPSS 统计软件对两独立样本 t 检验和完全随机设计单因素方差分析时自带的方差齐性检验一致。注意：方差齐性检验的检验水准常取 0.10。

3. 因小样本资料易犯第二类错误，所以 t 检验的推论一定要慎重，特别当 P 值接近检验水准时，必须要考虑样本含量大小进行推论，必要时给出把握度（检验效度）。当小样本得出 $P>\alpha$ 时，下结论为不拒绝 H_0 为妥。

知识链接

t 检验以 t 分布为理论基础。t 分布是英国著名统计学家戈赛特（W. S. Gosset）在 1908 年以“Student”笔名在 *Biometrika* 杂志上发表的小样本均数分布，后人又称之为“学生氏分布”，该分布在第四章已叙述。在戈塞特 23 岁时，因为他在化学和数学方面的出色表现获得牛津大学的学位，并很快受雇于爱尔兰都柏林的吉尼斯酿酒公司。在那里，他不仅发挥了他的化学天赋，而且他的数学才华让他解决了一系列有关啤酒酿造的实际问题。由于戈塞特开创的理论使统计学开始由大样本向小样本、由描述向推断发展。因此，许多统计学家把 1908 年看作是统计推断理论发展史上的里程碑。戈塞特善于探索，勇于创新，成绩斐然，是现代推断统计学（尤其是小样本理论研究）的先驱者。现在 t 检验已成为应用极其广泛的计量资料假设检验方法之一。

t 检验的 SPSS 统计软件电脑实验

【实验 6-1】 对例 6-1 资料进行配对设计 t 检验。

1. 数据文件　以“治疗前”“治疗后”为变量名，如图 6-1 录入数据，建立 2 列 9 行的数据集 li0601. sav。

2. 操作步骤

（1）求每对数的差值 d：Transform→Compute Variable→在 Target Variable 框中输入“d”→选中“治疗前”，点击使“治疗前”到右边的 Numeric Expression 中→单击减号运算键“-”→选“治疗后”，点击使“治疗后”到右边的 Numeric Expression→OK。数据文件中就增加了新变量差值 d。

（2）正态性检验：对差值 d 进行正态性检验 Analyze→Descriptive Statistics→Explore→在 Explore 对话框中选“d”，点

	治疗前	治疗后
1	68	128
2	65	82
3	55	80
4	75	112
5	50	125
6	70	110
7	76	85
8	65	80
9	72	105

图 6-1　数据集 li0601. sav

击 使“*d*”到右边的 Dependent List 中→点 Plots→在 Explore：Plots 对话框中，选 Normality plots with test→Continue→OK。（下面的 Display 下有 3 个选项，Both：统计量与统计图形都输出，是系统默认选项；Statistics：只输出统计量；Plots：只输出统计图形）。输出结果为检验统计量 $W=0.931$，$P=0.493>0.10$，可认为差值 *d* 总体服从正态分布。

（3）配对 *t* 检验：Analyze→Compare Means→Paired-Sample T Test，在弹出的 Paired-Sample T Test 对话框中选中“治疗前”和“治疗后”送入右侧上面的 Paired Variable 框中→OK。

3. 主要结果　配对 *t* 检验结果得 $t=4.784$，$P=0.001<0.05$，故差别有统计学意义，可认为该中药治疗再生障碍性贫血有效。

【实验 6-2】 对例 6-2 资料数据进行单样本 *t* 检验。

1. 数据文件　以“皂苷含量”为变量名，如图 6-2 录入数据，建立 1 列 11 行的数据集 li0602. sav。

2. 操作步骤

（1）正态性检验：用 Explore 过程对变量“皂苷含量”进行正态性检验，步骤同实验 6-1。结果为检验统计量 $W=0.972$，$P=0.909>0.10$，可认为皂苷含量数据来自的总体服从正态分布。

（2）单样本 *t* 检验：Analyze→ Compare Means→ One-Sample T Test，在弹出的 One-Sample T Test 对话框中，选“皂苷含量”，点击 使之到右侧上面的 Test Variable 框中→在下面的 Test Value 框中，将系统默认值“0”修改为“144.9”→OK。

3. 主要结果　单样本 *t* 检验的结果，$t=3.396$，$P=0.007<0.05$，差别有统计学意义，可认为高效液相色谱法测定该药皂苷含量高于分光光度法。

	皂甙含量
1	151.9
2	162.8
3	140.7
4	165.6
5	146.7
6	158.2
7	156.9
8	172.8
9	138.9
10	161.3
11	178.2

图 6-2　数据集 li0602.sav

【实验 6-3】 对例 6-3 资料进行 *z* 检验。

1. 输入数据　打开一个新的数据文件，在“data View”编辑窗口输入任意一个数值，如输入 6（程序的运行是在数据集基础上实现的）。

2. 编辑程序

（1）File→New→Syntax，在弹出的 Syntax Editor 编辑框中输入以下程序：

```
COMPUTE   z=ABS(75-68)/(7.5/SQRT(25)).
COMPUTE   p=1-CDF.NORMAL(z,0,1).
EXECUTE.
```

（其中函数 ABS 表示取绝对值，函数 SQR 表示开平方，CDF. NORMAL 表示累计的概率密度函数。）

（2）输出结果 Run→All，在数据集里直接输出结果。

3. 主要结果　$z=4.67$，$P=0.0000<0.05$，结论同正文。

注：本例也可用 SPSS 软件作单样本 *t* 检验，自由度较大时，*t* 检验等价于 *z* 检验。

【实验 6-4】 对例 6-4 资料进行两独立样本 *t* 检验。

1. 数据文件　以“转化率”“组别（1 = 实热组，2 = 虚寒组）”为变量名，如图 6-3 录入数据，建立 2 列 20 行的数据集 li0604. sav。

	转化率	组别
1	0.709	1
2	0.755	1
⋮	⋮	⋮
19	0.636	2
20	0.618	2

图 6-3　数据集 li0604.sav

2. 操作步骤

（1）对两组数据进行正态性检验：Analyze→Descriptive

Statistics→Explore→在 Explore 对话框中选“转化率”,点击 使“转化率”到右边的 Dependent List 框内→选“组别”,点击 使“组别”到右边的 Factor List 框内→点 Plots→在 Explore:Plots 对话框中,选 Normality plots with test→Continue→OK。输出结果分别为,实热组 $W=0.984$,$P=0.982$;虚寒组 $W=0.886$,$P=0.151$;P 值均大于 0.10,可认为两组数据总体均服从正态分布。

(2) 方差齐性检验:Explore 过程可以同时完成数据的正态性检验和方差齐性检验,在 plots 对话框中,如果在 Spread vs. Level with Levene Test 勾选 Untransformed,可以对原始数据进行 Levene 方差齐性检验。

Levene 方差齐性检验结果,会给出计算 Levene 统计量的 4 种算法。本例数据服从正态分布,所以选择基于均数(based on mean)的结果,$P=0.783>0.10$,可以认为两组的总体方差齐。与 F 检验的结果相比较,结论是一致的。另外,SPSS 软件在两独立样本 t 检验模块(independent-samples T test)中默认状态下给出 Levene 方差齐性检验结果。

(3) 两独立样本 t 检验:Analyze→Compare Means→Independent-Samples T Test→在弹出的 Independent-Samples T Test 对话框中,选“转化率”,点击 使之入 Test Variable 框中→选“组别”,点击 使之入 grouping Variable 框中→点击 Define Groups,在 Use specified values 下面“Group1”“Group2”两个框中分别键入“1”和“2”→Continue→OK。

3. 主要结果 方差齐性检验 Levene's Test for Equality of Variance 结果,若 $P>0.10$,则选择第一行 Equal variance assumed(方差齐)的 t 检验结果;若 $P\leqslant 0.10$,则选择第二行 Equal variance not assumed(方差不齐)的 t' 检验结果。

本例方差齐性检验的统计量 $F=0.078$,$P=0.783>0.10$,认为两组的方差齐,与 Explore 过程的检验结果一致。选择第一行的 t 检验结果,$t=2.795$,$P=0.012<0.05$,差别有统计学意义,可以认为实热组和虚寒组淋巴细胞转化率不同。

【实验 6-5】对例 6-5 资料进行两独立样本 t' 检验。

1. 数据文件 以“体重增加量”“组别(1=高蛋白组,2=低蛋白组)”为变量名,如图 6-4 录入数据,建立 2 列 32 行的数据集 li0605. sav。

2. 操作步骤

(1) 用 Explore 过程进行正态性检验:操作过程同实验 6-4。结果为高蛋白组(1 组) $W=0.921$,$P=0.176$;低蛋白组(2 组) $W=0.938$,$P=0.327$。两组 P 值均大于 0.10,故不拒绝 H_0,可认为高蛋白和低蛋白饲料两组体重增加量均服从正态分布。

	体重增加量	组别
1	47	1
2	50	1
⋮	⋮	⋮
31	38	2
32	35	2

图 6-4 数据集 li0605. sav

(2) 用 Levene 进行方差齐性检验:操作过程同实验 6-4,结果显示 $F=10.810$,$P=0.003<0.10$,可以认为两组方差不齐。两组资料满足正态性但方差不齐,故两组之间的均数比较采用 t' 检验。

(3) 用 Independent-Samples T Test 进行两独立样本 t' 检验:操作过程同实验 6-4。

3. 主要结果 两独立样本 t' 检验结果,$t'=9.189$,$P=0.000<0.05$,差别有统计学意义,可认为高蛋白饲料与低蛋白饲料两组小白鼠体重增加量有差别。

【实验 6-6】对例 6-6 资料进行两样本几何均数的比较的 t 检验。

1. 数据文件 以“稀释倍数”“组别(1=标准株组,2=水生株组)”为变量名,如图 6-5 录入数据,建立 2 列 22 行的数据集数据 li0606. sav。

2. 操作步骤

(1) 变量转换:计算稀释倍数的对数值,Transform→Compute Variable→在 Target Variable 框中输入“稀释倍数对数”→在 Function group 下面选 Arithmetic→在 Functions and Spe-

笔记栏

	稀释倍数	组别
1	100	1
2	200	1
⋮	⋮	⋮
21	400	2
22	800	2

图 6-5 数据集 li0606. sav

cial Variabies 中选中"Lg10",点入 Numeric Expression 框→选中"稀释倍数",点入 Numeric Expression 框→OK。数据文件中增加了新变量"稀释倍数对数"。

(2) 用 Explore 过程对两组资料的对数值进行正态性检验:操作过程同实验 6-4,Shapiro-Wilk 结果为标准株组 $W=0.940$、$P=0.518$,水生株组 $W=0.896$、$P=0.165$;P 值均大于 0.10,可以认为两组资料的对数值总体均服从正态分布。

(3) 方差齐性检验:操作过程同实验 6-4,结果为 $P=0.114>0.10$,认为两组的对数值方差齐。

(4) 用 Independent-Samples T Test 进行两独立样本 t 检验:操作过程同实验 6-4。

注意:SPSS 输出的是两组对数值的均数,可用计算机中的计算器转换成几何均数。

3. 主要结果 本例的方差齐性检验统计量 $F=2.727$,$P=0.114>0.05$,认为两组的方差齐;选择第一行的 t 检验结果,$t=2.689$,$P=0.014<0.05$,差别有统计学意义,两组血清凝溶试验效价有差别。

学习小结

1. 学习内容

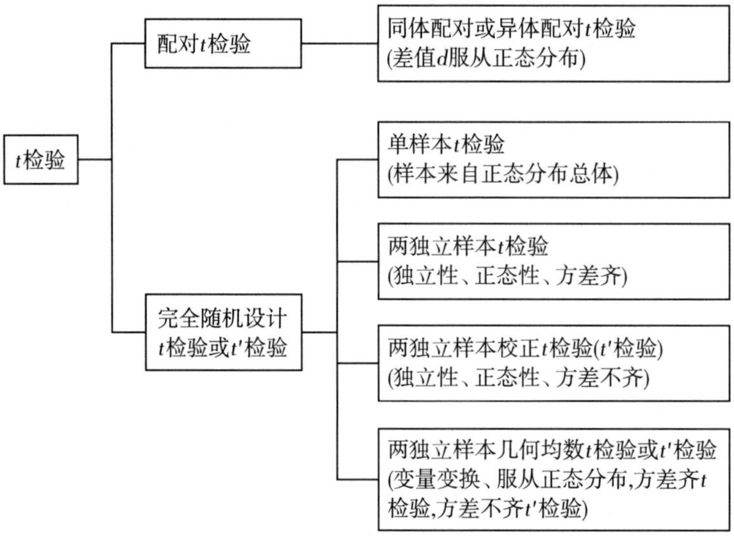

2. 学习方法 t 检验开创了两个小样本均数比较的统计推断方法,在学习中一定要明确 t 检验的适用条件。分析中要辨别设计类型,以及验证是否满足正态性、方差齐性,分别采用相应的 t 检验或 t' 检验。当总体方差已知,或样本量较大 t 分布趋于标准正态分布时,检验方法可选择 z 检验(u 检验),此时的 t 检验即为 z 检验(u 检验)。

复习思考题

一、简答题

1. 配对设计资料 t 检验的应用条件是什么?

2. 完全随机设计资料 t 检验的应用条件是什么？

3. t 检验与 z 检验之间的联系与区别是什么？

4. t 检验条件不符合时怎么办？

5. 计量资料多组样本均数进行比较时，可多次进行两两比较的 t 检验吗？

二、计算分析题

1. 已知正常人的血清凝血酶原浓度平均水平为200mg/L，今测得9名维生素K缺乏症患者的血清凝血酶原浓度（mg/L）为：150，160，170，180，155，145，152，153，166。问维生素K缺乏患者血清凝血酶原浓度是否低于正常人？

2. 在用硝酸-高锰酸钾冷消化法测量尿铅含量的研究中，用湿式热消化法-双硫腙法作对照，对10名患者测定尿铅（mmol/L），结果如表6-5。试分析两种方法的测量结果有无差别？

表6-5　两种消化法测定10名患者尿铅含量（mmol/L）

冷消化法	2.4	12.1	12.0	11.4	11.6	8.8	10.9	11.4	12.0	11.0
热消化法	2.8	10.1	11.5	11.2	11.2	8.9	11.7	11.4	11.0	10.5

3. 16只大鼠配成8对，要求配对的大鼠毛色、窝别、体重、雌雄及健康状况等条件尽量相同。将每对中的两只大鼠随机分配到实验组和对照组，对照组给予正常饮食，实验组给予大米（限量），一段时间饲养后，测量两组大鼠血清蛋白含量（g/L），结果如表6-6。比较两组大鼠血清蛋白含量有无差别？

表6-6　两组大鼠血清蛋白含量（g/L）

对照组	4.08	4.12	4.05	4.15	4.85	5.25	5.06	5.15
实验组	3.82	3.73	3.86	3.87	4.08	4.36	4.28	4.86

4. 某地对急性菌痢患者随机分为两组，用短程综合疗法治疗31例，平均退热为10.5小时，标准差为3.1小时；对照组31例，平均退热为12.5小时，标准差为3.4小时。问两组患者退热时间有无差别？

5. 研究转铁蛋白测定对病毒性肝炎诊断的临床意义，测得12名正常人和15名病毒性肝炎患者血清转铁蛋白含量（μg/L）的结果如表6-7所示，问两组患者血清转铁蛋白含量是否相等？

表6-7　正常人和患者血清转铁蛋白含量测定结果（μg/L）

正常组	281.7	268.6	264.1	273.2	270.8	260.5		
	265.4	271.5	284.6	291.3	254.8	275.9		
患者组	221.7	218.8	233.8	230.9	240.7	260.7	224.4	
	256.9	235.9	215.4	251.8	224.7	228.3	231.1	253.0

6. 随机调查某病患者，甲组11人，其血清用甲种实验方法；乙组10人，其血清用乙种实验方法。抗体滴度结果的倒数如表6-8，比较两组患者血清抗体滴度平均滴度有无差别？

表6-8　甲乙两种方法测定两组血清抗体滴度（倒数）的结果

甲组	100	200	400	400	400	400	800	1600	1600	1600	3200
乙组	100	100	100	200	200	200	400	400	400	1600	

扫一扫，测一测

（王丽梅　武　松）

笔记栏

PPT 课件

第七章

方差分析

学习目标

通过学习方差分析的基本思想和常用研究设计的方差分析，为医学研究多样本均数的比较分析奠定基础。

学习要点

方差分析的基本思想、应用条件；完全随机设计、随机区组设计、交叉设计、析因设计资料的方差分析；重复测量资料的方差分析；多重比较。

t 检验与 z 检验，适用于两个样本均数的比较，但在医学科学研究中，常常要通过多个样本均数比较来推断各总体均数之间是否存在差别，多个样本均数的比较若多次重复采用 t 检验，会使犯第一类错误的概率增大，例如四个样本均数，两两比较有 $C_4^2=4!/[2!(4-2)!]=6$ 种情况，作 6 次 t 检验，若每次比较的检验水准为 $\alpha=0.05$，则每次比较不犯第一类错误的概率为 $(1-0.05)$，那么 6 次比较均不犯第一类错误的概率为 $(1-0.05)^6$，至少一次犯第一类错误的概率为 $1-(1-0.05)^6=0.265$，远大于 0.05，违背了假设检验的小概率原理，是不可以的。因此，对于多个样本均数的比较，需采用方差分析。方差分析（analysis of variance，ANOVA）又称变异数分析，是由英国著名统计学家 R. A. Fisher 首先提出的，为了纪念 Fisher，以 F 命名其检验统计量，故方差分析亦称 F 检验。

第一节　方差分析概述

一、方差分析的基本思想

方差（variances）又称均方（mean squares，MS），它由离均差平方和与自由度相除而得，离均差平方和为 SS，自由度为 ν，则方差或均方 $MS=SS/\nu$。离均差平方和 SS 表示变异的绝对数量，方差或均方 MS 表示平均的变异大小。

下面以完全随机设计（completely randomized design）资料为例说明方差分析的基本思想。

【例 7-1】 观察某中药降脂片对高脂血症大鼠丙二醛（MDA）影响，40 只高脂血症大鼠，随机分为对照组、低剂量组、中剂量组和高剂量组，用药 20 天后，测定对照组和各实验组大鼠 MDA 的变化，结果见表 7-1，试分析各组大鼠 MDA 含量有无差异。

表 7-1　对照组和各实验组 MDA 含量（mmol/L）

编号	对照组	低剂量组	中剂量组	高剂量组	合计
1	8.14	7.41	7.24	6.35	
2	8.10	7.44	7.20	6.27	
3	8.12	7.38	7.22	6.33	
4	8.16	7.47	7.18	6.29	
5	8.13	7.42	7.17	6.31	
6	8.14	7.49	7.21	6.40	
7	8.12	7.48	7.18	6.35	
8	8.10	7.43	7.22	6.30	
9	8.13	7.40	7.19	6.28	
10	8.20	7.48	7.23	6.36	
n_i	10	10	10	10	40（n）
$\sum_{j=1}^{n_i} X_{ij}$	81.34	74.40	72.04	63.24	291.02（$\sum X_{ij}$）
$\overline{X}_i$	8.134	7.440	7.204	6.324	7.2755（$\overline{X}$）
$\sum_{j=1}^{n_i} X_{ij}^2$	661.6274	553.5492	518.9812	399.945	2134.103（$\sum X_{ij}^2$）
S_i	0.029515	0.038297	0.023664	0.04115	—

（一）变异的分解

1. 总变异　40 只大鼠 MDA 含量大小不同，存在变异，称为总变异（total variation），总变异反映了全部个体观察值之间总的变异情况，其大小可用所有数据的总离均差平方和表示，公式为：

$$SS_{总}=\sum_{i=1}^{k}\sum_{j=1}^{n_i}(X_{ij}-\overline{X})^2=\sum X^2-\frac{(\sum X)^2}{n}=\sum X^2-C \qquad (式 7\text{-}1)$$

$$C=(\sum X)^2/n \qquad (式 7\text{-}2)$$

$$\nu_{总}=n-1 \qquad (式 7\text{-}3)$$

式中，$SS_{总}$ 为总离均差平方和，X_{ij} 或 X 表示第 i 组的第 j 个观察值，$\overline{X}$ 为全部观察值的均数，n 为总例数，$\nu_{总}$ 为总自由度，n_i 为第 i 组的样本含量，k 为处理组数（处理因素的水平数）。

本例：

$$C=\frac{(\sum X)^2}{n}=\frac{(291.02)^2}{40}=2117.316$$

$$SS_{总}=\sum X^2-C=2134.103-2117.316=16.787$$

$$\nu_{总}=n-1=40-1=39$$

2. 组间变异　四组大鼠 MDA 含量均数 $\overline{X}_i$ 大小不同，方差分析中，把这种不同组间的差异称为组间变异（variation among groups）。组间变异包括随机误差（包括个体差异及测量误差），也包括处理因素（某中药降脂片）对实验效应（MDA 含量）的影响（处理确有作用时），其大小可用组间离均差平方和反映。公式：

笔记栏

$$SS_{组间}=\sum_{i=1}^{k} n_i(\overline{X}_i-\overline{X})^2=\sum\frac{(\sum X_i)^2}{n_i}-C \quad (式 7-4)$$

$$\nu_{组间}=k-1 \quad (式 7-5)$$

式中，$\nu_{组间}$为组间自由度，$\sum X_i$ 为第 i 组观察值的和。

本例：$SS_{组间}=\sum^{k} n_i(\overline{X}_i-\overline{X})^2=10\times(8.134-7.2755)^2+10\times(7.44-7.2755)^2$
$+10\times(7.204-7.2755)^2+10\times(6.324-7.2755)^2$
$=16.74547$

$\nu_{组间}=k-1=4-1=3$

3. 组内变异　同一组内大鼠的 MDA 含量并不完全一样，产生这种差异的原因是大鼠间的个体差异、测量误差等偶然因素，由这类原因造成的误差称为随机误差，在方差分析中称为组内变异或误差变异(variation within groups)，其大小可用组内离均差平方和反映。

$$SS_{组内}=\sum_{i=1}^{k}\sum_{j=1}^{n_i}(X_{ij}-\overline{X}_i)^2 \quad (式 7-6)$$

$$\nu_{组内}=\sum_{i=1}^{k}(n_i-1) \quad (式 7-7)$$

式中，$\overline{X}_i$ 表示第 i 组的样本均数，$\nu_{组内}$为组内自由度。

本例　$SS_{组内}=\sum_{i=1}^{k}\sum_{j=1}^{n_i}(X_{ij}-\overline{X}_i)^2$
$=(8.14-8.134)^2+(8.10-8.134)^2+\cdots+(8.20-8.134)^2+$
$(7.41-7.440)^2+(7.44-7.440)^2+\cdots+(7.48-7.440)^2+$
$(7.24-7.204)^2+(7.20-7.204)^2+\cdots+(7.23-7.204)^2+$
$(6.35-6.324)^2+(6.27-6.324)^2+\cdots+(6.36-6.324)^2$
$=0.04153$

$\nu_{组内}=\sum_{i=1}^{k}(n_i-1)=(10-1)+(10-1)+(10-1)+(10-1)=36$

数理统计证明，完全随机设计资料的三种变异有如下关系：$SS_{总}=SS_{组间}+SS_{组内}$，$\nu_{总}=\nu_{组间}+\nu_{组内}$。即总离均差平方和 $SS_{总}$被分解为组间离均差平方和 $SS_{组间}$和组内离均差平方和 $SS_{组内}$两部分，与此对应，总自由度分解为组间自由度 $\nu_{组间}$和组内自由度 $\nu_{组内}$两部分。

(二) 变异的比较

组间变异和组内变异与自由度有关，所以不能直接比较离均差平方和，需用组间均方与组内均方相比，即得方差分析的检验统计量 F。

$$F=\frac{MS_{组间}}{MS_{组内}}=\frac{SS_{组间}/\nu_{组间}}{SS_{组内}/\nu_{组内}}=\frac{处理效应的估计+误差方差的组间估计}{误差方差的组内估计} \quad (式 7-8)$$

若各组总体均数相等，即处理因素不起作用，组间均方与组内均方都只反映随机误差，理论上，此时的组间均方与组内均方应相等，两者的比值 F 值为 1。但因为分子和分母对误差方差的估计是不同的，它们中任意一个都可能大些，因此，当处理因素不起作用时，即 H_0 成立时，根据 F 分布，F 值在 1 上下波动。若各总体存在实质差异，即处理因素起作用，组间均方是随机误差和处理因素共同作用的结果，而组内均方只反映随机误差的作用，此时组间均方远大于组内均方，两者的比值 F 值应明显大于 1。

笔记栏

本例 $MS_{组间}=\frac{SS_{组间}}{\nu_{组间}}=\frac{16.74547}{3}=5.581823$

$$MS_{组内}=\frac{SS_{组内}}{\nu_{组内}}=\frac{0.04153}{36}=0.001154$$

$$F=\frac{MS_{组间}}{MS_{组内}}=\frac{5.581823}{0.001154}=4838.566$$

（三）基本思想

方差分析的基本思想就是根据研究目的和设计类型，将反映所有观察值间的变异总离均差平方和及总自由度分别分解成相应的若干部分，然后求各相应部分的均方；再用各部分的均方与组内（或误差）均方进行比较，得出检验统计量 F 值；最后根据 F 分布，由 F 值的大小，确定 P 值，作出统计推断。

方差分析的基本思想可用下列几个基本公式来表达：

$$SS_{总}=SS_A+SS_B+\cdots+SS_e \quad （式 7-9）$$

$$\nu_{总}=\nu_A+\nu_B+\cdots+\nu_e \quad （式 7-10）$$

$$MS=\frac{SS}{\nu} \quad （式 7-11）$$

$$F=\frac{MS_X}{MS_e} \quad （式 7-12）$$

说明：

1. 式 7-9 中 $SS_{总}$ 为总离均差平方和，SS_A，SS_B…为处理、配伍等研究因素的离均差平方和，SS_e 为误差的离均差平方和。总离均差平方和 $SS_{总}$ 由式 7-1 与式 7-2 计算可得。处理、配伍等研究因素的离均差平方和均可用下列通用公式计算：

$$SS_{某研究因素}=\sum\frac{(\sum X_i)^2}{n_i}-C \quad （式 7-13）$$

式 7-13 表示某一研究因素的离均差平方和等于该因素每个水平的观察值和的平方除以该水平观察值个数之和减去校正数 C。

误差变异 SS_e 可用总变异 $SS_{总}$ 减去所有研究因素的离均差平方和求得。

2. 式 7-10 中 $\nu_{总}$ 为总自由度，ν_A，ν_B…为处理、配伍等研究因素的自由度，ν_e 为误差自由度。总自由度 $\nu_{总}$ 等于所有观察值个数减 1，由式 7-3 计算可得。每个研究因素对应的自由度等于该因素的水平数（组数）减去 1。误差的自由度 ν_e 可用总自由度 $\nu_{总}$ 减去所有研究因素的自由度求得。

3. 式 7-11 是各自均方 MS 的计算公式。

4. 式 7-12 中 MS_X 表示以某一研究因素作用为主的均方，MS_e 表示随机误差的均方（方差）。

二、方差分析的条件

（一）各样本是相互独立的随机样本且来自正态分布总体。

（二）各总体方差相等，即方差齐（homogeneity of variances）。多样本方差齐性检验的方法常用的有 Bartlett 法和 Levene 检验。方差齐性检验时，通常设置 $\alpha=0.10$，按 $\alpha=0.10$ 水准，若 $P>0.10$，不拒绝 H_0，方差齐；反之，若 $P\leqslant0.10$，拒绝 H_0，接受 H_1，方差不齐。

1. Bartlett 法　由 Bartlett 于 1937 年提出，用于多样本方差齐性检验，要求资料来自正态

笔记栏

分布总体,该检验方法所计算的检验统计量服从χ^2分布。基本思想:如果各总体方差相等,均等于合并方差,则各样本方差与合并方差相差不应很大,检验统计量χ^2值大的概率可能性很小。公式为:

$$\chi^2=\frac{\sum_{i=1}^{k}(n_i-1)\ln(S_c^2/S_i^2)}{1+\frac{1}{3(k-1)}\left[\left(\sum_{i=1}^{k}\frac{1}{n_i-1}\right)-\frac{1}{n-k}\right]},\nu=k-1 \quad \text{(式 7-14)}$$

$$S_c^2=\frac{\sum_{i=1}^{k}(n_i-1)S_i^2}{n-k} \quad \text{(式 7-15)}$$

注:n_i为第i组的样本含量,S_i^2为第i组的样本方差,k为比较组数,S_c^2为合并方差,$S_c^2=MS_{组内(或误差)}$。

2. Levene 检验 Levene 检验不依赖于总体分布形式,适合于任意分布资料,能够对两组或多组资料进行方差齐性检验。Levene 检验被认为方差齐性检验的标准方法,结论比较保守,其实质是对原始数据进行一种变量变换,然后对变换后的数据进行单因素方差分析,统计软件 SPSS 采用 Levene 法进行方差齐性检验。公式为:

$$F=\frac{(n-k)\sum_{i=1}^{k}n_i(\overline{Z}_i-\overline{Z})^2}{(k-1)\sum_{i=1}^{k}\sum_{j=1}^{n_i}(Z_{ij}-\overline{Z}_i)^2} \quad \text{(式 7-16)}$$

离差Z_{ij}可根据资料选择下列三种计算方法:

(1) $Z_{ij}=|X_{ij}-\overline{X}_i|$ $(i=1,2,\cdots,k;j=1,2,\cdots,n_i)$

(2) $Z_{ij}=|X_{ij}-M_{di}|$ $(i=1,2,\cdots,k;j=1,2,\cdots,n_i)$

其中,M_{di}为第i个样本的中位数。

(3) $Z_{ij}=|X_{ij}-\overline{X}_i'|$ $(i=1,2,\cdots,k;j=1,2,\cdots,n_i)$

其中,$\overline{X}_i'$为第i个样本截除样本含量10%后的均数。

SPSS 统计软件采用 Levene 检验进行方差齐性检验。并且在其 Explore 过程中给出四种算法的 Levene 检验统计量F值和P值:①基于均数(正态资料);②基于中位数(非正态资料);③基于调整自由度的中位数;④基于调整均数(有极值时,将最大和最小的各 5%的变量值去掉后计算得的均数)。

【例 7-2】对例 7-1 采用 Levene 检验分析四组 MDA 含量总体方差是否相等?

1. 建立假设,确定检验水准

$H_0:\sigma_1^2=\sigma_2^2=\sigma_3^2=\sigma_4^2$(各总体方差相等)

$H_1:\sigma_1^2,\sigma_2^2,\sigma_3^2,\sigma_4^2$不等或不全相等

$\alpha=0.10$

2. 计算步骤

(1) 由例 7-1 得各组均数分别为$\overline{X}_1=8.134,\overline{X}_2=7.44,\overline{X}_3=7.204,\overline{X}_4=6.324$。按公式 7-17 分别计算各观察值距各组均数的绝对离差,结果如表 7-2。

$$\text{绝对离差} = |X_{ij} - \overline{X}_i| \quad \text{（式 7-17）}$$

式中 X_{ij} 表示第 i 组第 j 个数据，$\overline{X}_i$ 表示第 i 组样本均数。

表 7-2　例 7-1 各组的绝对离差

对照组	低剂量组	中剂量组	高剂量组
0.006	0.03	0.036	0.026
0.034	0.00	0.004	0.054
0.014	0.06	0.016	0.006
0.026	0.03	0.024	0.034
0.004	0.02	0.034	0.014
0.006	0.05	0.006	0.076
0.014	0.04	0.024	0.026
0.034	0.01	0.016	0.024
0.004	0.04	0.014	0.044
0.066	0.04	0.026	0.036

（2）用单因素方差分析法分析各组的绝对离差，方差分析结果如表 7-3。

表 7-3　表 7-2 的方差分析结果表

变异来源	SS	ν	MS	F	P
总变异	0.013	39			
组间变异	0.002	3	0.001	1.727	0.179
组内变异	0.011	36	0.000306		

3. 根据 F 值，P 值得出结论　$P=0.179>0.10$，按 $\alpha=0.10$ 水准不拒绝 H_0，可认为四组总体方差相等。

三、方差分析的应用

方差分析的用途很广泛，除了可以用于多组均数比较外，还可以用于两均数比较，两均数比较时，方差分析与 t 检验是等价的，且对同一资料有 $t=\sqrt{F}$；分析两个或多个因素间的交互作用；线性回归方程的假设检验；两样本的方差齐性检验等。

第二节　完全随机设计资料的方差分析

完全随机设计是按随机化的原则将受试对象随机分配到处理因素的各水平中去，分析各组的效应，仅涉及一个处理因素，该因素可以有两个或多个水平，通过两个或多个样本推断样本所代表的总体均数是否相等，完全随机设计的方差分析又称为单因素方差分析（one-way ANOVA）。

完全随机设计包括各组样本含量相等和不相等两种情况，理论上以各组样本含量相等为优（均衡可比性较好）。由于可以把各组样本含量相等看成是各组样本含量不相等的一种特殊情况，所以两种情况应用的方差分析计算公式是一样的。其方差分析是将总离均差平

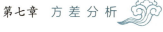

笔记栏

方和与总自由度分解为以下两部分：$SS_{总}=SS_{组间}+SS_{组内}$，$\nu_{总}=\nu_{组间}+\nu_{组内}$。

【例 7-1】 方差分析的步骤如下：

分析步骤：本例各组间数据应满足正态性和方差齐性，方差分析应用条件的检验方法与 t 检验中此方面相同，本资料经正态性检验和多样本方差齐性检验均符合方差分析要求。假设检验步骤如下：

1. 建立假设、确定检验水准

H_0：$\mu_1=\mu_2=\mu_3=\mu_4$（各组大鼠 MDA 含量总体均数相等）

H_1：μ_1、μ_2、μ_3、μ_4 不等或不全相等

$\alpha=0.05$

2. 选择检验方法、计算检验统计量　本题为完全随机设计资料，采用单因素方差分析，计算见本章第一节，但 $SS_{组间}$用通式 7-13 计算简便。

$$SS_{组间}=\sum\frac{(\sum x_i)^2}{n_i}-C=\frac{81.34^2}{10}+\frac{74.4^2}{10}+\frac{72.04^2}{10}+\frac{63.24^2}{10}-2117.316=16.74547$$

$SS_{组内}$即 SS_e，$\nu_{组内}$即 ν_e 可按如下简便计算：

$$SS_{组内}=SS_{总}-SS_{组间}=16.787-16.74547=0.04153$$
$$\nu_{组内}=\nu_{总}-\nu_{组间}=39-3=36$$

方差分析结果见表 7-4。

表 7-4　例 7-1 的方差分析结果表

变异来源	SS	ν	MS	F	P
总变异	16.787	39			
组间变异	16.74547	3	5.581823	4838.566	0.000
组内变异	0.04153	36	0.001154		

3. 确定 P 值、作出推论　因本题 $F=4838.566$，$P=0.000<0.05$，按 $\alpha=0.05$ 水准拒绝 H_0，接受 H_1，可认为四组大鼠 MDA 总体均数不等或不全相等。

方差分析的结果，只能说明多组总体均数总的是否有差别，不能具体推断四组总体均数两两之间是否相等。要进一步分析，需进行多组均数的两两比较，详见本章第四节。

第三节　随机区组设计资料的方差分析

随机区组设计（randomized block design）也称配伍组设计，其设计原理是将受试对象先按一定的条件（如患者按性别、年龄、病情，动物按窝别、种系等）配成若干个区组，然后再将每个区组内的受试对象随机分配到各个处理组中的方法。一般来说，区组内的个体数应等于实验的处理组数或其倍数。由于此种设计可使各处理组间在配伍条件上完全一致，可消除配伍因素对实验结果的影响，缩小了组间的差别，实验效率高于完全随机设计的实验。

随机区组设计资料的方差分析可分别分析处理因素和区组因素（配伍因素），因此属于双因素方差分析（two-way ANOVA）。随机区组设计资料的方差分析总变异不仅受不同组间的处理因素的影响、个体变异的随机误差，还受配伍因素的影响，因此，将总变异分解为三部分，即处理组间变异、区组间（配伍组间）变异和随机误差，总自由度也分解为相应的三部分，

即 $SS_{总}=SS_{处理}+SS_{区组}+SS_{误差}$，$\nu_{总}=\nu_{处理}+\nu_{区组}+\nu_{误差}$。

【例 7-3】为研究不同剂量大蒜素对裸鼠胃癌移植瘤的抑瘤效果，取 6 窝不同种系的裸鼠，每窝 4 只进行造模，造模成功后随机地将其分配到对照组和 3 个不同剂量大蒜素组，用药一段时间后处死各组实验裸鼠，剥离瘤体、称重，结果见表 7-5。问不同剂量的大蒜素对裸鼠胃癌移植瘤是否有生长抑制作用？

表 7-5　实验各组裸鼠胃癌移植瘤重量（g）

实验裸鼠种系	大蒜素剂量（mg/kg）			对照组
	10	20	30	
A	10.32	7.35	4.23	12.10
B	8.74	6.51	4.85	13.62
C	6.58	6.34	4.60	14.35
D	9.25	5.87	5.64	14.68
E	7.56	7.64	3.94	13.94
F	9.65	5.72	3.76	12.86

分析步骤：本例处理组间、区组间数据均应满足正态性和方差齐性，本资料经正态性检验和多样本方差齐性检验均符合方差分析要求。

1. 建立假设、确定检验水准

处理因素：$H_{处理0}$：$\mu_{对照组}=\mu_{低剂量组}=\mu_{中剂量组}=\mu_{高剂量组}$

$H_{处理1}$：$\mu_{对照组}$，$\mu_{低剂量组}$，$\mu_{中剂量组}$，$\mu_{高剂量组}$不等或不全相等

区组因素：$H_{区组0}$：$\mu_A=\mu_B=\cdots=\mu_F$

$H_{区组1}$：μ_A，μ_B，…，μ_F 不等或不全相等

均取 $\alpha=0.05$

2. 选择检验方法、计算检验统计量　本题为随机区组设计资料，采用双因素方差分析，其中，k 为处理组数，b 为区组数，计算如下：

$$C=\left(\sum_{i=1}^{k}\sum_{j=1}^{b}x_{ij}\right)^2/n=\frac{200.1^2}{24}=1668.334$$

$$SS_{总}=\sum_{i=1}^{k}\sum_{j=1}^{b}X_{ij}^2-C=1961.257-1668.334=292.923$$

$$\nu_{总}=n-1=b\times k-1=6\times 4-1=23$$

$$SS_{处理}=\frac{1}{b}\sum_{i=1}^{k}\left(\sum_{j=1}^{b}X_{ij}\right)^2-C=\frac{52.1^2+39.43^2+27.02^2+81.55^2}{6}-1668.334=273.269$$

$$\nu_{处理}=k-1=3$$

$$SS_{区组}=\frac{1}{k}\sum_{j=1}^{b}\left(\sum_{i=1}^{k}X_{ij}\right)^2-C=\frac{34.00^2+33.72^2+31.87^2+35.44^2+33.08^2+31.99^2}{4}$$

$$-1668.334=1670.594-1668.334=2.260$$

$$\nu_{区组}=b-1=6-1=5$$

$$SS_{误差}=SS_{总}-SS_{处理}-SS_{区组}=292.923-273.269-2.260=17.394$$

$$\nu_{误差}=\nu_{总}-\nu_{处理}-\nu_{区组}=15$$

笔记栏

方差分析结果见表 7-6。

表 7-6 例 7-3 的方差分析结果表

变异来源	SS	ν	MS	F	P
总变异	292.923	23			
处理组	273.269	3	91.090	78.554	0.000
区组	2.260	5	0.452	0.390	0.848
误差	17.394	15	1.160		

3. 确定 P 值，作出推论　处理因素：$P=0.000<0.05$，按 $\alpha=0.05$ 检验水准拒绝 H_0，接受 H_1，可认为不同处理组间裸鼠胃癌移植瘤重量有差别；区组（配伍）因素：$P=0.848>0.05$，按 $\alpha=0.05$ 检验水准不拒绝 H_0，尚不能认为区组因素对裸鼠胃癌移植瘤重量有影响。

第四节　多个样本均数的多重比较

进行多个样本均数差别比较的方差分析时，如果检验结果是拒绝 H_0，接受 H_1，只能得到多个总体均数不等或不全相等的结论，需要进一步对多个样本均数作两两比较，即多重比较（multiple comparisons）。多重比较方法有多种，此处仅介绍其中最常用的三种方法。

一、两两比较的 SNK-q 检验

（一）检验统计量的计算

本法的检验统计量为 q 值，其计算公式为：

$$q=\frac{|\overline{X}_A-\overline{X}_B|}{S_{\overline{X}_A-\overline{X}_B}},\nu=\nu_{误差} \quad （式 7-18）$$

$$S_{\overline{X}_A-\overline{X}_B}=\sqrt{\frac{MS_{误差}}{2}\left(\frac{1}{n_A}+\frac{1}{n_B}\right)} \quad （式 7-19）$$

注：$\overline{X}_A$ 和 $\overline{X}_B$ 为两个对比组的样本均数，$S_{\overline{X}_A-\overline{X}_B}$ 为差值的标准误，$MS_{误差}$ 为方差分析中误差（或组内）的均方，n_A 和 n_B 分别为两对比组的样本含量。

（二）适用范围

SNK-q 检验即 Student-Newman-Keuls q 检验，适用于多个样本均数间任意两组的比较，如对 k 个样本均数，则需要进行 $C_k^2=\frac{k(k-1)}{2}$ 次比较。注意，两两比较均是独立的，结论不能递推。

【例 7-4】 采用 SNK-q 检验对例 7-1 四组大鼠 MDA 含量进一步进行两两比较。

1. 建立假设，确定检验水准　用 A 与 B 表示任意两组

H_0：$\mu_A=\mu_B$，A 与 B 两个比较组的总体均数相等

H_1：$\mu_A\neq\mu_B$，A 与 B 两个比较组的总体均数不相等

$\alpha=0.05$

2. 计算检验统计量 q 值

（1）将所有样本均数按从大到小排序，并编秩次，见表 7-7。

笔记栏

表 7-7 各样本均数秩次表

项目	对照组	低剂量组	中剂量组	高剂量组
均数	8.134	7.440	7.204	6.324
秩次（R）	1	2	3	4

（2）分别计算 q 值，列出两两比较的 q 检验表，见表 7-8。本例共 4 组，进行两两比较需比较 $C_k^2=\frac{k(k-1)}{2}=\frac{4\times(4-1)}{2}=6$ 次。

表 7-8 四组 MDA 含量的两两比较（q 检验）

对比组（A与B）	均数差值（$\bar{X}_A-\bar{X}_B$）	组数（a）	q 值	p
1与2	0.694	2	64.60358	<0.05
1与3	0.93	3	86.57252	<0.05
1与4	1.81	4	168.4906	<0.05
2与3	0.236	2	21.96894	<0.05
2与4	1.116	3	103.8870	<0.05
3与4	0.88	2	81.91808	<0.05

3. 确定 P 值，作出统计推断　计算检验统计量 q 值后，与 q 界值（$q_{\alpha(\nu,a)}$）表（附表 5）比较，确定 P 值并作出统计推断。q 界值与自由度 ν 有关，还与比较组均数的秩次差别有关。比较组均数秩次差用组数 a 表示，$a=|R_A-R_B|+1$。本例自由度 $\nu=\nu_{误差}=36$，当对比组 1 与 2 比较时，检验统计量 $q=64.60358$，组数 $a=2$，由 q 界值（附表 5）可查 $2.86<q_{0.05(36,2)}<2.89$，则 $q>q_{0.05(36,2)}$，所以 $P<0.05$，拒绝 H_0，接受 H_1，低剂量组与对照组大鼠的 MDA 含量不等，低剂量组低于对照组。如表 7-8，各组大鼠之间 MDA 含量总体均数均不相等，两两之间有差别。

二、部分两两比较的 LSD-t 检验

LSD-t 检验适用于多组中某一对或几对在专业上有特殊意义的均数进行比较，一般在设计阶段就应确定哪些均数需要进行多重比较。LSD-t 检验又称最小显著差异（least significant different）t 检验，其检验统计量为 LSD-t 值，计算公式为：

$$LSD\text{-}t=\frac{|\bar{X}_A-\bar{X}_B|}{S_{\bar{X}_A-\bar{X}_B}}\qquad \nu=\nu_{误差} \tag{式 7-20}$$

$$S_{\bar{X}_A-\bar{X}_B}=\sqrt{MS_{误差}\left(\frac{1}{n_A}+\frac{1}{n_B}\right)} \tag{式 7-21}$$

LSD-t 检验在进行统计推断时，其依据的界值表与两样本均数比较的 t 检验界值表相同，LSD-t 检验的检验统计量 LSD-t 值计算公式也与 t 检验相同。但两者所依据的自由度不同，t 检验的自由度 $\nu=n_1+n_2-2$，而 LSD-t 检验的自由度 $\nu=\nu_{误差}$；另外，两者均数差的标准误计算方法也不同，t 检验是通过计算合并方差得到均数差的标准误，而 LSD-t 检验则是通过方差分析所得的误差均方来估计均数差的标准误，在应用时要注意区别。

笔记栏

三、实验组与对照组比较的 Dunnett-t 检验

Dunnett-t 检验适用于多个实验组均数与一个对照组均数的两两比较。本法的检验统计量为 t_D，计算公式为：

$$t_D=\frac{|\overline{X}_T-\overline{X}_C|}{S_{\overline{X}_T-\overline{X}_C}} \qquad \nu=\nu_{误差} \qquad (式 7-22)$$

$$S_{\overline{X}_T-\overline{X}_C}=\sqrt{MS_{误差}\left(\frac{1}{n_T}+\frac{1}{n_C}\right)} \qquad (式 7-23)$$

注：T 代表各处理组（实验组），C 为对照组；$\overline{X}_T$ 和 $\overline{X}_C$ 分别为处理组和对照组的样本均数；$S_{\overline{X}_T-\overline{X}_C}$ 是两比较组样本均数差值的标准误；n_T 和 n_C 分别为处理组和对照组的例数，$MS_{误差}$ 意义同 SNK-q 检验。

应用 Dunnett-t 检验进行统计推断时，应将计算所得的 t_D 值与 Dunnett-t 检验界值（查附表 6）比较。Dunnett-t 界值与 t 检验的 t 界值不同，其值大小除与误差自由度（$\nu_{误差}$）大小有关外，还与处理组的组数多少有关，两者不能误用。

第五节 2×2 交叉设计资料的方差分析

交叉设计（cross-over design，COD）是在自身配对设计基础上发展而成的，整个设计分为两个或多个阶段，各阶段分别给予不同的干预措施，然后比较各阶段效应间的差异有无统计学意义。常见的 2×2 交叉设计，根据方差分析的基本思想，将总离均差平方和与总自由度分解为处理间、阶段间、个体间和误差四部分，即：

$$SS_{总}=SS_{处理}+SS_{阶段}+SS_{个体}+SS_{误差} \qquad \nu_{总}=\nu_{处理}+\nu_{阶段}+\nu_{个体}+\nu_{误差}$$

【例 7-5】某中医院研究中药复方（A 药）治疗高血压的疗效，以传统的抗高血压药硝苯地平（B 药）作对照。采用 2×2 交叉设计进行临床研究，记录患者服用 A（中药复方）、B（硝苯地平）两种药物后舒张压的变化，如表 7-9，试分析 A、B 两药对舒张压的影响，以及给药 A、B 顺序对舒张压的影响。

表 7-9 两种药物治疗高血压的临床交叉试验

患者编号	随机数	第一阶段 Ⅰ		第二阶段 Ⅱ	
1	7	A	75	B	105
2		B	115	A	100
3	8	B	110	A	95
4		A	90	B	95
5	9	A	105	B	110
6		B	87	A	85
7	10	B	110	A	85
8		A	100	B	110

续表

患者编号	随机数	第一阶段Ⅰ		第二阶段Ⅱ	
9	4	B	85	A	83
10		A	79	B	95
11	3	A	85	B	110
12		B	105	A	85
13	2	B	135	A	105
14		A	100	B	115
15	1	A	105	B	105
16		B	85	A	75
17	6	B	115	A	100
18		A	75	B	99
19	5	A	80	B	85
20		B	115	A	105

1. 建立假设、确定检验水准

药物间：$H_0: \mu_A = \mu_B$（A、B两药降压效果相同）

$H_1: \mu_A \neq \mu_B$（A、B两药降压效果不同）

阶段间：$H_0: \mu_1 = \mu_2$（两阶段降压效果相同）

$H_1: \mu_1 \neq \mu_2$（两阶段降压效果不同）

个体间：H_0：各患者的舒张压总体均数相等

H_1：各患者的舒张压总体均数不等或不全相等

均取 $\alpha = 0.05$

2. 选择检验方法、计算检验统计量

$$C = (\sum X)^2/n = 3903^2/40 = 380835.2$$

$$SS_{总} = \sum X^2 - C = (75^2+105^2+\cdots+115^2+105^2) - 380835.2 = 7489.775$$

$$SS_{处理} = \frac{(75+100+\cdots+105)^2}{20} + \frac{(105+115+\cdots+115)^2}{20} - 380835.2 = 1946.025$$

$$SS_{阶段} = \frac{(75+115+\cdots+115)^2}{20} + \frac{(105+100+\cdots+105)^2}{20} - 380835.2 = 2.025$$

$$SS_{个体} = \frac{(75+105)^2}{2} + \frac{(115+100)^2}{2} + \cdots + \frac{(115+105)^2}{2} - 380835.2 = 4707.275$$

$$SS_{误差} = SS_{总} - SS_{处理} - SS_{阶段} - SS_{个体} = 834.450$$

方差分析结果见表7-10。

表7-10 例7-5的方差分析结果表

变异来源	SS	ν	MS	F	P
总变异	7489.775	39			
处理间	1946.025	1	1946.025	41.978	0.000
阶段间	2.025	1	2.025	0.044	0.837
个体间	4707.275	19	247.751	5.344	0.000
误差	834.450	18	46.358		

笔记栏

3. 确定 P 值、作出推论　药物间与个体间 $P=0.000$,P 值均小于 0.05,按 $\alpha=0.05$ 检验水准,拒绝 H_0,接受 H_1,可以认为两种药物降压效果不同,各个患者的舒张压不同或不全相同,存在个体差异;阶段间 $P=0.837>0.05$,按 $\alpha=0.05$ 检验水准,不拒绝 H_0,尚不能认为两阶段降压效果不同。

第六节　2×2 析因设计资料的方差分析

析因设计(factorial design)是一种将多因素多水平全部交叉组合,进行全面试验的设计方法,析因设计可检验每个因素各水平间的差异以及各因素间的交互作用。析因设计的资料可用方差分析处理,不同的析因设计资料,总变异分解的部分不同,下面介绍 2×2 析因设计资料的方差分析。

2×2 析因设计资料的方差分析,可将总离均差平方和与总自由度分解为处理间和误差两部分,其中处理间又可分为因素 1(因素 A)与因素 2(因素 B)及两因素交互作用,即:

$$SS_{总}=SS_{处理}+SS_{误差}=SS_A+SS_B+SS_{A\times B}+SS_{误差}$$

$$\nu_{总}=\nu_{处理}+\nu_{误差}=\nu_A+\nu_B+\nu_{A\times B}+\nu_{误差}$$

【例 7-6】 采用 A、B 两种中药治疗乙脑,按 2×2 析因设计进行临床研究,把 20 名乙脑患者随机分到各实验组,观察治疗后的退热天数,结果如表 7-11。试分析 A、B 两种中药的治疗效果,以及 A、B 间是否存在交互作用?

表 7-11　20 名乙脑患者退热天数

试验次数	A_1B_1	A_1B_2	A_2B_1	A_2B_2	合计
1	2	5	5	10	22
2	4	6	4	11	25
3	5	7	6	12	30
4	3	5	7	10	25
5	3	4	5	9	21
ΣX_i	17	27	27	52	123(ΣX)

注:A_1B_1 为 A 中药+B 中药+一般疗法,A_1B_2 为 A 中药+一般疗法 A_2B_1 为 B 中药+一般疗法,A_2B_2 为一般疗法。

1. 建立假设、确定检验水准

A 药:$H_0:\mu_{A_1}=\mu_{A_2}$, $H_1:\mu_{A1}\neq\mu_{A_2}$

B 药:$H_0:\mu_{B_1}=\mu_{B_2}$, $H_1:\mu_{B_1}\neq\mu_{B_2}$

A、B 两药间交互:H_0:两药之间无交互作用,H_1:两药之间有交互作用

均取 $\alpha=0.05$

2. 选择检验方法、计算检验统计量

$$C=(\sum X)^2/n=123^2/20=756.45$$

$$SS_{总}=\sum X^2-C=(2^2+4^2+\cdots+9^2)-756.45=154.55$$

$$SS_{处理}=\frac{17^2}{5}+\frac{27^2}{5}+\frac{27^2}{5}+\frac{52^2}{5}-756.45=133.75$$

$$SS_A=\frac{(17+27)^2}{5+5}+\frac{(27+52)^2}{5+5}-756.45=61.25$$

$$SS_B=\frac{(17+27)^2}{5+5}+\frac{(27+52)^2}{5+5}-756.45=61.25$$

$$SS_{A\times B}=SS_{处理}-SS_A-SS_B=11.25$$

$$SS_{误差}=SS_{总}-SS_{处理}=20.8$$

自由度 ν 为各因素水平数减 1，交互作用项的自由度为交互因素自由度的乘积。方差分析表见表 7-12。

表 7-12 例 7-6 的方差分析表

变异来源	SS	ν	MS	F	P
总变异	154.55	19			
A 中药	61.25	1	61.25	47.115	0.000
B 中药	61.25	1	61.25	47.115	0.000
A 中药×B 中药	11.25	1	11.25	8.654	0.010
误差	20.8	16	1.30		

3. 确定 P 值，作出推论　A 中药、B 中药、两药交互作用的 P 值均小于 0.05，按 $\alpha=0.05$ 检验水准，拒绝 H_0，接受 H_1，说明 A 中药和 B 中药用与不用疗效有差别，A 中药和 B 中药间存在交互作用。结合表 7-13 中 A 中药两水平、B 中药两水平、两药交互作用的四种情况（A_1B_1、A_1B_2、A_2B_1、A_2B_2）退热天数之和或其均数大小，根据专业知识可知，退热天数之和或其均数越小，疗效越好，可认为 A 中药与 B 中药各自均有退热作用，两药同时用退热作用更好。

表 7-13 例 7-6 中各组的样本观察值和/均数

	B_1	B_2	合计
A_1	17/3.4	27/5.4	44/4.4
A_2	27/5.4	52/10.4	79/7.9
小计	44/4.4	79/7.9	-

第七节 重复测量资料的方差分析

一、重复测量资料的特征

重复测量资料（repeated measurement data）是对同一组受试对象的同一观测指标在不同时间点上进行多次测量所得的资料。在医学实验中，重复测量包括三种情况：①在试验条件相同的情况下，从同一总体中抽取 n 个受试对象进行 r 次观测；②将一个受试对象分成 k 份，在试验条件相同的情况下，观察 k 次；③在部分试验条件变动时，从同一个受试对象身上重复测量 k 个数据。

相比于其他类型的实验设计，重复测量设计的资料有如下特征：

1. 重复测量数据属于非独立数据范畴，数据不独立或不完全独立，即重复测量值在不

笔记栏

同实验受试者间是独立的，但就同一受试者而言，不同时点的测量值之间可能不独立。

2. 重复测量数据的分析通常要考虑处理分组与重复测量的时间点两个因素。

3. 不同的观察单位按随机化原则分配到各个处理组，同一观察单位测量结果按时间顺序排列，不同于随机区组设计。

4. 观察值之间有随重复测量时间变化的趋势。

二、重复测量资料方差分析的基本思想

重复测量资料一般需要考虑两个因素，一个因素是处理因素，另一个是时间因素。总变异也包括两部分，一部分是横向分组的受试对象间的变异，另一部分是纵向分组的受试对象内的变异。根据方差分析变异分解的原则，受试对象间的变异可分解为处理因素和个体间误差两部分；受试对象内的变异可分解为时间因素、处理因素和时间交互作用以及个体内误差三部分。各种变异的关系如下：

$$SS_{总}=SS_{受试对象间}+SS_{受试对象内} \quad （式 7-24）$$

$$SS_{受试对象间}=SS_{处理}+SS_{个体间误差} \quad （式 7-25）$$

$$SS_{受试对象内}=SS_{时间}+SS_{处理\times时间}+SS_{个体内误差} \quad （式 7-26）$$

$$\nu_{总}=\nu_{受试对象间}+\nu_{受试对象内} \quad （式 7-27）$$

$$\nu_{受试对象间}=\nu_{处理}+\nu_{个体间误差} \quad （式 7-28）$$

$$\nu_{受试对象内}=\nu_{时间}+\nu_{处理\times时间}+\nu_{个体内误差} \quad （式 7-29）$$

三、重复测量资料方差分析的应用条件

1. 各处理组满足正态性　处理因素各水平的样本个体之间是相互独立的随机样本，且其总体服从正态分布。

2. 各处理组总体方差相等　相互比较的各处理水平的总体方差相等。

3. 球对称性　球对称性是指各时间点组成的协方差阵（covariance matrix）具有球形性（sphericity）特征，即所有两两时点变量值间差值对应的方差相等。

四、重复测量资料方差分析的基本步骤

以下列例题说明完全随机设计重复测量资料的方差分析步骤。

【例 7-7】某研究者将 20 名高血压患者随机分为两组，每组各 10 名，采用某中药治疗，一组服用胶囊，另一组服用片剂。分别于服药后 1、2、3、4 小时测定血药浓度，结果见表 7-14。试比较两种剂型服用后血药浓度有无差别。

表 7-14　同一种药物不同剂型在不同时间的血药浓度测定值（μmol/L）

分组（i）	受试对象（k）	测量时间（h）（j）			
		1	2	3	4
片剂组	1	22.5	26.2	23.9	24.5
（i=1）	2	22.3	23.4	23.4	24.5
	3	21.6	24.1	22.4	23.8
	4	18.3	18.6	18.9	19.4
	5	19.2	20.8	21.5	22.3
	6	23.6	24.3	24.6	25.2

笔记栏

续表

分组（i）	受试对象（k）	测量时间（h）（j）			
		1	2	3	4
	7	17.6	19.2	18.1	18.5
	8	19.5	19.4	19.2	19.6
	9	16.4	18.5	18.7	19.5
	10	21.6	21.2	21.2	21.6
胶囊组（i=2）	11	19.5	22.6	26.3	29.5
	12	23.8	27.6	32.5	36.8
	13	21.3	22.5	26.5	28.6
	14	18.5	19.4	23.4	25.6
	15	19.6	24.1	24.8	27
	16	22.5	25.1	27.1	35.9
	17	17.4	23.1	21.6	24.8
	18	19.6	23.3	24.6	26.8
	19	22.4	25.6	28.9	30.7
	20	15.3	16.8	19.4	24.6

注：X_{ijk} 表示第 i 处理组第 j 测量时间第 k 个受试对象血药浓度。

1. 条件检验

（1）正态性和方差齐性：检验方法同前例，本例经正态性检验和方差齐性检验均满足方差分析的要求。

（2）球对称性：重复测量资料方差分析的“球对称”检验计算较为复杂，一般需要借助统计分析软件。本例经 SPSS 软件分析可得$\chi^2=8.102$，$P=0.151$，说明资料满足球对称性。

2. 方差分析

（1）建立检验假设，确定检验水准

处理因素：H_0：$\mu_1=\mu_2$（两组患者血药浓度总体均数相等）

H_1：$\mu_1\neq\mu_2$（两组患者血药浓度总体均数不相等）

时间因素：H_0：各时间点患者血药浓度总体均数相等

H_1：各时间点血药浓度总体均数不等或不全相等

交互作用：H_0：处理因素与时间因素无交互作用

H_1：处理因素与时间因素有交互作用

均取 $\alpha=0.05$

（2）计算检验统计量

1）总变异

$$SS_{总}=\sum X^2-(\sum X)^2/n=42928.99-(1824.5)^2/80=1318.987$$

$$\nu_{总}=n-1=80-1=79$$

$$C=(\sum X)^2/n=(1824.5)^2/80=41610.003$$

2）受试对象间变异

笔记栏

$$SS_{受试对象间}=\frac{1}{p}\sum_{i=1}^{g}\sum_{k=1}^{n}\left(\sum_{j=1}^{P}X_{ikj}\right)^2-C=\frac{(97.1)^2+(93.6)^2+\cdots+(76.1)^2}{4}$$

$$-41610.003=\frac{169604.97}{4}-41610.003=791.24$$

$$\nu_{受试对象间}=gn-1=2\times10-1=19$$

$$SS_{处理}=\frac{1}{pn}\sum_{i=1}^{g}\left(\sum_{j=1}^{P}\sum_{k=1}^{n}X_{ijk}\right)^2-C=\frac{(849.1)^2+(975.4)^2}{10\times4}-41610.003$$

$$=199.396$$

$$\nu_{处理}=g-1=2-1=1$$

$$SS_{个体间误差}=SS_{受试对象间}-SS_{处理}=791.24-199.396=591.844$$

$$\nu_{个体间误差}=\nu_{受试对象间}-\nu_{处理}=18$$

式中，p 为重复测定的次数，n 为每组受试对象的人数，g 为处理组数，本题 $p=4,n=10,g=2$。

3）受试对象内变异

$$SS_{受试对象内}=SS_{总}-SS_{受试对象间}=1318.987-791.24=527.747$$

$$\nu_{受试对象内}=\nu_{总}-\nu_{受试对象间}=79-19=60$$

$$SS_{时间}=\frac{1}{gn}\sum_{j=1}^{p}\left(\sum_{i=1}^{g}\sum_{k=1}^{n}X_{ijk}\right)^2-C$$

$$=\frac{(402.5)^2+(445.8)^2+(467)^2+(509.2)^2}{2\times10}-41610.003$$

$$=295.873$$

$$\nu_{时间}=p-1=3$$

$$SS_{处理\times时间}=\frac{1}{n}\sum_{i=1}^{g}\sum_{j=1}^{p}\left(\sum_{k=1}^{n}X_{ijk}\right)^2-C-SS_{处理}-SS_{时间}$$

$$=\frac{(202.6)^2+(215.7)^2+\cdots+(290.3)^2}{10}-41610.003-199.396-295.873$$

$$=159.546$$

$$\nu_{处理\times时间}=gp-1-\nu_{处理}-\nu_{时间}=3$$

$$SS_{个体内误差}=SS_{受试对象内}-SS_{时间}-SS_{处理\times时间}=527.747-295.873-159.546=72.328$$

$$\nu_{个体内误差}=\nu_{受试对象内}-\nu_{时间}-\nu_{处理\times时间}=54$$

方差分析结果见表7-15。

表7-15 例7-7的方差分析结果表

变异来源	SS	ν	MS	F	P
处理	199.396	1	199.396	6.064	0.024
个体间误差	591.844	18	32.88		
时间	295.873	3	98.624	73.633	0.000
处理×时间	159.546	3	53.182	39.706	0.000
个体内误差	72.328	54	1.339		

(3) 确定 P 值,进行统计推断 $P_{处理}$、$P_{时间}$、$P_{处理\times时间}$均小于 0.05,拒绝 H_0,接受 H_1,可认为两组患者血药浓度总体均数不相等,各组患者不同时间点血药浓度总体均数不等或不全相等,以及剂型与时间有交互作用。

五、重复测量资料方差分析的注意事项

1. 设立平行对照　由于重复测量设计的实验结果即使不施加干预也会随时间的推移产生自然的变化,如疾病的自愈或症状减轻,因此重复测量实验必须设立平行对照。

2. 重复测量资料的方差分析不能用随机区组设计的方差分析来代替　与前述的随机区组设计不同,随机区组设计区组中的受试对象是随机接受不同水平的处理,而重复测量资料的实验结果是按时间顺序固定排列的,并且同一受试对象在不同时点的观察值之间存在一定的相关性。如果重复测量设计误作随机区组设计进行数据分析,不仅损失了重复测量数据所蕴含的部分信息(如相关性),还容易得出错误的分析结论。

3. 重复测量数据统计分析也不能用重复进行各时间点的 t 检验来代替　t 检验无法体现不同时间点的数据是否来自同一受试对象,而且每个受试对象的多次重复测量值间具有相关性,进行统计分析时必须加以考虑,否则将获得不正确的分析结果。

4. 注意重复测量数据方差分析的前提条件　即球对称性条件。如果满足球对称性条件,可采用重复测量数据的一元方差分析;若不满足时采用一元方差分析,容易使犯第一类错误的概率增大,应采用自由度调整的重复测量数据一元方差分析或多元方差分析。

知识链接

方差分析开创了小样本多因素统计分析的先河。统计讲究同质可比,而研究结果往往受到多因素影响,需要做好设计控制和统计控制。方差分析适用于已从设计上控制影响实验结果多因素的计量资料分析,因此应用该方法时“设计优先”的原则更加突出。不同设计的方差分析其变异分解不同,明确设计和变异分解是掌握方差分析的关键。

在满足正态性和方差齐性条件下,多个样本均数比较的方差分析有统计学意义后需要对多个均数进行多重比较,一般分为三种情形:一是未计划的事后两两比较,采用 SNK-q 检验;二是已计划的某一对或几对在专业上有特殊意义的均数进行比较,采用 LSD-t 检验;三是已计划的实验组与对照组的比较,采用 Dunnett-t 检验。对于明显偏离正态性和方差齐性条件的资料,一般通过变量转换使其满足假定条件后进行方差分析,否则改用非参数统计方法如秩和检验及 Bonferonni 多重比较。

方差分析的统计电脑实验

SPSS 中的 Explore 过程可以同时完成数据的正态性检验和方差齐性检验,方差分析应用条件的正态性检验和方差齐性检验同 t 检验中此方面对应的步骤与方法,这里均省略,但实际应用时此步骤不可省略。

笔记栏

【实验 7-1】对例 7-1 资料进行单因素方差分析。

1. 数据文件 如图 7-1 录入数据，以“丙二醛含量”和“组别”（1 = 对照组，2 = 低剂量组，3 = 中剂量组，4 = 高剂量组）为变量名，建立 2 列 40 行的数据集 li0701. sav。

	丙二醛含量	组别
1	8.14	1
2	8.10	1
⋮	⋮	⋮
39	6.28	4
40	6.36	4

图 7-1 数据集 li0701. sav

2. 操作步骤 Analyze → Compare Means → One-Way ANOVA，在 One-Way ANOVA 的视窗中，“丙二醛含量”→Dependent List 框，“组别”→Factor 框，→Options，选中 Descriptive、Homogeneity of variance test，→Continue，回到 One-Way ANOVA 的视窗→Post Hoc，框中选中 LSD、S-N-K、选中 Dunnett，在 Control Category 框下选中 First → Continue → OK。

3. 主要结果

（1）基本统计描述：见图 7-2，得出每个处理组的样本含量、均数、标准差等。

Descriptives

丙二醛含量

	N	Mean	Std. Deviation	Std. Error	95% Confidence Interval for Mean		Minimum	Maximum
					Lower Bound	Upper Bound		
对照组	10	8.1340	.02951	.00933	8.1129	8.1551	8.10	8.20
低剂量组	10	7.4400	.03830	.01211	7.4126	7.4674	7.38	7.49
中剂量组	10	7.2040	.02366	.00748	7.1871	7.2209	7.17	7.24
高剂量组	10	6.3240	.04115	.01301	6.2946	6.3534	6.27	6.40
Total	40	7.2755	.65607	.10373	7.0657	7.4853	6.27	8.20

图 7-2 处理组基本统计结果

（2）方差齐性检验：与方差分析应用条件 Explore 过程给出的结果一样，见图 7-3，Levene 方差齐性检验，$P=0.179>0.10$，方差齐。

Test of Homogeneity of Variances

丙二醛含量

Levene Statistic	df1	df2	Sig.
1.727	3	36	.179

图 7-3 Levene 方差齐性检验结果

（3）单因素方差分析：见图 7-4，$F=4863.157$，$P=0.000$，按 $\alpha=0.05$ 水准拒绝 H_0，接受 H_1，可认为四组大鼠丙二醛含量总体均数不等或不全相等。

ANOVA

丙二醛含量

	Sum of Squares	df	Mean Square	F	Sig.
Between Groups	16.745	3	5.582	4863.157	.000
Within Groups	.041	36	.001		
Total	16.787	39			

图 7-4 单因素方差分析 SPSS 结果

（4）均数的两两比较：

1）LSD 法检验结果：见图 7-5，各组两两比较均有 $P<0.05$，按 $\alpha=0.05$ 水准拒绝 H_0，接受 H_1，可认为四组大鼠丙二醛含量两两不等。

Multiple Comparisons

Dependent Variable：丙二醛含量

	(I)组别	(J)组别	Mean Difference(I-J)	Std.Error	Sig.	95% Confidence Interval Lower Bound	95% Confidence Interval Upper Bound
LSD	对照组	低剂量组	.69400*	.01515	.000	.6633	.7247
		中剂量组	.93000*	.01515	.000	.8993	.9607
		高剂量组	1.81000*	.01515	.000	1.7793	1.8407
	低剂量组	对照组	-.69400*	.01515	.000	-.7247	-.6633
		中剂量组	.23600*	.01515	.000	.2053	.2667
		高剂量组	1.11600*	.01515	.000	1.0853	1.1467
	中剂量组	对照组	-.93000*	.01515	.000	-.9607	-.8993
		低剂量组	-.23600*	.01515	.000	-.2667	-.2053
		高剂量组	.88000*	.01515	.000	.8493	.9107
	高剂量组	对照组	-1.81000*	.01515	.000	-1.8407	-1.7793
		低剂量组	-1.11600*	.01515	.000	-1.1467	-1.0853
		中剂量组	-.88000*	.01515	.000	-.9107	-.8493

*. The mean difference is significant at the 0.05 level.

图 7-5　均数两两比较 LSD 法结果

2）SNK-q 检验结果：如图 7-6，各组的均数分别为 6.3240、7.2040、7.4400、8.1340。SNK-q 检验显示的是四组两两比较结果，结果显示按 $\alpha=0.05$ 水准，4 组均数均处于不同的子集（Subset）中，表示差别有统计学意义，即四组大鼠丙二醛含量两两不等。若各组均数处于同一子集中，表示均数差别无统计学意义。

丙二醛含量

	组别	N	Subset for alpha=0.05 1	2	3	4
Student-Newman-Keuls[a]	高剂量组	10	6.3240			
	中剂量组	10		7.2040		
	低剂量组	10			7.4400	
	对照组	10				8.1340
	Sig.		1.000	1.000	1.000	1.000

Means for groups in homogeneous subsets are displayed.

a. Uses Harmonic Mean Sample Size=10.000.

图 7-6　均数两两比较 S-N-K 检验结果

3）Dunnett-t 检验结果：见图 7-7，高剂量组、中剂量组、低剂量组与对照组均有 $P=0.000$，按 $\alpha=0.05$ 水准拒绝 H_0，接受 H_1，可认为高、中、低剂量组均与对照组大鼠丙二醛含量不等。

Multiple Comparisons

Dependent Variable：丙二醛含量

	(I)组别	(J)组别	Mean Difference(I-J)	Std.Error	Sig.	95% Confidence Interval	
						Lower Bound	Upper Bound
Dunnett t(2-sided)[a]	低剂量组	对照组	-.69400*	.01515	.000	-.7312	-.6568
	中剂量组	对照组	-.93000*	.01515	.000	-.9672	-.8928
	高剂量组	对照组	-1.81000*	.01515	.000	-1.8472	-1.7728

a. Dunnett t-tests treat one group as a control,and compare all other groups against it.

*. The mean difference is significant at the 0.05 level.

图 7-7　Dunnett- t 检验结果

【实验 7-2】 对例 7-3 资料进行双因素方差分析。

1. 数据文件　如图 7-8 录入数据，以“移植瘤重量”“组别”（1＝大蒜素低剂量组，2＝大蒜素中剂量组，3＝大蒜素高剂量组，4＝对照组）、“区组”为变量名，建立 3 列 24 行的数据集 li0703. sav。

	移植瘤重量	组别	区组
1	10.32	1	1
2	8.74	1	2
⋮	⋮	⋮	⋮
23	13.94	4	5
24	12.86	4	6

图 7-8　数据集 li0703. sav

2. 操作步骤　Analyze → General Linear Model → Univariate，在 Univariate 视窗中，“移植瘤重量”→ Dependent Variable 框中，“组别”“区组”→ Fixed Factor(s)框→Model，选中 Custom，将“组别”“区组”→右 Model 框→Continue → Post Hoc，将 Factor(s)框内的“组别”→Post Hoc Test for 框→选中 Dunnett，在 Control Category 框下选中 Last → Continue → Options，将“组别”“区组”→右 Display Means for 框，选中 Descriptive statistics → Continue → OK。

3. 主要结果

（1）双因素方差分析：见图 7-9，“组别”（处理因素）$F=78.544$，$P<0.001$，说明各处理组瘤重总体均数不等或不全相等；“区组”（区组因素）$F=0.390$，$P=0.848>0.05$，说明各区组瘤重总体均数无差异。

Tests of Between-Subjects Effects

DependentVariable:　移植瘤重量

Source	Type Ⅲ Sum of Squares	df	Mean Square	F	Sig.
Corrected Model	275.529[a]	8	34.441	29.701	.000
Intercept	1668.334	1	1668.334	1438.737	.000
组别	273.269	3	91.090	78.554	.000
区组	2.260	5	.452	.390	.848
Error	17.394	15	1.160		
Total	1961.257	24			
Corrected Total	292.923	23			

a.R Squared=.941(Adjusted R Squared=.909)

图 7-9　例 7-3 方差分析结果

（2）各处理组间的多重比较：本例可用大蒜素各剂量组与对照组比较，由 Dunnett-t 检验结果可得，大蒜素各剂量组的瘤重与对照组比较差别有统计学意义，结果见图 7-10。

Multiple Comparisons

DependentVariable: 移植瘤重量

Dunnett t(2-sided)[a]

(I) 组别	(J) 组别	Mean Difference (I-J)	Std.Error	Sig.	95% Confidence Interval	
					Lower Bound	Upper Bound
大蒜素低剂量组	对照组	-4.9083*	.62171	.000	-6.5310	-3.2856
大蒜素中剂量组	对照组	-7.0200*	.62171	.000	-8.6427	-5.3973
大蒜素高剂量组	对照组	-9.0883*	.62171	.000	-10.7110	-7.4656

Based on observed means.

The error term is Mean Square(Error)=1.160.

*. The mean difference is significant at the 0.05 level.

a. Dunnett t-tests treat one group as a control,and compare all other groups against it.

图 7-10 Dunnett-*t* 检验结果

【实验 7-3】对例 7-5 资料进行交叉设计的方差分析。

1. 数据文件 如图 7-11 录入数据，以“患者编号”“阶段”“药物(1=A,2=B)”“舒张压”为变量名，建立 4 列 40 行的数据集 li0705. sav。

	患者编号	阶段	药物	舒张压
1	1	1	1	75
2	2	1	2	115
⋮	⋮	⋮	⋮	⋮
39	19	2	2	85
40	20	2	1	105

图 7-11 数据集 li0705. sav

2. 操作步骤 Analyze → General Linear Model → Univariate，在 Univariate 视窗中，“舒张压”→Dependent Variable 框中，“患者编号”“阶段”“药物”→Fixed Factor(s)框→Model→在 Model 视窗中选中 Custom，将“患者编号”“阶段”“药物”移至 Model 框→ Continue →OK。

3. 主要结果 见图 7-12。个体 $F=5.344$，$\nu=19$，$P<0.001$；阶段 $F=0.044$，$\nu=1$，$P=0.837$；药物 $F=41.978$，$\nu=1$，$P<0.001$。

Tests of Between-Subjects Effects

Dependent Variable：舒张压

Source	Type Ⅲ Sum of Squares	df	Mean Square	F	Sig.
Corrected Model	6655.325[a]	21	316.920	6.836	.000
Intercept	380835.225	1	380835.225	8215.033	.000
阶段	2.025	1	2.025	.044	.837
药物	1946.025	1	1946.025	41.978	.000
患者编号	4707.275	19	247.751	5.344	.000
Error	834.450	18	46.358		
Total	388325.000	40			
Corrected Total	7489.775	39			

a.R Squared=.889(Adjusted R Squared=.759)

图 7-12 交叉设计方差分析 SPSS 结果

笔记栏

4. 结论 药物间 $P<0.001$，个体间 $P<0.001$，P 值均小于 0.05，按 $\alpha=0.05$ 检验水准，拒绝 H_0，接受 H_1，可以认为两种药物降压效果不同，各个患者的舒张压不同或不全相同，存在个体差异。阶段间 $P=0.837>0.05$，按 $\alpha=0.05$ 检验水准，不拒绝 H_0，尚不能认为两阶段降压效果不同。

【实验 7-4】对例 7-6 资料进行 2×2 析因设计的方差分析。

1. 数据文件 如图 7-13 录入数据，以"A 药（0=不用，1=用）""B 药（0=不用，1=用）""退热天数"为变量名，建立 3 列 20 行的数据集 li0706. sav。

	A药	B药	退热天数
1	1	1	2
2	1	1	4
⋮	⋮	⋮	⋮
19	0	0	10
20	0	0	9

图 7-13 数据集 li0706. sav

2. 操作步骤 Analyze → General Linear Model → Univariate，在 Univariate 视窗中，"退热天数"→ Dependent Variable 框，"A 药""B 药"→Fixed Factor(s) 框→Options，将 Factor(s) and Factor 框内的"A 药""B 药""A 药 * B 药"→Display Means for 框中，选中 Descriptive statistics → Continue →OK。

3. 主要结果 见图 7-14。A 中药 $F=47.115$，$\nu=1$，$P<0.001$；B 中药 $F=47.115$，$\nu=1$，$P<0.001$；A 中药与 B 中药的交互作用 $F=8.654$，$\nu=1$，$P=0.010$。

Tests of Between-Subjects Effects

Dependent Variable：退热天数

Source	Type Ⅲ Sum of Squares	df	Mean Square	F	Sig.
Corrected Model	133.750[a]	3	44.583	34.295	.000
	756.450	1	756.450	581.885	.000
A	61.250	1	61.250	47.115	.000
B	61.250	1	61.250	47.115	.000
A*B	11.250	1	11.250	8.654	.010
Error	20.800	16	1.300		
Total	911.000	20			
Corrected Total	154.550	19			

a.R Squared=.865(Adjusted R Squared=.840)

图 7-14 析因设计方差分析 SPSS 结果

4. 结论 A 中药的 $P<0.001$，B 中药的 $P<0.001$，均小于 0.05，按 $\alpha=0.05$ 检验水准，拒绝 H_0，接受 H_1，可以认为 A 中药有效，B 中药有效；A 中药与 B 中药交互作用 $P=0.010<0.05$，按 $\alpha=0.05$ 检验水准，拒绝 H_0，接受 H_1，可认为 A 中药和 B 中药间存在交互作用，结合实际四种交互搭配均数小者好，可认为二者合用疗效更好。

【实验 7-5】对例 7-7 资料进行重复测量的方差分析。

1. 数据文件 如图 7-15 录入数据，以"组别"（1=片剂组，2=胶囊组）、"时间 1""时间 2""时间 3""时间 4"为变量名，建立 5 列 20 行的数据集 li0707. sav。

2. 操作步骤 Analyze → General Linear Model → Repeated Measures，在 Repeated Measures 视窗中的 Number of levels 框中输入"4"（即重复测量的次数）→ Add → Define，"时间 1""时间 2""时间 3""时间 4"→Within-Subjects Variables(factor1) 框，"组别"→Between-Subjects Factor(s) 框→Model，选中 Custom，"factor1"→Within Subjects Model 框，"组别"→Between Subjects Model 框→ Continue → OK。

	组别	时间1	时间2	时间3	时间4
1	1	22.5	26.2	23.9	24.50
2	1	22.3	23.4	23.4	24.50
⋮	⋮	⋮	⋮	⋮	⋮
19	2	22.4	25.6	28.9	30.70
20	2	15.3	16.8	19.4	24.60

图 7-15　数据集 li0707. sav

3. 主要结果

（1）Mauchly 球性检验：见图 7-16。球性检验 $P=0.151>0.05$，所以资料满足球对称性条件。

Mauchly's Test of Sphericity[b]

Measure：MEASURE 1

Within Subjects Effect	Mauchly's W	Approx. Chi-Square	df	Sig.	Epsilon[a]		
					Greenhouse-Geisser	Huynh-Feldt	Lower-bound
factor1	.616	8.102	5	.151	.752	.913	.333

图 7-16　Mauchly 球性检验结果

（2）方差分析结果：见图 7-17。满足球对称性条件，因此 factor1 即时间因素，$F=73.633$，$P<0.001$，说明各时间点药物浓度不等或不全相等，即两种剂型的药物浓度均随时间变化而变化；时间与处理因素的交互作用，$F=39.706$，$P<0.001$，，说明处理因素（不同剂型）与时间因素存在交互作用。如图 7-18，处理因素 $F=6.064$，$P=0.024$，$P<0.05$，说明不同剂型的药物浓度不相等。

Tests of Within-Subjects Effects

Measure：MEASURE 1

Source		Type Ⅲ Sum of Squares	df	Mean Square	F	Sig.
factor1	Sphericity Assumed	295.873	3	98.624	73.633	.000
	Greenhouse-Geisser	295.873	2.256	131.142	73.633	.000
	Huynh-Feldt	295.873	2.739	108.022	73.633	.000
	Lower-bound	295.873	1.000	295.873	73.633	.000
factor1*组别	Sphericity Assumed	159.546	3	53.182	39.706	.000
	Greenhouse-Geisser	159.546	2.256	70.717	39.706	.000
	Huynh-Feldt	159.546	2.739	58.249	39.706	.000
	Lower-bound	159.546	1.000	159.546	39.706	.000
Error(factor1)	Sphericity Assumed	72.328	54	1.339		
	Greenhouse-Geisser	72.328	40.610	1.781		
	Huynh-Feldt	72.328	49.302	1.467		
	Lower-bound	72.328	18.000	4.018		

图 7-17　受试对象内变异分解分析结果

笔记栏

Tests of Between-Subjects Effects

Measure: MEASURE_1
Transformed Variable: Average

Source	Type Ⅲ Sum of Squares	df	Mean Square	F	Sig.
Intercept	41610.003	1	41610.003	1265.504	.000
组别	199.396	1	199.396	6.064	.024
Error	591.843	18	32.880		

图 7-18 受试对象间变异分解分析结果

学习小结

1. 学习内容

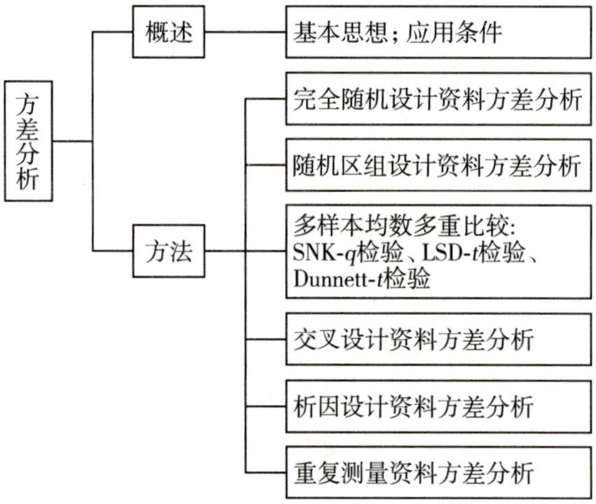

2. 学习方法 本章从方差分析的基本思想出发，抓住各种设计类型及其资料的特点，注意应用条件，明确各种设计研究的因素关系（独立作用还是交互作用），确保总变异和总自由度分解正确，针对性地应用 SPSS 软件进行相应研究设计计量资料的方差分析。

复习思考题

一、简答题

1. 简述方差分析的基本思想。
2. 简述方差分析的适用条件。
3. 简述随机区组设计的主要设计要点及其变异度分解方法。

二、计算分析题

1. 有三组进食高脂饮食的家兔，接受不同处理后，测定其血清肾素血管紧张素转化酶（ACE）浓度（U/ml），结果如表 7-16，试比较三组家兔的血清 ACE 浓度。

表 7-16 接受不同处理的三组家兔的血清 ACE 浓度

对照组	61.24	58.65	46.79	37.43	66.54	59.27
A 降脂药	82.35	56.47	61.57	48.79	62.54	60.87
B 降脂药	26.23	46.87	24.36	38.54	42.16	30.33

2. 为研究注射不同剂量植物雌激素大豆异黄酮单体对大鼠子宫重量的影响，取5窝不同种系的大鼠，每窝3只，随机地分配到三个组内接受不同剂量大豆异黄酮单体的注射，然后测定其子宫重量，结果如表7-17。问注射不同剂量的大豆异黄酮单体对大鼠子宫重量是否有影响？

表7-17 注射不同剂量大豆异黄酮单体的3组大鼠子宫重量（g）

大鼠种系	大豆异黄酮单体剂量（μg/100g）		
	0.25	0.5	0.75
1	102	117	145
2	56	68	118
3	67	96	136
4	73	89	124
5	53	68	102

3. 研究治疗高血压药苯磺酸氨氯地平叶酸片（A药）在健康人体的药代动力学特征，以苯磺酸氨氯地平片（B药）作为对照。采用2×2交叉设计，将20名健康男性志愿者随机分为两组，实验第一阶段第一组口服苯磺酸氨氯地平叶酸片5mg，第二组口服苯磺酸氨氯地平片5mg。经2周清洗期后，两组交换服药品种进行第二阶段实验，抽血检测药代动力学指标达峰时间（T_{max}），结果如表7-18，试对资料进行方差分析。

表7-18 两种药物的药代动力学实验结果表（T_{max}，h）

志愿者编号	随机数	第一阶段Ⅰ		第二阶段Ⅱ	
1	5	A	8.7	B	8.2
2		B	8.3	A	8.9
3	10	B	8.2	A	8.8
4		A	8.9	B	8.0
5	9	A	8.9	B	8.2
6		B	8.1	A	9.0
7	8	B	8.6	A	8.9
8		A	8.0	B	8.1
9	6	B	8.7	A	8.6
10		A	8.9	B	8.0
11	3	A	8.2	B	8.7
12		B	8.1	A	8.9
13	2	B	8.7	A	8.2
14		A	8.9	B	8.1
15	1	A	8.8	B	8.7
16		B	8.1	A	8.9
17	4	B	8.1	A	8.8
18		A	9.0	B	8.1
19	7	A	8.7	B	8.1
20		B	8.4	A	9.0

笔记栏

4. 评价中药(A)和中药(B)治疗慢性紧张型头痛(CTTH)的效果。采用2×2析因设计，将44例CTTH患者随机分组，分别给予中药(A)和中药(B)不同剂量进行联合治疗，实验方案为：A_1B_1(A药小剂量+B药小剂量)，A_1B_2(A药小剂量+B药大剂量)，A_2B_1(A药大剂量+B药小剂量)，A_2B_2(A药大剂量+B药大剂量)。治疗结束后采用症状评分评价患者的治疗效果，评分越低越好，结果如表7-19，分析A药、B药不同剂量治疗效果有无差异？A药、B药有无交互作用？

表 7-19 患者症状评分表

A_1B_1	A_1B_2	A_2B_1	A_2B_2
38	30	30	24
39	30	31	23
42	32	29	25
44	31	30	25
41	28	32	26
40	29	32	29
46	30	29	25
44	33	32	26
39	32	32	23
38	28	29	25
42	29	31	27

5. 探讨耳穴疗法治疗原发性高血压的疗效。12名患者随机分组，对照组6例，接受常规护理；治疗组6例，常规护理基础上接受耳穴贴压治疗，分别于治疗前、治疗3个月和治疗6个月测量各组患者收缩压血压(mmHg)，结果如表7-20，分析耳穴疗法治疗原发性高血压的疗效。

表 7-20 两组患者在不同时间的收缩压情况表（X_{ijk}，mmHg）

组别（i）	患者（k）	监测时间（j）			X_{ik}
		治疗前	治疗3个月	治疗6个月	
对照组 i=1	1	148.7	137.2	135.1	421
	2	145.7	135.4	134.2	415.3
	3	148.5	138.5	130.5	417.5
	4	150.0	130.1	132.4	412.5
	5	145.5	135.5	130.5	411.5
	6	142.8	132.8	130.8	406.4
	X_{1j}	881.2	809.5	793.5	2484.2
治疗组 i=2	1	147.6	130.5	124.5	402.6
	2	146.7	128.7	118.5	393.9
	3	148.2	135.7	115.2	399.1
	4	150.5	128.5	118.5	397.5
	5	145.7	130.0	120.6	396.3
	6	143.8	135.5	115.5	394.8
	X_{2j}	882.5	788.9	712.8	2384.2
	X_j	1763.7	1598.4	1506.3	4868.4

注：X_{ijk} 表示第 i 处理组第 j 测量时间点第 k 个受试对象的收缩压情况

扫一扫，测一测

（崔宁 罗丹）

笔记栏

08章PPT

PPT 课件

第八章 χ^2 检验

学习目标

通过本章的学习，能对常见的计数资料进行统计分析。

学习要点

卡方检验的基本思想、常见设计类型的计数资料与相应卡方检验、应用条件与注意事项，Fisher 确切概率法，Kappa 检验和 McNemar 检验的应用。

χ^2 检验(chi-square test)是一种广泛应用于计数资料分析的假设检验方法，如比较两个及两个以上样本率(构成比)差别和两个分类变量的关联性分析等。本章主要介绍 χ^2 检验的基本思想、常见设计类型的计数资料与相应的卡方检验，以及 Fisher 确切概率法、Kappa 检验和 McNemar 检验等相关内容。

第一节 χ^2 检验的基本思想与基本公式

χ^2 检验是以 χ^2 分布为理论基础，它的无效假设 H_0 是：实际频数与期望频数没有差别。χ^2 检验，首先假设 H_0 成立，基于此前提计算出 χ^2 值，χ^2 值表示实际频数与理论频数之间的偏离程度。计算这种偏离程度的基本思路如下：①设 A 代表某个类别的实际频数(actual frequency)，T 代表基于 H_0 计算出的理论频数(theoretical frequency)，A 与 T 之差称为残差。②残差可以表示某一个类别实际频数和理论频数的偏离程度，但是，如果只将残差简单相加以表示各类别实际频数与理论频数的差别，则有一定的不足之处。因为残差有正有负，相加后会彼此抵消，总和仍然为 0，为此可以将残差平方后求和。③残差大小是一个相对的概念，相对于理论频数为 5 时 20 的残差非常大，但相对于理论频数为 500 时 20 的残差就很小了。考虑到这一点，人们又将残差平方除以理论频数再求和，以估计实际频数与理论频数的差别。基于上述方面的考虑，就得到了常用的 χ^2 检验统计量，由于它最初是由英国统计学家 Karl Pearson 在 1900 年首次提出的，因此也称之为 Pearson-χ^2，其计算公式为：

$$\chi^2=\sum\frac{(A-T)^2}{T} \qquad (式 8\text{-}1)$$

由式 8-1 可知，当实际频数与理论频数完全一致时，χ^2 值为 0；实际频数与理论频数越接近，两者之间的差异越小，χ^2 值越小；反之，实际频数与理论频数差别越大，两者之间的差异越大，χ^2 值越大。换言之，大的 χ^2 值表明实际频数远离理论频数，即表明远离无效假设。小的 χ^2 值表明实际频数接近理论频数，接近无效假设。因此，χ^2 值是实际频数与理论频数之间距离的一种度量指标，也是无效假设成立与否的度量指标。

笔记栏

另外,χ^2 值的大小还与格子的个数有关。由于每个格子的$(A-T)^2/T$都≥0,因此格子越多χ^2 值可能会越大;所以计算χ^2 值时还应考虑格子数目(自由度 ν)的影响,这样χ^2 值的大小才能正确反映实际频数与理论频数的吻合程度。其自由度的计算公式为:

$$\nu=(\text{行数}-1)(\text{列数}-1)=(R-1)(C-1) \quad \text{(式 8-2)}$$

由式 8-2 可见,χ^2 检验的自由度 ν 取决于可以自由取值的格子数目,而不是样本含量 n。将χ^2 值和自由度 ν 结合起来,即根据χ^2 分布,可以确定在 H_0 假设成立的情况下获得当前检验统计量及更极端情况的概率 P。如果 P 值很小,说明实际频数与理论频数偏离程度太大,应当拒绝无效假设,表示比较资料之间差别有统计学意义;否则就不能拒绝无效假设,尚不能认为样本所代表的实际情况和理论假设有差别。

【例 8-1】 近年来使用常规西药治疗慢性萎缩性胃炎的有效率不高,效果一般。鉴于中药在疾病治疗胃病上有特殊功效,某研究机构开发了中药方剂配合西药治疗慢性萎缩性胃炎。为了观察中药结合西药的效果,将 360 名慢性萎缩性胃炎患者随机分为试验组和对照组,分别用中药结合西药和常规西药进行治疗,结果见表 8-1。问两种疗法的有效率是否有差别?

表 8-1　两种疗法的疗效

组别	有效例数	无效例数	合计	有效率(%)
试验组	150(121.33)a	32(60.67)b	182($a+b$)	82.42
对照组	90(118.67)c	88(59.33)d	178($c+d$)	50.56
合计	240($a+c$)	120($b+d$)	360($n=a+b+c+d$)	66.67

表 8-1 内 4 个数 $\begin{array}{|c|c|}\hline a & b \\ \hline c & d \\ \hline\end{array}$ 是该表的基本数据,其他的数据可由这 4 个基本数据推算出来,故称这种资料为四格表(fourfold table)资料。表中的 150、32、90、88 为实际频数,括号中的 121.33、60.67、118.67 及 59.33 为理论频数,是基于检验假设 $H_0:\pi_1=\pi_2$,即假定两种疗法的有效率相同,均等于合计的有效率(66.67%)或无效率(1-66.67%),用之乘以各组观察总例数,直接法确定的 a、b、c、d 在理论上应出现的频数。相应行和列对应格子的理论频数 T 常记作 T_{RC},如 T_{11} 表示第一行和第一列对应格子的理论频数,即实际频数 a 的理论频数。本例采用直接法计算各理论频数如下:

$$T_{11}=66.67\%\times182=\left(\frac{240}{360}\right)\times182=121.33$$

$$T_{12}=(1-66.67\%)\times182=\left(\frac{120}{360}\right)\times182=60.67$$

$$T_{21}=66.67\%\times178=\left(\frac{240}{360}\right)\times178=118.37$$

$$T_{22}=(1-66.67\%)\times178=\left(\frac{120}{360}\right)\times178=59.33$$

T_{11} 表示若试验组与对照组的有效率相同,那么用中药结合西药(试验组)治疗该病 182 例,理论上应有 121.3 例有效。由此类推其他理论频数的意义,且可得出求理论频数 T 的通用计算公式:

$$T_{RC}=\frac{n_R\cdot n_C}{n} \quad \text{(式 8-3)}$$

笔记栏

式中，T_{RC} 为第 R 行第 C 列的理论频数，n_R 为相应行的合计，n_C 为相应列的合计，n 为总例数。

对于四格表资料，在周边合计数固定的情况下，只要利用式 8-3 算出其中一个理论频数 T_{RC}，其他三个理论频数就可用周边合计减去相应的理论频数得出。如表 8-1 中，先用式 8-3 计算得

$$T_{11}=\left(\frac{240}{360}\right)\times182=121.33$$

然后利用减法计算得

$$T_{12}=182-121.33=60.67$$

$$T_{21}=240-121.33=118.67,T_{22}=120-60.7=59.33$$

可见，此法与采用式 8-3 一一计算理论频数的结果是相同的。所以，四格表资料的理论频数可以采用以上三种方法（直接法、通式法与减法）之一来求得。

按式 8-1 与 8-2 计算χ^2 值与自由度为：

$$\chi^2=\frac{(150-121.33)^2}{121.33}+\frac{(32-60.67)^2}{60.67}+\frac{(90-118.67)^2}{118.67}+\frac{(88-59.33)^2}{59.33}=41.09$$

$$\nu=(2-1)(2-1)=1$$

按照χ^2 分布，自由度为 1 时，该χ^2 值大，对应χ^2 分布曲线下右侧尾部的面积很小，即 P 很小，$P\leqslant\alpha$，推断理论频数与实际频数相差较大，超出了抽样误差允许的范围，从而怀疑无效假设 H_0 的正确性，继而拒绝 H_0；若 $P>\alpha$，则没有理由拒绝 H_0。

将上述内容简述如下：

1. χ^2 检验的基本思想　就在于比较实际频数和理论频数的吻合程度。自由度一定时，χ^2 值越大，表明实际频数和理论频数的吻合程度越小，H_0 成立的可能性越小；反之，H_0 成立的可能性越大。

2. χ^2 检验的基本公式　式 8-1、式 8-2 和式 8-3 为χ^2 检验的基本公式。

第二节　完全随机设计四格表资料的分析

完全随机设计两样本率（或构成比）比较的资料，即完全随机设计四格表资料，其χ^2 检验需要根据样本量 n 及理论频数 T 的大小，选择适宜的检验统计量计算公式。一般根据如下条件进行选择：

1. 当总例数 $n\geqslant40$ 且所有格子的 $T\geqslant5$ 时，采用χ^2 检验；检验统计量χ^2 值的计算通常采用基本公式或专用公式，也可用 Fisher 确切概率法直接计算概率 P。

2. 当总例数 $n\geqslant40$ 且有格子的 $1\leqslant T\leqslant5$ 时，用校正χ^2 检验；通常采用基本公式校正法和专用公式校正法计算检验统计量χ^2 值；也可用 Fisher 确切概率法。

3. 当 $n<40$ 或 $T<1$ 时，不能用χ^2 检验和校正χ^2 检验，宜用 Fisher 确切概率法。

最小理论频数 T_{RC} 的判断：R 行与 C 列中，行合计中的最小值与列合计中的最小值所对应格子的理论频数最小。

一、χ^2检验

1. 基本公式法　以例 8-1 为例。

笔记栏

(1) 建立假设,确定检验水准:

$H_0:\pi_1=\pi_2$,两组总体有效率相等

$H_1:\pi_1\neq\pi_2$,两组总体有效率不等

$\alpha=0.05$

(2) 选择方法,计算检验统计量:先按式8-3计算T_{11},然后利用减法计算T_{21}、T_{12}、T_{22},见表8-1。因为$n=360$,每个格子理论数均大于5,所以采用χ^2检验。按式8-1和式8-2计算χ^2值和自由度见第一节,为:$\chi^2=41.09$,$\nu=1$。

(3) 确定P值,作出推断结论:查χ^2界值表(附表9)得,$\chi^2_{0.05,1}=3.84$,$\chi^2>\chi^2_{0.05,1}$,$P<0.05$(SPSS给出$P=0.000$)。按$\alpha=0.05$水准,拒绝H_0,接受H_1,提示两种疗法的总体有效率不等;结合两组的样本率,可认为中药结合西药疗法的有效率高于常规西药法。

2. 专用公式法　对于四格表资料,四个格子的理论频数分别为T_{11}、T_{12}、T_{21}、T_{22},由式8-3计算得:

$$T_{11}=\frac{(a+b)(a+c)}{n}=\frac{(a+b)(a+c)}{a+b+c+d}\qquad T_{12}=\frac{(a+b)(b+d)}{n}=\frac{(a+b)(b+d)}{a+b+c+d}$$

$$T_{21}=\frac{(c+d)(a+c)}{n}=\frac{(c+d)(a+c)}{a+b+c+d}\qquad T_{22}=\frac{(c+d)(b+d)}{n}=\frac{(c+d)(b+d)}{a+b+c+d}$$

将四格表的实际频数a、b、c、d与相应理论频数T_{11}、T_{12}、T_{21}、T_{22}代入式8-1并整理得四格表资料χ^2检验的专用公式8-4:

$$\chi^2=\frac{(ad-bc)^2\cdot n}{(a+b)(c+d)(a+c)(b+d)}\tag{式8-4}$$

对于例8-1,用四格表专用公式计算得:

$$\chi^2=\frac{(ad-bc)^2n}{(a+b)(c+d)(a+c)(b+d)}=\frac{(150\times88-32\times90)^2\times360}{240\times120\times182\times178}=41.09$$

结果与基本公式法一致。

二、校正χ^2检验

英国统计学家Yates认为,χ^2分布是连续型的分布,当χ^2检验用于计数资料比较时,原始数据是不连续的,计算的χ^2值是离散型分布,在确定P值时存在偏差,特别是对自由度$\nu=1$的四格表资料偏差较大,当n与T较小时,会导致χ^2值较大,所得P值偏低,易出现假阳性结论。Yates(1934)提出了一个校正公式,校正后的χ^2值记为χ^2_c。

1. 基本公式法

$$\chi^2_c=\sum\frac{(|A-T|-0.5)^2}{T}\tag{式8-5}$$

2. 专用公式法

$$\chi^2_c=\frac{(|ad-bc|-n/2)^2n}{(a+b)(c+d)(a+c)(b+d)}\tag{式8-6}$$

【例8-2】某医生采用随机对照试验,探讨两种化疗方法A、B对淋巴系肿瘤患者的临床疗效,结果见表8-2。问两种方法的总体缓解率是否不同?

表 8-2 两种方法的缓解效果

组别	缓解	未缓解	合计	缓解率(%)
A法	2(4.95)	11(8.05)	13	15.38
B法	14(11.05)	15(17.95)	29	48.28
合计	16	26	42	38.10

假设：$H_0:\pi_1=\pi_2, H_1:\pi_1\neq\pi_2;\alpha=0.05$

按式 8-3 计算各格子的理论频数(表 8-2 括号中的数值)。可见，$T_{11}<5, n=42$；应采用四格表资料的校正χ^2 检验。

用式 8-6 计算校正χ^2 值：

$$\chi_c^2=\frac{\left(|2\times15-11\times14|-42/2\right)^2\times42}{13\times29\times16\times26}=2.84 \qquad \nu=1$$

查χ^2 界值表(附表 9)得，$\chi^2_{0.05,1}=3.84$，$\chi^2<\chi^2_{0.05,1}$，$P>0.05$(SPSS 给出 $P=0.092$)。按 $\alpha=0.05$ 水准，不拒绝 H_0，差别无统计学意义，尚不能认为两种疗法的缓解率不同。

本资料若不校正，则$\chi^2=4.12$，$P<0.05$，结论与之相反。

三、Fisher 确切概率法

对于完全随机设计四格表资料的卡方检验，须特别注意其公式的选用；若出现样本量较小($n<40$)或理论频数太小($T<1$)时，须采用 Fisher 确切概率法(Fisher's exact probability)。另外，当χ^2 检验后所得的 P 值与检验水准 α 非常接近时，也建议采用 Fisher 确切概率法。Fisher 确切概率法由 R. A. Fisher(1934)提出，是一种直接计算概率的假设检验方法，其理论依据是超几何分布。该法不属于χ^2 检验的范畴，但常作为χ^2 检验的补充加以介绍。

(一) Fisher 确切概率法的基本思想

首先，在四格表边缘合计固定不变的条件下，直接计算表内 4 个实际频数各种组合的概率 P_i；然后，计算单侧或双侧(根据研究目的确定)的累积概率 P；最后，将得到的 P 值与检验水准 α 比较，作出是否拒绝 H_0 的结论。各组合的概率 P_i，可按照式 8-7 计算：

$$P_i=\frac{(a+b)!\ (b+d)!\ (d+c)!\ (c+a)!}{a!\ b!\ c!\ d!\ n!} \qquad \text{(式 8-7)}$$

式中 a,b,c,d，为四格表中的 4 个频数，n 为总例数，i 为四格表边缘合计固定不变条件下表内 4 个实际频数变动的组合数。

i=边缘合计中最小数+1，$\sum p_i=1$，! 为阶乘符号，$0!=1$。

【例 8-3】某医院将 23 名病情相似的腰椎间盘突出症患者随机分为两组，分别采用甲、乙两种方法给予治疗，结果见表 8-3。问两种方法的疗效是否不同？

表 8-3 两种方法对腰椎间盘突出症的疗效

组别	有效	无效	合计	有效率(%)
甲法	9	3	12	75.00
乙法	3	8	11	27.27
合计	12	11	23	52.17

笔记栏

本例，$n=23<40$，宜用 Fisher 确切概率法。在四格表周边合计固定不变时，此表内的 4 个实际频数变动的组合数共有 11+1=12 个（表 8-4）。根据式 8-7，可计算各种组合的四格表概率（表 8-4）。实际观察到的四格表资料的概率为：

$$P=\frac{12!\ 11!\ 12!\ 11!}{9!\ 3!\ 3!\ 8!\ 23!}=0.0268$$

表 8-4 各种组合的四格表计算的概率

四格表序号（i）	有效	无效	$A-T$	P_i
1	1	11	-5.26	0.0000
	11	0		
2	2	10	-4.26	0.0005
	10	1		
3	3	9	-3.26	0.0089
	9	2		
4	4	8	-2.26	0.0604
	8	3		
5	5	7	-1.26	0.1933
	7	4		
6	6	6	-0.26	0.3157
	6	5		
7	7	5	0.74	0.2706
	5	6		
8	8	4	1.74	0.1208
	4	7		
9*	9	3	2.74	0.0268
	3	8		
10	10	2	3.74	0.0027
	2	9		
11	11	1	4.74	0.0001
	1	10		
12	12	0	5.74	0.0000
	0	11		

注：* 为原始四格表资料及其有关计算结果。

（二）Fisher 确切概率法的基本步骤

与一般假设检验的步骤相似，现以例 8-3 为例说明。

1. 建立检验假设，确定检验水准

H_0：$\pi_1=\pi_2$，即两种方法治疗腰椎间盘突出症的有效率相同

H_1：$\pi_1\neq\pi_2$，即两种方法治疗腰椎间盘突出症的有效率不相同

$\alpha=0.05$

2. 计算概率　即依据公式 8-7,计算在四格表周边合计数不变时,表内 4 个实际频数各种组合(共 12 种)的四格表概率(见表 8-4)。

3. 确定累计概率 P 值,作出推断结论　在四格表周边合计数不变时,a 的理论频数$T_{11}=12\times12/23=6.26$,恒定不变;在实际观察频数 a 为 9 时,$|A-T|=|9-6.26|=2.74$。双侧检验时,是否拒绝 H_0,先要计算包括$|A-T|\geqslant2.74$ 双侧四格表的概率之和 P,即累计概率的大小;然后比较累计概率 P 与 α 的大小关系,进而作出推断结论。单侧检验时,若有充足的理由认为甲法不会比乙法差,则计算包括$|A-T|\geqslant2.74$ 单侧四格表的累计概率 P,进而作出推断结论。

本例双侧检验时,累计概率 P 值为:

$$\begin{aligned}P&=P(1)+P(2)+P(3)+P(9)+P(10)+P(11)+P(12)\\&=1-P(4)-P(5)-P(6)-P(7)-P(8)=0.0390\end{aligned}$$

按 $\alpha=0.05$ 的检验水准,拒绝 H_0,接受 H_1,可认为两种方法的疗效不同,甲法的疗效比乙法好。

本例单侧检验时,累计概率 P 值为:

$$P=P(9)+P(10)+P(11)+P(12)=0.0296$$

可见单侧较双侧更易拒绝 H_0。因此,在资料分析时,用单侧检验还是用双侧检验,应根据研究目的在资料分析前确定,为达到某种主观愿望而临时作出单双侧选择的做法是不合理的。

第三节　完全随机设计 R×C 表资料的分析

一、完全随机设计 R×C 表资料的χ^2检验

完全随机设计 $R\times C$ 表资料的χ^2 检验或称为 $R\times C$ 列联表的相关性检验,主要适用于多个样本率、两个或多个构成比的比较。按其基本数据形式可分为三种情况:①多个样本率的比较时,有 R 行 2 列,称为 $R\times2$ 表;②两个构成比的比较时,有 2 行 C 列,称 $2\times C$ 表;③多个样本构成比的比较时,有 R 行 C 列,称为 $R\times C$ 表。以上三种资料可整理成多行多列分类计数资料的形式,超过两行和/或两列的资料统称为行列表资料。

对于以上三种资料的χ^2 检验,需先计算理论频数 T,当 $1\leqslant T<5$ 的格子数不超过总格子数的 1/5 时用 Pearson χ^2 基本公式,即用公式 8-1 计算检验统计量χ^2 值,也可用行列表专用公式计算:

$$\chi^2=n\left(\sum\frac{A^2}{n_Rn_C}-1\right),\nu=(行数-1)(列数-1)\qquad(式 8-8)$$

式 8-8 中 n 为总例数,R 和 C 分别为行数和列数,A 为第 R 行第 C 列位置上的实际频数,n_R 为实际频数所在行的行合计,n_C 为实际频数所在列的列合计。

【例 8-4】为了研发治疗失眠症的中药,某研究机构欲对两个中药丸剂进行试验。通过某伦理委员会批准后,招募了 323 例失眠症患者,随机分成三组,分别用中药丸剂 1、中药丸剂 2 和安慰剂(为了消除患者的主观偏倚,研究者采用与其他两组药物形状相同但无药物作

笔记栏

用的丸剂）治疗，治疗结果见表 8-5。问三种方法的疗效是否有差别？

表 8-5 三组患者的疗效比较

组 别	有效	无效	合计	有效率（%）
中药丸剂 1	96	12	108	88.89
中药丸剂 2	91	14	105	86.67
安慰剂	78	32	110	70.91
合 计	265	58	323	82.97

本例为完全随机设计多个样本率比较的χ^2 检验。

$H_0: \pi_1 = \pi_2 = \pi_3$

$H_1: \pi_1$、π_2、π_3 不等或不全等

$\alpha = 0.05$

应用式 8-8 计算χ^2 值

$$\chi^2 = 323\left(\frac{96^2}{108\times265}+\frac{12^2}{108\times58}+\cdots+\frac{32^2}{110\times265}-1\right) = 14.215$$

$$\nu = (3-1)(2-1) = 2$$

查χ^2 界值表（附表 9）得$\chi^2_{0.05,2} = 5.99$，$\chi^2 > \chi^2_{0.05,2}$，$P<0.05$（SPSS 给出 $P = 0.001$），按 $\alpha = 0.05$ 检验水准，拒绝 H_0，接受 H_1，可认为三种方法治疗该病的总体有效率不等或者不全相等。

【例 8-5】 中医证型是指疾病发展过程中某一个阶段的病理属性的概括。证型就是由不同的病因引起阴阳气血的不同变化导致人体的不同疾病状态。不同证型将影响治疗的效果，为了使得各种治疗方法具有可比性，某研究对中药、西药和针灸三种方法治疗 413 例某病患者的证型资料进行收集，资料如表 8-6。请分析使用三种治疗方法患者的证型构成比有无差别。

表 8-6 三组某病患者证型的构成

分组	气阴两虚型	阴阳两虚型	气滞血瘀型	合计
中药	34	62	28	124
西药	27	28	20	75
针灸	57	105	52	214
合计	118	195	100	413

本例为完全随机设计多个构成比比较的χ^2 检验。

H_0：三组的中医证型构成比相同

H_1：三组的中医证型构成比不同或不全相同

$\alpha = 0.05$

用式 8-8 计算χ^2 值：

$$\chi^2 = 413\left(\frac{34^2}{124\times118}+\frac{62^2}{124\times195}+\cdots\cdots+\frac{52^2}{214\times100}-1\right) = 4.02$$

$$\nu = (3-1)(3-1) = 4$$

查χ^2界值表（附表 9）得$\chi^2_{0.05,4}=9.49$，$\chi^2<\chi^2_{0.05,4}$，$P>0.05$（SPSS 给出 $P=0.403$），按 $\alpha=0.05$ 检验水准不拒绝 H_0，即不能认为三组患者中医证型的构成比有差别，说明三组患者在中医证型的构成方面具有可比性。

二、注意事项

1. χ^2 检验要求资料的理论频数不宜过小，行×列表中的理论频数一般不应小于 1，且 $1\leqslant T<5$ 的格子数不超过总格子数的 1/5，否则应根据情况采用以下四种处理方法：①增加样本含量以增大 T 值。但是有些研究无法增大样本含量，如同一批号试剂已用完等；②相邻组合并以增大 T 值。根据专业知识，如果理论频数太小的行或列与性质相近的邻行或邻列合并仍然具有实际意义，可将相邻的行或列合理合并；③删去理论频数太小的行或列；④改用确切概率法（可用统计软件计算）。

2. 多个样本率或构成比比较，若所得统计推断为不拒绝 H_0 时，检验结束；若所得统计推断为拒绝 H_0 而接受 H_1 时，只能认为各总体率或构成比之间总的来说差别有统计学意义，但不能说明任意两个总体率或构成比之间的差别皆有统计学意义。要进一步推断哪两个总体率或构成比之间有差别，需进一步做多个样本率或构成比的两两比较，即多重比较。

三、多重比较

进行多重比较时，不能用原来的检验水准 $\alpha=0.05$，否则会增加犯 I 型错误的概率，可对检验水准进行调整。现介绍 Bonferroni 调整检验水准法。

1. 多个实验组与同一对照组比较　$k-1$ 个实验组分别与同一对照组进行比较时，检验水准用式 8-9 进行调整：

$$\alpha'=\alpha/\text{比较次数}=\alpha/(k-1) \qquad \text{（式 8-9）}$$

从例 8-4 统计分析得知，三种方法治疗该病的总体有效率不等或者不全相等。现将中药丸剂 1 和中药丸剂 2 分别与安慰剂组进行比较。

H_0：两个中药丸剂与安慰剂有效率相同

H_1：两个中药丸剂与安慰剂有效率不同

应调整检验水准为：$\alpha'=0.05/(3-1)=0.025$

（1）中药丸剂 1 与安慰剂比较：列出表 8-7，按照四格表计算 $\chi^2=10.936$，$\nu=1$，$P=0.001$，按 $\alpha'=0.025$ 水准拒绝 H_0，接受 H_1，可认为中药丸剂 1 与安慰剂治疗该病的总体有效率不等，中药丸剂 1 有效率高于安慰剂，说明中药丸剂 1 有效。

表 8-7　中药丸剂 1 与安慰剂比较

比较组	有效例数	无效例数	合计
中药丸剂 1	96	12	108
安慰剂	78	32	110
合　计	174	44	218

（2）中药丸剂 2 与安慰剂比较：资料与表 8-7 类似，不再列出。计算得$\chi^2=7.931$，$\nu=1$，$P=0.005$，按 $\alpha'=0.025$ 水准拒绝 H_0，接受 H_1，可认为中药丸剂 2 与安慰剂治疗该病的总体有效率不等，中药丸剂 2 有效率高于安慰剂，说明中药丸剂 2 有效。

2. 多个实验组间的两两比较　k 个实验组间任意两个组进行比较，可进行 $\frac{k(k-1)}{2}$ 次χ^2

笔记栏

检验。调整检验水准为：

$$\alpha' = \alpha/比较次数 = 2\alpha/[k(k-1)] \quad (式 8\text{-}10)$$

对例 8-4 进行两两比较，其检验水准调整为：$\alpha' = 2\times0.05/[3\times(3-1)] = 0.017$

（1）中药丸剂 1 与中药丸剂 2 比较：$\chi^2 = 0.245$，$P = 0.620$，按 $\alpha' = 0.017$ 水准，不拒绝 H_0，还不能认为中药丸剂 1 与中药丸剂 2 治疗失眠的总体有效率不等。

（2）中药丸剂 1 与安慰剂比较：$P = 0.001$，按 $\alpha' = 0.017$ 水准，拒绝 H_0，接受 H_1，可认为中药丸剂 1 与安慰剂治疗该病的总体有效率不等，说明中药丸剂 1 有效。

（3）中药丸剂 2 与安慰剂比较：$P = 0.005$，按 $\alpha' = 0.017$ 水准，拒绝 H_0，接受 H_1，可认为中药丸剂 2 与安慰剂治疗该病的总体有效率不等，说明中药丸剂 2 有效。

第四节　配对设计计数资料的分析

一、配对设计计数资料概述

配对设计包括：①观察对象根据配对条件配成对子，同一对子内两个个体分别接受不同的处理；②同一批样品用两种不同的处理方法；③两个评估者对研究对象进行逐一评估。观察结果均分为 k 个相同的类别，当变量只有两个类别（$k=2$）时可将资料整理成配对四格表（2×2 列联表）。例如，同一批样品用甲乙两法检验，检验结果只有阳性、阴性两种类别，资料整理归纳后发现有四种情况：甲$_{(+)}$乙$_{(+)}$，甲$_{(+)}$乙$_{(-)}$，甲$_{(-)}$乙$_{(+)}$，甲$_{(-)}$乙$_{(-)}$。将四种情况的对子数填入四格表，分别用 a、b、c、d 来标记，原始数据可以表示为表 8-8 所示的四格表形式。

表 8-8　配对设计四格表资料比较的一般形式

甲方法	乙方法		合计
	阳性	阴性	
阳性	a	b	n_1
阴性	c	d	n_2
合计	m_1	m_2	n（固定值）

表 8-8 和表 8-1 的区别仅在设计上，前面是两个独立样本，行合计是事先固定的；而这里的两种方法对同一批样品进行检验，样本量都是 n，是固定的，而行合计与列合计却是事先不确定的。

对于配对设计的计数资料，若研究目的为分析两种方法（即行变量和列变量）之间的相关关系（包括是否有关联、关联程度及一致性），应选用相关性检验（Pearson χ^2 检验）、关联度分析（Pearson 列联系数 r_p）及一致性检验（Kappa 检验），注意相关性检验与一致性检验得出的相关与一致是有区别的，相关不一定一致；若研究目的为分析两种方法间是否存在差别，则应采用优势性检验（McNemar 检验）。

二、配对设计四格表资料的假设检验

1. 相关性检验　两种检查方法是否有关联，用 Pearson χ^2 检验；两种检查方法间关系的密切程度，应用 Pearson 列联系数 r_p，其计算公式为：

笔记栏

$$列联系数\ r_p=\sqrt{\frac{\chi^2}{n+\chi^2}} \quad （式 8-11）$$

2. 一致性检验　Kappa 检验（Kappa test）或称一致性检验（intra-observer agreement test），它分析评价两种检验方法或同一方法两次检测结果的一致性，常用于量表的信度分析、诊断试验或筛检试验的评价。Kappa 检验应用两种方法（行、列两变量）检出结果一致的部分，适用于方表资料的分析，可推断结果一致部分是否是由于偶然因素导致的。Kappa 检验不仅能反映行变量和列变量结果是否有一致性，而且能给出一个反映一致性大小的"量"值。

Kappa 检验的统计量为 Kappa（读作"卡帕"）值，计算公式为：

（1）观察一致率 P_0：即实际观察到的一致率。

$$P_0=观察一致率/总检查数=\sum A_{ii}/n \quad （式 8-12）$$

（2）机遇一致率 P_e：由于偶然机会所导致的一致率，又称期望一致率，简称期望率。

$$P_e=\frac{机遇一致数}{总检查数}=\frac{\sum T_{ii}}{n}=\frac{n_{R1}n_{C1}/n+n_{R2}n_{C2}/n+\cdots+n_{Rk}n_{Ck}/n}{n}=\frac{\sum n_{Ri}n_{ci}}{n^2} \quad （式 8-13）$$

$$Kappa\ 值=(P_0-P_e)/(1-P_e) \quad （式 8-14）$$

$$z=kappa/S_k \quad （式 8-15）$$

式中 S_k 为 Kappa 值的标准误，计算公式为：

$$S_k=\sqrt{P_e+P_e^2-\frac{\sum R_iC_i(R_i+C_i)}{n^3}}/[(1-P_e)\sqrt{n}] \quad （式 8-16）$$

Kappa 值取值范围是 −1～1 之间，如果观察一致率大于机遇一致率，则 Kappa 值在 0～1 之间，且 Kappa 值越大，说明一致性越好；相反，如果观察一致率小于机遇一致率，则 Kappa 值在 −1～0 之间。当两结果完全一致时，$P_0=1$，此时 Kappa 值为 1；*Kappa* 值 = 0，说明观察一致性完全由机遇因素造成；*Kappa* 值 = −1，说明完全不一致。若 Kappa 值在 0～1 之间，Landis 和 Koch 建议使用表 8-9 的 Kappa 统计量接受范围，这也是实际研究中的参考标准。

表 8-9　Kappa 值的大小等级解释

Kappa 值	一致性程度	Kappa 值	一致性程度
<0.02	差（poor）	0.40～	中等（moderate）
0.02～	轻微（slight）	0.60～	好（substantial）
0.20～	尚可（fair）	0.80～1.00	几乎完全一致（almost perfect）

【例 8-6】用两种方法检查 60 名肝炎患者，结果见表 8-10，请对两种检查方法进行分析。

表 8-10　两种方法检查结果比较

甲法	乙法		合计
	+	−	
+	25（*a*）	14（*b*）	39（n_1）
−	4（*c*）	17（*d*）	21（n_2）
合计	29（m_1）	31（m_2）	60（*n*）

注："+"表示检查结果阳性，"−"表示检查结果阴性。

笔记栏

(1) 相关性检验:两种方法(行变量和列变量)间是否有关联,无效假设 H_0 为行变量和列变量无关联,两种方法间相互独立。

假设H_0:两种检查方法无关联

H_1:两种检查方法有关联

本例,四格表最小理论数为:$T_{21}=21\times29/60=10.15$。

故用四格表资料χ^2 检验的专用公式:

$$\chi^2=\frac{(ad-bc)^2\cdot n}{(a+b)(c+d)(a+c)(b+d)}=\frac{(25\times17-14\times4)^2 60}{39\times21\times29\times31}=11.10$$

$$\nu=1$$

$\chi^2_{0.05,1}=3.84$, $\chi^2>\chi^2_{0.05,1}$, $P<0.05$(SPSS 给出 $P=0.001$),按 $\alpha=0.05$ 水准拒绝 H_0,接受 H_1,可认为两种检查方法之间有关联。

本例
$$r_p=\sqrt{\frac{\chi^2}{n+\chi^2}}=\sqrt{\frac{11.10}{60+11.10}}=0.3951$$

说明两种检查方法间关系的密切程度为低度相关。

(2) 一致性检验:两种检查方法具有一致性。

假设H_0:总体 $Kappa=0$,两种检查方法结果不一致

H_1:总体 $Kappa\neq0$,两种检查方法结果一致

$\alpha=0.05$

$P_0=\sum x_{ii}/n=(a+d)/n=(25+17)/60=0.7000$

$P_e=[(39\times29)+(31\times21)]/60^2=0.4950$

$Kappa$ 值$=(P_0-P_e)/(1-p_e)=(0.7000-0.4950)/(1-0.4950)=0.4059$

$$\frac{\sum R_iC_i(R_i+C_i)}{n^3}=\frac{39\times29\times(39+29)+21\times31\times(21+31)}{60^3}=0.5128$$

$$S_k=\frac{\sqrt{0.4950+0.4950^2-0.5128}}{(1-0.4950)\sqrt{60}}=0.1219$$

$z=kappa/S_k=0.4059/0.1219=3.33$

$Z>1.96$, $P<0.05$(SPSS 给出 $P=0.001$),按 $\alpha=0.05$ 水准拒绝 H_0,接受 H_1,可认为两种检查方法具有一致性。

3. 优势性检验　也称差别性检验,常用 McNemar 检验(McNemar' test for correlated proportions),该方法由 McNemar 在 1947 年提出,适用于配对四格表资料,主要分析两种方法所得结果(行、列两变量)的差别是否有统计学意义。

McNemar 检验的χ^2 统计量计算公式为:

若$(b+c)\geqslant40$,用一般χ^2 检验:

$$\chi^2=\frac{(b-c)^2}{b+c}\qquad \nu=1 \qquad (式 8-17)$$

若$(b+c)<40$,用校正χ^2 检验:

$$\chi^2=\frac{(|b-c|-1)^2}{b+c}\qquad \nu=1 \qquad (式 8-18)$$

对于例 8-6,两种检查方法间不独立,那么两种检查方法的阳性率是否有差别?

笔记栏

由表 8-9 可见：

$$甲法检出的阳性率=\frac{n_1}{n}=\frac{a+b}{n}=\frac{39}{60}=65.00\%,$$

$$乙法检出的阳性率=\frac{m_1}{n}=\frac{a+c}{n}=\frac{29}{60}=48.33\%$$

$$甲法的阳性率-乙法的阳性率=\frac{a+b}{n}-\frac{a+c}{n}=\frac{b-c}{n}=\frac{10}{60}=16.67\%。$$

若检验两种方法的阳性率有无差别，(a)和(d)是两种方法检查结果一致的情况，对比较阳性率差别没有影响，仅考虑检查结果不一致的(b)和(c)。可见，两种方法阳性率的比较只和 b、c 有关，而与 a、d 无关。在这里分别用 A、B、C、D 表示总体中检查结果一致和不一致的对子数。若 H_0 成立，即两种方法的总体检测结果相同时，则结果不一致的两个格子理论频数可用$(b+c)/2$来估计。把配对四格表资料的实际数 b、c 和理论数 $T_{12}=T_{21}=(b+c)/2$ 代入式 8-1 整理得公式 8-17，同样代入 8-5 整理得公式 8-18。

假设H_0：总体 $B=C$，即两种方法的总体检测结果相同

H_1：总体 $B\neq C$，即两种方法的总体检测结果不同

$\alpha=0.05$

对于本例，$b+c=14+4=18<40$，选用(式 8-18)

$$\chi^2=\frac{(|14-4|-1)^2}{14+4}=4.50 \qquad \nu=1$$

$\chi^2>\chi^2_{0.05,1}=3.84$，$P<0.05$(SPSS 给出 $P=0.031$)，按 $\alpha=0.05$ 水准，拒绝 H_0，接受 H_1，两种检验方法总体阳性率差别有统计学意义，结合本例 $b>c$，可认为甲法检查的阳性率高于乙法。

三、配对设计$k\times k$ 表资料的假设检验

多分类配对计数资料的形式为 $k\times k$ 表，因为行列数相同，又称为平方表或方表资料。$k\times k$ 表资料相关性检验应用χ^2 检验，一致性分析采用 Kappa 检验，优势性检验采用 Bowker 检验。

【例 8-7】 表 8-11 为外侧半月板撕裂的膝关节镜(金标准)诊断与 MRI(磁共振成像)诊断的结果，试对两种诊断方法进行分析。

表 8-11　两种方法诊断外侧半月板撕裂的结果

MRI诊断	膝关节镜（金标准）诊断			合计
	阴性	可疑	阳性	
阴性	43	5	10	58
可疑	9	19	13	41
阳性	15	7	76	98
合计	67	31	99	197

1. 相关性检验　对于 $k\times k$ 表资料相关性检验应用式 8-18 计算：

$$\chi^2=197\left(\frac{43^2}{58\times67}+\frac{5^2}{58\times31}+\cdots\cdots+\frac{76^2}{98\times99}-1\right)=100.08$$

$$\nu=(R-1)(C-1)=(3-1)(3-1)=4$$

查χ^2 界值表(附表 9)得$\chi^2_{0.05,4}=9.49$，$\chi^2>\chi^2_{0.05,4}$，$P<0.05$(SPSS 给出 $P=0.000$)，按 $\alpha=0.05$ 水准拒绝 H_0，接受 H_1，可认为两种诊断方法之间有关联。

笔记栏

两种检查方法间关系的密切程度，应用 Pearson 列联系数 r_p，其计算公式为式 8-11。

本例 $$r_p=\sqrt{\frac{\chi^2}{n+\chi^2}}=\sqrt{\frac{100.08}{197+100.08}}=0.580$$

说明两种诊断方法间关系的密切程度为中度相关。

2. 一致性分析 同配对四格表一样，$k\times k$ 方表资料的一致性分析仍然采用 Kappa 检验，以评价两种检验方法或同一方法多次检测结果的一致性，计算公式采用式 8-12～式 8-16。

例 8-7，根据式 8-12～式 8-16 计算得：

$Kappa=0.515$，$S_{kappa}=0.051$，$z=kappa/S_{kappa}=10.098$，$P=0.000$，说明两种诊断方法具有中等程度的一致性。

3. 优势性检验 多分类配对计数资料的优势性检验采用 Bowker 检验，并对方表进行分割，再对配对四格表进行 McNemar 检验。Bowker 检验又称为方表检验（test of square table）或对称检验（test of symmetry），是一种非参数统计方法，该方法是由 A. H. Bowker 于 1948 年提出，其基本思想是检验方表主对角线上下对称格子中的频数是否相等。Bowker 检验是 McNemar 检验的扩展，其统计量 w 值近似卡方分布，计算结果查χ^2 界值表（附表 9）确定 P 值。应用 SPSS 统计软件则可以方便、快捷地实现 Bowker 检验，SPSS 统计软件也是在 McNemar 选项中实现的，输出结果为“McNemar-Bowker 检验”。

Bowker 检验的 w 统计量计算公式为：

$$w=\sum_{i<j}(X_{ji}-X_{ij})^2/(x_{ji}+X_{ij}) \qquad \nu=k(k-1)/2 \qquad \text{（式 8-19）}$$

式中 X_{ji} 和 X_{ij} 为方表中非一致对角线单元格上的实际数。

H_0：两种诊断方法总体检测结果相同

H_1：两种诊断方法总体检测结果不同

$\alpha=0.05$

用式 8-19 计算，得：

$$w=\sum_{i<j}(X_{ji}-X_{ij})^2/(X_{ji}+X_{ij})=\frac{(9-5)^2}{9+5}+\frac{(15-10)^2}{15+10}+\frac{(7-13)^2}{7+13}=3.943$$

$$\nu=3\times(3-1)/2=3$$

查χ^2 界值表（附表 9）得$\chi^2_{0.05,3}=7.81$，$\chi^2<\chi^2_{0.05,3}$，$P>0.05$（SPSS 给出 $P=0.268$），按 $\alpha=0.05$ 水准不拒绝 H_0，还不能认为两种诊断方法总体检测水平不同。

知识链接

计数资料的统计分析常用 Pearson 卡方检验，卡尔·皮尔逊（Karl Pearson，1857—1936 年）是英国著名的科学家和自由思想学家。他在应用数学、生物统计学、科学哲学、优生学方面都有很大的贡献和影响。大学时他就兴趣广泛，博涉数学、物理学、宗教学、历史学、社会学和达尔文学说等多个领域，先后在剑桥大学获得法学学位和海德堡大学获得政治学博士学位，27 岁时皮尔逊被伦敦大学任用为应用数学教授，39 岁时又被选入英国皇家学会。因在 1892 年的著作《科学的法则》（*The Grammer of Science*）中表述了统计分析是所有其他知识的一个基础信念，皮尔逊被视为“统计学之父”。除了戈赛特和他的学生深受其影响之外，他的儿子艾根·皮尔逊也潜心统计，也是一位著名的统计学家。

χ^2 检验的统计电脑实验

【实验 8-1】对例 8-1 进行χ^2 检验。

1. 数据文件　如图 8-1 录入数据，以“组别”“疗效”“例数”为变量名，建立 3 列 4 行数据集 li0801. sav。

2. 操作步骤

	组别	疗效	例数
1	1	1	150
2	1	2	32
3	2	1	90
4	2	2	88

图 8-1　数据集 li0801. sav

（1）加权频数：Data→Weight Cases，在 Weight Cases 视窗中，选中 Weight cases by 选项，将“例数”选中移置到 Frequency Variable 框中→OK。

（2）分析：Analyze→Descriptive Statistics→Crosstabs，在 Crosstabs 视窗中，将“组别”选中移置到 Rows 框中；将“疗效”选中移置到 Columns 框中。单击 Statistics，在 Crosstabs：Statistics 视窗中，选中 Chi-square→Continue，回到 Crosstabs 视窗，单击 Cells，在 Crosstabs：Cells Display 视窗中，选中 Observed、Expected、Row、Total→Continue，回到 Crosstabs 视窗→OK。

3. 主要结果　所有格子理论频数均大于 5，总例数 $n=360$，所以用不校正的χ^2 检验（Pearson Chi-Square），$\chi^2=41.094$，$\nu=1$，$P=0.000$（写作“$P<0.001$”），见图 8-2。

组别*疗效 Crosstabulation

			疗效		
			1	2	Total
组别	1	Count	150	32	182
		Expected Count	121.3	60.7	182.0
		% within 组别	82.4%	17.6%	100.0%
		% of Total	41.7%	8.9%	50.6%
	2	Count	90	88	178
		Expected Count	118.7	59.3	178.0
		% within 组别	50.6%	49.4%	100.0%
		% of Total	25.0%	24.4%	49.4%
Total		Count	240	120	360
		Expected Count	240.0	120.0	360.0
		% within 组别	66.7%	33.3%	100.0%
		% of Total	66.7%	33.3%	100.0%

Chi-Square Tests

	Value	df	Asymptotic Significance (2-sided)	Exact Sig.(2-sided)	Exact Sig.(1-sided)
Pearson Chi-Square	41.094[a]	1	.000		
Continuity Correction[b]	39.673	1	.000		
Likelihood Ratio	42.292	1	.000		
Fisher's Exact Test				.000	.000
Linear-by-Linear Association	40.980	1	.000		
N of Valid Cases	360				

a. 0 cells(0.0%) have expected count less than 5. The minimum expected count is 59.33.
b. Computed only for a 2 × 2 table.

图 8-2　两种疗法治疗某病χ^2检验的分析结果

笔记栏

【实验 8-2】对例 8-2 进行校正的χ^2 检验。

建立数据集 li0802. sav,数据文件格式同实验 8-1,变量中的频数需要加权,SPSS 操作步骤同实验 8-1。

本资料 T_{11} 小于 5,总例数 $n=42$,所以用连续性校正(Continuity Correction)χ^2 检验,$\chi^2=2.841$,$\nu=1$, $P=0.092$。

【实验 8-3】对例 8-3 进行四格表资料的 Fisher 确切概率检验。

建立数据集 li0803. sav,数据文件格式同实验 8-1,变量中的频数需要加权,SPSS 操作步骤同实验 8-1。

本资料 $n=23$,应选用确切概率法检验(Fisher's Exact Test),双侧 $P=0.039$。

【实验 8-4】对例 8-4 进行 3×2 表资料的χ^2 检验。

1. 数据文件　如图 8-3 录入数据,以"组别""疗效""例数"为变量名,建立 3 列 6 行数据集 li0804. sav。

2. 操作步骤　SPSS 操作步骤同实验 8-1。

3. 主要结果　本资料最小理论数 $T_{22}=18.85$,$n=323$;$\chi^2=14.215$,$\nu=2$,$P=0.001$。

	组别	疗效	例数
1	1	1	96
2	1	2	12
3	2	1	91
4	2	2	14
5	3	1	78
6	3	2	32

图 8-3　数据集 li0804. sav

附加 1:对例 8-4 的列联表资料进行实验组与对照组的比较分析。

在例 8-4 数据集的数据编辑视窗里,Data→Select Cases→选 if condition is satisfied→点击下面的 if 按钮,在随即出现的视窗里右上框内设置"组别=1｜组别=3",即中药丸剂 1 组与安慰剂组比较。其他操作同实验 8-1。得出的 P 值与调整检验水准 $\alpha'=0.05/(3-1)=0.025$ 相比较,下结论,见正文。

同理,设置"组别=2 ｜组别=3",即进行中药丸剂 2 组与安慰剂组比较。

附加 2:对例 8-4 的列联表资料进行两两比较分析。

SPSS 操作步骤类似附加 1,增加设置"组别=1｜组别=2",中药丸剂 1 组与中药丸剂 2 组比较,且三次得出的 P 值均与调整检验水准 $\alpha'=0.05/3=0.017$ 比较来下结论,见正文。

【实验 8-5】对例 8-5 进行 3×3 表资料的χ^2 检验。

1. 数据文件　如图 8-4 录入数据,以"组别""证型""例数"为变量名,建立 3 列 9 行数据集 li0805. sav。

	组别	证型	例数
1	1	1	34
2	1	2	62
3	1	3	28
4	2	1	27
5	2	2	28
6	2	3	20
7	3	1	57
8	3	2	105
9	3	3	52

图 8-4　数据集 li0805. sav

2. 操作步骤　SPSS 操作步骤同实验 8-1。

3. 主要结果　本资料最小 $T_{23}=18.2$,$n=413$;Pearson $\chi^2=4.020$,$\nu=4$,$P=0.403$。

【实验 8-6】对例 8-6 进行检验。

1. 数据文件 如图 8-5 录入数据，以“甲法”“乙法”“频数”为变量名，建立 3 列 4 行数据集 li0806. sav。

2. 操作步骤 与实验 8-1 相同，但需注意：在 Crosstabs：Statistics 视窗中，应选中 Chi-square、Kappa 与 McNemar。

3. 主要结果 见图 8-6，Pearson χ^2 = 11. 096，P = 0. 01；McNemar 结果，P=0. 031。见图 8-7，Kappa=0. 406，P=0. 001。

	甲法	乙法	例数
1	1	1	25
2	1	2	14
3	2	1	4
4	2	2	17

图 8-5 数据集 li0806. sav

Chi-Square Tests

	Value	df	Asymp.Sig. (2-sided)	Exact Sig. (2-sided)	Exact Sig. (1-sided)
Pearson Chi-Square	11.096[a]	1	.001		
Continuity Correction[b]	9.365	1	.002		
Likelihood Ratio	11.740	1	.001		
Fisher's Exact Test				.001	.001
Linear-by-Linear Association	10.911	1	.001		
McNemar Test				.031[c]	
N of Valid Cases	60				

a. 0 cells(.0%) have expected count less than 5. The minimum expected count is 10.15.
b. Computed only for a 2 × 2 table.
c.Binomial distribution used.

图 8-6 Chi-Square Tests 和 McNemar Test 结果

Symmetric Measures

	Value	Asymp.Std. Error[a]	Approx.T[b]	Approx.Sig.
Measure of Agreement Kappa	.406	.111	3.331	.001
N of Valid Cases	60			

a. Not assuming the null hypothesis.
b. Using the asymptotic standard error assuming the null hypothesis.

图 8-7 Kappa Test 结果

【实验 8-7】对例 8-7 进行检验。

1. 数据文件 如图 8-8 录入数据，以“MRI”“关节镜”“例数”为变量名，建立 3 列 9 行数据集 li0807. sav。

2. 操作步骤 同实验 8-6。

3. 主要结果 Pearson χ^2 = 100. 080，P = 0. 000（写作“P<0. 001”）；Bowker test W=3. 943，P=0. 268；Kappa=0. 515，P=0. 000（写作“P<0. 001”）。

	MRI	关节镜	例数
1	1	1	43
2	1	2	5
3	1	3	10
4	2	1	9
5	2	2	19
6	2	3	13
7	3	1	15
8	3	2	7
9	3	3	76

图 8-8 数据集 li0807. sav

笔记栏

学习小结

1. 学习内容

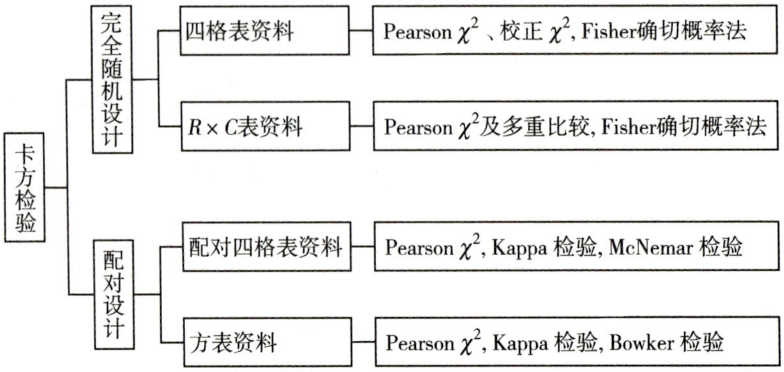

2. 学习方法　理解χ^2 检验、Fisher 确切概率法和 Kappa 检验的基本思想，根据不同的设计类型、资料属性和统计推断目的，采用相应的统计方法，对常见设计类型的计数资料进行统计分析。

复习思考题

一、简答题

1. 简述卡方检验的常见类型及其主要用途。

2. 简述行列表资料χ^2 检验的注意事项。

二、计算分析题

1. 某学者将 120 名 60 岁以上的老人按其是否患有高血压分成两组，并调查他们的食盐量，结果见表 8-12。问患高血压病和未患高血压病老人食盐量的超标率是否相同？

表 8-12　高血压患病与食盐情况

组　别	调查数	超标数	超标率（%）
高血压组	50	36	72.0
非高血压组	70	30	42.9
合计	120	66	55.0

2. 某学者将 55 名儿童随机分成两组，其中一组给予某新型补钙剂（试验组），另一组给予普通钙片（对照组），观察结果见表 8-13。问两种药物预防儿童佝偻病的效果是否相同？

表 8-13　两组儿童的佝偻病患病情况

组　别	发病数	未发病数	合计
试验组	8	31	39
对照组	6	10	16
合计	14	41	55

3. 某医院将 80 名急性心肌梗死患者随机分成两组，其中一组给予中药治疗，另一组给西药治疗，观察两组的疗效，结果见表 8-14。问两种疗法的效果是否相同？

笔记栏

表 8-14　两种方法治疗急性心肌梗死的疗效情况

组　别	观察数	死亡数	病死率（%）
中药组	66	3	4.5
西药组	14	2	14.3
合计	80	5	6.3

4. 有 260 份血清样品，每份样品一分为二，用两种不同的免疫学检测方法检验类风湿因子，结果见表 8-15，试问这两种免疫学检验的结果有无差别？

表 8-15　两种检验方法结果比较

A 法	B 法		合计
	阳性	阴性	
阳性	172	8	180
阴性	12	68	80
合计	184	76	260

5. 某地对 706 名成年人（男女各半）开展慢性病基线调查，部分结果见表 8-16，试分析该地这几种常见慢性病的性别构成有无差别。

表 8-16　某地慢性病患者性别构成（人）

疾　病	男性	女性	合计
高血压	171	185	356
冠心病	136	160	296
脑卒中	22	20	42
癌症	7	5	12
合计	336	370	706

6. 在肺结核诊断中临床应用涂片法和 FQ-PCR 法检测痰标本，观察结果见表 8-17，试比较两种方法的检测结果是否有关联？检出率是否相同？检出结果是否指示方向相同？

表 8-17　涂片法和 FQ-PCR 法检测痰标本结果

涂片法	FQ-PCR 法		合计
	阳性	阴性	
阳性	140	28	168
阴性	117	51	168
合计	257	79	336

扫一扫，测一测

（张星光　陈婷婷）

笔记栏

PPT 课件

第九章

非参数检验

学习目标

通过学习秩和检验，理解非参数检验与参数检验的区别及应用条件，为医药研究中恰当选用非参数检验与参数检验方法奠定基础。

学习要点

非参数检验的概念、应用条件；非参数检验与参数检验的区别及优缺点；秩和检验的原理、方法及其应用。

假设检验分为参数检验（parametric test）和非参数检验（nonparametric test）。总体分布类型已知的假设检验称为参数检验，如 t 检验、F 检验等；总体分布类型未知的假设检验称为非参数检验。非参数检验是参数检验的有效补充，不依赖总体分布类型，不检验总体参数，而是对总体的分布或分布位置进行检验。

第一节　非参数检验简述

一、非参数检验的概念与优缺点

非参数检验又称任意分布检验（distribution-free test），其方法简便，易于理解，应用范围广，可用于等级资料、总体分布为偏态分布（包括个别数据偏大或数据的某一端无确定值的资料，以及各组离散程度相差悬殊）的资料等。

非参数检验不足之处在于，符合参数检验的资料若用非参数检验，因没有充分利用资料提供的信息，检验效率低于参数检验，一般增大犯第二类错误的概率，若要降低此概率，需更多的样本例数。故适合参数检验条件的资料，应首选参数检验。两者的区别及优缺点详见表 9-1。

表 9-1　参数检验与非参数检验的区别及优缺点

	参数检验	非参数检验
区别	已知总体分布为假定条件，对总体参数进行区间估计或假设检验	不依赖总体分布的具体形式，比较分布的位置，根据分布形状而不是总体参数做出推论
优点	符合条件时，检验效能高	应用范围广、简便、易掌握
缺点	对资料要求严格，要求资料分布类型已知，资料总体满足正态性和方差齐性	若对符合参数检验条件的资料用非参数检验，则降低检验效能

二、秩和检验概述

秩和检验是用数据的秩次代替原始数据进行假设检验。秩次(rank)是按照数值大小排序设定的编码,秩和(rank sum)指同组秩次之和。秩和检验的关键在于编秩次,方法是:把所有的观察值按从小到大排列并依次编秩次,遇到相同观察值取平均秩次。秩次编得正确与否,可用公式 $T=1+2+3+\cdots+n=n(n+1)/2$($T$ 为总秩和,n 为参加编秩次的所有观察值的个数)验证。

秩和检验基本思想是:先将原始资料在不分组别的情况下从小到大编秩,然后按组别将秩次相加。若比较组之间的秩和接近,则认为各组间没有差别;反之,如果各组间的秩和相差悬殊,则认为各组间存在差别。

秩和检验是一种常用的效率较高的非参数检验方法,可用于配对设计、完全随机设计和随机区组设计等组间的比较。

第二节 配对设计资料的符号秩和检验

Wilcoxon(1945 年)提出的符号秩和检验(Wilcoxon signed-rank test),用于检验配对资料的差值是否来自中位数为 0 的总体或检验总体中位数是否等于指定值。其基本思想与步骤如下:

将配对资料的差值按绝对值大小编秩,绝对值相等者,取平均秩次,差值为 0 不参与编秩;然后将差值的正负标在秩次之前,再分别求出正、负秩次之和 T_+ 及 T_-,检验统计量取 $T=\min(T_+,T_-)$。零假设 H_0:差值的总体中位数等于0($M_d=0$),当 H_0 成立时,任一配对的差值出现正号与出现负号的机会均等,因此,它们的秩和 T_+与 T_-的理论数(期望值)也应相等。当 $n>25$ 时,T 的分布逐渐逼近均数为 $n(n+1)/4$、方差为 $n(n+1)(2n+1)/24$ 的正态分布。因此,H_0 成立的情况下,T 远离 $n(n+1)/4$ 为小概率事件,可认为在一次抽样中不会发生,从而拒绝 H_0;否则,不拒绝 H_0。具体资料分析时,根据样本含量的大小,可采用以下方法:

(一)查表法

当 $5\leqslant n\leqslant 50$ 时,查 Wilcoxon 配对比较符号秩和检验 T 界值表(附表 10),若 T 值落在所查界值区间内,则 $P>\alpha$;若 T 值落在所查界值区间外,则 $P\leqslant\alpha$。

(二)正态近似法

当 $n>50$ 时,可利用秩和分布的正态近似法计算 z 并做出判断,公式为

$$z=\frac{|T-n(n+1)/4|-0.5}{\sqrt{\dfrac{n(n+1)(2n+1)}{24}}} \qquad \text{(式 9-1)}$$

式 9-1 中,0.5 是连续校正数,因为秩和 T 是不连续的,而 z 分布本身是连续的,但 n 不很大时,检验统计量 z 需作连续性校正。n 很大时,连续性校正对结果的影响不大,常可省略。

当"差值"绝对值相同的个数较多时,应计算校正的检验统计量 z_c,公式为

$$z_c=\frac{|T-n(n+1)/4|-0.5}{\sqrt{\dfrac{n(n+1)(2n+1)}{24}-\dfrac{\sum(t_j^3-t_j)}{48}}} \qquad \text{(式 9-2)}$$

笔记栏

式 9-2 中 t_j 为 j 个相同差值的个数。假若差值绝对值相同的有 2 个“4”,5 个“6”,3 个“7”,则 $\sum(t_j^3-t_j)=(2^3-2)+(5^3-5)+(3^3-3)=150$。

【例 9-1】 某医院用补虚药治疗了 10 名血小板减少症患者,治疗前后的血小板总数见表 9-2,问该药是否对患者的血小板总数有影响?

表 9-2　10 名血小板减少症患者治疗前后血小板总数结果（$\times10^9$/L）

编号(1)	治疗前(2)	治疗后(3)	差值(4)=(3)-(2)	秩次(5)
1	40.1	55.3	15.2	3
2	42.5	80.6	38.1	9
3	37.0	72.4	35.4	6
4	45.8	83.2	37.4	8
5	52.3	89.5	37.2	7
6	35.6	27.0	-8.6	-1
7	50.2	89.7	39.5	10
8	65.7	95.9	30.2	4
9	46.1	32.0	-14.1	-2
10	70.8	105.6	34.8	5
—	—	—	—	T_+=52 T_-=3

本例为配对设计的小样本计量资料,对患者治疗前后血小板总数的差值进行正态性检验得 $W=0.730$,$P=0.002$,即差值不服从正态分布,故进行 Wilcoxon 符号秩和检验。

1. 建立假设,确定检验水准

H_0:$M_d=0$(差值的总体中位数等于 0)

H_1:$M_d\neq0$(差值的总体中位数不等于 0)

$\alpha=0.05$

2. 编秩、求秩和　秩次与秩和见上表第(5)列,$T_++T_-=52+3=55$ 与 $10(10+1)/2=55$ 相等,编秩正确。

3. 选择检验方法,计算检验统计量　按检验统计量取 $T=\min(T_+,T_-)$,$T=3$。

4. 确定 P 值,作出推断结论　$n=10$,$T=3$,查 T 界值表(附表 10)为 8~47,$T=3$ 位于界值范围外,则 $P<0.05$。因此,按 $\alpha=0.05$ 检验水准,拒绝 H_0,接受 H_1,差别有统计学意义,可认为该药能增加患者的血小板总数。

若单组随机样本来自正态总体,比较样本所代表的总体均数与某常数是否相同,可用 t 检验;若单组随机样本来自非正态总体或总体分布无法确定,可用 Wilcoxon 符号秩和检验,检验样本所代表的总体中位数是否等于已知数值,其统计学分析思路与配对设计的 Wilcoxon 符号秩和检验基本一致,只是所求的差值为各观察值与已知数值之差,此处省略举例。

第三节　完全随机设计资料的秩和检验

一、完全随机设计两样本比较的秩和检验

分析完全随机设计的两样本计量资料时,若两样本数据不满足正态性和/或方差齐性,

笔记栏

不能进行 t 检验或校正 t 检验，以及两样本观察指标为有序分类变量资料时，可采用 Wilcoxon Mann-Whitney U 秩和检验。其目的是比较两样本分别代表的总体分布是否相同。

Wilcoxon Mann-Whitney U 法的基本思想是：假设待比较的两个样本（样本量分别为 n_1 和 n_2）来自同一个总体或分布相同的两个总体（即 H_0 成立），将两样本混合编秩后得到各组的秩和 T_1 与 T_2，当 $n_1=n_2$ 时，T_1 与 T_2 应大致相等；当 $n_1 \neq n_2$ 时，T_1 与 T_2 则应与各样本含量成比例。反之，H_0 不成立时，T_1 与 T_2 将与 n_1 和 n_2 不成比例。

通常规定，当 $n_1<n_1$ 时，取较小样本的秩和作为检验统计量 T；当 $n_1=n_1$ 时，取秩和较小者作为检验统计量 T，即 $T_{\min}$。

查表法：当样本含量较小时，查两样本比较的秩和检验用 T 界值表（附表 11），若 T 值落在所查界值区间内，则 $P>\alpha$，若 T 值落在所查界值区间外，则 $P\leqslant\alpha$。

正态近似法：当样本含量较大时，可利用秩和分布的正态近似法计算 z 并做出判断。将选定的秩和 T 代入下公式：

$$z=\frac{|T-n_1(n+1)/2|-0.5}{\sqrt{\dfrac{n_1n_2(n+1)}{12}}} \quad \text{（式 9-3）}$$

当相同观察值较多时，应计算校正的检验统计量 z_c，计算公式为

$$z_c=z/\sqrt{c}, c=1-\sum(t_j^3-t_j)/(n^3-n) \quad \text{（式 9-4）}$$

式中 0.5 为连续校正数，$n=n_1+n_2$。

（一）完全随机设计的两样本计量资料的秩和检验

【例 9-2】 某医师为研究两种中药 A、B 治疗慢性乙型肝炎的效果。选用 3 月龄 SD 雄性大鼠感染乙型肝炎病毒并确认造模成功后，按照体重大小随机分成中药 A 与中药 B 组，治疗一定时间后，测定大鼠血清谷丙转氨酶浓度（U/L），结果见表 9-3，问两组大鼠的血清谷丙转氨酶浓度是否有差别？

表 9-3 两组大鼠血清谷丙转氨酶浓度（U/L）

中药 A （1）	秩次 （2）	中药 B （3）	秩次 （4）
662.9	19.5	674.8	21.0
582.8	16.5	691.8	22.0
391.8	4.0	642.1	18.0
452.8	11.0	568.4	14.0
384.6	3.0	556.2	13.0
369.1	1.0	435.7	7.0
377.8	2.0	574.8	15.0
436.7	8.0	468.7	12.0
662.9	19.5	433.4	6.0
582.8	16.5	442.3	10.0
		438.1	9.0
		426.1	5.0
$n_1=10$	$T_1=101$	$n_2=12$	$T_2=152$

笔记栏

本例为完全随机设计的两样本计量资料，对两组大鼠血清谷丙转氨酶浓度进行正态性和方差齐性检验，正态性检验得：中药A组 $W=0.837$，$P=0.041$；中药B组 $W=0.853$，$P=0.040$，即两组大鼠血清谷丙转氨酶浓度数据不服从正态分布；方差齐性检验得 $F=0.921$，$P=0.349$，方差齐。故采用 Wilcoxon Mann-Whitney U 秩和检验。

1. 建立假设，确定检验水准

H_0：两组大鼠血清谷丙转氨酶浓度总体分布相同

H_1：两组大鼠血清谷丙转氨酶浓度总体分布不同

$\alpha=0.05$

2. 编秩、求秩和，计算检验统计量　将两样本混合编秩次，如有观察值相同，取平均秩次，秩次与秩和见表9-3第(2)、(4)列。因 n_1 较小，所以，检验统计量 $T=T_1=101$。

3. 确定 P 值，作出推断结论　$n_1=10$，$n_2=12$，$n_2-n_1=2$，$T=101$，查 T 界值表（附表11），得双侧检验区间界值为(84~146)，T 在界值内，则 $P>0.05$。因此，按 $\alpha=0.05$ 检验水准，不拒绝 H_0，差别无统计学意义。故尚不能认为两组大鼠的血清谷丙转氨酶不同。

（二）两组有序分类变量资料（等级资料）的秩和检验

【例9-3】某医院观察针刺疗法治疗难治性偏头痛的临床疗效。根据偏头痛的严重程度将患者随机分为治疗组（针刺疗法）35例和对照组（单纯口服西药）35例。疗效结果如表9-4所示，问针灸对偏头痛的疗效如何？

表9-4　针灸组与对照组疗效结果

疗效(1)	针灸组(2)	对照组(3)	合计(4)	秩次范围(5)	平均秩次(6)	秩和	
						针灸组(7)	对照组(8)
治愈	24	15	39	1~39	20.0	480.0	300.0
显效	8	9	17	40~56	48.0	384.0	432.0
好转	2	7	9	57~65	61.0	122.0	427.0
无效	1	4	5	66~70	68.0	68.0	272.0
合计	$n_1=35$	$n_2=35$				$T_1=1054.0$	$T_2=1431.0$

本例为完全随机设计的两样本有序多分类资料，即等级资料，选用 Wilcoxon Mann-Whitney U 秩和检验。

1. 建立假设，确定检验水准

H_0：两组疗效总体分布位置相同

H_1：两组疗效总体分布位置不同

$\alpha=0.05$

2. 编秩、求秩和，计算检验统计量　首先计算各等级的合计人数[表9-4第(4)列]，再确定秩次范围，求平均秩次，见表第(6)列，每组再用不同等级的平均秩次乘以相应的频数得各组不同等级的秩和，见表第(7)、(8)列。因 $n_1=n_2$，检验统计量 $T=T_{\min}=1054.0$。把同一等级的人视为相同观察值，相同秩次较多，可用校正法计算检验统计量。

$$z=\frac{|T_1-n_1(n+1)/2|-0.5}{\sqrt{\frac{n_1n_2(n+1)}{12}}}=2.2083$$

$$c=1-\sum(t_j^3-t_j)/(n^3-n)=0.8104$$

$$z_c=z/\sqrt{c}=2.4531$$

3. 确定 P 值，作出推论结论 $z_c=2.4531>1.96$，$P<0.05$。按 $\alpha=0.05$ 检验水准，拒绝 H_0，接受 H_1，差别有统计学意义。可认为针刺疗法治疗偏头痛的疗效优于单纯口服西药。

二、完全随机设计多样本比较的秩和检验

完全随机设计多个样本比较的秩和检验是由 Kruskal 和 Wallis(1952)在 Wilcoxon 秩和检验的基础上扩展而来，又称 K-W 检验或 H 检验。其目的是推断多个样本的总体分布是否相同。

分析完全随机设计的多样本计量资料时，若多样本观察指标不能满足正态性和/或方差齐性，不能进行方差分析，以及多样本观察指标为有序分类变量资料欲比较各组有序分类即各等级的疗效程度，宜采用 Kruskal-Wallis H 秩和检验。其目的是比较多样本分别代表的总体分布是否相同。

Kruskal-Wallis H 秩和检验的原理与完全随机设计两样本比较的秩和检验相同。零假设为 H_0：各组总体分布相同，检验统计量公式为

$$H=\frac{12}{n(n+1)}\sum\frac{R_i^2}{n_i}-3(n+1) \qquad (式 9\text{-}5)$$

式 9-5 中，n_i 为第 i 组的样本含量；R_i 为第 i 组的秩和；n 为 k 个样本的总观察例数。

当组数 $k=3$，且每组例数 $n_i\leqslant 5$，可用查表法，三样本秩和检验 H 界值表(附表 12)。若 $H>H_\alpha$，则 $P\leqslant\alpha$，拒绝 H_0；否则，不拒绝 H_0。

样本含量较大时，检验统计量 H 近似自由度 $\nu=k-1$ 的 χ^2 分布，因此可视为 χ^2 检验。当出现较多相同秩次时，检验统计量 H 需要校正，校正公式为：

$$H_c=H/c \qquad (式 9\text{-}6)$$

$$c=1-\sum(t_j^3-t_j)/(n^3-n) \qquad (式 9\text{-}7)$$

(一) 完全随机设计的多样本计量资料的秩和检验

【例 9-4】 某研究者测定了 2 型糖尿病合并缺血性卒中患者的凝血酶原时间(PT,s)，结果见表 9-5，问不同中医证型 2 型糖尿病合并缺血性卒中患者的凝血酶原时间是否相同？

表 9-5 不同中医证型 2 型糖尿病合并缺血性卒中患者的凝血酶原时间(s)

风火阳亢		风痰瘀阻		气虚血瘀	
时间	秩次 (2)	时间 (3)	秩次 (4)	时间	秩次
10.12	2	10.71	10	15.25	22.5
10.23	8	14.85	19	15.28	24
10.16	6	10.77	11	15.60	25
10.15	4.5	10.80	12	15.61	26
10.18	7	10.92	13	15.63	28
10.13	3	11.38	14	15.70	29
10.25	9	11.65	15	15.25	22.5
9.86	1	11.73	16	14.86	20
10.15	4.5	14.46	18	14.88	21
		14.30	17	15.62	27
$n_1=9$	$T_1=45$	$n_2=10$	$T_2=145$	$n_3=10$	$T_3=245$

本例为完全随机设计的多样本计量资料，对不同中医证型2型糖尿病合并缺血性卒中患者的凝血酶原时间进行正态性和方差齐性检验，正态性检验得：风火阳亢组的 $W=0.753$，$P=0.006$；风痰瘀阻组的 $W=0.774$，$P=0.007$；气虚血瘀组的 $W=0.844$，$P=0.049$，即不同中医证型2型糖尿病合并缺血性卒中患者的凝血酶原时间数据均不服从正态分布；方差齐性检验得 $F=25.165$，$P<0.001$，方差不齐，故采用Kruskal-Wallis H 秩和检验。

1. 建立假设，确定检验水准

H_0：不同中医证型2型糖尿病合并缺血性卒中患者的凝血酶原时间总体分布相同

H_1：不同中医证型2型糖尿病合并缺血性卒中患者的凝血酶原时间总体分布不同或不全相同

$\alpha=0.05$

2. 编秩、求秩和，计算检验统计量　混合编序，将三组所有观察值按从小到大排序，遇到相同观察值，取平均秩次。秩次及秩和见表第(2)、(4)、(6)列。

$$H=\frac{12}{n(n+1)}\sum\frac{R_i^2}{n_i}-3(n+1)=\frac{12}{29\times30}\left(\frac{45^2}{9}+\frac{145^2}{10}+\frac{245^2}{10}\right)-3(29+1)=24.897$$

$$c=1-\sum(t_j^3-t_j)/(n^3-n)$$

$$=1-[2\times(2^3-2)]/(29^3-29)=0.9995$$

$$H_c=H/c=24.909$$

3. 确定 P 值，作出推断结论　查 χ^2 界值表(附表9) $\chi^2_{0.05,2}=5.99$，$H_c>\chi^2_{0.05,2}$，$P<0.05$，按 $\alpha=0.05$ 检验水准，拒绝 H_0，接受 H_1，差别有统计学意义。可认为不同中医证型2型糖尿病合并缺血性卒中患者的凝血酶原时间不等或不全相等。

（二）多组有序分类变量资料的秩和检验

【例9-5】用首乌合剂治疗慢性气管炎292例，病例分为四型：单纯虚寒型、喘息虚寒型、虚寒阻塞型和痰浊阻塞型，其疗效如表9-6，比较该合剂对四型慢性气管炎患者的疗效有无差别。

表9-6　首乌合剂治疗四型慢性气管炎患者的疗效比较

证型	治愈	临床控制	显效	好转	无效	合计
单纯虚寒型	13	26	25	6	3	73
喘息虚寒型	3	9	10	3	1	26
虚寒阻塞型	9	27	61	28	16	141
痰浊阻塞型	1	6	21	18	6	52
合计	26	68	117	55	26	292

本例为完全随机设计的多样本有序分类计数资料，即等级资料。故采用Kruskal-Wallis H 秩和检验，结果见表9-7。

1. 建立假设，确定检验水准

H_0：四种证型疗效分级总体分布位置相同

H_1：四种证型疗效分级总体分布位置不同或者不全相同

$\alpha=0.05$

表 9-7　首乌合计治疗四型慢性支气管哮喘患者的疗效的秩和计算表

疗效	合计(1)	秩次范围(2)	平均秩次(3)	秩和			
				单纯虚寒型	喘息虚寒型	虚寒阻塞型	痰浊阻塞型
治愈	26	1～26	13.5	175.5	40.5	121.5	13.5
临床控制	68	27～94	60.5	1573.0	544.5	1633.5	363.0
显效	117	95～211	153.0	3825.0	1530.0	9333.0	3213.0
好转	55	212～266	239.0	1434.0	717.0	6692.0	4302.0
无效	26	267～292	279.5	838.5	279.5	4472.0	1677.0
合计				T_1=7 846	T_2=3111.5	T_3=22252	T_4=9568.5
平均秩次				107.48	119.67	157.82	184.01

2. 编秩、求秩和，计算检验统计量。

$$H=\frac{12}{n(n+1)}\sum\frac{R_i^2}{n_i}-3(n+1)$$

$$=\frac{12}{292(292+1)}\left(\frac{7846^2}{73}+\frac{3111.5^2}{26}+\frac{22252^2}{141}+\frac{9568.5^2}{52}\right)-3(292+1)=31.008$$

$$c=1-\sum(t_j^3-t_j)/(n^3-n)$$

$$=1-\frac{(26^3-26)+(68^3-68)+(117^3-117)+(55^3-55)+(26^3-26)}{292^3-292}=0.915$$

$$H_c=H/c=33.889$$

3. 确定 P 值，作出推论结论　$\nu=k-1=3$，查 χ^2 界值表（附表 9）$\chi^2_{0.05,3}=7.81$，$H_c>\chi^2_{0.05,3}$，$P<0.05$，按 $\alpha=0.05$ 检验水准，拒绝 H_0，接受 H_1，差别有统计学意义。可认为首乌合剂治疗慢性气管炎患者四种证型的疗效不同或不全相同。

第四节　随机区组设计资料的秩和检验

随机区组设计连续型计量资料，若各实验组来自非正态总体，不宜做随机化区组设计方差分析，可采用 Friedman 秩和检验。该检验方法是由 M. Friedman 在符号检验的基础上提出来的，常称为 Friedman 检验，又称 M 检验，目的是推断各处理组样本分别代表的总体分布是否不同。

Friedman 秩和检验的基本思想是：各区组内的观察值按从小到大的顺序进行编秩，如果各处理的效应相同，各区组内秩 1,2,…,k 应以相等的概率出现在各处理（列）中，各处理组的秩和应该大致相等，不太可能出现较大差别。如果按上述方法所得各处理样本秩和 $R_1,R_2,\cdots,R_k$ 相差很大，便有理由认为各处理组的总体分布不同。

零假设为 H_0：各组总体分布相同，检验统计量公式为

$$M=\sum(R_j-\overline{R})^2\qquad j=1,2,\cdots,k \qquad (式 9\text{-}8)$$

式 9-8 中，$\overline{R}=\sum R_j/k$；k 为处理组数。

查表法：当配伍组数 $b\leqslant 15$，处理组数 $k\leqslant 15$ 时，查配伍秩和检验 M 界值表（附表 13）。

笔记栏

若 $M \geqslant M_{\alpha}$，则 $P \leqslant \alpha$，拒绝 H_0；否则，不拒绝 H_0。

χ^2 分布近似法：当处理数 k 或区组数 b 较大时，可以采用近似χ^2 分布法。R_j 为第 j 处理组的秩和，故总秩和为：

$$\sum_{j=1}^{k} R_j = \frac{bk(k+1)}{2} \tag{式 9-9}$$

当 H_0 成立时，第 j 列秩和的均值与方差分别为：

$$\mu_{R_j} = \frac{b(k+1)}{2}$$

$$\sigma_{R_j}^2 = \frac{b(k^2+1)}{12}$$

大样本时，检验统计量为：

$$Z_j = \frac{R_j - \mu_{R_j}}{\sqrt{\sigma_{R_j}^2}}$$

近似地服从标准正态分布：k 个 Z_j 的加权和χ_r^2 服从自由度为$(k-1)$的χ^2 分布：

$$\chi_r^2 = \sum_{j=1}^{k}\left(\frac{k-1}{k}\right) Z_j^2 = \sum_{j=1}^{k} \frac{[R_j - b(k+1)/2]^2}{kb(k+1)/12}$$

不难导出其简化计算公式为：

$$\chi_r^2 = \frac{12}{bk(k+1)} \sum_{j=1}^{k} R_j^2 - 3b(k+1) \tag{式 9-10}$$

当各区组中相等数据的个数较多时，需进行校正。

$$\chi_c^2 = \chi^2 / c, c = 1 - \frac{\sum (t_j^3 - t_j)}{bk(k^2-1)}$$

t_j 为第 $j(j=1,2\cdots)$ 次所含相同秩次的个数。$c<1$，故校正的$\chi_c^2 > \chi^2$，对应的 P 值减小。

χ_c^2 在下列情况下意义较大：①相等数据（相同秩次）的个数在各区间中所占比重较大时；②所得 P 值在检验水准附近时。

也可以用 Friedman 秩和检验进行区组间差别的比较，与处理组间比较不同的是，编秩时按每一处理组内数据从小到大顺序进行。此时的区间变成了“处理组”，而处理组则变成了“区组”。

【例 9-6】 30 例食管癌患者按性别、年龄、病情、病程等方面相似，每三个配伍并将其随机分组分到三个不同的处理组，在某种药物保护下，三组分别给予不同强度的放疗，观察血中淋巴细胞畸变百分数，结果见表 9-8。问三组的淋巴细胞畸变百分数有无差别？

表 9-8　三组食管癌患者放疗后血中淋巴细胞畸变百分数（%）

配伍组	无照射	照射 6000γ	照射 9000γ
1	1.0	0.0	0.0
2	1.0	18.0	12.0
3	0.0	6.7	9.7
4	1.2	0.0	6.3

笔记栏

续表

配伍组	无照射	照射 6000γ	照射 9000γ
5	1.0	29.0	16.0
6	1.0	17.0	16.7
7	1.0	5.0	25.0
8	1.0	6.0	2.5
9	1.0	10.0	9.0
10	4.0	7.0	7.0

本例为完全随机区组设计的多样本计量资料，应首先对不同照射剂量后血中淋巴细胞畸变率进行正态性和方差齐性检验，正态性检验得：照射前 $W=0.583$，$P=0.000$；照射 6000γ 组 $W=0.894$，$P=0.190$；照射 9000γ 组 $W=0.968$，$P=0.870$，即三组数据不全服从正态分布；方差齐性检验得 $F=6.922$，$P=0.004$，方差不齐，故宜采用 Friedman 秩和检验，结果见表 9-9。

表 9-9 三组食管癌患者放疗后血中淋巴细胞畸变百分数（%）的秩和表

配伍组	无照射	照射 6000γ	照射 9000γ
1	1.0	0.0	0.0
秩次	3	1.5	1.5
2	1.0	18.0	12.0
秩次	1	3	2
3	0.0	6.7	9.7
秩次	1	2	3
4	1.2	0.0	6.3
秩次	2	1	3
5	1.0	29.0	16.0
秩次	1	3	2
6	1.0	17.0	16.7
秩次	1	3	2
7	1.0	5.0	25.0
秩次	1	2	3
8	1.0	6.0	2.5
秩次	1	3	2
9	1.0	10.0	9.0
秩次	1	3	2
10	4.0	7.0	7.0
秩次	1	2.5	2.5
合计	$R_1=13$	$R_2=24$	$R_3=23$

1. 建立假设，确定检验水准

H_0：三组总体分布相同

笔记栏

H_1：三组总体分布不同或者不全相同

$\alpha=0.05$

2. 编秩、求秩和，计算检验统计量　先将各区组内的观察值按从小到大的顺序进行编秩，再计算各处理组的秩和 R_1, R_2, R_3。

$$\bar{R}=\frac{13.0+24.0+23.0}{3}=20.0$$

$$M=\sum(R_j-\bar{R})^2=(13.0-20.0)^2+(24.0-20.0)^2+(23.0-20.0)^2=74$$

3. 确定 P 值，作出推论结论

（1）查表法：当 $b\leqslant15, k\leqslant15$ 时，查 M 界值表（附表 13）得 $M_{0.05}=62, M=74>M_{0.05}=62$，所以 $P<0.05$。

（2）χ^2 分布近似法

$$\chi_r^2=\frac{12}{bk(k+1)}\sum_{j=1}^{k}R_j^2-3b(k+1)=7.4$$

$$c=1-\frac{\sum(t_j^3-t_j)}{bk(k^2-1)}=0.9501$$

$$\chi_c^2=\chi^2/c=7.789$$

$\nu=k-1=2$，查 χ^2 界值表得 $\chi^2_{0.05,2}=5.99$，$\chi_c^2>\chi^2_{0.05,2}$，$P<0.05$，按 $\alpha=0.05$ 检验水准，拒绝 H_0，接受 H_1，差别有统计学意义。可认为三组的淋巴细胞畸变百分数不同或不全相同。

第五节　非参数检验的多重比较

无论是对完全随机设计多个样本比较用 Kruskal-Wallis 秩和检验，还是对随机化区组设计用 Friedman 秩和检验，当推断结论为拒绝 H_0，接受 H_1，只能得出各总体分布不同或不全相同的结论，但不能说明任两个总体分布不同。若要对每两个总体分布做出有无不同的推断，需要做组间的多重比较。

一、完全随机设计多个样本间的多重比较

完全随机设计多个样本间的两两比较可采用正态近似法。方法步骤如下：

1. 建立假设，确定检验水准

H_0：第 i 组与第 j 组所代表的总体分布位置相同

H_1：第 i 组与第 j 组所代表的总体分布位置不同

$\alpha=0.05$

2. 计算统计量，确定 P 值　记 R_i 和 R_j 分别为比较的第 i 组和第 j 组样本的秩和，其平均秩和分别为 $\bar{R}_i$ 和 $\bar{R}_j$。

$$z_{ij}=\frac{|\bar{R}_i-\bar{R}_j|}{\sqrt{\frac{n(n+1)}{12}\left(\frac{1}{n_i}+\frac{1}{n_j}\right)}}\qquad（式 9-11）$$

式中，$n=\sum_{i=1}^{k}n_i$ 为 k 个样本的总含量；n_i、n_j 分别为第 i 组和第 j 组的样本含量。

当相同数据(观察值)的个数较多时(大于25%),应用校正公式

$$z_{ijc}=z_{ij}/\sqrt{c},c=1-\sum(t_j^3-t_j)/(n^3-n)$$

3. 作出统计推断结论 将某两组比较所得 P 值与 α 比较,若 $P\leqslant\alpha$,拒绝 H_0;若 $P>\alpha$,则不拒绝 H_0。

【例 9-7】 对例 9-4 不同中医证型 2 型糖尿病合并缺血性卒中患者的凝血酶原时间是否相同进行多重比较。

1. 建立假设,确定检验水准

H_0:两两中医证型间总体分布相同

H_1:两两中医证型间总体分布不同

$\alpha=0.05$

2. 计算检验统计量,确定 P 值 本例样本组数 $k=3,\alpha=0.05$。不同中医证型间的两两比较采用正态近似法,得到多重比较结果见表 9-10。

表 9-10 不同中医证型间两两比较

对比证型	z_{ij}	P 值	检验水准 $\alpha=0.05$
风火阳亢与风痰瘀阻	2.429	0.015	有统计学意义
风火阳亢与气虚血瘀	4.986	0.000	有统计学意义
风痰瘀阻与气虚血瘀	2.627	0.009	有统计学意义

3. 作出统计推断结论 通过多重比较,可认为气虚血瘀证型 2 型糖尿病合并缺血性卒中患者的凝血酶原时间较风火阳亢与风痰瘀阻患者长,而风痰瘀阻患者的凝血酶原时间长于风火阳亢患者。

二、随机区组设计多个样本间的多重比较

随机区组设计多组样本资料,经过 Friedman M 秩和检验拒绝 H_0 后,同样需要推断哪两组总体分布位置不同。多重比较可用 q 检验(SNK),其步骤如下:

1. 建立假设,确定检验水准

H_0:任意两组总体分布位置相同

H_1:任意两组总体分布位置不同

$\alpha=0.05$

2. 计算检验统计量,确定 P 值 设为 g 个相关样本,当区组个数 n 较多时,按式 9-11 和式 9-12 求第 i 组和第 j 组样本比较的 q 值,q 的自由度 $\nu=(n-1)(g-1)$;R_i 和 R_j 分别为比较的第 i 组和第 j 组样本的秩和;t_j 为按区组而言的第 j 个相同秩的个数。

$$q_{ij}=\frac{|R_i-R_j|}{\sqrt{b\cdot MS_{误差}}} \quad (式 9-12)$$

$$MS_{误差}=\frac{\dfrac{bk(k+1)(2k+1)}{6}-\dfrac{1}{b}\sum R_i^2-\dfrac{1}{12}\sum(t_j^3-t_j)}{(b-1)(k-1)} \quad (式 9-13)$$

3. 作出统计推断结论 将某两组比较所得 P 值与 α 比较,按检验水准 α,若 $P\leqslant\alpha$,拒绝 H_0;若 $P>\alpha$,则不拒绝 H_0。

【例 9-8】 对例 9-6 各组的淋巴细胞畸变百分数有无差别进行多重比较,采用秩转换技

笔记栏

术结合随机区组设计的方差分析进行分析。

1. 建立假设，确定检验水准

H_0：任意两组总体分布相同

H_1：任意两组总体分布不同

$\alpha=0.05$

2. 计算检验统计量，确定 P 值

本例中 $k=3$，$b=10$。欲进行总体分布两两比较，按式 9-12 与式 9-13 求得 q_{ij}，见表 9-11，其中

$$\sum R_i^2=13^2+24^2+23^2=1274$$

$$MS_{误差}=0.644$$

表 9-11 不同组别间血中淋巴细胞畸变率的两两比较

对比组	$\lvert\overline{R}_i-\overline{R}_j\rvert$	q_{ij}	ν	α	P
无照射组与照射 6000γ 组	13-24	4.335	18	2	<0.01
无照射组与照射 9000γ 组	13-23	3.941	18	3	<0.05
照射 6000γ 组与照射 9000γ 组	14-23	3.546	18	2	>0.05

3. 作出统计推断结论 按 $\alpha=0.05$ 检验水准，照射 6000γ 组与照射 9000γ 组间差别无统计学意义，无照射组与照射 6000γ 组、无照射组与照射 9000γ 组间差别有统计学意义。

目前，SPSS 软件尚没有提供直接进行非参数检验的多重比较模块，但可以通过编程求得两两比较对应的 P 值而实现。

SPSS 软件进行非参数检验的多重比较，也可将原始资料建立相应方差分析设计类型的数据集，并将结果变量通过编秩次转换成秩次变量，对秩次变量采用相应设计的方差分析与 SNK 检验来实现。

另外，还可采用 Bonferroni 法，按 $\alpha'=\alpha/$(比较的次数)调整检验水准(见第八章式 8-9 和式 8-10)，用成组的 Wilcoxon 检验或配对 Wilcoxon 符号秩和检验对完全随机设计或随机区组设计资料进行非参数下的多重比较。

具体实现步骤见本章电脑实验中的实验 9-4、实验 9-5 与实验 9-6。

非参数检验的多重比较，大样本尚可，小样本结论不可靠，应用时需谨慎。

知识链接

等级资料，以往有人主张用 χ^2 检验，但这样不妥，原因是：χ^2 检验要求行、列分类变量均是无序分类，而等级资料为单向有序分类计数资料。用 χ^2 检验只能说明各处理组的效应在分布上有无不同，而不能说明各处理组效应的平均水平有无差别。因为如果对其中任意两列疗效的频数进行调换，χ^2 值不会有任何变化，即 χ^2 检验没有利用到等级信息，效率较低。所以等级资料宜采用秩和检验。

笔记栏

秩和检验的统计电脑实验

【实验 9-1】 对例 9-1 资料进行配对设计的 Wilcoxon 符号秩和检验。

1. 数据文件　如图 9-1 录入数据，分别以“治疗前”“治疗后”为变量名，建立 2 列 10 行的数据集 li0901. sav。

2. 操作步骤

（1）求差值，对差值进行正态性检验：$W=0.730$，$P=0.002$，说明差值 d 不服从正态分布，故采用配对样本比较的 Wilcoxon 符号秩检验。

（2）配对样本比较的 Wilcoxon 符号秩检验：Analyze→Nonparametric tests→2 Related Samples→在 Test Pair(s)框中分别输入“治疗前”“治疗后”，Test type 中选中 Wilcoxon→OK。

	治疗前	治疗后
1	40.10	55.30
2	42.50	80.60
3	37.00	72.40
4	45.80	83.20
5	52.30	89.50
6	35.60	27.00
7	50.20	89.70
8	65.70	95.90
9	46.10	32.00
10	70.80	105.60

图 9-1　数据集 li0901. sav

3. 主要结果　负秩（negative）和为 3，正秩（positive）和为 52，采用查表法，结论同正文。

【实验 9-2】 对例 9-2 资料进行成组设计两样本比较的 Wilcoxon 秩和检验。

1. 数据文件　如图 9-2 录入数据，以“组别”“浓度”为变量名建立 2 列 22 行的数据集 li0902. sav。

2. 操作步骤

（1）正态性检验及方差齐性检验：中药 A 组 $W=0.837$，$P=0.041$；中药 B 组 $W=0.853$，$P=0.040$，即两组大鼠血清谷丙转氨酶浓度数据均不服从正态分布；方差齐性检验得：$F=0.921$，$P=0.349$，说明数据总体方差齐。故宜采用 Wilcoxon Mann-Whitney U 秩和检验。

（2）假设检验：Analyze→Nonparametric tests→2 Independent Samples→将“浓度”放入 Test Variable list 框中，“组别”放入 Grouping Variable 框中→Define groups，在 Group1 框中输入 1；Group2 框中输入 2→Continue→Test type：选中 Mann-Whitney U→OK。

3. 主要结果　$T_1=101$，$T_2=152$，采用查表法，结论同正文。

【实验 9-3】 对例 9-3 资料进行成组设计两样本比较的 Wilcoxon 秩和检验。

1. 数据文件　如图 9-3 录入数据，分别以“组别”“效果”“人数”为变量名，建立 3 列 8 行的数据集 li0903. sav。

2. 操作步骤

（1）对变量“人数”加权。

	组别	浓度
1	1	662.9
2	1	582.8
⋮	⋮	⋮
21	2	438.1
22	2	426.1

图 9-2　数据集 li0902. sav

	组别	效果	人数
1	1	1	24
2	1	2	8
3	1	3	2
4	1	4	1
5	2	1	15
6	2	2	9
7	2	3	7
8	2	4	4

图 9-3　数据集 li0903. sav

笔记栏

（2）假设检验：Analyze→Nonparametric tests→2 Independent Samples→“效果”移入 Test Variable list 框中，“组别”移入 Grouping Variable 框中→Define Groups，在 Group1 框中输入 1；Group2 框中输入 2→Continue，Test type 框：选中 Mann-Whitney U→OK。

3. 主要结果　$Z=-2.460$，$P=0.014$，可认为针灸治疗偏头痛有效。

【实验 9-4】 对例 9-4 资料进行完全随机设计多样本比较的 Kruskal-Wallis 秩和检验及多重比较。

1. 数据文件　如图 9-4 录入数据，分别以“组别”“时间”为变量名，建立 2 列 29 行的数据集 li0904. sav。

2. 操作步骤

（1）正态性检验及方差齐性检验：不同中医证型 2 型糖尿病合并缺血性卒中患者的凝血酶原时间正态性检验得：风火阳亢组 $W=0.753$，$P=0.006$；风痰瘀阻组 $W=0.774$，$P=0.007$；气虚血瘀组 $W=0.844$，$P=0.049$，即不同中医证型 2 型糖尿病合并缺血性卒中患者的凝血酶原时间数据不服从正态分布；方差齐性检验得 $F=25.165$，$P<0.001$，方差不齐，故宜采用 Kruskal-Wallis H 秩和检验。

	组别	时间
1	1	10.12
2	1	10.23
⋮	⋮	⋮
28	3	14.88
29	3	15.62

图 9-4　数据集 li0904. sav

（2）假设检验：Analyze→Nonparametric tests→K Independent Samples→“时间”移入 Test Variable list 框中，“组别”移入 Grouping Variable 框中→Define Range，在 minimum 中输入 1；maximum 中输入 3→Continue→Test type：选中 Kruskal-Wallis H→OK。

（3）多重比较：本例中 $k=3$，不同中医证型间的两两比较正态近似法程序文件如下（样本组数与本例题相同的案例只需修改程序的第 3 行统计量、平均秩次及样本含量即可）：

```
data list free/ Hc r1 r2 r3 N n1 n2 n3.
begin data
24.909 5.00 14.5 24.5 29 9 10 10
end data.
compute H=(12*((r1*n1)**2/n1+(r2*n2)**2/n2+(r3*n3)**2/n3))/(N*(N+1))-3*(N+1).
compute c=H/Hc.
compute z12=abs(r1-r2)/sqrt((N*(N+1)/12)*(1/n1+1/n2)*c).
compute z13=abs(r1-r3)/sqrt((N*(N+1)/12)*(1/n1+1/n3)*c).
compute z23=abs(r2-r3)/sqrt((N*(N+1)/12)*(1/n2+1/n3)*c).
compute p12=cdf.normal(-z12,0,1)*2.
compute p13=cdf.normal(-z13,0,1)*2.
compute p23=cdf.normal(-z23,0,1)*2.
execute.
```

在数据窗口输入任意一个数值，复制上述程序至新的 syntax 视窗中→run→all，运行程序在原始数据集中得到多重比较结果。

3. 主要结果　$\chi^2=24.909$，$P=0.000$，即不同中医症型 2 型糖尿病合并缺血性卒中患者的凝血酶原时间不等或不全相等。编程法得两两比较结果同正文。

附：本例采用秩转换法与调整检验水准法进行多重比较

（1）秩转换法：

①将原始数据转化为秩次：在原数据集打开的界面下，鼠标点转换（Transform）→个案

排秩(Rank Case),将变量“时间”放入“变量(Variable)”框中→OK,运行后产生新的变量“R 时间”。

②新变量“R 时间”采用单因素方差分析的方法进行两两比较。操作见单因素方差分析章节。

③主要结果:$F=104.754$,$P=0.000$,采用两两比较 S-N-K 检验,三组均有差异($P<0.05$)。结果见图 9-5。

Rank of 时间

Student-Newman-Keuls[a,b]

组别	N	Subset for alpha=0.05		
		1	2	3
1	9	5.00000		
2	10		14.50000	
3	10			24.50000
Sig.		1.000	1.000	1.000

图 9-5　Rank of 时间两两比较

(2) 调整检验水准法:本例两两比较需进行 3 次,所以 $\alpha'=\alpha/3=0.05/3=0.017$。1 组与 2 组比较:Analyze→Nonparametric tests→2 Independent Samples→“时间”移入 Test Variable list 框中,“组别”移入 Grouping Variable 框中→Define Range,在 Group1 框中输入 1,Group2 框中输入 2→Continue→Test type:选中 Mann-Whitney U→OK。

同样,改变 Define Range,在 Group1 框中输入 1,Group2 框中输入 3 就可进行 1 组与 3 组比较;在 Group1 框中输入 2,Group2 框中输入 3 就可进行 2 组与 3 组比较。

得出的 P 值均为 0.000,与 $\alpha'=0.017$ 比较,两两比较差别均有统计学意义。

【实验 9-5】对例 9-5 资料进行完全随机设计多样本比较的 Kruskal-Wallis 秩和检验。

1. 数据文件　如图 9-6 录入数据,分别以“证型”“疗效”“人数”为变量名,建立 3 列 20 行的数据集 li0905.sav。

	证型	疗效	人数
1	1	1	13
2	1	2	26
3	1	3	25
4	1	4	6
5	1	5	3
⋮	⋮	⋮	⋮
16	4	1	1
17	4	2	6
18	4	3	21
19	4	4	18
20	4	5	6

图 9-6　数据集 li0905.sav

2. 操作步骤

(1) 对变量“人数”加权。

(2) 假设检验:Analyze→Nonparametric tests→K Independent Samples→“疗效”移入 Test Variable list 框中,“组别”移入 Grouping Variable 框中→Define Range,在 minimum 中输入 1;maximum 中输入 4→Continue→Test type:选中 Kruskal-Wallis H→OK。

(3) 多重比较:本例 $k=4$,组间两两比较正态近似法程序文件如下:

```
data list free/ Hc r1 r2 r3 r4 N n1 n2 n3 n4.
begin data
33.89 185.52 173.33 135.18 108.99 292 73 26 141 52
end data.
compute H=(12*((r1*n1)**2/n1+(r2*n2)**2/n2+(r3*n3)**2/n3+(r4*
```

笔记栏

```
n4)＊＊2/n4))/(N＊(N+1))-3＊(N+1).
    compute c=H/Hc.
    compute z12=abs(r1-r2)/sqrt((N＊(N+1)/12)＊(1/n1+1/n2)＊c).
    compute z13=abs(r1-r3)/sqrt((N＊(N+1)/12)＊(1/n1+1/n3)＊c).
    compute z14=abs(r1-r4)/sqrt((N＊(N+1)/12)＊(1/n1+1/n4)＊c).
    compute z23=abs(r2-r3)/sqrt((N＊(N+1)/12)＊(1/n2+1/n3)＊c).
    compute z24=abs(r2-r4)/sqrt((N＊(N+1)/12)＊(1/n2+1/n4)＊c).
    compute z34=abs(r3-r4)/sqrt((N＊(N+1)/12)＊(1/n3+1/n4)＊c).
    compute p12=cdf.normal(-z12,0,1)＊2.
    compute p13=cdf.normal(-z13,0,1)＊2.
    compute p14=cdf.normal(-z14,0,1)＊2.
    compute p23=cdf.normal(-z23,0,1)＊2.
    compute p24=cdf.normal(-z24,0,1)＊2.
    compute p34=cdf.normal(-z34,0,1)＊2.
    execute.
```

在数据窗口输入任意一个数值,复制上述程序至新的 syntax 视窗中→run→all,运行程序在原始数据集中得到多重比较结果。

3. 主要结果　$\chi^2=33.89$,$P=0.000$,该药对四种证型患者的疗效不同或不全相同。编程法得多重比较结果见表 9-12。

表 9-12　四种证型患者疗效分级两两比较结果

对比组别	Z_{ij}	P 值	检验水准 $\alpha=0.05$
甲与乙	0.66	0.5086	无统计学意义
甲与丙	4.32	0.0000	有统计学意义
甲与丁	5.22	0.0000	有统计学意义
乙与丙	2.21	0.0268	有统计学意义
乙与丁	3.32	0.0009	有统计学意义
丙与丁	2.00	0.0456	有统计学意义

附:本例采用秩转换法与调整检验水准法进行多重比较同实验 9-4。

【实验 9-6】　对例 9-6 资料进行随机区组设计的 Friedman 秩和检验。

1. 数据文件　如图 9-7 录入数据,分别以"无照射""照射 6000γ""照射 9000γ"为变量名,建立 3 列 10 行的数据集 li0906.sav。

	照射前	照射6000	照射9000
1	1.0	0.0	0.0
2	1.0	18.0	12.0
3	0.0	6.7	9.7
4	1.2	0.0	6.3
5	1.0	29.0	16.0
6	1.0	17.0	16.7
7	1.0	5.0	25.0
8	1.0	6.0	2.5
9	1.0	10.0	9.0
10	4.0	7.0	7.0

图 9-7　数据集 li0906.sav

2. 操作步骤

(1) 结合已知数据,根据经验可知本例资料不满足正态性和方差齐性,宜采用 Friedman 秩和检验。

(2) 假设检验:Analyze→Nonparametric tests→K Related Samples→Test for Several Related

Samples,“无照射”“照射 6000γ”“照射 9000γ”→Test 框中,Test type:选中 Friedman→OK。

3. 主要结果　整体比较:$\chi^2=7.789$,$P=0.020$,可认为三组淋巴细胞畸变百分数不同或不全相同。

附:本例处理组间多重比较。

(1) 编程法:可根据式 9-12 和式 9-13 输入程序实现。

(2) 秩转换法:将数据进行秩转换(按每一区组数据由小到大分别编秩作为新变量秩变量),并重新建立区组设计的 SPSS 数据文件格式,分别以“处理”“配伍”“百分率”为变量名,建立数据集 li0906-1. sav。然后对秩变量采用区组设计方差分析和 SNK 检验,以实现各组淋巴细胞畸变百分率的两两比较。SPSS 操作步骤同第五章随机区组设计的方差分析。

在原始数据秩转换后进行随机区组设计的方差分析,得 $F_{处理}=5.741$,$P_{处理}=0.012$;$F_{配伍}=0.000$,$P_{配伍}=1.000$。处理组间有差别,配伍组间差别无统计学意义。处理组间的两两比较 SNK 结果为:在 $\alpha=0.05$ 检验水准下,无照射组与照射 6000γ 组有差别;无照射组与照射 9000γ 组有差别;照射 6000γ 组与照射 9000γ 组差别无统计学意义。

(3) 调整检验水准法:本例处理组间两两比较需进行 3 次,所以 $\alpha'=\alpha/3=0.05/3=0.017$。在原数据集打开的界面,鼠标点 Analyze→Nonparametric tests→2 Related Samples→在 Test Pair(s)框中分别输入“无照射”“照射 6000γ” “无照射”“照射 9000γ”“照射 6000γ”“照射 9000γ”,Test type 中选中 Wilcoxon→OK。结果见图 9-8。

	照射6 000-无照射	照射9 000-无照射	照射9 000-照射6 000
Z	-2.497[a]	-2.701[a]	-.140[b]
Asymp. Sig.(2-tailed)	.013	.007	.889

图 9-8　处理组间两两比较

得出的 P 值与 $\alpha'=0.017$ 比较,照射 6000γ 组与无照射组有差别;照射 9000γ 组与无照射组有差别;照射组 9000γ 与照射 6000γ 组差别无统计学意义。

学习小结

1. 学习内容

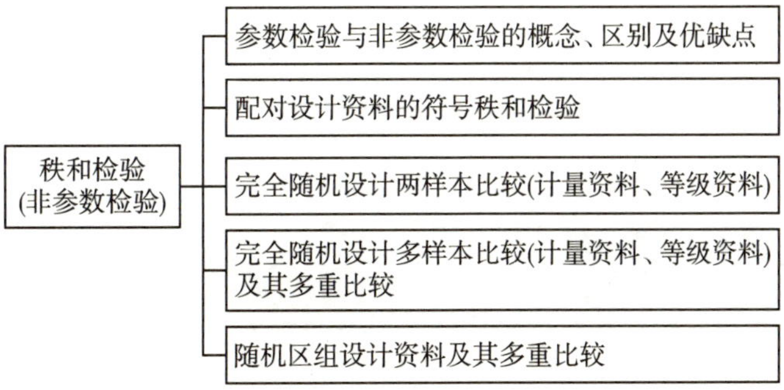

2. 学习方法　区别参数检验与非参数检验的异同,注意在不满足参数检验的条件时使用非参数检验才是适宜的。结合分析目的、资料类型,正确应用 SPSS 软件实现秩和检验。

笔记栏

复习思考题

一、简答题

1. 什么叫做非参数检验？它和参数检验有什么区别？

2. 两组或多组等级资料的比较，为什么不能用 χ^2 检验，而用秩转换的非参数检验？

3. 随机区组设计多个样本比较的 Friedman M 检验，备择假设 H_1 如何写？为什么？

二、计算分析题

1. 对 12 例血清分别用原法（检测时间 20 分钟）和新法（检测时间 10 分钟）检测谷丙转氨酶（U/L），结果见表 9-13，问两种检测结果是否相同？

表 9-13 两种方法测定血清中谷丙转氨酶（U/L）

对子号	1	2	3	4	5	6	7	8	9	10	11	12
原法	60	236	95	80	242	212	190	25	220	38	142	195
新法	80	200	100	82	240	243	205	38	220	44	152	243

2. 对无淋巴细胞转移与有淋巴细胞转移的胃癌患者进行随访，观察其生存时间（月）见表 9-14，问两组患者的生存时间是否不同？

表 9-14 无淋巴细胞转移与有淋巴细胞转移的胃癌患者生存时间比较

无淋巴细胞转移	12	25	27	29	38	42	46	46	56	60				
有淋巴细胞转移	5	8	12	12	12	17	21	24	29	30	34	36	40	48

3. 某医生采用复方猪胆胶囊治疗两种类型的慢性支气管炎患者，并对疗效进行比较，所得结果见表 9-15，试比较两组差别有无统计学意义。

表 9-15 两种类型的慢性支气管炎患者的疗效

组别	疗效（例数）			
	治愈	显效	好转	无效
喘息型	23	83	65	11
单纯型	60	98	51	12

4. 某医院用中医、西医和中西医结合 3 种疗法治疗某病，每组 9 例，每例治愈天数见表 9-16，比较 3 种疗法治愈天数差别有无统计学意义。

表 9-16 3 种疗法治疗某病的治愈天数（日）

组别	患者编号								
	1	2	3	4	5	6	7	8	9
中医组	23	21	25	50	22	77	28	30	53
西医组	13	18	20	20	20	18	30	30	23
中西医组	20	20	28	16	14	10	16	12	13

5. 据表 9-17 资料，问三类产妇在产后一个月内的泌乳量有无差别？

笔记栏

表 9-17 三类产妇在产后一个月内的泌乳量（ml）

乳量	早产	足月产	过期产
无	30	132	10
少	36	292	14
多	31	414	34
合计	97	838	58

6. 将24只小白鼠分成8个区组，再把每个区组中的观察单位随机分配到3种不同的饲料组，喂养一定时间后，测得小白鼠肝中铁含量（μg/g）见表9-18。问不同饲料组小白鼠肝中铁含量是否有差别？

表 9-18 不同饲料组小白鼠肝中铁含量（μg/g）

配伍	饲料 A	饲料 B	饲料 C
1	1.00	0.96	2.07
2	1.01	1.23	3.72
3	1.13	1.54	4.50
4	1.14	1.96	4.90
5	1.70	2.94	6.00
6	2.01	3.68	6.84
7	2.23	5.59	8.23
8	2.63	6.96	10.33

扫一扫，测一测

（韦 杰 王晓燕）

笔记栏

10章PPT

PPT 课件

第十章

双变量相关与回归

学习目标

通过学习相关与回归，明确变量间非确定性关系的统计分析方法，学会从专业角度考虑相关与回归的实际意义。

学习要点

相关与回归的概念，直线相关与直线回归分析，直线相关与直线回归的区别与联系。

变量间的关系有确定性关系和非确定性关系。确定性关系是指变量间的函数关系，指一个变量的每个可能取值，另外的变量都有完全确定的值与之对应；如圆的周长（C）与半径（r）的函数关系为 $C=2\pi r$。非确定性关系是指变量在宏观上存在关系，但并未精确到可以用函数关系来表达，也称随机性关系。在医学研究中，常常要分析变量间的非确定性关系，如人的年龄与血压的关系，毒物剂量与动物存活时间的关系等。本章介绍研究变量间的非确定性关系的统计分析方法——相关（correlation）与回归（regression）。

第一节　直线相关

一、相关与直线相关的概念

相关是研究事物或现象之间有无联系、联系的方向和密切程度如何，一般不区别自变量或因变量。

直线相关（linear correlation）又称简单线性相关（simple linear correlation），是反映两变量间是否有线性关系以及线性关系的方向和密切程度的统计分析方法。值得注意的是，线性相关中 X、Y 两个变量是可以互换的、等价的，即两者之间不存在自变量、因变量的关系。

直线相关用于双变量正态分布（bivariate normal distribution）资料。两变量间的直线相关关系用相关系数（correlation coefficient）来描述。样本相关系数用 r 表示，总体相关系数用 ρ 表示，r 没有单位，取值范围为：$-1\leqslant r\leqslant 1$。直线相关的性质可由散点图（图 10-1）直观地说明。

图 10-1 的（1）中散点呈椭圆形分布，两变量 X、Y 变化趋势是同向的，称为正线性相关或正相关（$0<r<1$）；反之，（3）中的 X、Y 呈反向变化，称为负线性相关或负相关（$-1<r<0$）。（2）的散点在一条直线上，且 X、Y 呈同向变化，$r=1$，称为完全正相关（perfect positive correla-

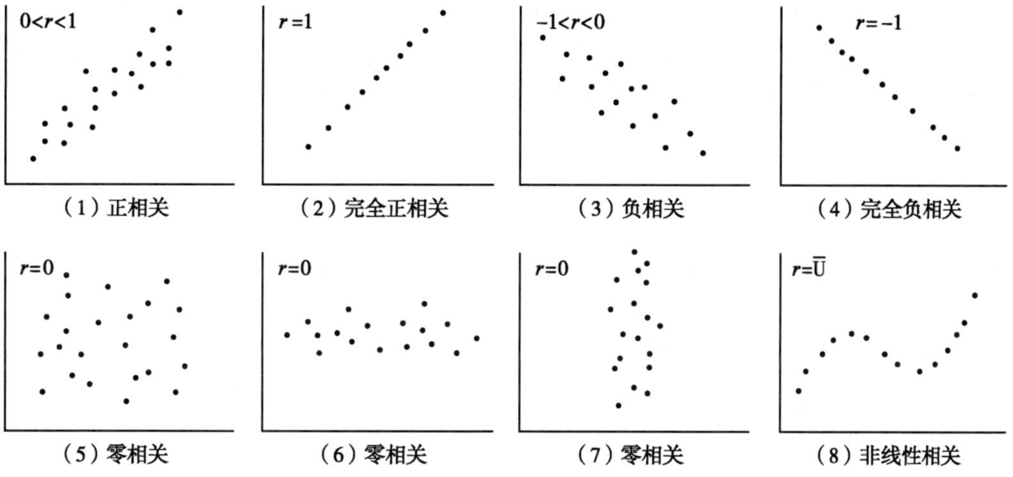

图 10-1　相关系数示意图

tion)；反之，(4)中的 X、Y 呈反向变化，$r=-1$，称为完全负相关(perfect negative correlation)。(5)～(8)，两变量间没有联系或可能存在一定程度的曲线联系而没有直线相关关系，$r=0$，称为零相关(zero correlation)。曲线关系不适宜用线性关系来分析，因此又被称为非线性关系。相关关系不一定是因果关系，也可能是一种伴随关系。完全相关属相关中的特例，由于医学研究中影响因素众多，个体变异不可避免，这种情况在实际医学研究也非常少见。

二、直线相关的适用条件

直线相关的适用条件是双变量正态性。另外，需注意：

1. 两变量有直线趋势。并非任何有联系的两个变量都属线性联系，在计算相关系数之前首先利用散点图判断两变量间是否具有线性联系，曲线联系时不能用直线相关。

2. 有些研究中，一个变量的数值随机变动，另一个变量的数值却是人为选定的。如研究药物的剂量-反应关系时，一般是选定 n 种剂量，然后观察每种剂量下动物的反应，此时得到的观察值就不是随机样本，算得的相关系数 r 会因剂量的选择方案不同而不同。故一个变量的数值为人为选定时不应作直线相关。

3. 作相关分析时，必须剔除异常点。异常点即为一些特大或特小的离群值，对正确评价两变量直线相关有较大影响。所以，应及时复核检查，对由于测定、记录或计算机录入的错误数据，应予以修正和剔除。

4. 相关分析要有实际意义，两变量相关并不代表两变量间一定存在内在联系。如根据儿童身高与小树树高资料算得的相关系数，是由于时间变量与二者的潜在联系，造成了儿童身高与树高相关的假象。

5. 分层资料不要盲目合并作直线相关，否则可能得到错误结论。

三、直线相关的步骤

直线相关一般有 4 步，包括：

1. 考察资料是否满足双变量正态性。
2. 作散点图(scatter plot)，考察两变量间有无直线趋势。
3. 计算相关系数 r。
4. 相关系数的假设检验与下结论。

笔记栏

相关系数亦称 Pearson 积差相关系数(Pearson product-moment correlation coefficient),是以两变量与各自平均值的离均差为基础,通过两个离均差相乘来反映两变量之间相关程度及其相关方向的统计指标。相关系数没有单位,其值$-1 \leqslant r \leqslant 1$,计算公式为:

$$r=\frac{\sum(X-\bar{X})(Y-\bar{Y})}{\sqrt{\sum(X-\bar{X})^2\sum(Y-\bar{Y})^2}}=\frac{l_{XY}}{\sqrt{l_{XX}l_{YY}}} \qquad \text{(式 10-1)}$$

式中,l_{XY} 为 X、Y 的离均差积和;l_{XX} 与 l_{YY} 分别为变量 X 与 Y 的离均差平方和。

r 是样本相关系数,它只是总体相关系数 ρ 的估计值。从同一总体中抽出的不同样本会得到不同的样本相关系数,因而样本相关系数也存在变异性。即使从 $\rho=0$ 的总体作随机抽样,由于抽样误差的影响,所得 r 值也不一定等于零。故计算出 r 值后,应做 $\rho=0$ 是否成立的假设检验,以判断两变量的总体是否有直线相关关系。相关系数的检验可用查表法(r 界值表)和 t 检验。t 检验计算公式如下:

$$t=\frac{r-0}{S_r}=\frac{r}{\sqrt{\frac{1-r^2}{n-2}}} \qquad \nu=n-2 \qquad \text{(式 10-2)}$$

【例 10-1】 20 名糖尿病患者的胰岛素水平(mU/L)与血糖水平(mmol/L)的测定值列于表 10-1,试进行直线相关分析。

表 10-1　20 名糖尿患者胰岛素(mU/L)与血糖(mmol/L)测定值

病历号	胰岛素 X	血糖 Y	病历号	胰岛素 X	血糖 Y
1	15.2	12.21	11	25.1	6.02
2	16.7	14.54	12	16.4	9.49
3	11.9	12.27	13	22.0	10.16
4	14.0	12.04	14	23.1	8.38
5	19.8	7.88	15	23.2	8.49
6	16.2	11.10	16	25.0	7.71
7	17.0	10.43	17	16.8	11.38
8	10.3	13.32	18	11.2	10.82
9	5.9	19.59	19	13.7	12.49
10	18.7	9.05	20	24.4	9.21

分析步骤:

(1) 对双变量进行正态性检验:胰岛素变量 $W=0.959$,$P=0.552$;血糖变量 $W=0.923$,$P=0.111$,P 值均大于 0.10,即双变量服从正态分布。

(2) 绘制散点图:以胰岛素为 X 轴,血糖为 Y 轴绘制散点图,见图 10-2,两变量间有直线趋势。

(3) 求相关系数 r

$$r=\frac{\sum(X-\bar{X})(Y-\bar{Y})}{\sqrt{\sum(X-\bar{X})^2\sum(Y-\bar{Y})^2}}=\frac{l_{XY}}{\sqrt{l_{XX}l_{YY}}}=-0.841$$

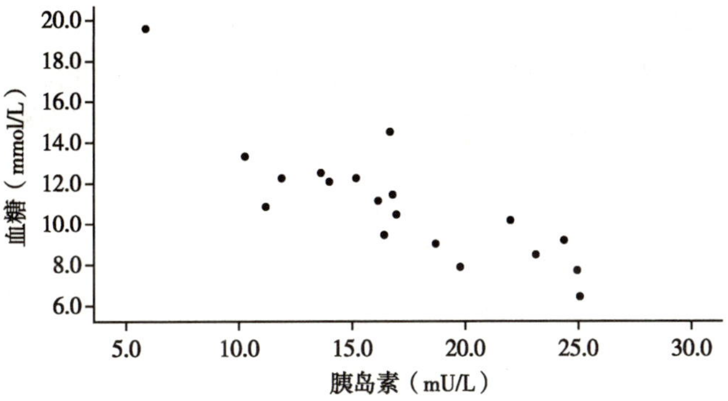

图 10-2　胰岛素与血糖的关系

（4）相关系数的检验假设

$H_0:\rho=0$,胰岛素与血糖值之间无直线相关关系

$H_1:\rho\neq0$,胰岛素与血糖值之间有直线相关关系

$\alpha=0.05$

①查表法:查 r 界值表(附表 14)得 $r_{0.05/2(18)}=0.444$, $|r|>r_{0.05(18)}$, $P<0.05$。

②t 检验法:

$$t=\frac{r}{\sqrt{\frac{1-r^2}{n-2}}}=\frac{-0.841}{\sqrt{\frac{1-(-0.841)^2}{20-2}}}=-6.595 \qquad \nu=n-2=20-2=18$$

查 t 界值表(附表 2)得 $t_{0.05/2(18)}=2.101$, $|t|>t_{0.05/2(18)}$,则 $P<0.05$(SPSS 给出 $P=0.000$)。按 $\alpha=0.05$ 检验水准,拒绝 H_0,接受 H_1,可认为糖尿病患者血糖与胰岛素测定值之间有直线相关关系,且为负相关关系。

第二节　秩　相　关

秩相关(rank correlation)又称等级相关,是一种非参数统计方法,适用于:①非双变量正态分布资料;②总体分布类型未知的资料;③数据一端或两端有不确定值的资料;④等级资料。秩相关分析的方法有多种,在此仅介绍 Spearman 等级相关,它是用等级相关系数 r_s 来反映两个变量间相关关系的密切程度与相关的方向。

$$r_S=1-\frac{6\sum d^2}{n(n^2-1)} \qquad \text{(式 10-3)}$$

式中,d 为每对观察值所对应的秩次之差;n 为对子数;r_S 值在-1 与 1 之间,其意义同积差相关系数 r。

当 X 或 Y 中相同秩次较多时,宜用 r_S 的校正值 r'_S:

$$r'_S=\frac{(n^3-n)/6-(T_X+T_Y)-\sum d^2}{\sqrt{(n^3-n)/6-2T_X}\sqrt{(n^3-n)/6-2T_Y}} \qquad \text{(式 10-4)}$$

笔记栏

式 10-4 中 T_X(或 T_Y)= $\sum(t_i^3-t_i)/12$;t_i 为 X(或 Y)中第 i 个相同秩次的个数。当 $T_X=T_Y=0$ 时,式 10-4 与式 10-3 相同。

r_S 是总体等级相关系数 ρ_S 的估计值,存在着抽样误差,故计算出 r_S 后,需作 $\rho_S=0$ 的假设检验。当 $n\leqslant 50$ 时,可通过查 r_S 界值表(附表 15)实现 $\rho_S=0$ 的假设检验;当 $n>50$ 时,可采用 z 检验,z 值的计算公式为:

$$z=r_S\sqrt{n-1} \qquad \text{(式 10-5)}$$

【例 10-2】 12 名 2~7 岁急性白血病患儿的血小板数与出血症状资料,见表 10-2。试作等级相关分析。

表 10-2 急性白血病患儿的血小板数(10^9/L)和出血症状

编号	血小板数		出血症状		d	d^2
(1)	X(2)	秩次(3)	Y(4)	秩次(5)	(6)=(3)	(7)
1	12160	1	+++	11.5	-10.5	110.25
2	13790	2	++	9	-7	49
3	16500	3	+	7	-4	16
4	31050	4	-	3.5	0.5	0.25
5	42600	5	++	9	-4	16
6	54270	6	++	9	-3	9
7	74240	7	-	3.5	3.5	12.25
8	106400	8	-	3.5	4.5	20.25
9	126170	9	-	3.5	5.5	30.25
10	129000	10	-	3.5	6.5	42.25
11	143880	11	+++	11.5	-0.5	0.25
12	200400	12	-	3.5	8.5	72.25
合计						378

本研究血小板数(X)与出血症状(Y)双变量为非正态分布资料,故进行等级相关分析。

H_0:$\rho_S=0$,血小板数和出血症状间不存在等级相关关系

H_1:$\rho_S\neq 0$,血小板数和出血症状间存在等级相关关系

$\alpha=0.05$

将两个变量的观察值分别从小到大编秩,若同一变量有相同观察值,则取平均秩次,见表 10-2 第(3)、(5)列。Y 的相同秩次较多,按式 10-4 计算校正值 r'_S

$$T_Y=[(6^3-6)+(3^3-3)+(2^3-2)]/12=20$$

$$r'_S=\frac{(12^3-12)/6-(0+20)-378}{\sqrt{(12^3-12)/6-2\times 0}\sqrt{(12^3-12)/6-2\times 20}}=-0.422$$

查 r_S 界值表(附表 15)得 $r_{0.05/2(12)}=0.587$,$|r'_S|<r_{0.05/2(12)}$,则 $P>0.05$,按 $\alpha=0.05$ 检验水准,不拒绝 H_0,相关系数无统计学意义。故尚不能认为急性白血病患儿的血小板数与出血症状之间有等级相关关系。

笔记栏

第三节 直线回归

一、回归与直线回归的概念

回归分析(regression analysis)是研究一个随机变量 Y 对另一个变量 X 或一组变量(X_1, X_2, ⋯, X_k)间的依存关系。

在回归分析中,将受其他变量影响的变量称为因变量(dependent variable)或反应变量(response variable),记为 Y;将影响因变量的变量称为自变量(independent variable)或解释变量(explanatory variable),记为 X。研究一个自变量与一个因变量,且二者的关系呈直线性的回归分析称为直线回归(linear regression)或简单回归(simple regression)。直线回归分为Ⅰ型与Ⅱ型回归,Ⅰ型要求 Y 变量值服从正态分布,Ⅱ型回归要求 X 与 Y 变量值均服从正态分布。

回归分析的任务是从变量的观测数据出发,来确定某些变量之间的回归方程(即建立数学模型),定量地反映它们之间的依存关系,利用所建立的回归方程进行估计与预测。

知识链接

"回归"一词最早由英国统计学家弗朗西斯·高尔顿爵士(Francis Galton,1822—1911年)和他的学生、现代统计学的奠基者之一卡尔·皮尔逊(Karl Pearson,1857—1936年)在研究父母身高与其子女身高的遗传问题时提出的。他们观察了1078对夫妇,以每对夫妇中父亲的身高作为自变量,而取他们的一个成年儿子的身高作为因变量,将结果在平面直角坐标系上绘制成散点图,发现趋势近乎一条直线(图10-3)。研究发现身材高的父母,他们的孩子也高。但这些孩子平均起来并不像他们的父母那样高。对于比较矮的父母情形也类似:他们的孩子比较矮,但这些孩子的平均身高要比他们的父母的平均身高高。高尔顿和皮尔逊把这种孩子的身高向中间值靠近的趋势称之为一种回归效应,而他们发展的研究两个计量变量依存关系的方法称为回归分析。

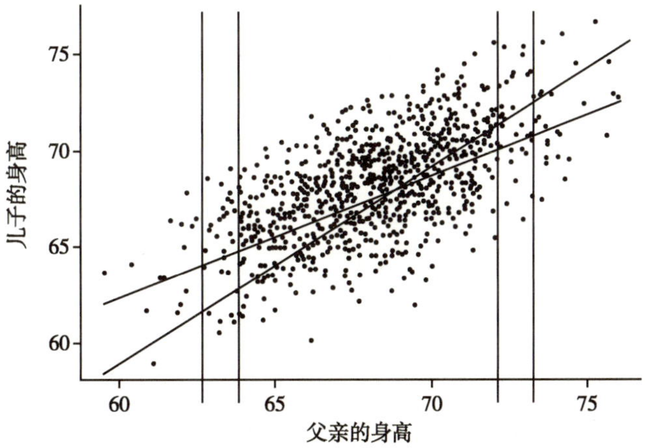

图 10-3 父亲身高与儿子身高(英寸)的关系(1英寸=2.54cm)

笔记栏

二、直线回归的适用条件

1. 线性(linearity)　是指因变量 Y 的总体平均值与自变量 X 具有线性关系。通常绘制 (X_i, Y_i) 的散点图或残差分析,通过观察散点的分布来判断有无线性趋势。如果该条件不成立,考虑修改模型或者采用曲线拟合。

2. 独立(independency)　是指各观测值 $Y_i(i=1,2,\cdots,n)$ 相互独立。通常利用专业知识或残差分析来判断这项假定是否满足。

3. 正态分布(normal distribution)　是指在一定范围内,任意给定 X 值,其对应的因变量 Y 值服从正态分布。通常可对 Y 变量进行正态性检验或利用残差分析来考察这一条件是否满足。如果该条件不成立,首先考虑对原始数据 Y 进行变量变换使其正态化,常用的变量变换有对数变换、平方根变换、倒数变换等。变量变换对自变量和/或因变量均适宜。

4. 等方差性(equal variance)　是指对任意一组自变量 $X_1, X_2, \cdots, X_m$ 值,所对应的因变量 Y 具有相同方差。通常可利用 (X_i, Y_i) 散点图或残差分析判断等方差性。如果该条件不成立,可试用变量转换使其方差齐性再进行线性回归分析,或者采用加权最小二乘法估计回归系数。

这四个条件用其首写字母,简记"LINE",可用图 10-4 示意。

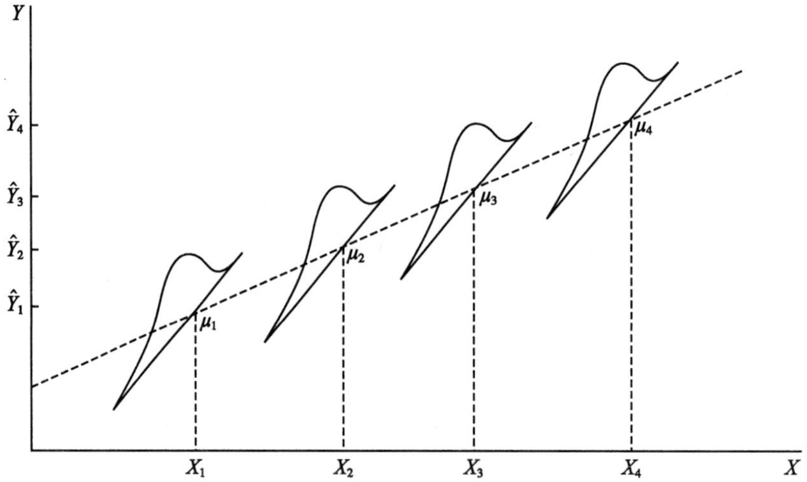

图 10-4　直线回归适用条件示意

三、直线回归模型

在回归分析中,直线回归模型是描述两个变量之间依存关系的最简单的线性回归模型,故又称简单线性回归模型。模型假定因变量 Y 只受一个自变量 X 影响,模型为:

$$Y_i = \alpha + \beta X_i + \varepsilon_i \qquad i = 1, 2, \cdots, n$$

其中,α, β 为不依赖于 X 的未知参数,ε_i 为随机误差,即残差,且 $\varepsilon_i \sim N(0, \sigma^2)$。$X$ 为自变量,一般为能精确测定和控制的变量,当自变量 X 取某确定值时,对应的因变量 Y 值相互独立,且服从正态分布。其总体均数 μ_Y 与自变量 X 之间的回归方程为:

$$\mu_Y = \alpha + \beta X$$

通常情况下，总体回归方程无法获得，只能通过样本数据建立样本直线回归方程

$$\hat{Y}=a+bX \quad \text{（式 10-6）}$$

式中 a 和 b 分别是总体参数 α 和 β 的估计值，而 $\hat{Y}$ 就是 μ_Y 的估计值。a 为常数(constant)，即 $X=0$ 时，$\hat{Y}=a$。$a>0$，表示回归直线与纵轴的交点在原点的上方；$a<0$，表示回归直线与纵轴的交点在原点的下方；$a=0$，则回归直线通过原点。b 称为回归系数(coefficient of regression)，表示 X 每改变一个单位时，Y 平均变化值的估计值。$b>0$，表示 Y 随 X 增大而增大；$b<0$，表示 Y 随 X 增大而减小；$b=0$，表示回归直线与 X 轴平行，即 X 与 Y 无直线回归关系。

四、直线回归分析

（一）直线回归参数估计的原理

根据样本实测值(X_i，Y_i)计算 a 和 b 的过程就是求回归方程的过程。回归直线在直角坐标系中的位置取决于 a、b 的取值，为了使 $\hat{Y}=a+bX$ 能最好地反映 Y 和 X 两变量间的数量关系，应该使各实测点到回归直线纵向距离的平方和 $Q=\sum(Y-\hat{Y})^2$ 最小，这就是最小二乘法(least square method)原理，根据这一原理，数学上可导出 a、b 的计算公式如下：

$$b=\frac{l_{XY}}{l_{XX}}=\frac{\sum(X-\overline{X})(X-\overline{Y})}{\sum(X-\overline{X})^2} \quad \text{（式 10-7）}$$

$$a=\overline{Y}-b\overline{X} \quad \text{（式 10-8）}$$

式中，$\overline{X}$、$\overline{Y}$ 分别为 X、Y 的均数，l_{XY} 为两变量离均差乘积和；l_{XX} 为 X 的离均差平方和。

（二）直线回归方程的假设检验

用样本资料建立的直线回归方程是否能反映总体上两个变量之间存在直线回归关系，即直线回归方程在总体中是否成立，这就需要进行直线回归方程的假设检验。回归方程的假设检验常采用方差分析。

方差分析的基本思想是将因变量 Y 的总变异 $SS_{总}$ 分解为 $SS_{回归}$ 和 $SS_{剩余}$，然后利用 F 检验来判断回归方程是否成立。

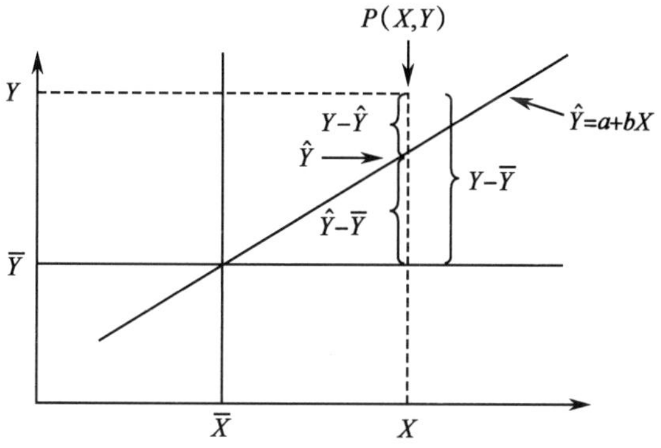

图 10-5 因变量 Y 分解图

如图 10-5 所示，$P(X,Y)$ 代表散点图中任取的一点，P 点的纵坐标被回归直线、均数 $\overline{Y}$ 截成三段，这三段的代数和为 $Y=\overline{Y}+(Y-\hat{Y})+(\hat{Y}-\overline{Y})$，移项得 $Y-\overline{Y}=(Y-\hat{Y})+(\hat{Y}-\overline{Y})$，将所有点都按上法处理，并将等式两端平方后再求和，可证明 $\sum(Y-\hat{Y})(\hat{Y}-\overline{Y})=0$，则有

$$\sum(Y-\overline{Y})^2=\sum[(Y-\hat{Y})+(\hat{Y}-\overline{Y})]^2=\sum(Y-\hat{Y})^2+\sum(\hat{Y}-\overline{Y})^2$$

笔记栏

上式用符号表示为

$$SS_{总}=SS_{回归}+SS_{剩余} \quad (式10\text{-}9)$$

其中 $SS_{总}=\sum(Y-\bar{Y})^2=l_{YY}$ 称为 Y 的总离均差平方和(total sum of squares),它反映了 Y 的总变异;$SS_{回归}=\sum(\hat{Y}-\bar{Y})^2$ 称为回归平方和(regression sum of squares),它反映在 Y 的总变异中由于 X 与 Y 的直线关系而使 Y 变异减小的部分,也就是在 Y 的总变异中可以用 X 解释的部分。$SS_{回归}$越大,说明回归效果越好。$SS_{剩余}=\sum(Y-\hat{Y})^2$ 称为剩余平方和(residual sum of squares),它反映 X 对 Y 的线性影响之外的其他一切因素对 Y 的变异的影响,也就是在总平方和中无法用 X 解释的部分。在散点图中,各实测点离回归直线越近,$SS_{剩余}$ 也就越小,说明直线回归的估计误差越小。

上述三个平方和所对应的自由度也有如下关系

$$\nu_{总}=\nu_{回归}+\nu_{剩余} \quad (式10\text{-}10)$$

其中 $\nu_{总}=n-1$ $\qquad \nu_{回归}=1$ $\qquad \nu_{剩余}=n-2$

回归均方、剩余均方分别为:

$$MS_{回归}=\frac{SS_{回归}}{\nu_{回归}},MS_{剩余}=\frac{SS_{剩余}}{\nu_{剩余}} \quad (式10\text{-}11)$$

$$F=\frac{MS_{回归}}{MS_{剩余}} \quad (式10\text{-}12)$$

(三)回归系数的检验

由于抽样误差的原因,即使 X、Y 的总体回归系数 β 为零,其样本回归系数 b 也不一定为零,因此需要进行 β 是否为零的假设检验,见图 10-6。

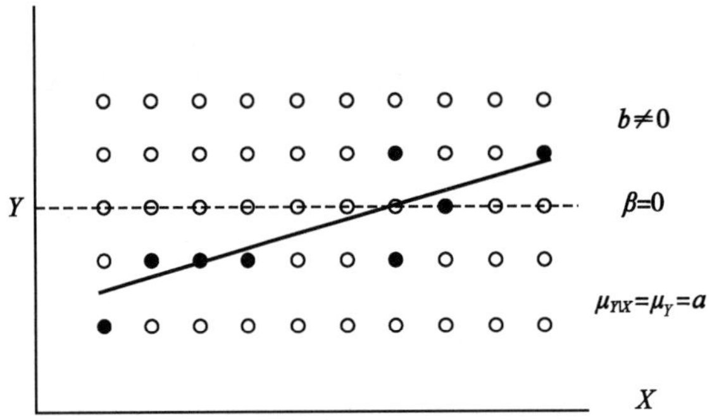

图 10-6 总体回归系数与样本回归系数示意图

回归系数的假设检验常采用 t 检验,步骤如下。

$H_0:\beta=0$,自变量 X 与因变量 Y 不存在依存关系

$H_1:\beta\neq0$,自变量 X 与因变量 Y 存在依存关系

$\alpha=0.05$

t 检验的计算公式为:

$$t=\frac{b}{S_b} \qquad \nu_{剩余}=n-2 \quad (式10\text{-}13)$$

$$S_b=\frac{S_{Y\cdot X}}{\sqrt{l_{XX}}},S_{Y\cdot X}=\sqrt{\frac{\sum(Y-\hat{Y})^2}{n-2}}=\sqrt{\frac{SS_{剩余}}{n-2}} \quad (式10\text{-}14)$$

式中,S_b 为样本回归系数的标准误。$S_{Y \cdot X}$ 为回归的剩余标准差(residual standard deviation),它是指扣除了 X 对 Y 的线性影响后 Y 的变异,可用于说明估计值 $\hat{Y}$ 的精确性。$S_{Y \cdot X}$ 越小,表示回归方程的估计精度越高。

若 $t \geqslant t_{0.05,\nu}$,则 $P \leqslant 0.05$,按 $\alpha = 0.05$ 检验水准,拒绝 H_0,接受 H_1,可认为自变量 X 与因变量 Y 存在直线回归关系。若 $t < t_{0.05,\nu}$,则 $P > 0.05$,按 $\alpha = 0.05$ 检验水准,不拒绝 H_0,无统计学意义,尚不能认为自变量 X 与因变量 Y 存在直线回归关系。

在直线回归方程中,由于只有一个自变量,所以回归模型的方差分析等价于对回归系数进行的 t 检验,且 $t = \sqrt{F}$,结论也是一致的。

(四)总体回归系数的可信区间估计

回归系数 b 是总体回归系数 β 的点估计,由于存在抽样误差,需要进行可信区间估计,公式为:

$$(b - t_{\alpha/2,\nu} S_b, b + t_{\alpha/2,\nu} S_b) \qquad \text{(式 10-15)}$$

(五)决定系数

决定系数(determining coefficient,R^2)就是相关系数的平方 r^2,是回归平方和在总的离均差平方和中所占的比例,反映因变量 Y 的总变异中可用回归关系解释的部分。

$$R^2 = \frac{SS_{回归}}{SS_{总}} = \frac{SS_{总} - SS_{剩余}}{SS_{总}} = 1 - \frac{SS_{剩余}}{SS_{总}} \qquad \text{(式 10-16)}$$

$0 \leqslant R^2 \leqslant 1$,$R^2$ 值越接近于 1,表示回归平方和在 Y 的总离均差平方和中所占的比重越大,模型对数据的拟合程度越好,表明利用回归方程进行预测也越有意义。反之,R^2 值越接近于 0,表示回归平方和在 Y 的总离均差平方和中所占的比重越小,模型对数据的拟合程度越差。所以,R^2 是评价回归效果的一个重要指标。

(六)绘制回归直线

可在坐标轴上任意取相距较远且易读的两 X 值,根据所求直线回归方程算得对应 $\hat{Y}$ 值,用直线连接两点。应注意的是,回归直线可适当延长,但不应超过 X 的实测值范围;另外,所绘回归直线必然通过 $(\bar{X}, \bar{Y})$,据此可判断所绘图形是否正确。

(七)残差分析

残差(residual)是因变量的观测值 Y_i 与根据回归方程求出的预测值 $\hat{Y}_i$ 之差,它反映了用回归方程去预测 Y_i 而引起的误差,其表达式为:$e_i = Y_i - \hat{Y}_i$。残差分析(residual analysis)旨在通过残差深入了解数据与回归方程之间的关系,考察资料是否满足独立性、正态性和等方差性,检测有无异常值。

残差分析的指标有很多,不过最常用的是标准化残差与标准化残差图。标准化残差(standardized residual)是残差除以它的标准差后得到的数值,也称 Pearson 残差。以自变量取值 X_i 为横轴,以标准化残差为纵坐标,就可绘制标准化残差图。资料满足独立性、正态性和等方差性,也无异常值,则 95% 的标准化残差应在(−1.96,1.96)之间。因此,通常以(−2,2)区间为界限来证实模型的假定条件是否得到满足,判断有无异常值。

如果标准化残差绝对值大于 2 的观测值比较多,则资料不满足独立性、正态性和等方差性;当标准化残差绝对值大于 2 时,该观测值可能就是异常值,大于 3($3 \sim \sigma$ 原则)时几乎可以肯定该观测值为异常值。

(八)直线回归方程的应用

1. 定量描述两变量之间的线性依存关系　对回归系数 b 进行假设检验时,若 $P \leqslant \alpha$,可

笔记栏

认为两变量间存在直线回归关系，则直线回归方程即为两个变量间依存关系的定量表达式。

2. 统计预测

（1）根据直线回归方程由已知（或易测）变量值，估计未知（或难测）变量值。

（2）因变量个体值的预测区间估计：医学上常用在给定 X 值（预报因子）时，计算因变量 Y（即预报量）的个体值预测区间。因变量 Y 的个体值预测区间是指总体中 X 为某定值 X_0 时，个体 Y_0 值的波动范围，计算公式为：

$$\hat{Y}_0 \pm t_{\alpha/2,n-2} S_{Y_0} \qquad \text{（式 10-17）}$$

其中，S_{Y_0} 为 $X=X_0$ 时，Y_0 值的标准差，计算公式为：

$$S_{Y_0} = S_{Y \cdot X}\sqrt{1+\frac{1}{n}+\frac{(X_0-\overline{X})^2}{\sum(X-\overline{X})^2}} \qquad \text{（式 10-18）}$$

（3）因变量总体均数的可信区间：$\hat{Y}_0$ 是因变量总体均数 μ_{Y_0} 的点估计值，考虑抽样误差，因变量总体均数 μ_{Y_0} 的可信区间为：

$$\hat{Y}_0 \pm t_{\alpha/2,n-2} S_{\hat{Y}_0} \qquad \text{（式 10-19）}$$

其中，$S_{\hat{Y}_0}$ 为 $X=X_0$ 时，对应 $\hat{Y}_0$ 值的标准误，计算公式为：

$$S_{\hat{Y}_0} = S_{Y \cdot X}\sqrt{\frac{1}{n}+\frac{(X_0-\overline{X})^2}{\sum(X-\overline{X})^2}} \qquad \nu=n-2 \qquad \text{（式 10-20）}$$

SPSS 软件可将预测区间与可信区间输出到原数据集中，也可将其绘制到散点图上。

3. 利用回归方程进行统计控制　规定 Y 值的变化，通过控制 X 的范围来实现统计控制的目标。所以，统计控制是利用回归方程进行的逆估计。Y 在给定的区间（Y_1, Y_2）内取值时，求 X 的控制区间，也就是以置信度 $1-\alpha$，求出相应的 X，使得 $X_1<X<X_2$ 时，X 所对应的 Y 值落在（Y_1, Y_2）内。

为此，解方程组

$$\begin{cases} Y_1 = a+bX_1 - t_{\alpha/2} S_{Y_1} \\ Y_2 = a+bX_2 + t_{\alpha/2} S_{Y_2} \end{cases} \qquad \text{（式 10-21）}$$

可求得控制下限 X_1 和控制上限 X_2。

（九）回归效果的评价

从资料是否满足直线回归条件，有无异常值，回归模型是否成立，回归系数是否有统计学意义，决定系数是否在 0.7 以上，有无标准化残差大于 2 的观察值等几个方面，评价模型拟合的好坏，另外，结合专业知识，与之吻合还是相悖，综合评价回归效果。

（十）直线回归的一般步骤

1. 绘制散点图，看有无直线趋势，有无异常点，有直线趋势无异常点方可考虑直线回归，否则，查找异常点的缘故，剔除过失误差所致的异常点，或保留客观存在的异常点进行曲线回归。

2. 考察资料是否满足直线回归的条件除线性外，可通过残差分析结果来考察资料是否满足其应用条件。

3. 求回归系数 b 和常数项 a。

4. 写出直线回归方程，$\hat{Y}=a+bX$。

5. 对直线回归方程和回归系数进行假设检验。
6. 绘制回归直线。
7. 残差分析。
8. 统计预测,有必要时还可进行统计控制。
9. 回归效果评价。

【例 10-3】 利用例 10-1 资料,试进行直线回归分析。

(1) 考察资料是否满足直线回归的条件:本研究血糖(Y)值经正态性检验服从正态分布;胰岛素为精确测定值。

(2) 绘制散点图:以胰岛素水平为 X 轴,血糖为 Y 轴绘制散点图,二者有直线趋势,见图 10-2。

(3) 求直线回归方程

$$b=-0.465, a=18.879$$

回归方程为:$\hat{Y}=18.879-0.465X$

(4) 回归方程的假设检验

H_0:胰岛素与血糖之间的回归方程无统计学意义

H_1:胰岛素与血糖之间的回归方程有统计学意义

$\alpha=0.05$

方差分析结果见表 10-3。

表 10-3　例 10-3 的方差分析表

变异来源	SS	ν	MS	F	P
回归	117.715	1	117.715	43.413	0.000
剩余	48.808	18	2.712		
总	166.523	19			

方差分析得 $F=43.413$,$P=0.000<0.05$。按 $\alpha=0.05$ 水准拒绝 H_0,接受 H_1,可认为胰岛素水平与血糖水平之间的直线回归方程成立。

(5) 回归系数的检验

$H_0:\beta=0$,胰岛素与血糖之间无直线回归关系

$H_1:\beta\neq0$,胰岛素与血糖之间有直线回归关系

$\alpha=0.05$

$$t=\frac{b}{S_b}=\frac{-0.456}{0.070}=-6.589$$

$$\nu=n-2=20-2=18,$$

查 t 界值表(附表 2)得 $t_{0.01/2,18}=2.878$,$|t|>t_{0.01/2}$,$P<0.05$(SPSS 给出 $P=0.000$),按 $\alpha=0.05$ 水准拒绝 H_0,接受 H_1,可认为胰岛素水平与血糖水平之间有直线回归关系。

(6) 模型的评价:决定系数为 $R^2=\frac{SS_{回归}}{SS_{总}}=\frac{117.715}{166.523}=0.707$

(7) 绘制回归直线:取 $X_1=6.5$,$\hat{Y}_1=15.856$;$X_2=24.5$,$\hat{Y}_2=7.486$。在以自变量 X 为横轴,因变量 Y 总体均数的估计值 $\hat{Y}$ 为纵轴的直角坐标系中确定(6.5,15.856)和(24.5,7.486)两点,用直线连接,延长至 X 的实测值范围即可。

(8) 残差分析:实现计算过程见实验10-3。从原数据集“li1001.sav”增加的ZRE_2变量中可以看到只有第2和第9个观测值的标准化残差略大于2,结合散点图,可认为异常值不严重,且资料基本满足直线回归分析的条件。

(9) 模型的应用

1) 总体回归系数的95%可信区间

$$
\begin{aligned}
&(b-t_{0.05/2,9}S_b, b+t_{0.05/2,9}S_b)\\
&=(-0.465-2.101\times0.070, -0.465+2.101\times0.070)=(-0.613, -0.316)
\end{aligned}
$$

其中 $t_{0.05/2,18}=2.101$

2) 统计预测:现有一位糖尿病患者的胰岛素水平为 $X=20.0$(mU/L),则其个体血糖水平的95%预测区间和总体血糖的95%可信区间是多少?

将 $X=20.0$ 代入 $\hat{Y}=18.879-0.465X$,求得 $\hat{Y}=9.59$mmol/L。

由式10-17与10-18求得 $X=20.0$ 时个体血糖95%的预测区间为:(6.02,13.16)mmol/L。

由式10-19与10-20求得 $X=20.0$ 时总体血糖的95%可信区间为:(8.72,10.46)mmol/L。

同理,可将自变量 X 原有的观测值代入回归方程,求得对应的预测值 $\hat{Y}$、个体血糖95%的预测区间和总体血糖的95%可信区间。详见实验10-1。

(十一) 应用直线回归的注意事项

1. 作回归要有实际意义,不能把毫无关联的两种现象,随意进行回归分析,忽视事物现象间的内在联系和规律。另外,即使两个变量间存在回归关系时,也不一定是因果关系,必须结合专业知识做出合理解释,得出正确的结论。

2. 直线回归的资料,一般要求因变量 Y 是来自正态总体的随机变量,自变量 X 可以是正态随机变量,也可以是精确测量和严密控制的值。若稍偏离要求时,一般对回归方程中参数的估计影响不大,但可能影响到标准差的估计,也会影响假设检验时 P 值的真实性。

3. 进行回归分析时,应先绘制散点图。若提示有直线趋势存在时,可作直线回归;若提示无明显线性趋势,则应根据散点分布类型,选择合适的曲线模型(curvilinear model),经数据变换后,化为线性回归来解决。一般来说,不满足线性条件的情形下进行直线回归会毫无意义,最好采用非线性回归方程的方法进行分析。

4. 绘制散点图后,若出现一些特大或特小的离群值(异常点),则应及时复核检查,对由于测定、记录或计算机录入的错误数据,应予以修正和剔除。否则,异常点的存在会对回归方程中的系数 a、b 的估计产生较大影响。

5. 回归直线不要外延。直线回归的适用范围一般以自变量取值范围为限,在此范围内求出的估计值 $\hat{Y}$ 称为内插(interpolation);超过自变量取值范围所计算的 $\hat{Y}$ 称为外延(extrapolation)。若无充足理由证明,超出自变量取值范围后直线回归关系仍成立时,应该避免随意外延。

6. Ⅱ型回归两变量均服从正态分布,根据研究目的可求由 X 估计 Y 的回归方程或由 Y 估计 X 的回归方程,但这两个回归方程不是互为反函数的关系,不能相互推导,必须求各自的回归系数和常数项,写出各自的回归方程,二者回归系数的关系为 $r=\sqrt{b_{X,Y}\cdot b_{Y,X}}$。一般情况下这两个回归方程不相同,但对其总体回归系数的假设检验是等价的。

五、直线相关与直线回归的区别与联系

(一) 区别

1. 资料要求不同　相关要求两个变量是双变量正态分布;回归要求因变量 Y 服从正态分布,而自变量 X 服从不服从正态分布均可。但要求 X 是能精确测量和严格控制的

变量。

2. 统计意义不同　相关反映两变量间的伴随关系，这种关系是相互的、对等的，不一定有因果关系；回归则反映两变量间的依存关系，有自变量与因变量之分，一般将“因”或较易测定、变异较小者定为自变量，这种依存关系可能是因果关系或从属关系。

3. 分析目的不同　相关分析的目的是把两变量间直线关系的密切程度及方向用一统计指标表示出来；回归分析的目的则是把自变量与因变量间的关系用数学模型定量表达出来。

（二）联系

1. 变量间关系的方向一致　对同一资料，其 r 与 b 的正负号一致。

2. 假设检验等价　对同一样本，$t_r=t_b$，由于 t_b 计算较复杂，实际中常以 r 的假设检验代替对 b 的检验。

3. r 与 b 值可相互换算

$$r=\frac{l_{XY}}{\sqrt{l_{XX}l_{YY}}}=\frac{l_{XY}}{l_{XX}}\sqrt{\frac{l_{XX}}{l_{YY}}}=b\sqrt{\frac{l_{XX}}{l_{YY}}}\qquad（式 10-22）$$

$$b=r\sqrt{\frac{l_{YY}}{l_{XX}}}\qquad（式 10-23）$$

4. 相关与回归可以互相解释　相关系数的平方 r^2 称为决定系数，回归平方和越接近总平方和，则 r^2 越接近 1，回归效果越好。反之，应用决定系数，也可从回归的角度对相关程度作进一步的解释。

上述联系只有在Ⅱ型回归的情况下才成立。

第四节　曲线拟合

实际工作中，变量间未必都有线性关系，如服药后血药浓度与时间的关系；疾病疗效与疗程长短的关系；毒物剂量与致死率的关系等常呈曲线关系。曲线拟合(curve fitting)是指选择适当的曲线类型来拟合观测数据，并用拟合的曲线方程分析两变量间的关系。曲线拟合的方法很多，本节只介绍曲线直线化。

一、曲线直线化的意义

曲线直线化是曲线拟合的重要手段之一。对于某些非线性的资料可以通过简单的变量变换使之直线化，这样就可以按最小二乘法原理求出变换后变量的直线方程，在实际工作中可根据需要将此直线方程还原为曲线方程，实现对资料的曲线拟合，绘制资料的标准工作曲线。

二、常用的非线性回归方程

1. 指数回归方程(exponential regression equation)

$$Y=ae^{bX}\qquad（式 10-24）$$

对式 10-23 两边取对数，得：

$$\ln Y=\ln a+bX\qquad（式 10-25）$$

笔记栏

$b>0$ 时，Y 随 X 增大而增大；$b<0$ 时，Y 随 X 增大而减少，见图 10-7(a)、(b)。当以 $\ln Y$ 和 X 绘制的散点图呈直线趋势时，可考虑采用指数函数来描述 Y 与 X 间的非线性关系，$\ln a$ 和 b 分别为常数和回归系数。

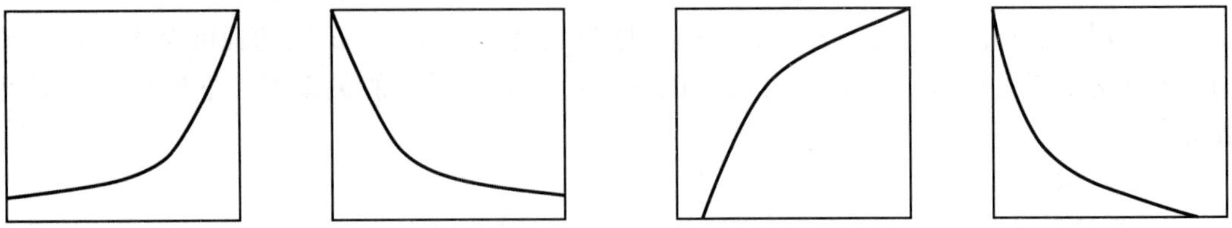

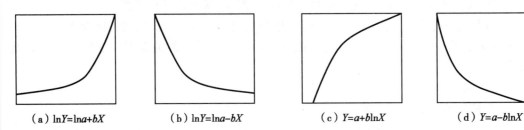

(a) $\ln Y=\ln a+bX$　(b) $\ln Y=\ln a-bX$　(c) $Y=a+b\ln X$　(d) $Y=a-b\ln X$

图 10-7　曲线示意图

更一般的指数回归方程

$$Y=ae^{bX}+k \quad \text{（式 10-26）}$$

式中 k 为一常量，往往未知，应用时可试用不同的值。

2. 对数回归方程(logarithmic regression equation)

$$Y=a+b\ln X \qquad (X>0) \quad \text{（式 10-27）}$$

$b>0$ 时，Y 随 X 增大而增大，先快后慢；$b<0$ 时，Y 随 X 增大而减少，先快后慢，见图 10-7(c)、(d)。当以 Y 和 $\ln X$ 绘制的散点图呈直线趋势时，可考虑采用对数回归描述 Y 与 X 之间的非线性关系，式中的 b 和 a 分别为常数和回归系数。

更一般的对数回归方程

$$Y=a+b\ln(X+k) \quad \text{（式 10-28）}$$

式中 k 为一常量，往往未知。

3. 幂回归方程(power regression equation)

$$Y=aX^b(a>0, X>0) \quad \text{（式 10-29）}$$

式中 $b>0$ 时，Y 随 X 增大而增大；$b<0$ 时，Y 随 X 增大而减少。

对式 10-27 两边取对数，得

$$\ln Y=\ln a+b\ln X \quad \text{（式 10-30）}$$

所以，当以 $\ln Y$ 和 $\ln X$ 绘制的散点图呈直线趋势时，可考虑采用幂回归来描述 Y 和 X 间的非线性关系，$\ln a$ 和 b 分别是常数和回归系数。

更一般的幂回归方程

$$Y=aX^b+k \quad \text{（式 10-31）}$$

式中 k 为一常量，往往未知。

三、曲线拟合的一般步骤

1. 绘制散点图，选择合适的曲线类型。一般根据资料性质结合专业知识便可确定资料的曲线类型，不能确定时，可绘制散点图，根据散点的分布，选择接近的、合适的曲线类型。

2. 曲线直线化。按曲线类型，对 X 或 Y 进行变量变换，使变换后的两个变量呈直线关系。

笔记栏

3. 按最小二乘法原理,建立直线化的直线回归方程,作假设检验。

4. 将变量还原,写出用原变量表达的曲线方程。

【例 10-4】 给体重为 20g 的小白鼠静脉输注西索米星 0.32mg 后,测得一些时间后的血药浓度 c 如表 10-4 所示。试求血药浓度 c 对时间 t 的回归方程。

表 10-4 药物浓度-时间数据表

编号	1	2	3	4	5	6	7	8
时间 t(min)	20	40	60	80	100	120	140	160
血药浓度 c(μg/ml)	32.75	16.50	9.20	5.00	2.82	1.37	0.76	0.53
lnc	3.489	2.803	2.219	1.609	1.037	0.315	-0.274	-0.635

1. 选定曲线类型 根据散点图(图 10-8)及经验知,曲线为负指数曲线类型,选择方程

$$c=c_0e^{-kt}\ln c$$

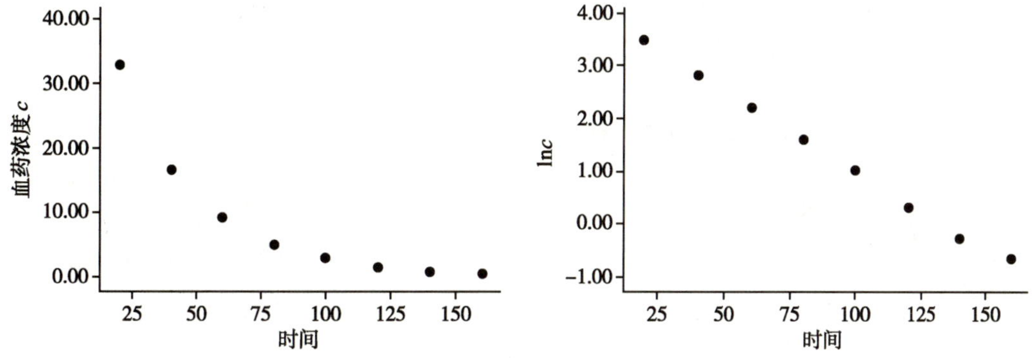

图 10-8 血药浓度 c 与时间 t 的 (t,c),$(t,\ln c)$ 散点图

2. 曲线直线化 对上式两边取自然对数,得

$$\ln c=\ln c_0-kt$$

令 $Y=\ln c$,$a=\ln c_0$,$b=-k$,可得

$$Y=a+bt$$

这样便把曲线回归转化为线性回归问题。

3. 按最小二乘法原理求 Y 关于 t 的直线回归方程,得

$$\hat{Y}=\ln\hat{c}=4.028-0.030t$$

通过对回归系数的假设检验表明该直线方程成立。

4. 将变量还原,得

$$c_0=e^a=e^{4.028}=56.15, k=-b=0.030$$

所求指数曲线回归方程为

$$\hat{c}=c_0e^{-kt}=56.15e^{-0.030t}$$

直线相关与直线回归的统计电脑实验

【实验 10-1】 对例 10-1 资料进行直线相关分析。

1. 数据文件　如图 10-9 录入数据，以“胰岛素(X)”“血糖(Y)”为变量名，建立 2 列 20 行数据集 li1001. sav。

	胰岛素	血糖
1	15.20	12.21
2	16.70	14.54
⋮	⋮	⋮
19	13.70	12.49
20	24.40	9.21

图 10-9　数据集 li1001.sav

2. 操作步骤

(1) 做散点图：Graphs(图形)→Legacy Dialogs(旧对话框)→Scatter/Dot(散点图/点图)→Simple Scatter(简单散点图)→Define(定义)，“血糖”→Y Axis(Y 轴)框，“胰岛素”→X Axis(X 轴)框→OK(确定)。结果如图 10-2。

(2) 正态性检验：同前，略。

(3) 线性相关：Analyze(分析)→Correlate(相关)→Bivariate(双变量相关分析)，“血糖”与“胰岛素”→Variables(变量)框，在 Correlation Coefficients(相关系数)下选中 Pearson(皮尔逊)，在 Test of Significance(显著性检验)下选中 Two-tailed(双尾)，→OK(确定)。

3. 主要结果　散点图有直线趋势，异常点不明显；满足双变量正态性；$r=-0.841$，$P=0.000$。

【实验 10-2】 对例 10-2 资料进行秩相关分析。

	血小板数	出血症状
1	12160	3
2	13790	2
⋮	⋮	⋮
11	143880	3
12	200400	0

图 10-10　数据集 li1002.sav

1. 数据文件　如图 10-10 录入数据，以“血小板数”和“出血症状”为变量名，建立 2 列 12 行数据集 li1002. sav。

2. 操作步骤　Analyze(分析)→Correlate(相关)→Bivariate(双变量相关分析)，“血小板数”“出血症状”→Variables(变量)框，在 Correlation Coefficients(相关系数)选项下选择复选框 Spearman(斯皮尔曼)，在 Test of Significance(显著性检验)下选中 Two-tailed(双尾)，→OK(确定)。

3. 主要结果　$r_s=-0.422$，$P=0.172$。

【实验 10-3】 对例 10-1 资料进行直线回归分析。

1. 数据文件　利用数据集 li1001. sav 即可。

2. 操作步骤

(1) 作散点图：同实验 10-1。

(2) 正态性检验：同前，略。

(3) 线性回归：Analyze(分析)→Regression(回归)→Linear(线性回归)，“血糖”→Dependent(因变量)框，“胰岛素”→Independent(自变量)框→Statistics(统计)，选中 Estimates(估算值)、Confidence interval(置信区间)和 Model fit(模型拟合)→Continue(继续)→Save(保存)，在 Predicted Values(预测值)下选中 Unstandardized(未标准化)选项，在 Residuals(残差)下选中 Standardized(标准化)，在 Prediction Intervals(预测区间)下选中 Mean(平均值)和 Individual(单值)，Continue(继续)→OK(确定)。

3. 主要结果

(1) 散点图：同实验 10-1，有直线趋势，异常点不明显。

(2) 正态性检验：因变量血糖总体服从正态分布。

（3）直线回归：见图 10-11～图 10-13。

Model Summary[b]

Model	R	R Square	Adjusted R Square	Std. Error of the Estimate
1	.841[a]	.707	.691	1.646 68

a. Predictors: (Constant), 胰岛素
b. Dependent Variable: 血糖

图 10-11　模型的拟合优度情况

ANOVA[b]

Model		Sum of Squares	df	Mean Square	F	Sig.
1	Regression	117.715	1	117.715	43.413	.000[a]
	Residual	48.808	18	2.712		
	Total	166.523	19			

a. Predictors: (Constant), 胰岛素
b. Dependent Variable: 血糖

图 10-12　直线回归的方差分析结果

Coefficients[a]

Model		Unstandardized Coefficients		Standardized Coefficients	t	Sig.	95.0% Confidence Interval for B	
		B	Std. Error	Beta			Lower Bound	Upper Bound
1	(Constant)	18.879	1.276		14.795	.000	16.198	21.560
	胰岛素	-.465	.070	-.841	-6.589	.000	-.613	-.316

a. Dependent Variable: 血糖

图 10-13　常数与回归系数的估计及假设检验

相关系数 $R=0.841$，决定系数 $R^2=0.707$，校正决定系数 $R_c^2=0.691$，Y 的变异有 70.7%与回归有关，即可由自变量 X 来解释的变异（回归平方和）在 Y 的总变异（总平方和）中占 70.7%。

直线回归的方差分析：$F=43.413$，$P=0.000$。

直线回归方程的截距 $a=18.879$，回归系数 $b=-0.465$，t 检验：$t=-6.589$，$P=0.000$。

（4）数据集增加的新变量：PRE_1 为预测值，ZRE_1 为标准化残差，LMCI_1 和 UMCI_1 为因变量总体均数 95%的可信区间下限值与上限值，LICI_1 与 UICI_1 为因变量个体值 95%的预测区间下限值与上限值。

$X=20.0$ 对应的血糖预测值为 9.58878，总体血糖的 95%可信区间为（8.71998，10.45758），个体血糖 95%的容许区间为（6.02181，13.15575）。

注：将 $X=20.0$ 在建立数据集时就键入到胰岛素变量下。

（5）残差分析：做残差散点图，Graphs（图形）→Legacy Dialogs（旧对话框）→Scatter/Dot（散点图/点图）→Simple Scatter（简单散点图）→Define（定义），“ZRE_1”→Y Axis（Y 轴）框，“胰岛素”→ X Axis（X 轴）框→OK（确定）。见图 10-14。

结合 ZRE_1（标准化残差）和标准化残差图得只有第 2 和第 9 个观测值的标准化残差略大于 2，可认为异常值不严重，且资料基本满足直线回归分析的条件。

（6）绘制回归直线：双击图 10-9 散点图，在 Chart Editor（图表编辑器）视窗中，Elements（元素）→Fit Line at Total（总计拟合线），在 Properties（属性）视窗中选中 Linear（线性）→

笔记栏

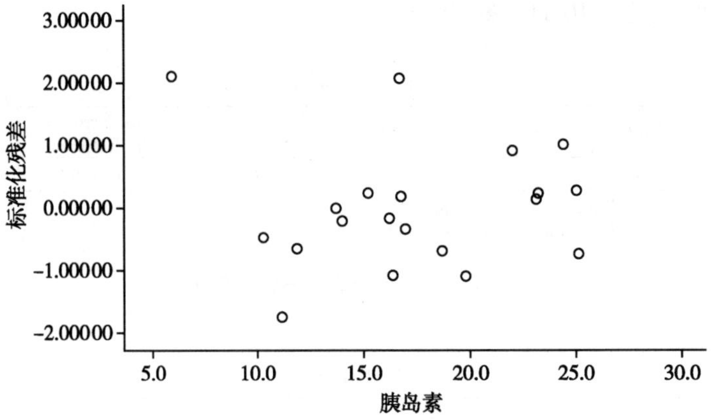

图 10-14　标准化残差图

Close(关闭)→点击空白处,原散点图里就拟合上一条回归直线。

同样在 Properties(属性)视窗中选 Means(平均值)或 Individual(单值),原散点图里就拟合上因变量总体均数 95%的可信区间带及因变量个体值 95%的容许区间带,回归直线及预测区间带。见图 10-15。

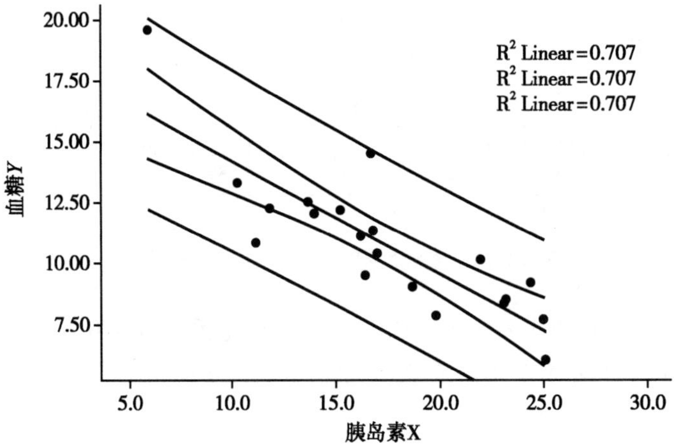

图 10-15　回归直线及预测区间带

【实验 10-4】 对例 10-4 资料,进行非线性回归分析并求 c 关于 t 的非线性回归方程。以 c 为因变量,t 为自变量做散点图,发现呈对数曲线趋势,可对 c 进行对数变换。

1. 数据文件　如图 10-16 录入数据,以"t(时间)"和"c(血药浓度)"为变量名,建立 2 列 8 行数据集 li1004. sav。

	t	c
1	20	32.75
2	40	16.50
3	60	9.20
4	80	5.00
5	100	2.82
6	120	1.37
7	140	0.76
8	160	0.53

图 10-16　数据集 li1004.sav

2. 操作步骤

(1) 对"c"变量进行对数变换:Transform(转换)→Compute Variable(计算变量),在 Compute Variable 视窗中,Target Variable(目标变量)框下输入新变量"lnc",Numeric Expression(数字表达式)框下输入计算公式 $Ln(c)$→OK(确定),即可在数据窗口产生一新变量"lnc"。

(2) 对变量"lnc"和变量"t"作直线回归:Analyze(分析)→Regression(回归)→Linear(线性),在 Linear Regression(线性回归)的视窗中,"lnc"→Dependent(因变量)框,"t"→Independent(自变量)

笔记栏

框→OK(确定)。

3. 主要结果　方差分析 $F=1968.695$, $P=0.000$,回归方程成立;t 检验 $t=-44.370$, $P=0.000$,回归系数有统计学意义,直线回归方程为 $\hat{Y}=\ln\hat{c}=4.028-0.030t$,所求指数曲线方程为 $\hat{c}=e^{4.028-0.030t}=56.15e^{-0.030t}$。

学习小结

1. 学习内容

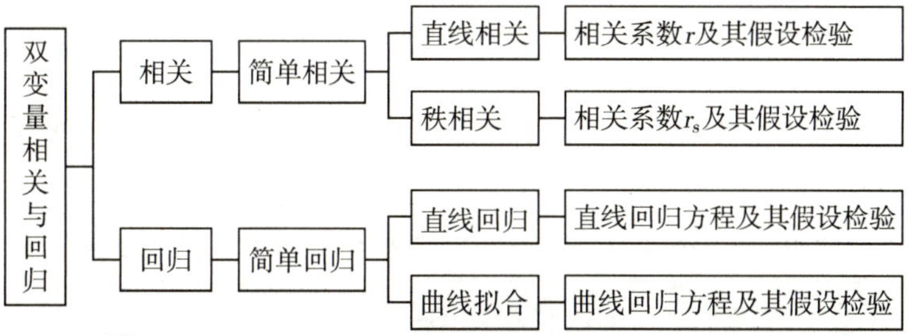

2. 学习方法　明确直线相关表示变量间的线性相关、方向及密切程度,直线回归表示变量间的线性依存关系,在分析之前,应先绘制散点图,看是否有线性趋势,以及其他应用条件满足与否,直线回归是根据最小二乘法原则进行参数估计。曲线拟合采用非线性线性化处理。

复习思考题

一、简答题

1. Pearson 积差相关与 Spearman 等级相关在应用条件上有何不同?
2. 相关系数与回归系数的意义有何不同?
3. 决定系数的意义是什么?
4. 应用直线相关和直线回归时应注意哪些问题?
5. 举例说明如何用直线回归方程进行预测和控制。
6. 试述直线相关与直线回归的区别与联系?
7. 如何确定两个变量间的曲线类型? 曲线拟合的基本步骤是什么?

二、计算分析题

1. 某研究所测得 10 名 3 岁儿童的体重(X:kg)与体表面积(Y:100cm^2)数据见表 10-5。

表 10-5　3 岁儿童体重与体表面积数据

编号	1	2	3	4	5	6	7	8	9	10
体重(kg)	11.0	11.8	12.0	12.3	13.1	13.7	14.4	14.9	15.2	16.0
体表面积(100cm^2)	5.283	5.299	5.385	5.602	5.292	6.014	5.830	6.102	6.075	6.411

(1) 3 岁儿童的体重与体表面积之间是否存在直线相关关系?

(2) 建立体表面积 Y 关于体重 X 的回归方程,并检验方程有无统计学意义。

2. 某产科医生收集 12 名产妇 24h 的尿,测量其中雌三醇(mg/24h)的含量,同时记录了

笔记栏

新生儿的体重(kg),数据见表 10-6。

表 10-6 产妇尿中雌三醇含量与新生儿体重数据

编号	1	2	3	4	5	6	7	8	9	10	11	12
雌三醇(mg/24h)	7	9	12	14	16	17	29	21	22	24	25	27
新生儿体重(kg)	2.5	2.5	2.7	2.7	3.7	3.0	3.1	3.0	3.5	3.4	3.9	3.4

(1) 建立新生儿体重 Y 关于雌三醇含量 X 的回归方程,并检验方程有无统计学意义。

(2) 求总体回归系数的 95%可信区间。

(3) 试求待产妇尿中雌三醇含量为 18(mg/24h)时,新生儿体重个体值的 95%预测区间。

3. 某省疾病控制中心对八个城市进行肺癌死亡回顾调查,并对大气中苯并(a)芘进行监测,数据见表 10-7,试检验两者有无相关?

表 10-7 八个城市的肺癌标化死亡率和大气中苯并(a)芘浓度

城市编号	1	2	3	4	5	6	7	8
肺癌标化死亡率(1/10 万)	5.60	18.50	16.23	11.40	13.80	8.13	18.00	12.10
苯并(a)芘($\mu g/100m^3$)	0.05	1.17	1.05	0.10	0.75	0.50	0.65	1.20

4. 某研究者用免疫球蛋白 A(IgA,μg/ml)的不同浓度做火箭电泳,测得电泳高度(mm),数据见表 10-8,试用合适的回归模型描述火箭电泳高度随 IgA 变化的规律。

表 10-8 免疫球蛋白 A 的不同浓度下的火箭电泳高度数据

编号	1	2	3	4	5	6	7	8
IgA(μg/ml)	0.2	0.4	0.6	0.8	1.0	1.2	1.4	1.6
火箭电泳高度(mm)	7.6	12.3	15.7	18.2	18.7	21.4	22.6	23.8

扫一扫,测一测

(王 梅)

笔记栏

PPT 课件

第十一章

圆形分布资料的分析

学习目标

通过学习圆形分布资料的特点和分析方法，增强对周期性变化医学资料的识别和数据处理能力，领会统计学方法在时间医学与中医时辰医学中的应用。

学习要点

圆形分布资料类型与特点；圆形分布资料的基本统计描述和统计推断。

第一节　圆形分布资料概述

医学中有些观察数据常具有周期性变化规律，如婴儿的出生时刻、心脏病的发作时间，中医十二经脉的子午流注规律，在一天中的任何时刻均有可能，但也有于某一时刻聚集的倾向，此类资料如果采用常规的线性数据统计分析方法进行计算分析，往往很难确切反映其内在分布特征，宜用圆形分布资料统计分析方法来处理。

一、圆形分布资料

圆形分布(circular distribution)资料是指具有周期性变化规律的资料。医学上常见的圆形分布资料主要有以下几种类型。

（一）时间周期性资料

人在一年四季中的情绪和体力变化，人体的免疫功能、激素水平随季节、昼夜所发生的变化，妇女月经周期随月亮亏圆的变化等均呈时间周期性。此外，有些疾病总是集中在一年中的某季或某月、或一月中的某旬或某日、或在一日中的昼、夜或某时发生，有些疾病的患者总是在某个季节或某个时辰病死率高，如清晨 6~8 时，是冠心病、癌症、肺心病等严重疾病患者死亡的高峰期，而晚 6~8 时，是心脏病发作的第二个高峰期(图 11-1)，夜间则是脑血栓发病的高峰期；每年 3 月出生的婴儿神经管缺损发生率明显增高；消化性溃疡容易在秋冬季发病。某些药物在一日之内的不同时间服用效果明显不同，如糖皮质激素一般在晨 9 时服用效果较好。这些呈时间周期性变化的资料，属于时间医学(chronomedicine)和中医时辰

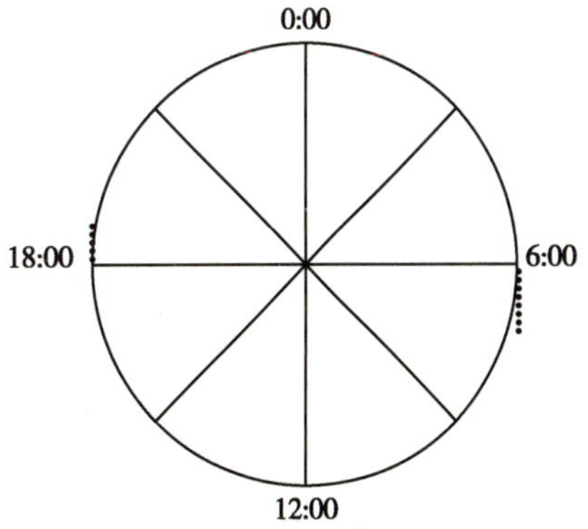

图 11-1　心脏病发作的两个高峰期

笔记栏

医学研究数据的主要类型。

知识链接

时间生理学、时间病理学、时间治疗学、时间药理学、时间护理学等是时间医学的分支学科。古人所谓“天人相应”等理论其实就是中医时辰医学的理论基础。早在2500年以前的《黄帝内经》和汉代张仲景的《伤寒论》中就有了对人体生理和病理的昼夜节律、七日节律、四季节律以及周年节律的论述，《子午流注针经》为我国最早的较完整的时间针灸学专著。古希腊哲学家亚里士多德（Aristotle）在其著作中描述了动物活动的周期性，希波克拉底（Hippocrates）在其著作中也有关于医疗和季节关系的描述。2020年全球防控新型冠状病毒感染（corona virus disease 2019，COVID-19）大流行所采取的14日隔离制度，与张仲景的思想不谋而合。人与自然界是一个统一的整体，人们只有顺应它的变化并及时调节自己，按照“天、地、日、月、星辰”的变化规律，才可以使自己生活节律中的同步因子不断维持动态平衡，预防疾病，促进健康，延年益寿。

（二）角度性资料

角度是表示角的大小的量，通常用度或弧度来表示。医学中有些观察数据常用角度表示，如图11-2所示，心电向量图的方位角、脑血流图的上升角、主峰角、关节伸直或弯曲程度等资料，一般以度为单位，符号为“°”。一个圆心角分为360等份，每份定义为1度（1°），1度等于60分（1°=60′）。

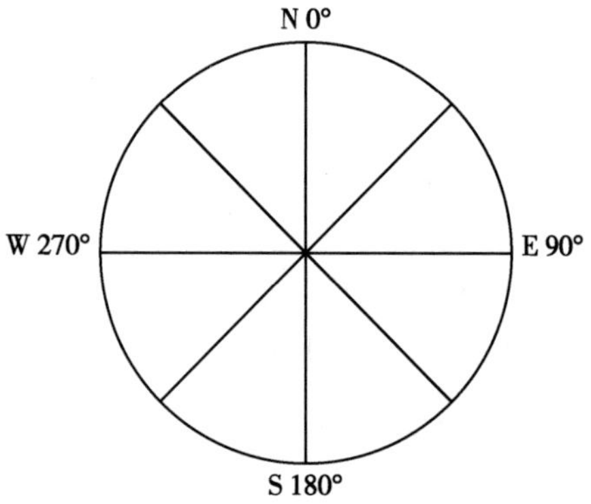

图11-2 角度与方向性资料示意图

（三）方向性资料

环境卫生学中探讨风向变化对环境污染程度和健康的影响，建议居住区应当位于当地常年主导风向的上风侧，而风向常用罗盘的方向角度来表示，以北东南西为顺序，正北为“0°”，正东为“90°”，正南为“180°”，正西为“270°”，如图11-2所示。

（四）其他资料

在圆形的器官或组织上发生异常或病变的资料，如眼角膜上溃疡瘢痕、乳房上的肿块、肛门上痔疮的位置等可在圆周标出其位置。另外，按规定时间测定的计量资料，例如护理“三测单”等，也属于圆形分布资料。

二、时间、位置与角度的转换

在进行圆形分布资料分析时，除了原始资料本身为角度外，其余的数据（如时间）一般需要先转换为角度。反过来，其分析的结果又需转换为原始资料属性的指标。转换的方法，需要根据具体问题确定一个圆周分割的尺度。

（一）角度与弧度的换算

一个圆心角用角度表示为360度（360°），用弧度（rad）表示为2π，角度与弧度的换算关系为：

$360° = 2\pi, 180° = \pi$;

取 $\pi = 3.1415926$ 时:

$$1° = \frac{\pi}{180} \approx 0.0175rad \qquad 1rad = \frac{180}{\pi} \approx 57.2959°$$

（二）时间（月、日、时、分）与角度的换算

1. 以1年为1周期　1年以365天计算,把月化为天数,再除以365乘上360,天数就可转换为角度。反过来,将角度转换为天数后依次减去每月天数,即得某月某日时间。

例如:5月1日转换为角度:

$$5\text{月}1\text{日} = 31+28+31+30+1 = 121\text{d} \qquad \frac{121}{365}\times 360° = 119.34°$$

反之,角度转换为天数:

$$\frac{119.34}{360}\times 365 = 121(\text{d});121-31-28-31-30 = 1,\text{得}5\text{月}1\text{日}。$$

2. 以1日为1周期　1日24小时,则时、分与角度的转换关系为:

$$1h = \frac{360°}{24} = 15° \qquad 1\text{min} = \frac{360°}{60\times 24} = 0.25°$$

例如:18点52分转换成角度为:

$$18{:}52 = \frac{18}{24}\times 360° + \frac{52}{60\times 24}\times 360° = 283°$$

反之,角度转换成时间为:

$$283° = \frac{283}{360}\times 24h = 18.867h = 18h + 0.867\times 60\text{min} = 18{:}52$$

3. 圆周的位置以钟点表示　一个圆周360°,分为12小时,则

$$1h = \frac{360°}{12} = 30° \qquad 1\text{min} = \frac{360°}{60\times 12} = 0.5°$$

例如:一患者外痔位置在2时37分处转换成角度为:

$$2{:}37 = \frac{2}{12}\times 360° + \frac{37}{60\times 12}\times 360° = 78.5°$$

反之,角度转换成钟点位置为:

$$78.5° = \frac{78.5}{360}\times 12h = 2.617h = 2h + 0.617\times 60\text{min} = 2{:}37$$

三、圆形分布资料的特点

最常见的圆形分布是 Von Mises 分布,为单峰分布,相当于线性数据的正态分布,具有以下特点。

（一）周而复始

圆形分布均可转化为角度,即圆心角,360°即回归0°。

笔记栏

（二）无大小之分

角度代表的位置，无大小之分，如不能说 350°角度>10°角度，180°方向>90°方向，2 时出生的人>1 时出生的人。

（三）无真正零点

圆形分布资料的起点及递增方向都是人为设定的。往往约定俗成，以正北为“0°”，子夜 0 时 0 分为“0°”，顺时针方向递增。

（四）无变异系数

角度的平均数与标准差间不存在变异系数（*CV*）关系，就像 9 时上课迟到 10 分钟与 11 时上课迟到 10 分钟情节是一样的，圆形分布资料的 5°±10°与 80°±10°所表达的变异程度是相同的。

第二节 圆形分布资料的统计描述

对于圆形分布资料不能简单地直接用算术均数求集中趋势。假如有三个角度值：10°、30°、350°，如果用通常方法求均数：（10°+30°+350°）/3＝130°，显然不合理，因为三个角度本来都指向偏北方，而“平均角”却指向东南方。又如一昼夜 24 小时，假设有 3 个人的入睡时间分别为 1 点、2 点、21 点，若 3 个数据直接求均数（1+2+21）/3＝8，显然是不合理的，因为三个时间都在午夜前后，均数却在 8 点，而通过圆形分布求得的这三个时间的均值为 0 点 4 分，正好在子夜附近。因此，圆形分布资料应采用圆形分布法统计分析。

圆形分布资料的统计描述常有平均角、极距和角标准差等。计算这些指标时，一般是先把一个周期性数据变成角度值或弧度值，常用的统计软件如 SPSS 目前的版本尚不能直接用位置数据进行圆形分布法统计分析，默认采用的为弧度，再利用正弦、余弦值进一步而求得。

一、小样本圆形分布资料的统计描述

（一）平均角

圆形分布资料，如果有集中趋势，通常描述指标为平均角（mean angle），也称角均数。

设有 n 个角度 $\alpha_1,\alpha_2,\cdots,\alpha_n$，令 $\bar{\alpha}$ 表示角的样本均数—— 平均角，则有：

$$X_i=\cos\alpha_i \quad \text{（式 11-1）}$$

$$Y_i=\sin\alpha_i \quad \text{（式 11-2）}$$

$$\bar{X}=\sum X_i/n=\sum\cos\alpha_i/n \quad \text{（式 11-3）}$$

$$\bar{Y}=\sum Y_i/n=\sum\sin\alpha_i/n \quad \text{（式 11-4）}$$

$$\bar{\alpha}=\begin{cases} arctg(\bar{Y}/\bar{X}) & (\bar{X}>0,\bar{Y}>0) \\ 360°+arctg(\bar{Y}/\bar{X}) & (\bar{X}>0,\bar{Y}<0) \\ 180°+arctg(\bar{Y}/\bar{X}) & (\bar{X}<0) \\ 90° & (\bar{X}=0,\bar{Y}>0) \\ 270° & (\bar{X}=0,\bar{Y}<0) \\ \text{不一定} & (\bar{X}=0,\bar{Y}=0) \end{cases} \quad \text{（式 11-5）}$$

按 $\pi=180°$，可将式 11-5 的角度形式转换成弧度（rad）形式来表达。

（二）极距

极距又称为平均向量长度，表示圆形分布资料的集中性，总体极距用 ρ 表示，样本极距是总体极距的估计值，用 r 表示。

$$r=\sqrt{\bar{X}^2+\bar{Y}^2} \quad \text{（式 11-6）}$$

（三）角标准差

角标准差（angular standard deviation）表示圆形分布资料离散性的统计指标，又称为平均角离差（mean angular deviation）、角离差（angular deviation）、圆标准差（circular standard deviation）。角标准差 S 的公式为：

$$S=\sqrt{-2\ln r}\text{（弧度）} \quad \text{（式 11-7）}$$

$$S=\sqrt{-2\ln r}\times\frac{180°}{\pi}\text{（角度）} \quad \text{（式 11-8）}$$

当一组数据中所有 $\alpha_i(i=1,2,3,\cdots,n)$ 都等于同一数值时，说明这组数据无变异，则 $S=0$，而 $r=1$；当一组数据中的 α_i 均匀地分布在圆周上时，则 $r=0$，而 S 则因平均角不存在而无法计算，但当 r 趋向于 0 时，S 趋向于无穷大。r 值的范围在 0~1 之间，S 值的范围在 0~∞ 之间。

【例 11-1】 某地某天 30 名足月妊娠妇女的分娩时间资料见表 11-1 第 1 列，求其平均分娩时间与标准差。

表 11-1　30 名足月妊娠妇女分娩时间计算表

分娩时间 ①	小时 ②	角度 ③	弧度 α ④	cos α ⑤	sin α ⑥
17:06	17.10	256.50	4.4768	-0.2334	-0.9724
18:10	18.17	272.50	4.7560	0.0436	-0.9990
18:18	18.30	274.50	4.7909	0.0785	-0.9969
14:50	14.83	222.50	3.8834	-0.7373	-0.6756
01:36	1.60	24.00	0.4189	0.9135	0.4067
03:21	3.35	50.25	0.8770	0.6394	0.7688
18:15	18.25	273.75	4.7778	0.0654	-0.9979
17:53	17.88	268.25	4.6818	-0.0305	-0.9995
19:40	19.67	295.00	5.1487	0.4226	-0.9063
07:13	7.22	108.25	1.8893	-0.3132	0.9497
10:45	10.75	161.25	2.8143	-0.9469	0.3214
17:00	17.00	255.00	4.4506	-0.2588	-0.9659
10:28	10.47	157.00	2.7402	-0.9205	0.3907
19:18	19.30	289.50	5.0527	0.3338	-0.9426
03:55	3.92	58.75	1.0254	0.5188	0.8549
21:48	21.80	327.00	5.7072	0.8387	-0.5446
18:56	18.93	284.00	4.9567	0.2419	-0.9703
19:38	19.63	294.50	5.1400	0.4147	-0.9100

笔记栏

续表

分娩时间 ①	小时 ②	角度 ③	弧度 α ④	cos α ⑤	sin α ⑥
15:35	15.58	233.75	4.0797	-0.5913	-0.8064
19:15	19.25	288.75	5.0396	0.3214	-0.9469
21:18	21.30	319.50	5.5763	0.7604	-0.6494
21:40	21.67	325.00	5.6723	0.8192	-0.5736
10:47	10.78	161.75	2.8231	-0.9497	0.3132
11:10	11.17	167.50	2.9234	-0.9763	0.2164
17:28	17.47	262.00	4.5728	-0.1392	-0.9903
18:30	18.50	277.50	4.8433	0.1305	-0.9914
19:20	19.33	290.00	5.0615	0.3420	-0.9397
08:07	8.12	121.75	2.1249	-0.5262	0.8504
13:29	13.48	202.25	3.5299	-0.9255	-0.3786
17:50	17.83	267.50	4.6688	-0.0436	-0.9990
合计	—	—	—	-0.7080	-13.0843

（1）先将分娩时间换算成角度进而为弧度 α，然后分别求出 $\cos\alpha$ 及 $\sin\alpha$。

如 $17:06=17+\frac{6}{60}=17.1000=\frac{17.1000}{24}\times 360°=256.50°$

$$=\frac{256.50}{180}\times 3.1415926=4.4768rad$$

$\cos(4.4768)=-0.2334$　　　$\sin(4.4768)=-0.9724$

其余，如此类推，见表 11-1 第②、③、④列。

（2）求出 $\sum\cos\alpha=-0.7080$，$\sum\sin\alpha=-13.0843$

（3）由式 11-3，式 11-4 求得

$$\overline{X}=\sum\cos\alpha_i/n=-0.7080/30=-0.0236$$

$$\overline{Y}=\sum\sin\alpha_i/n=-13.0843/30=-0.4361$$

（4）由式 11-6 得

$$r=\sqrt{\overline{X}^2+\overline{Y}^2}=\sqrt{(-0.0236)^2+(-0.4361)^2}=0.4367$$

（5）按式 11-5，因 $\overline{X}<0$，则

$$\overline{\alpha}=3.1415926+arctg(\overline{Y}/\overline{X})$$
$$=3.1415926+arctg((-0.4361)/(-0.0236))=4.6583rad=266.90°$$

（6）由式 11-7 求 S 得

$$S=\sqrt{-2\ln r}=\sqrt{-2\ln 0.4367}=1.2872rad$$
$$=1.2872\times 180/3.1415926=73.75°$$

将 $\overline{\alpha}$ 和 S 变换成时间为：

$$\frac{266.90}{360}\times24=17.7935h=17h+0.7935\times60\text{min}=17:47$$

$$\frac{73.75}{360}\times24=4.9167h=4h+0.9167\times60\text{min}=4:55$$

因此，该 30 名妇女的平均分娩时间为 17 点 47 分，标准差为 4 小时 55 分。

二、大样本圆形分布资料的统计描述

大样本圆形分布资料一般以频数表资料形式呈现，如以年计为 12 组，即 1 至 12 月份，分别计为 31、28、31、30、31、30、31、31、30、31、30、31 天；以昼夜计为 24 组，即 1 至 24 小时，分别计为 1、2、3、…、23、24 时。其平均角公式为：

$$\overline{X}=(\sum f\cos\alpha)/\sum f=(\sum f\cos\alpha)/n \qquad (式 11-9)$$

$$\overline{Y}=(\sum f\sin\alpha)/\sum f=(\sum f\sin\alpha)/n \qquad (式 11-10)$$

另外，极距和角标准差需要校正，其校正公式分别为：

$$r_C=C\times r \qquad (式 11-11)$$

$$S_C=\sqrt{-2\ln r_C}\text{弧度} \qquad (式 11-12)$$

其中，C 为极距校正因子，其值可以根据组段数 k 查表 11-2 得到。

表 11-2　圆形分布资料极距分组段校正因子 C 值表

组数 k	校正因子 C	组数 k	校正因子 C	组数 k	校正因子 C	组数 k	校正因子 C
4	1.1107	9	1.0206	18	1.0051	36	1.0013
5	1.0690	10	1.0166	20	1.0041	40	1.0010
6	1.0472	12	1.0115	24	1.0029	45	1.0008
8	1.0262	15	1.0073	30	1.0018	50	1.0005

【例 11-2】某地某年脑卒中发病资料如表 11-3 所示，估计此病在该地该年的平均发病时间及标准差。

表 11-3　某地某年脑卒中发病资料

月份	1	2	3	4	5	6	7	8	9	10	11	12
病例	101	92	67	49	33	26	21	22	93	112	292	313

该资料为圆形分布频数资料，以元旦零时为起点，12 个月每月的天数见表 11-4 第②列，求各月份的组中值，见表 11-4 第③列。如：1 月份 31 天，月中点距即月组中值为 15.5 天；2 月份 28 天，月中点距为 1 月份的天数加上 2 月份天数的一半，即(31+28)/2=45 天；3 月份 31 天，月中点距为 1、2 月份的天数加上 3 月份天数的一半，即(31+28+31)/2=74.5 天；其余依此类推。病例人数见表第④列。将月组中值折算成弧度见表第⑤列。一年 365 天，如 1 月的月组中值折算成弧度为$\frac{15.5}{365}\times2\pi=0.2668$(弧度)，2 月的月组中值折算成弧度为$\frac{45}{365}\times2\pi=0.7746$(弧度)，其余依此类推。

求出每个月份的余弦与正弦值，见表第⑥与⑦列。如 1 月份，余弦：$\cos(0.2668)=0.9646$，正弦：$\sin(0.2668)=0.2637$，依此类推。

笔记栏

表 11-4 某地某年脑卒中发病的频数分布

月份 ①	天数 ②	组中值 ③	例数 ④	弧度 α ⑤	cos α ⑥	sin α ⑦
1	31	15.5	101	0.2668	0.9646	0.2637
2	28	45.0	92	0.7746	0.7147	0.6995
3	31	74.5	67	1.2825	0.2844	0.9587
4	30	105.0	49	1.8075	-0.2345	0.9721
5	31	135.5	33	2.3325	-0.6902	0.7236
6	30	166.0	26	2.8576	-0.9599	0.2802
7	31	196.5	21	3.3826	-0.9711	-0.2387
8	31	227.5	22	3.9162	-0.7147	-0.6995
9	30	258.0	93	4.4413	-0.2678	-0.9635
10	31	288.5	112	4.9663	0.2512	-0.9679
11	30	319.0	290	5.4913	0.7025	-0.7117
12	31	349.5	313	6.0164	0.9646	-0.2637

由式 11-9 与式 11-10 得：

$$\overline{X}=(\sum f\cos\alpha)/n=(101\times0.9646+92\times0.7147+\cdots+313\times0.9646)/1219=0.4887$$

$$\overline{Y}=(\sum f\sin\alpha)/n=(101\times0.2637+92\times0.6995+\cdots-313\times0.2637)/1219=-0.2242$$

因为 $\overline{X}>0,\overline{Y}<0$ 所以平均角为：

$$\overline{\alpha}=2\times3.1415926+arctg(\overline{Y}/\overline{X})=2\times3.1415926+arctg((-0.2242)/(0.4887))$$
$$=5.8531\text{rad}=5.8531/3.1415926\times180=335.3579°$$

转换为时间得：$335.3579/360\times365=340.01(\text{d})$

$31-(365-340.01)=6.01(\text{d})$　　即 12 月 7 日

极距为：$r=\sqrt{\overline{X}^2+\overline{Y}^2}=\sqrt{0.4887^2+(-0.2242)^2}=0.5377$

查表 11-2，组段数 $k=12$，极距校正因子 $C=1.0115$，得校正极距为：

$$r_C=1.0115\times0.5377=0.5439$$

$$S_C=\sqrt{-2\ln r_C}\times180/3.1415926=\sqrt{-2\times\ln(0.5439)}\times180/3.1415926=63.2328°$$

$$63.2328/360\times365=64.11(\text{d})$$

此病在该地该年的平均发病时间为 12 月 7 日，标准差为 64.11 天。

第三节 圆形分布资料的统计推断

圆形分布资料的统计推断内容同一般资料，也包括参数估计和假设检验。

一、参数估计

（一）均匀性检验

当圆形分布资料在圆上的分布有集中于一个方向的趋势时，所求得的平均角经检验不是均匀分布，且为一个集中方向时就称之为单峰圆形分布。反之，当资料在圆上呈均匀分布（uniform circular distribution）、无明显的集中趋势时，就认为平均角不存在。均匀性检验（test of uniformity）就是用统计学的方法以一定的概率来推断平均角是否有统计学意义。

按 r 值的分布规律，当 $\alpha=0.05$ 时，$r_{0.05}$ 界值的计算公式为

$$r_{0.05}=\sqrt{3/(n+0.28)} \qquad (式 11\text{-}13)$$

【例 11-3】 仍以例 11-1 为例，检验由 30 名妇女的分娩时间所得的均匀角有无意义（即检验其分娩时间是否有集中趋势）。

均匀性检验：假设 $H_0:\rho=0, H_1:\rho\neq0 \quad \alpha=0.05$

该例中已求得 $r=0.4367, n=30$，按式 11-13 计算得 $r_{0.05}=0.3148, r>r_{0.05}, P<0.05$，此平均角有统计学意义，可认为妇女分娩时间存在集中趋势。

（二）正态性检验

圆形分布资料的统计推断，在资料满足正态性时效果较好。但其精确的正态检验计算烦琐，这里仅介绍简便但较粗糙的判断法。

从偏度和峰度两个方面考察有无偏性来决定是否满足正态性。

1. 偏度方面　记平均角 $\overline{\alpha}$ 上下两侧的数据个数之差为 D_1，若 $D_1\geqslant2\sqrt{n}$ 表示对称性上有偏度，肯定不符合正态；若 $D_1<2\sqrt{n}$，则不能肯定对称性上有偏性。

2. 峰度方面　判断峰度偏差的范围为：

$$(\overline{\alpha}-0.645S, \overline{\alpha}+0.645S) \qquad (式 11\text{-}14)$$

记此范围之内、外的数据个数之差为 D_2，若 $D_2\geqslant2\sqrt{n}$，表示有峰度偏性，肯定不符合正态；若 $D_2<2\sqrt{n}$，则不能肯定峰度有偏性。

【例 11-4】 仍以例 11-1 为例，考察资料是否满足正态性？

由例 11-1 计算得：平均角 $\overline{\alpha}=266.90°, S=73.75°$。

偏度方面：大于 266.90°的数据有 15 个，小于 266.90°的数据有 15 个，平均角上下两侧的数据个数之差 $D_1=15-15=0, 2\sqrt{n}=2\times\sqrt{30}=10.95, D_1<2\sqrt{n}$，不能肯定其对称性上有偏性。

峰度方面：

$(\overline{\alpha}-0.645S, \overline{\alpha}+0.645S)=266.90\pm0.645\times73.75=(219.33°, 314.47°)$ 在此范围之内、外的数据分别有 17、13 个，$D_2=17-13=4, D_2<2\sqrt{n}$，不能肯定其峰度上有偏性。

该资料偏度和峰度都不能肯定有偏性，故资料满足正态性。

（三）总体平均角的区间估计

平均角有意义且满足正态性时，总体平均角 μ_α 的 95%与 99%可信区间分别为：

$$\overline{\alpha}\pm\delta_{0.05}, \overline{\alpha}\pm\delta_{0.01} \qquad (式 11\text{-}15)$$

其中 δ 可根据样本大小 n 由平均角可信区间的 δ 值表（附表 16）查得。

【例 11-5】 根据例 11-1 资料，已知某地 30 名足月妊娠妇女的分娩时间为圆形分布资料，$n=30, r=0.4367, \overline{\alpha}=266.90°$，求总体平均角 μ_α 的 95%和 99%可信区间。

查平均角可信区间的 δ 值表（附表 16）得：$n=30$，当 $r=0.40$ 时，$\delta_{0.05}=37°, \delta_{0.01}=56°$；当 $r=0.45$ 时，$\delta_{0.05}=32°, \delta_{0.01}=47°$；用内插法得当 $r=0.4367$，

$$\delta_{0.05}=37-(37-32)/(0.45-0.40)\times(0.4367-0.40)\approx33$$
$$\delta_{0.01}=56-(56-47)/(0.45-0.40)\times(0.4367-0.40)\approx49$$

笔记栏

根据式 11-15 计算,得:

μ_α 的 95%可信区间为:266. 90°±33° = 233. 90° ~ 299. 90°,转化成时间为 15 点 36 分 ~ 19 点 56 分。

μ_α 的 99%可信区间为:266. 90°±49° = 217. 90° ~ 315. 90°,转化成时间为 14 点 32 分 ~ 21 点 4 分。

二、假设检验

(一) 两个样本平均角的比较

两个样本的平均角各自经均匀性检验,如果都拒绝 H_0,存在集中趋势,并且资料总体服从正态分布,则可用参数法(Watson-William 检验)和非参数法(Watson′U^2 检验)来比较平均角之间差别是否有统计学意义。

1. 参数法(Watson-William t test)　适用于有集中趋势的资料,$r_{合}\geqslant 0.7$ 时效果较好。

$$t=\sqrt{K(n-2)(R_1+R_2-R)/(n-R_1-R_2)}\qquad \nu=n_1+n_2-2 \qquad \text{(式 11-16)}$$

K 为校正因子,可查附录中圆形分布校正因子 K 值表(附表 17)得到;R_i 为第 i 个样本的综合极距,R 为合并资料综合极距。用 $r_{合}$、n 表示合并资料计算的极距、样本例数。R_i、R 的计算公式为:

$$R_i=n_i\times r_i \qquad R=n\times r_{合} \qquad \text{(式 11-17)}$$

【例 11-6】某医师在其医院 A、B 两个病区各随机抽取 8 位患者,观察他们日常的入睡时间资料如下,试分析两病区患者平均入睡时间是否相同。

A 病区:20:50,22:00,21:30,20:30,21:50,21:15,22:10,22:00

B 病区:21:30,21:00,21:50,22:00,22:30,22:20,22:50,23:00

假设　H_0:两病区患者平均入睡时间相同

H_1:两病区患者平均入睡时间不同

$\alpha=0.05$

基本计算同例 11-1,结果如下:

A 病区:$n_A=8$,$\bar{\alpha}_A=320.78°$,$t_A=21:23$,$r_A=0.9880$,$s_A=8.9030°$

B 病区:$n_B=8$,$\bar{\alpha}_B=331.87°$,$t_B=22:07$,$r_B=0.9866$,$s_B=9.4092°$

均匀性检验同例 11-3,结果为两病区都是 $P<0.05$,存在集中趋势。

正态性检验同例 11-4,结果为偏度和峰度都不能肯定有偏性,满足正态性。

$r_{合并}=0.9827$,查圆形分布校正因子 K 值表(附表 17)并用插入法得:

$$K=1.0149-(1.0149-1.0075)/(0.99-0.98)\times(0.9827-0.98)=1.0129$$

$$n=16 \qquad R=16\times0.9827=15.7232$$

$$R_1=8\times0.9880=7.9040 \qquad R_2=8\times0.9866=7.8928$$

按式 11-16 得:

$$t=\sqrt{\frac{1.0129\times(16-2)(7.9040+7.8928-15.7232)}{16-7.9040-7.8928}}=2.2663$$

$$\nu=n_1+n_2-2=8+8-2=14$$

查 t 界值表(附表 2)得 $t_{0.05/2,14}=2.14$,$t>t_{0.05/2,14}$,$P<0.05$,按 $\alpha=0.05$ 检验水准,拒绝 H_0,接受 H_1,可认为 B 病区患者平均入睡时间较 A 病区为晚。

笔记栏

2. 非参数法（Watson′ U^2 检验） 该法对均匀性和 $r_{合}$ 均无要求，故不必作平均角的均匀性检验及求合并 r 值。

$$U^2=n_1n_2[\sum d^2-(\sum d)^2/n]/n^2 \quad 式中\ n=n_1+n_2 \qquad (式\ 11\text{-}18)$$

以例 11-6 数据为例，先将两组时间转化为角度，统一按角度值由小到大从上往下排列，但依旧分为两组，各自编排序号 i 与 j（各自排序），计算表见表 11-5。

表 11-5 两样本比较的 U^2 检验

A 病区组			B 病区组			d 与 d^2	
角度	i	i/n_i	角度	j	j/n_j	$d=i/n_i-j/n_j$	d^2
307.50	1	0.1250			0	0.1250	0.0156
312.50	2	0.2500			0	0.2500	0.0625
312.50	3	0.3750			0	0.3750	0.1406
		0.3750	315.00	1	0.1250	0.2500	0.0625
318.75	4	0.5000			0.1250	0.3750	0.1406
322.50	5	0.6250	322.50	2	0.2500	0.3750	0.1406
		0.6250	327.50	3	0.3750	0.2500	0.0625
330.00	6	0.7500			0.3750	0.3750	0.1406
330.00	7	0.8750	330.00	4	0.5000	0.3750	0.1406
332.50	8	1			0.5000	0.5000	0.2500
		1	335.00	5	0.6250	0.3750	0.1406
		1	337.50	6	0.7500	0.2500	0.0625
		1	342.50	7	0.8750	0.1250	0.0156
		1	345.00	8	1.0000	0.0000	0.0000
合计		—	—	—	—	4.0000	1.3750

$$U^2=8\times8\times(1.3750-4.0000^2/16)/16^2=0.0938$$

查 U^2 界值表（附表 18）得 $U^2_{0.05(8,8)}=0.1836$，$U^2<U^2_{0.05(8,8)}$，$P>0.05$，按 $\alpha=0.05$ 检验水准，不拒绝 H_0，还不能认为两病区患者平均入睡时间不同。由此可见，非参数法检验效能低于参数法。

（二）多个样本平均角的比较

比较 K 个样本平均角之间差别是否有统计学意义，如果各自平均角经均匀性检验都拒绝 H_0，即各平均角有意义，并且资料满足正态性时，可用参数法，先用 Watson-William F 检验进行多组比较，差别有统计学意义后，按 Bonferroni 法调整检验水准，$\alpha'=\alpha$／比较的次数，再进一步用 Watson-William t 或 F 检验进行多重比较。

Watson-William F 值计算公式见（式 11-19），本法要求各平均角必须经均匀性检验认为有意义才能进行比较，并且合并的 r 大于 0.45，效果才较满意。

$$F=K(n-k)\left(\sum_{i=1}^{k}R_i-R\right)\Big/\left[(k-1)\left(n-\sum_{i=1}^{k}R_i\right)\right] \qquad (式\ 11\text{-}19)$$

$$\nu_1=k-1,\nu_2=n-k$$

式中 k 为样本组数；$n=\sum n_i$；K 为校正因子，可查 Watson-William 检验用的校正因子 K

笔记栏

值表(附表 17)得到;其余意义同前。

式 11-19 也可用于两组圆形分布资料比较,$k=2$ 时 $r\geqslant 0.7$ 效果较好。

【例 11-7】 设例 11-6 中除 A、B 两个病区之外,另从 C 病区随机抽取 8 位患者,其日常的入睡时间资料如下:21:50,22:00,22:20,22:30,22:40,22:50,23:10,23:30,试分析三个病区患者平均入睡时间是否相同?

假设:H_0:三个病区患者平均入睡时间相同

H_1:三个病区患者平均入睡时间不相同

$\alpha=0.05$

同例 11-1 方法,计算出 $r_A=0.9880$;$r_B=0.9866$;$r_C=0.9905$。集中性检验结果三组均为 $P<0.05$,存在集中趋势。同例 11-3 方法,分别作正态性检验,结果三组都可以认为满足正态性。

综合极距:$R_A=n_A\times r_A=8\times 0.9880=7.9040$

类似得 $R_B=7.8928$,$R_C=7.9240$

$$\sum R_i=23.7208$$

$$r_{合}=\sqrt{\overline{X}_{合}^2+\overline{Y}_{合}^2}=\sqrt{0.8535^2+(-0.4812)^2}=0.9798>0.45$$

适合本法。

$$R=nr_{合}=24\times 0.9798=23.5152$$

据 $r_{合}$ 查 Watson-William 检验用的圆形分布校正因子 K 值表(附表 17),得:

$r=0.97$ 时,$K=1.0222$;$r=0.98$ 时,$K=1.0149$。用插值法计算得 $r=0.9798$ 时,$K=1.0150$

按式 11-19 计算得:

$$F=1.0150\times(24-3)\times(23.7208-23.5152)/[(3-1)\times(24-23.7208)]=7.8481$$

以自由度 $\nu_1=3-1=2$,$\nu_2=24-3=21$,查 F 界值表(附表 4)得,$F_{0.05(2,21)}=3.47$,$F>F_{0.05(2,21)}$,$P<0.05$,拒绝 H_0,可认为三个病区患者平均入睡时间不相同。

三组角均数之间总的来说有差异,进一步用 Watson-William t 作两两比较(方法同例 11-6),A 与 B 比较,$t_{AB}=2.2663$,$P=0.0398$;A 与 C 组比较,$t_{AC}=4.0693$,$P=0.0011$;B 组与 C 组比较,$t_{BC}=1.6091$,$P=0.1299$;按 Bonferroni 法调整检验水准作出推断结论 $\alpha'=0.05/3=0.0167$:只有 A 组和 C 组角均数之间有差异,其余两组角均数之间差异无统计学意义,可认为 A 病区与 C 病区平均入睡时间不同,还不能认为 A 病区与 B 病区、B 病区与 C 病区平均入睡时间不同。

注:由于采用了 Bonferroni 法调整检验水准,多组的两两比较与成组设计的两组比较统计结论可能不同,如例 11-6 结果为 A 病区与 B 病区平均入睡时间不同,但例 11-7 结果为不能认为 A 病区与 B 病区平均入睡时间不同。这里更加体现了“设计优先”的原则,在研究设计时就要确定完全随机设计是两组还是多组比较,不同设计其样本含量的要求不同,统计分析的方法也不同。

圆形分布资料分析的统计电脑实验

由于圆形分布资料在 SPSS 软件目前版本中没有现成的菜单模块,所以本章例题的计算分析主要用 SPSS 中 Transform→Compute 的表达式计算或计算器实现。

【实验 11-1】对例 11-1 圆形分布资料分析,求其平均分娩时间与标准差。

1. 数据文件 如图 11-3,点击数据窗左下角的 Variable view,在其视窗中输入"分娩时间"为变量名,将"分娩时间"变量类型设定为 hh:mm 的日期格式,以冒号分隔时、分录入数据,建立 1 列 30 行的数据集 li1101. sav。

	分娩时间
1	17:06
2	18:10
⋮	⋮
29	13:29
30	17:50

图 11-3 数据集 li1101.sav

2. 操作步骤

(1) 将"分娩时间"由时分形式转化为"小时"时间,再转变为"角度",再转变为"弧度 α",计算"弧度 α"的余弦值"cosα"和正弦值"sinα"。其转换表达式如下:

小时=XDATE. HOUR(分娩时间)+XDATE. MINUTE(分娩时间)/60;角度=小时/24 * 360;弧度 α=小时/24 * 2 * 3. 1415926;余弦=cosα;正弦=sinα。

上述转换表达式在 Transform→Compute 途径中实现(所有转换式中等号左边为变量名键入在 Target variable 框中,等号右边为表达式键入在 Numeric expression 框中,分项执行)。

(2) 计算余弦值"cosα"和正弦值"sinα"的均值 $\bar{X}$ 和 $\bar{Y}$:Analyze→Descriptive Statistics→Descriptives,"cosα""sinα"→Variable(s)框中→OK。

(3) 余者指标按照正文的表达式:采用计算器或者 SPSS 中的 Transform 操作过程实现。

3. 主要结果 见表 11-1 和正文。

【实验 11-2】对例 11-2 圆形分布资料分析,求其平均发病时间及标准差。

1. 数据文件 如图 11-4,以"月份""天数""组中值""例数"为变量名,建立 4 列 12 行的数据集 li1102. sav。

	月份	天数	组中值	例数
1	1	31	15.5	101
2	2	28	45.0	92
⋮	⋮	⋮	⋮	⋮
11	11	30	319.0	290
12	12	31	349.5	313

图 11-4 数据集 li1102.sav

2. 操作步骤

(1) 将"组中值"转化为"弧度 α",再计算"弧度 α"的余弦值"cosα"和正弦值"sinα"。表达式如下:弧度 α=组中值/365 * 2 * 3. 1415926;余弦=cosα;正弦=sinα。

(2) 计算余弦值"cosα"和正弦值"sinα"的均值 $\bar{X}$ 和 $\bar{Y}$:首先加权频数;Analyze→Descriptive Statistics→Descriptives,"cosα""sinα"→Variable(s)框中→OK。

(3) 余者指标按照正文的表达式:用计算器或者通过 SPSS 中的 Transform→Compute 操作过程实现。

3. 主要结果 见表 11-3 和正文。

【实验 11-3】对例 11-6 资料进行两样本平均角的比较。

1. 数据文件 如图 11-5 前两列,以"入睡时间""组别"为变量名,建立 2 列 16 行的数据集 li1106. sav。

	入睡时间	组别
1	20:50	1
2	22:00	1
⋮	⋮	⋮
15	22:50	2
16	23:00	2

图 11-5 数据集 li1106.sav

2. 操作步骤

(1) 将"入睡时间"由时分形式转化为"小时"时间,再

笔记栏

转变为“角度”，再转变为“弧度 α”，计算“弧度 α”的余弦值“cosα”和正弦值“sinα”。其表达式和操作步骤类似实验 11-1。

（2）计算余弦值“cosα”和正弦值“sinα”的均值 $\overline{X}$ 和 $\overline{Y}$：Analyze→Compare means→Means，“cosα”“sinα”→Dependent List 框中，“组别”→Independent List，点击 Options，将 mean 从 statistics 框中移到 cell statistics 框中，continue→OK。

（3）余者指标按照正文的表达式：用计算器或者通过 SPSS 中的 Transform→Compute 操作过程实现。

3. 主要结果

（1）时间的“小时”“角度”“弧度 α”，弧度 α 的余弦值“cosα”和正弦值“sinα”，结果见图 11-6。

	入睡时间	组别	小时	角度	弧度α	cosα	sinα
1	20:50	1	20.83	312.50	5.4542	0.6756	-0.7373
2	22:00	1	22.00	330.00	5.7596	0.8660	-0.5000
3	21:30	1	21.50	322.50	5.6287	0.7934	-0.6088
4	20:30	1	20.50	307.50	5.3669	0.6088	-0.7934
5	20:50	1	20.83	312.50	5.4542	0.6756	-0.7373
6	21:15	1	21.25	318.75	5.5632	0.7518	-0.6593
7	22:10	1	22.17	332.50	5.8032	0.8870	-0.4617
8	22:00	1	22.00	330.00	5.7596	0.8660	-0.5000
9	21:30	2	21.50	322.50	5.6287	0.7934	-0.6088
10	21:00	2	21.00	315.00	5.5000	0.7086	-0.7100
11	21:50	2	21.83	327.50	5.7160	0.8434	-0.5373
12	22:00	2	22.00	330.00	5.7596	0.8660	-0.5000
13	22:30	2	22.50	337.50	5.8905	0.9239	-0.3827
14	22:20	2	22.33	335.00	5.8469	0.9063	-0.4226
15	22:50	2	22.83	342.50	5.9778	0.9537	-0.3007
16	23:00	2	23.00	345.00	6.0214	0.9659	-0.2588

图 11-6　例 11-6 资料分析结果

（2）两组及合计组的余弦值“cosα”和正弦值“sinα”的均值 $\overline{X}$ 和 $\overline{Y}$ 分别为：A 病区组为 0.7655 和−0.6247；B 病区组为 0.8701 和−0.4651；合计组为 0.8178 和−0.5449。其他结果见正文。

【实验 11-4】对例 11-7 资料进行多样本平均角的比较。

1. 数据文件　在数据集 li1106.sav 的“入睡时间”“组别”变量上加入第三组数据，建立 2 列 24 行的数据集 li1107.sav（图 11-7）。

2. 操作步骤　同实验 11-3。

3. 主要结果

（1）三组及合计组的余弦值“cosα”和正弦值“sinα”的均值 $\overline{X}$ 和 $\overline{Y}$ 分别为：A 病区组为 0.7655 和−0.6247；B 病区组为 0.8701 和−0.4651；C 病区组为 0.9251 和−0.3540；合计组为 0.8535 和−0.4812。

（2）两两比较：A 病区组与 B 病区组比较、A 病区组与 C 病区组比较、B 病区组与 C 病区组比较两两合计组的余弦值“cosα”和正弦值“sinα”的均值 $\overline{X}$ 和 $\overline{Y}$ 分别为：0.8178，−0.5449；0.8453，−0.4894；0.8975，−0.4094。

（3）其他结果见正文。

	入睡时间	组别
1	20:50	1
2	22:00	1
⋮	⋮	⋮
23	23:10	3
24	23:30	3

图 11-7　数据集 li1107.sav

笔记栏

学习小结

1. 学习内容

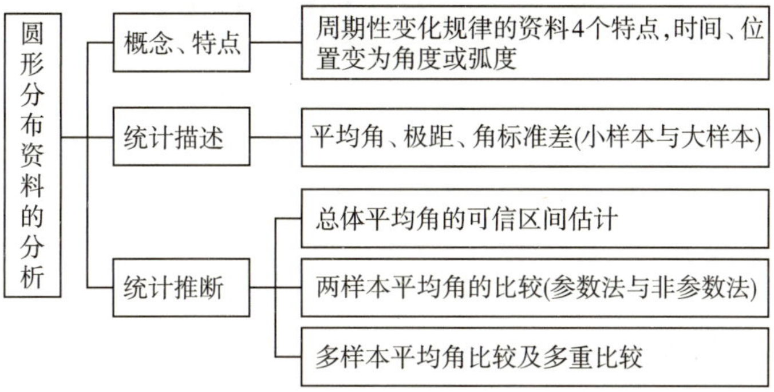

2. 学习方法　区别圆形分布资料与其他分布资料的特点，根据具体问题确定一个圆周分割的尺度进行资料的时间、位置与角度的相互转换。对比圆形分布分析方法与其他常规统计分析方法的异同，理解和掌握圆形分布资料常用的统计分析方法。

复习思考题

一、简答题

1. 举例说明医学上常见的圆形分布资料的类别。
2. 简述圆形分布资料的主要特点。
3. 简述两组时间资料 Watson-William 检验的基本条件与步骤。

二、计算分析题

1. 某地某天 20 名足月妊娠妇女的分娩时间资料如下：

3:30　1:50　2:35　2:40　5:30　3:10　4:25　5:15　5:50　4:20
9:05　6:10　3:05　3:30　1:35　3:15　1:10　19:05　20:30　23:05

求其平均分娩时间与标准差，并进行正态性、均匀性检验及总体平均分娩时间 95% 的可信区间估计。

2. 某市疾病监测点 1996 至 1998 年累计监测农村人口 380970 人，意外死亡 329 人，死亡月份分布见表 11-6，计算 3 年该市意外死亡的平均死亡时间及标准差。

表 11-6　1996—1998 年死亡人数分布

月份	1	2	3	4	5	6	7	8	9	10	11	12
死亡数	12	19	29	33	47	52	40	36	23	15	13	10

3. 某年抽样调查甲县与乙县的疟疾逐月发病数，资料如表 11-7，试比较两个县发病时间有无差别？

表 11-7　某年甲、乙两县疟疾发病时间比较

月份	1	2	3	4	5	6	7	8	9	10	11	12
月份组中值	0.5	1.5	2.5	3.5	4.5	5.5	6.5	7.5	8.5	9.5	10.5	11.5
甲县发病数	0	0	1	1	5	21	27	20	9	3	1	0
乙县发病数	0	0	0	1	3	8	11	16	6	6	0	0

扫一扫，测一测

（魏高文）

笔记栏

PPT 课件

第十二章 多重线性回归

学习目标

能够正确应用多重线性回归方法分析一个连续型变量和其他多个变量间的线性数量依存关系。

学习要点

多重线性回归模型的基本理论，多重线性回归分析的基本步骤与相关方法，多重线性回归的应用及应用注意事项。

在医学研究中，一个指标的水平高低往往会受到多个因素的影响，例如人的心率与性别、年龄及其他生理状态有关；血糖水平的变化可能同时受到胰岛素、糖化血红蛋白、生活行为习惯等多因素的影响。当一个指标与多个影响因素之间存在线性关系时，可以应用多重线性回归(multivariable linear regression model)分析。多重线性回归是研究一个因变量与多个自变量间线性依存关系的统计分析方法，可看作是双变量线性回归的扩展。本书第十章已经介绍了直线回归的基本概念和基本理论，讲解了分析一个因变量与单个自变量间数量依存关系的双变量线性回归。本章在此基础上，介绍多重线性回归方法。

第一节 多重线性回归模型

一、多重线性回归模型一般形式

假设对 n 个研究对象分别测定了 m 个自变量 $X_1,X_2,\cdots,X_m$，一个因变量 Y，且因变量与自变量之间存在线性关系，则 Y 与自变量 $X_1,X_2,\cdots,X_m$ 之间的线性回归模型为：

$$Y=\beta_0+\beta_1X_1+\beta_2X_2+\cdots+\beta_mX_m+\varepsilon,\varepsilon\sim N(0,\sigma^2) \quad (式\ 12\text{-}1)$$

式 12-1 中，β_0 为常数项，又称为截距；$\beta_1,\beta_2,\cdots,\beta_m$ 称为偏回归系数(partial regression coefficient)或简称回归系数。偏回归系数 $\beta_j(j=1,2,\cdots,m)$ 表示在其他自变量固定不变的条件下，$X_j(j=1,2,\cdots,m)$ 增加或减少一个单位时，引起因变量 Y 的平均变化量，ε 是除去 m 个自变量对 Y 的线性影响后的随机误差，也称为残差(residual)，$\varepsilon\sim N(0,\sigma^2)$。

二、样本的多重线性回归方程

一般情况下，$\beta_0,\beta_1,\beta_2,\cdots,\beta_m$ 是未知的，可以根据样本数据对模型中的未知参数 $\beta_0,\beta_1,\beta_2,\cdots,\beta_m$ 进行估计，得到相应估计值 $b_0,b_1,b_2,\cdots,b_m$，从而得到样本的多重线性回归方程

(multivariable linear regression equation),即

$$\hat{Y}=b_0+b_1X_1+b_2X_2+\cdots+b_mX_m \quad \text{(式 12-2)}$$

第二节　多重线性回归分析步骤

一、建立多重线性回归方程

多重线性回归模型的参数估计方法与双变量直线回归相同,应用最小二乘法原理,根据 n 例样本数据,使得残差平方和 Q 达到最小,Q 表达为:

$$Q=\sum_{k=1}^{n}(Y_k-\hat{Y}_k)^2=\sum_{k=1}^{n}[Y_k-(b_0+b_1X_{1k}+b_2X_{2k}+\cdots+b_mX_{mk})]^2 \quad \text{(式 12-3)}$$

用微积分方法对 $b_0,b_1,b_2,\cdots,b_m$ 求偏导数,得下列正规方程组(the normal equations):

$$\begin{cases} l_{11}b_1+l_{12}b_2+\cdots+l_{1m}b_m=l_{1Y} \\ l_{21}b_1+l_{22}b_2+\cdots+l_{2m}b_m=l_{2Y} \\ \cdots\cdots\cdots\cdots\cdots\cdots\cdots\cdots \\ l_{m1}b_1+l_{m2}b_2+\cdots+l_{mm}b_m=l_{mY} \end{cases} \quad \text{(式 12-4)}$$

$$b_0=\overline{Y}-(b_1\overline{X}_1+b_2\overline{X}_2+\cdots+b_m\overline{X}_m) \quad \text{(式 12-5)}$$

式(12-4)中的 l_{ij} 与 l_{jY} 按下式求得:

$$l_{ij}=\sum(X_i-\overline{X}_i)(X_j-\overline{X}_j)=\sum X_iX_j-(\sum X_i)(\sum X_j)/n \quad \text{(式 12-6)}$$

$i,j=1,2,\cdots,m$

$$l_{jY}=\sum(X_j-\overline{X}_j)(Y-\overline{Y})=\sum X_jY-(\sum X_j)(\sum Y)/n \quad \text{(式 12-7)}$$

$j=1,2,\cdots,m$

l_{ij} 是一个自变量的离均差平方和($i=j$)或两个自变量的离均差积和($i\neq j$),l_{jY} 是自变量 X_j 和因变量 Y 的离均差积和。

由式 12-4 与式 12-5 两式求得 $b_0,b_1,b_2,\cdots,b_m$,得到因变量 Y 与自变量 $X_1,X_2,\cdots,X_m$ 数量关系的表达式:$\hat{Y}=b_0+b_1X_1+b_2X_2+\cdots+b_mX_m$。多重线性回归方程的最小二乘法计算量较大,方程的求解过程复杂,可借助于 SPSS、SAS 等统计软件来完成。

二、多重线性回归方程与偏回归系数的假设检验

建立多重线性回归方程后,还需进行假设检验,判断回归方程及引入方程的自变量是否有统计学意义。首先,将回归方程中所有自变量 $X_1,X_2,\cdots,X_m$ 作为一个整体 X,检验 X 与因变量 Y 间是否具有线性关系,并评价多重回归方程的拟合效果;在此基础上,分别对各自变量偏回归系数进行假设检验,并评价每个自变量对因变量的线性影响,即自变量对因变量的作用大小。

(一)多重线性回归方程的假设检验

与双变量直线回归相同,应用方差分析法,将 Y 的变异即总的离均差平方和分解成回归和残差平方和。其假设检验的步骤如下:

笔记栏

1. 建立检验假设，确定检验水准

$H_0:\beta_1=\beta_2=\cdots=\beta_m=0$，多重线性回归方程无统计学意义

$H_1:\beta_1,\beta_2,\cdots,\beta_m$ 不全为 0，多重线性回归方程有统计学意义

$\alpha=0.05$

2. 选择检验方法，计算检验统计量 F（表 12-1）

$$F=\frac{MS_{回归}}{MS_{残差}}=\frac{SS_{回归}/m}{SS_{残差}/(n-m-1)}\sim F(m,n-m-1)\qquad（式 12-8）$$

表 12-1　多重线性回归方程方差分析表

变异来源	自由度	SS	MS	F
回归	m	$SS_{回}$	$SS_{回}/m$	$MS_{回}/MS_{残}$
残差	$n-m-1$	$SS_{残}$	$SS_{残}/(n-m-1)$	—
总变异	$n-1$	$SS_{总}$	—	—

3. 确定 P 值，作出统计推断　根据 F 分布，由检验统计量 F 与自由度确定 P 值。按 $\alpha=0.05$ 水准，若 $P\leqslant0.05$，拒绝 H_0，接受 H_1，有统计学意义，可认为多重线性回归方程成立；反之，若 $P>0.05$，不拒绝 H_0，尚不能认为多重线性回归方程成立。

（二）各自变量偏回归系数的假设检验

在多重线性回归方程具有统计学意义的基础上，研究者往往更加关心每一个自变量 X_j 对因变量 Y 是否有作用及作用大小如何。可用 t 检验法判断各自变量总体偏回归系数是否等于零。

1. 建立检验假设，确定检验水准

$H_0:\beta_j=0$，自变量 X_j 与因变量 Y 之间无线性依存关系

$H_1:\beta_j\neq0$，自变量 X_j 与因变量 Y 之间有线性依存关系

$\alpha=0.05$

2. 选择检验方法，计算检验统计量 t

$$t_{b_j}=\frac{b_j}{S_{b_j}}\qquad（式 12-9）$$

其中 S_{b_j} 为第 j 个偏回归系数的标准误，因计算复杂，常通过统计软件进行分析计算。

3. 确定 P 值，作出统计推断　根据 t 分布，由检验统计量 t 与自由度确定 P 值。按 $\alpha=0.05$ 水准，若 $P\leqslant0.05$，拒绝 H_0，接受 H_1，可认为自变量 X_j 对因变量 Y 有作用；反之，若 $P>0.05$，不拒绝 H_0，尚不能认为自变量 X_j 对因变量 Y 有作用。

三、多重线性回归方程的拟合效果及自变量作用评价

评价多重线性回归方程拟合效果的常用指标有复相关系数、决定系数、校正决定系数和剩余标准差。常用于评价各自变量作用大小的指标为标准化偏回归系数。

1. 复相关系数（coefficient of multiple correlation）　用 R 表示，用于说明因变量 Y 与所有自变量之间的线性相关程度，其取值在 0~1 之间。

复相关系数的计算公式为：

$$R=\frac{\sum(Y-\bar{Y})(\hat{Y}-\bar{Y})}{\sqrt{\sum(Y-\bar{Y})^2\sum(\hat{Y}-\bar{Y})^2}}=\sqrt{\frac{SS_{回}}{SS_{总}}}\qquad（式 12-10）$$

R 越接近于 1,说明因变量 Y 与多个自变量之间的关系越密切。多重线性回归中 R 等于 y 与 $\hat{y}$ 的简单相关系数;当只有一个自变量时,$R=|r|$。

2. 决定系数(coefficient of determination) 复相关系数的平方,即 R^2,其计算公式为

$$R^2=\frac{SS_{回归}}{SS_{总}}=1-\frac{SS_{残差}}{SS_{总}} \qquad (式 12\text{-}11)$$

R^2 无单位,其取值范围为 $0\leqslant R^2\leqslant 1$,说明回归平方和($SS_{回}$)在总平方和($SS_{总}$)中所占的比重,即自变量能够解释 Y 的总变异的百分比例。当 $SS_{回}$ 在 $SS_{总}$ 中所占的比重越大,$SS_{残}$ 所占比例越小,回归效果越好,因此,当决定系数 R^2 越接近于 1,说明引入多重回归方程的自变量与因变量的相关程度越高,回归效果越好。

3. 校正决定系数(adjusted coefficient of determination) 用 ${R_c}^2$ 表示。决定系数可以评价回归方程的回归效果,但决定系数的大小随自变量个数的增加而增大,它只能用来评价自变量个数相同的回归方程的回归效果。当模型中增加无统计学意义的自变量时,决定系数增大而实际意义不大,因此,提出了校正的决定系数 ${R_c}^2$,${R_c}^2$ 既反映模型的拟和优度,又同时考虑了模型中的自变量个数,其公式为:

$${R_c}^2=1-(1-R^2)\frac{n-1}{n-p-1}=1-\frac{MS_{残}}{MS_{总}} \qquad (式 12\text{-}12)$$

式中 n 为样本含量,R^2 为包含 $p(p\leqslant m)$ 个自变量的决定系数。当模型中增加无统计学意义的自变量时,R^2 增大,${R_c}^2$ 变小,这种情况下看 ${R_c}^2$,${R_c}^2$ 越大,回归方程"越优"。

在实际应用中,R^2、${R_c}^2$ 的大小还取决于自变量的取值范围。当自变量的取值范围很窄时,所建模型的 R^2 会偏大,但此时并不代表模型的拟合效果一定好。当自变量的取值范围很宽时,也可获得较大的 ${R_c}^2$,但由于误差均方偏大使可信区间很宽,从而使模型失去实际应用价值。

4. 剩余标准差(standard deviation of residual) 用 $S_{Y\cdot X}$ 表示,等于误差均方 $MS_{残差}$ 的算术平方根(残差的标准差),即扣除 m 个自变量的影响后,因变量 Y 仍然存在的变异,即不能由 m 个自变量的变化解释的 Y 的变异,其大小反映模型预测因变量的精度。

$$S_{Y\cdot X}=\sqrt{MS_{残}}=\sqrt{\frac{SS_{残}}{n-p-1}} \qquad (式 12\text{-}13)$$

式中 n 为拟合多重线性回归模型时的样本量,p 为方程中自变量的个数。剩余标准差 $S_{Y\cdot X}$ 越小,说明建立的回归模型效果越好。剩余标准差 $S_{Y\cdot X}$ 除了与残差平方和有关外,还与自由度有关,因此,$S_{Y\cdot X}$ 与 R^2 对回归效果优劣的评价结果有时不一致。通常研究者希望用尽可能少的自变量来最大限度地解释因变量的变异,从这个意义上来说,用剩余标准差作为评价回归效果比决定系数要更好一些。此外,当模型中增加无统计学意义的自变量时,剩余标准差反而会增大。

5. 标准偏回归系数 在回归模型中,由于各自变量的测量单位不尽相同,所以不能根据偏回归系数 b_j 的大小比较各自变量对于因变量作用的大小。需对数据进行标准化,可将原始数据减去相应变量的均数后再除以该变量的标准差,即:

$$X'_j=\frac{X_j-\overline{X}_j}{S_j} \qquad (式 12\text{-}14)$$

然后用标准化的数据重新建立回归方程得到标准化回归方程,其偏回归系数称为标准化偏回归系数(standardized partial regression coefficient)(注:标准回归方程的常数项为 0)。

笔记栏

标准化偏回归系数和偏回归系数的关系为：

$$b'_j = b_j\sqrt{\frac{l_{jj}}{l_{YY}}} = b_j\frac{S_j}{S_Y} \qquad \text{（式 12-15）}$$

b'_j 和 b_j 分别为自变量 X_j 的标准化偏回归系数和偏回归系数，S_j 和 S_Y 分别为自变量 X_j 和 Y 的标准差。偏回归系数有单位，用来解释各自变量对因变量的影响，表示在其他自变量保持不变时，X_j 增加或减少一个单位时 Y 的平均变化量。不能用 $|b_j|$ 来比较各 X_j 对 Y 的影响大小。标准化偏回归系数无单位，可用来比较各自变量对因变量的影响大小，$|b_j|$ 越大，X_j 对 Y 的影响越大。

【例 12-1】 20 名糖尿患者的血糖（mmol/L）、胰岛素（mU/L）及生长素（μg/L）测定结果如表 12-2，试建立血糖与胰岛素及生长素的多重线性回归方程。

表 12-2　20 名糖尿患者的血糖与胰岛素及生长素测量结果

病例号	胰岛素（X_1）	生长素（X_2）	血糖（Y）	病例号	胰岛素（X_1）	生长素（X_2）	血糖（Y）
1	15.2	9.51	12.21	11	25.1	5.10	6.02
2	16.7	11.43	14.54	12	16.4	4.53	9.49
3	11.9	7.53	12.27	13	22.0	2.16	10.16
4	14.0	12.17	12.04	14	23.1	4.26	8.38
5	19.8	2.33	7.88	15	23.2	3.42	8.49
6	16.2	13.52	11.10	16	25.0	7.34	7.71
7	17.0	10.07	10.43	17	16.8	12.75	11.38
8	10.3	18.89	13.32	18	11.2	10.88	10.82
9	5.9	13.14	19.59	19	13.7	11.06	12.49
10	18.7	9.63	9.05	20	24.4	9.16	9.21

（1）建立多重线性回归方程：用统计软件计算可得到以下主要结果（见表 12-3、表 12-4）。

表 12-3　回归系数的估计结果

变量	偏回归系数	标准误	标准化偏回归系数	t	p
常数项	17.106	2.496	—	6.853	<0.001
X_1	-0.412	0.095	-0.746	-4.339	<0.001
X_2	0.097	0.117	0.143	0.829	0.419

由此得到多重线性回归方程为：$\hat{Y} = 17.106 - 0.412X_1 + 0.097X_2$

（2）多重线性回归方程的假设检验-方差分析：

$H_0: \beta_1 = \beta_2 = 0; H_1: \beta_1, \beta_2$ 不全为 0；$\alpha = 0.05$

表 12-4　回归模型的方差分析结果

变异来源	SS	ν	MS	F	P
回归	119.611	2	59.805	21.672	<0.001
残差	46.913	17	2.760	—	—
总	166.524	19	—	—	—

由表 12-4 的回归模型方差分析结果可知，$F=21.672$，$P<0.001$，拒绝 H_0，接受 H_1，可认为拟合的回归方程成立，表明血糖与胰岛素及生长素之间有线性关系。

（3）多重线性回归方程的拟合效果评价：在计算机输出的用于评价多重回归方程拟合效果的指标中，复相关系数 $R=0.848$，说明因变量 Y 与各自变量之间的关系较为密切，决定系数 $R^2=0.718$，校正决定系数 $R_c^{\ 2}=0.685$，本例采用 $R_c^{\ 2}$，说明自变量能够解释 Y 的总变异的 68.5%，回归效果较好。

（4）各自变量偏回归系数的假设检验-t 检验：由表 12-3 回归系数的估计结果可知：由检验统计量 t_1、t_2 与自由度（$\nu=17$）确定其 P 值分别为<0.001、0.419，在 $\alpha=0.05$ 检验水准上，b_1 有统计学意义，而 b_2 无统计学意义，可认为自变量 X_1 对因变量 Y 有作用；还不能认为自变量 X_2 对因变量 Y 有作用。

（5）评价自变量对因变量的作用大小：由表 12-3 回归系数的估计结果可知：胰岛素（X_1）每升高 1mU/L，估计血糖（Y）平均降低 0.412mmol/L。

第三节　回归方程自变量的筛选

在多重线性回归分析的应用中，有些自变量可能对因变量没有影响或者影响甚微，若把它们都引入到回归方程中，会降低模型的精度。因此，在回归分析时，需要应用统计方法对自变量进行筛选，建立“最优回归方程”。所谓的“最优回归方程”是指尽可能将回归效果显著的自变量选入回归方程，而将不显著的自变量排除在方程之外。选择自变量的准则和方法有多种，依据的准则和方法不同，建立的“最优回归方程”也会不同，实际应用中，常需要结合研究目的和专业背景，确定“最优”模型。

一、全局择优法

全局择优法是对自变量所有不同组合建立的回归方程（共有 2^m-1 个，m 为自变量个数）进行比较，从中选取“最优”回归方程。理论上，这种方式选出的回归方程“最优”，用于估计与预测的效果最好，但计算量极大。常用的择优准则如下：

1. 校正决定系数 $R_c^{\ 2}$ 法　$R_c^{\ 2}$ 校正了自变量个数的影响，$R_c^{\ 2}$ 越大，回归方程“越优”，所谓“最优”回归方程是指在所有可能组合的回归方程中，$R_c^{\ 2}$ 最大者。

2. C_p 选择法　C_p 统计量由 Mallows CL 提出，用于估计应进入回归模型的自变量的个数。其公式为：

$$C_p=\frac{(SS_{残})_p}{(MS_{残})_m}-n+2(p+1) \qquad（式 12-16）$$

上式中 $(SS_{残})_p$ 是由 p（$p\neq0$ 且 $p<m$）个自变量作回归的残差平方和，$(MS_{残})_m$ 是从全部 m 个自变量的回归模型中得到的残差均方。当由 p 个自变量拟合的方程理论上为最优时，C_p 的期望值是 $p+1$。因此，应选择 C_p 最接近 $p+1$ 的回归方程为最优方程。注意：当 $p=m$ 时，必有 $C_p=C_m=m+1$，不宜用 C_p 法。

二、逐步选择法

全局择优法需考虑自变量的所有组合分别建立回归方程，计算量极大；并且不能保证被

笔记栏

选入回归方程的各自变量都有统计学意义。逐步选择法可用较少的计算量，得到相对“较优”的回归方程，是实际应用中被普遍选择的一类变量筛选方法。按照选入变量的方向，可分为向前引入法、向后剔除法、逐步回归法。

1. 向前引入法　向前引入法是依次把对 Y 贡献（偏回归平方和）最大并且有统计学意义的自变量引入回归方程，直到有统计学意义的自变量全部进入回归方程为止。该方法的局限性在于，并不考虑后续变量引入方程后可能会使得先进入方程的自变量变得没有统计学意义。

2. 向后剔除法　向后剔除法是先把所有的自变量全部选入回归方程，然后依次把对 Y 贡献（偏回归平方和）最小并且没有统计学意义的自变量从方程中剔除，直到方程中所有自变量都不能被剔除为止。向后剔除法的优点在于，该方法考虑了自变量的组合作用；其缺点在于当自变量个数较多或自变量高度相关时，可能得不出正确结果，并且不考虑自变量在剔除后是否还可能引入方程。

3. 逐步回归法　逐步回归法是在前述两种方法的基础上，进行双向筛选的一种方法。即每当向前引入一个自变量时，同时考察已进入回归方程中的其他自变量有无统计学意义，若存在没有统计学意义的自变量，则依次剔除，这一双向筛选过程反复进行，直到没有自变量可以引入回归方程，回归方程中的自变量也不能被剔除，从而得到相对“最优”的回归方程。

在进行逐步回归前，首先应确定检验每个自变量是否有统计学意义的检验水准，以作为引入或剔除自变量的标准，对于回归方程的引入和剔除水准要求 $\alpha_{引入} \leqslant \alpha_{剔除}$。一般对于小样本可以把 α 定为 0.10 或 0.15，对于大样本可以把 α 定为 0.05。α 定得越小表示选取自变量的标准越严，被引入的自变量个数相对也较少；α 定得越大表示选取自变量的标准较宽，被引入的自变量个数也相对较多。

【例 12-2】为了研究影响糖尿病患者糖化血红蛋白的主要危险因素，某研究者收集了一部分糖尿病患者的糖化血红蛋白（Y，%）、年龄（X_1，岁）、体重指数（X_2，kg/m^2）、总胆固醇（X_3，mmol/L）、收缩压（X_4，mmHg）和舒张压（X_5，mmHg）等数据资料，从中随机抽取了 20 例（表 12-5）。试用逐步回归法作多重线性回归分析（$\alpha_{引入}=0.10$，$\alpha_{剔除}=0.15$）。

表 12-5　20 例糖尿病患者的数据资料

编号	X_1	X_2	X_3	X_4	X_5	Y	编号	X_1	X_2	X_3	X_4	X_5	Y
1	49	32.19	6.0	148	86	7.6	11	53	23.43	7.1	161	86	7.5
2	67	24.77	2.7	151	98	7.4	12	46	30.56	2.9	146	79	7.3
3	64	25.24	7.0	151	80	7.4	13	59	25.19	6.0	158	80	7.3
4	66	24.26	4.8	157	87	7.2	14	76	27.26	5.4	124	85	6.9
5	68	30.28	3.5	136	83	7.3	15	63	23.93	6.7	133	89	7.5
6	48	26.18	7.6	137	87	7.6	16	74	24.94	7.9	166	82	7.9
7	66	26.36	5.9	157	91	7.5	17	52	22.82	5.3	149	71	7.3
8	47	32.07	5.7	157	89	7.7	18	64	24.34	2.5	126	93	6.8
9	64	28.44	6.1	154	82	7.3	19	54	25.44	2.6	151	83	6.9
10	75	30.65	6.9	137	86	7.7	20	78	28.98	7.2	147	74	7.5

采用逐步回归法筛选自变量，统计软件计算得到最后一步结果，见表12-6。

表 12-6　逐步回归结果

变量	偏回归系数	标准误	标准化偏回归系数	t	p
常数项	4.799	0.667	—	7.193	<0.001
X_3	0.097	0.024	0.611	4.125	0.001
X_2	0.031	0.014	0.330	2.287	0.036
X_4	0.008	0.004	0.341	2.285	0.036

由此得到回归方程为

$$\hat{Y}=4.799+0.031X_2+0.097X_3+0.008X_4$$

由上述结果，可以认为体重指数 X_2、总胆固醇 X_3 和收缩压 X_4 是影响糖化血红蛋白的主要因素。由标准化回归系数可得，总胆固醇对糖化血红蛋白的影响最大。

第四节　多重线性回归的应用及注意事项

一、多重线性回归模型的应用

多重线性回归被广泛应用于医学研究，主要体现在以下几个方面。

（一）影响因素分析

多重线性回归可用于分析多个变量对一个定量指标变量的影响。例如，研究乙醇的浓度、浸泡的时间、溶媒用量、煎煮时间等因素对中药白术出膏量的影响，研究年龄、体质指数及其他生理、生化指标对血压水平的影响。通过对每个自变量偏回归系数的假设检验可以筛选出对因变量有影响的因素；通过偏回归系数可以判断每个自变量对因变量的影响作用的大小和方向；通过标准化回归系数可以比较各个因素对因变量作用的相对大小。

（二）估计与预测

实际工作中，某些指标是难以测定的，此时可通过建立这些指标与另一些容易测量指标的多重线性回归模型，用易测指标估计难测指标。对因变量 Y 估计或预测有如下两种情况：

1. 总体均数 $\mu_{Y|X_1,X_2,\cdots,X_m}$ 的点估计与可信区间估计　根据建立的多重线性回归方程，可得到给定一组自变量 $X_1,X_2,\cdots,X_m$（假定回归方程包含 m 个自变量）所对应 Y 的样本均数 $\hat{Y}$，$\hat{Y}$ 是总体均数 $\mu_{Y|X_1,X_2,\cdots,X_m}$ 的点估计值，据此可估计总体均数 $\mu_{Y|X_1,X_2,\cdots,X_m}$ 的 $(1-\alpha)$ 可信区间：

$$(\hat{Y}-t_{\alpha/2,\nu}S_{\hat{Y}},\hat{Y}+t_{\alpha/2,\nu}S_{\hat{Y}}) \qquad \text{（式 12-17）}$$

其中，$S_{\hat{Y}}$ 为自变量的任意一组值所对应的 Y 的标准误。

2. 个体 Y 值的预测区间　可根据 $\hat{Y}$ 得到个体 Y 值的 $(1-\alpha)$ 预测区间：

$$(\hat{Y}-t_{\alpha/2,\nu}S_y,\hat{Y}+t_{\alpha/2,\nu}S_y) \qquad \text{（式 12-18）}$$

其中，S_y 为自变量的任意一组值所对应的 Y 的标准差。

由于 $S_{\hat{Y}}$ 和 S_y 计算都很复杂，总体均数 $\mu_{Y|X_1,X_2,\cdots,X_m}$ 的可信区间和个体 Y 值的预测区间估计可由统计软件实现。

笔记栏

(三)统计控制

统计控制是指用建立的多重线性回归方程进行逆估计,即根据因变量 Y 指定的值或范围控制自变量 X 的值。预测和控制要求回归方程具有很好的回归效果。例如,采用射频治疗仪治疗脑肿瘤:脑皮质毁损半径 $\hat{Y}=b_0+b_1$ 射频温度$(X_1)+b_2$ 照射时间(X_2),在脑皮质毁损半径 Y 指定的值或范围内来控制射频温度 X_1 与照射时间 X_2 的值。

二、应用条件与注意事项

(一)应用条件

在进行多重线性回归分析时,要求因变量 Y 为连续变量,自变量 X 多数是连续变量,如果有少数的分类变量或有序变量,也可以进行多重线性回归分析,但对于分类变量要注意其赋值的合理性。且满足线性(linear)、独立性(independent)、正态性(normal)、方差齐性(equal variance),同时,还要求各自变量之间相互独立,即各自变量之间不能存在共线性。如果资料不满足线性条件,可修改模型或采用曲线拟合;不满足正态性、方差齐性条件,可采用变量变换,包括对数变换、平方根变换、倒数变换等;不满足方差齐性时,可采用其他方法估计偏回归系数。

(二)注意事项

1. 指标的数量化与哑变量　多重线性回归分析要求因变量是连续型变量,自变量为连续型数值变量、有序分类变量或无序分类变量均可。如果自变量为分类变量,必须先进行数量化处理,即用数值代表各个类别。如果自变量为多分类变量则常需转化为哑变量(dummy variables),若变量 X 有 k 个分类,则转化为 $k-1$ 个哑变量。根据哑变量进行回归分析,每个哑变量有一个估计的回归系数,从而使得回归的结果更易于解释,更具有实际意义。需要注意的是,在建立回归方程时要把一个多分类变量作为整体,相应的哑变量要么全部引入方程,要么全部剔除。常用的哑变量表示方法为"0-1"法,例如,血型变量 X 分为 O 型、A 型、B 型和 AB 型 4 个类别,以 O 型为参照类别,转化为 3 个哑变量,原类别对应哑变量的取值见表 12-7。

表 12-7　血型变量分类的哑变量表达

血型分类	哑变量		
	X _1	X _2	X _3
A 型	1	0	0
B 型	0	1	0
AB 型	0	0	1
O 型	0	0	0

2. 样本量　多重线性回归分析时,如果样本量太小,自变量 m 的个数较多,参数估计值的标准误会很大,t 检验结果不准确,可能误将应保留在模型中的重要变量舍弃,使得专业上认为应该有统计学意义的自变量检验结果却无统计学意义。因此,作多重线性回归分析时,样本量不能太少,一般要求样本量至少是自变量个数的 5~10 倍。

3. 多重共线性　多重共线性(multicollinearity)是指一些自变量之间存在较强的线性相关关系。当自变量间存在严重多重共线性时,会导致对偏回归系数的估计失真。常用于诊断多重共线性及其强弱判别的指标有:相关系数(correlation)、容忍度(tolerance)、方差膨胀因子(variance inflation, vif)、特征根(eigen value)、条件指数(condition index)、方差比(variance ratio)等。

多重共线性的识别:若两个自变量之间的相关系数大于 0.8,且假设检验有统计学意义,可认为存在严重共线性;容忍度是指以每个自变量 X_i 作为因变量对其他自变量回归时得到的余差比例,容忍度等于 1 减去相关系数的平方,容忍度接近 0,说明存在严重共线性,一般要求容忍度大于 0.1;方差膨胀因子(VIF)是容忍度的倒数,当 VIF 大于 5 或 10 时,可认为有严重的共线性存在,一般要求 VIF 小于 10;若多个变量的特征根趋于 0,则可能存在共线性；条件指数若大于30，则提示存在多重共线性；如两个或多个变量的方差比均大于0.5，说明这几个自变量之间存在多重共线性。共线性分析可由SPSS软件相应选项实现。

多重共线性的处理：①筛选自变量：在自变量中剔除某个对因变量影响不大且造成共线性的自变量，重建回归方程。当确定共线性中的哪一个变量被剔除时，还应结合专业背景知识。②采用逐步回归方法：逐步回归可以筛选存在多重共线性的自变量组合中对因变量变异解释较大的变量，而将解释较小的自变量排除在模型之外。但当共线性较为严重时，这种方法并不能完全解决多重共线性问题。③主成分回归法：通过提取主成分（定义为新自变量）代替具有多重共线性的自变量，或将一组具有多重共线性的自变量合并成一个自变量等。该方法在提取主成分时会丢失一部分信息，几个自变量间的多重共线性越强，提取主成分时丢失信息越少。④岭回归：岭回归是一种改良的最小二乘估计方法，以损失部分信息、降低精度为代价，为有偏估计，但能有效地控制回归系数的标准误大小。⑤路径分析：如果对自变量间的关系比较清楚，则可考虑建立路径分析模型。

4. 自变量间的交互作用　为了检验两个自变量是否具有交互作用，可在回归方程中加入它们的乘积项。以3个自变量为例，若要考虑X_1、X_2的交互作用对因变量的影响，则可设置一个新的变量$X_4=X_1X_2$，然后进行回归分析。

5. 异常点的识别与强影响点分析　在回归分析中，数据常包含着一些异常或极端的观测点，这些观测点与其他数据远远分开，并产生较大的残差，严重地影响了回归方程的拟合效果，因此需要对异常观测点进行识别与研究，并决定保留还是剔除。判断异常观测点可采用标准化残差等方法进行，若某观测点的标准化残差的绝对值过大，则认为是异常观测点，标准化残差大于3（3-σ原则）时可以认为该条观测为异常点。强影响点是指对统计量的取值有非常大的影响力或冲击力的点，判断强影响点与被估计的统计量有关，相应方法可参考有关资料。

（三）残差分析

残差$e_i=Y_i-\hat{Y}_i$，标准化残差$e_i'=e_i/\sqrt{MS_{残差}}$。通常以标准化残差为纵坐标，以$\hat{Y}_i$为横坐标作残差图进行分析。残差分析可以用于评价回归模型和检查资料是否满足多重线性回归的应用条件等。

图12-1中，①散点均匀分布在以0为中心，与横轴平行的带状区域内，可以认为基本满

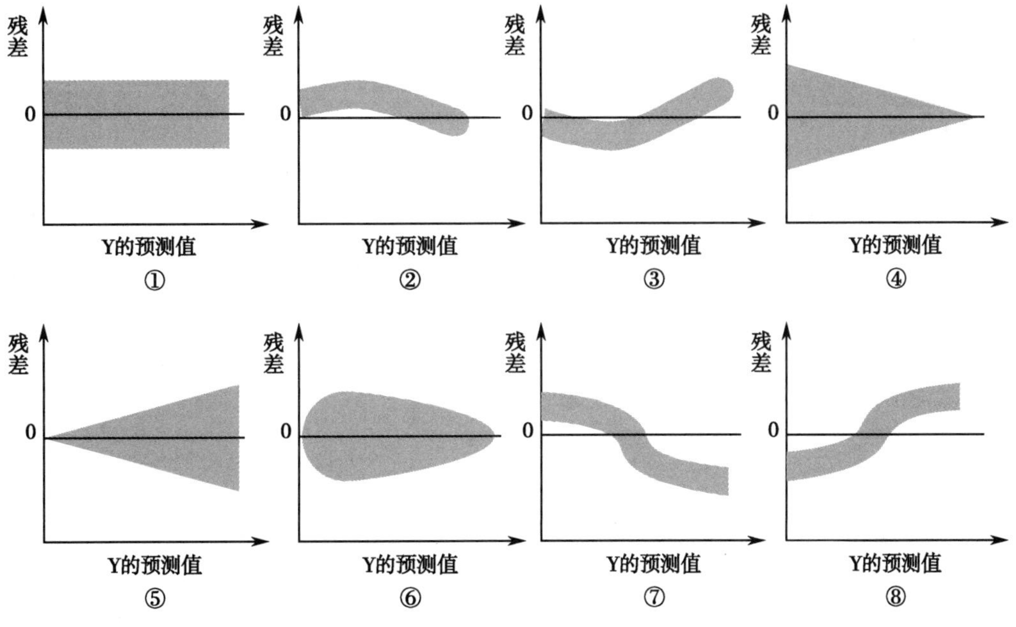

图12-1　不同情况下的残差图

笔记栏

足线性和方差齐性的假定条件；②③散点呈现曲线趋势，提示资料不满足线性的假设；④⑤⑥散点随预测值的变化而变化，提示资料不满足方差齐性的假定；⑦⑧散点随预测值的变化而变化且呈曲线趋势，提示资料不满足方差齐性的假定。

多重线性回归的统计电脑实验

【实验 12-1】对例 12-1 资料进行多重线性回归分析。

1. 数据文件　如图 12-2 录入数据，以“X1”（胰岛素）“X2”（生长激素）“Y”（血糖）为变量名，建立 3 列 20 行数据集 li1201. sav。

	X1	X2	Y
1	15.20	9.51	12.21
2	16.70	11.43	14.54
⋮	⋮	⋮	⋮
19	13.70	11.06	12.49
20	24.40	9.16	9.21

图 12-2　数据集 li1201.sav

2. 操作步骤

选择菜单 Analyze→Regression→Linear（线性回归），弹出 Linear Regression 视窗中，“Y”→Dependent（因变量）框中，自变量“X1”“X2”→Independent(s)（自变量）框中→OK。

3. 主要结果

（1）模型概述：复相关系数 $R=0.848$，决定系数 $R^2=0.718$，校正决定系数 $R_c{}^2=0.685$。

（2）回归方程的方差分析：$F=21.672$，$P=0.000<0.05$，拟合的回归方程有统计学意义。

（3）回归方程的参数估计：β_0、β_1、β_2 的偏回归系数估计值为 $b_0=17.106$、$b_1=-0.412$、$b_2=0.097$，据此可以写出一般回归方程：

$$\hat{Y}=17.106-0.412X1+0.097X2$$

由回归系数的 t 检验可知，变量 X_1 的 $P<0.05$，有统计学意义；变量 X_2 的 $P>0.05$，无统计学意义。标准偏回归系数的估计值为 $b_1'=-0.746$、$b_2'=0.143$。b_1'的绝对值大，X_1 对因变量的影响大；b_2'的绝对值小，X_2 对因变量的影响小。

【实验 12-2】对例 12-2 资料进行逐步回归分析。

1. 数据文件　如图 12-3 录入数据，以“*X1*”（年龄）、“*X2*”（体重指数）、“*X3*”（总胆固醇）、“*X4*”（收缩压）、“*X5*”（舒张压）、“*Y*”（糖化血红蛋白）为变量名，建立 6 列 20 行数据集 li1202. sav。

	X1	X2	X3	X4	X5	Y
1	49.00	32.19	6.00	148.0	86.00	7.60
2	67.00	24.77	2.70	151.0	98.00	7.40
⋮	⋮	⋮	⋮	⋮	⋮	⋮
19	54.00	25.44	2.60	151.0	83.00	6.90
20	78.00	28.98	7.20	147.0	74.00	7.50

图 12-3　数据集 li1202.sav

2. 操作步骤　Analyze→Regression→Linear，在 Linear Regression 视窗中，“Y”→Dependent（因变量）框中，自变量“*X1*”“*X2*”“*X3*”“*X4*”“*X5*”→Independent(s)（自变量）框中，在 Method 框下，选中 Stepwise（逐步回归法）→Options→Options 对话框中：设置逐步回归引入和剔除自变量的检验水准或 F 界值，输入的剔除自变量检验水准不能小于引入自变量检验水准（SPSS 系统默认引入和剔除的检验水准分别为 0.05 和 0.10）；输入的剔除自变量 F 界值不能大于引入自变量的 F 界值(SPSS 系统默认引入和剔除的 F 界值分别为 3.84 和 2.71)。本实验更改 Entry(引入检验水准)为"0.10",Removal(剔除检验水准)为"0.15"→Continue→OK。

3. 主要结果

(1) 模型概述:第 3 步的复相关系数 $R=0.819$,决定系数 $R^2=0.671$,校正决定系数 $R_c^{\ 2}=0.610$。

(2) 回归方程的方差分析:$F=10.889$,$P=0.000<0.05$,拟合的回归方程有统计学意义。

(3) 回归方程:$\hat{Y}=4.799+0.031X2+0.097X3+0.008X4$ 进入方程的自变量为 $X2$、$X3$、$X4$,可以认为体重指数、总胆固醇和收缩压是影响糖化血红蛋白的主要因素,标准偏回归系数的估计值为 $b_3'=0.611$、$b_2'=0.330$、$b_4'=0.341$。三个自变量对因变量 Y 的影响由大到小依次为:$X3$、$X4$、$X2$。

学习小结

1. 学习内容

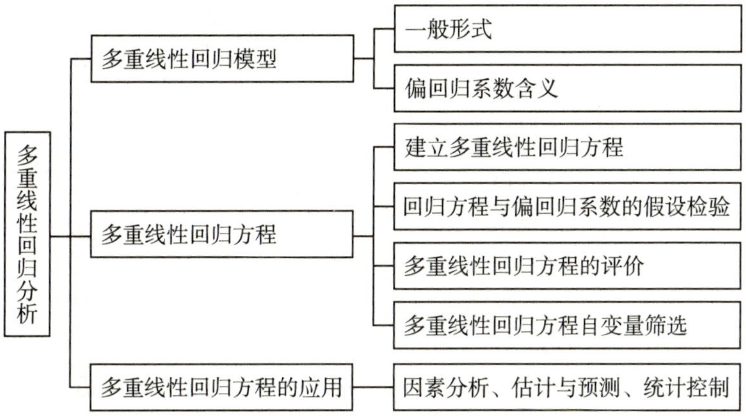

2. 学习方法　利用医学研究案例,应用统计软件反复实践,理解多重线性回归分析的概念、原理和方法;理解决定系数、校正决定系数、偏回归系数、标准化偏回归系数、剩余标准差等的意义,结合专业知识评价方程拟合效果的好坏;注意满足条件、无异常值、无共线性、样本含量足够大等问题,应用逐步回归,构建理想回归方程,进行多个自变量对一个因变量影响的分析及其预测。

复习思考题

一、简答题

1. 简述多重线性回归分析的主要用途和适用条件。
2. 何为多重共线性? 它对资料分析有何影响?
3. 多重线性回归分析中为什么需要对自变量进行筛选?
4. 偏回归系数和标准化偏回归系数有什么不同?
5. 在多重线性回归分析中,采用逐步回归法得到的回归方程是否为最优? 如何评价所建立的多重线性回归方程的优劣?

笔记栏

二、计算应用题

为研究和预测人体吸氧效率，测试了31名中年男性的7个指标：吸氧效率(y)、年龄(x_1)、体重(x_2)、跑1.5km所需的时间(x_3)、休息时的心率(x_4)、跑步时的心率(x_5)和最高心率(x_6)，数据见表12-8。试以吸氧效率(y)为因变量，其余6个变量为自变量，建立多重线性回归模型。

表12-8 31名中年男性吸氧效率相关7个指标测定值

y/(%)	x_1/岁	x_2/kg	x_3(min)	x_4/(次/min)	x_5/(次/min)	x_6(次/min)
44.609	44	89.47	11.37	62	178	182
45.313	40	75.07	10.07	62	185	185
54.297	44	85.84	8.65	45	166	172
59.571	42	68.15	8.17	40	166	172
49.874	38	89.02	9.22	55	178	180
44.811	47	77.45	11.63	58	176	176
45.681	40	75.98	11.95	70	176	180
49.091	43	81.91	10.85	64	162	170
39.442	44	81.42	13.08	63	174	176
60.055	38	81.87	8.63	48	170	186
50.541	44	73.03	10.13	45	168	168
37.388	45	87.66	14.03	56	186	192
44.754	45	66.45	11.12	51	176	176
47.273	47	79.15	10.60	47	162	164
51.855	54	83.12	10.33	50	166	170
49.156	49	81.42	8.95	44	180	185
40.836	51	69.63	10.95	57	168	172
46.672	51	77.91	10.00	48	162	168
46.774	48	91.36	10.25	48	162	164
50.388	49	73.37	10.08	67	168	168
39.407	57	73.37	12.63	58	174	176
46.080	54	79.38	11.17	62	156	165
45.441	56	76.32	9.63	48	164	166
54.625	50	70.87	8.92	48	146	155
45.118	51	67.25	11.08	48	172	172
39.203	54	91.63	12.88	44	168	172
45.790	51	73.71	10.47	59	186	188
50.545	57	59.08	9.93	49	148	155
48.673	49	76.32	9.40	56	186	188
47.920	48	61.24	11.50	52	170	176
47.467	52	82.78	10.50	53	170	172

（董 英 齐宝宁）

扫一扫，测一测

第十三章

临床诊断试验评价

13章PPT

PPT 课件

学习目标

明确临床诊断试验评价的设计要点及结果表述，达到能正确应用并解释诊断试验评价指标，具有进行一致性评价与 ROC 曲线分析的能力。

学习要点

临床诊断试验评价的设计要点及结果表述，灵敏度、特异度、一致率、Youden 指数、似然比、预测值，Kappa 分析、组内相关系数，ROC 曲线的构建、ROC 曲线下面积及其标准误的计算、两独立样本和配对样本 ROC 曲线下面积的比较。

临床诊断试验是通过试验方法把患者与非患者的鉴别区分的方法，包括症状诊断、体检诊断、影像诊断、试验诊断等。诊断试验在临床应用于疾病诊断、疾病随访、疗效考核以及药物副作用的监测等。迄今为止，能够发展早期、快速、有效的诊断方法是研究热点，但新的诊断试验价值如何，就必须经过科学的评价，才能够正确地应用于临床实践，这就要实事求是地进行诊断试验统计分析。

第一节　临床诊断试验评价方法

一、临床诊断试验评价的设计要点及结果表述

（一）临床诊断试验评价的设计要点

1. 同金标准进行比较　临床诊断试验的评价尽可能以金标准作为参照进行评估。诊断试验的金标准（gold standard），是临床医学界公认的诊断疾病最准确的方法，包括病理学检查、外科手术所见、病原体分离培养鉴定、影像学检查、长期随访所得的结论。

2. 病例具有代表性　用于评价诊断试验的研究对象包括病例组和对照组。病例组是按金标准确诊的某病患者，病例组中应包括各种类型的病例，如不同病型的病例，早、中、晚各期的病例，有、无并发症的病例，病情轻、中、重的病例等。

3. 对照选择原则　对照组是按金标准证实无该病的其他疾病病例或正常人，应当包括确实没有该病、但患有易于与该病混淆的其他疾病的病例，这样的对照组评价的诊断试验尤其具有鉴别诊断的价值。

（二）临床诊断试验评价的结果表述

病例组和对照组均经过了金标准和诊断试验检验后，其结果可以整理成一个配对四格表（表 13-1）。

表 13-1　某诊断试验结果表

诊断试验	金标准		合计
	病例组（阳性）	对照组（阴性）	
阳性	a	b	a+b
阴性	c	d	c+d
合计	a+c	b+d	a+b+c+d

【例 13-1】为评价尿液流式细胞分析仪测定尿中类酵母菌对于尿路真菌感染的诊断价值，选取某医院重症医学科并留置导尿管的患者 233 例为研究对象，应用尿液流式细胞分析仪进行中段尿标本类酵母菌测定，同时与尿培养（金标准）比较，结果见表 13-2。

表 13-2　尿液流式细胞分析仪测定尿类酵母菌结果

流式细胞分析仪测定中段尿类酵母菌	尿培养真菌		合计
	阳性	阴性	
阳性	87	46	133
阴性	12	88	100
合计	99	134	233

二、临床诊断试验评价指标

诊断试验主要是体现真实性（validity）或准确性（accuracy）、可靠性（reliability）和预测值（predictive value），因此评价诊断试验的指标主要有灵敏度、特异度、Youden 指数、似然比等。

（一）灵敏度和特异度

灵敏度和特异度是评价诊断试验准确度的两个基本指标。

1. 灵敏度（sensitivity，Sen）　又称真阳性率，是实际患病且被诊断试验判断为患者的概率，即患者被判断为阳性的概率，反映发现疾病的能力。

$$Sen=a/(a+c) \qquad \text{（式 13-1）}$$

其标准误为：

$$SE_{sen}=\sqrt{ac/(a+c)^3} \qquad \text{（式 13-2）}$$

患者若被诊断试验判断为阴性，则为假阴性，其概率称为假阴性率（false-negative rate，FNR），也称为漏诊率。

$$FNR=c/(a+c) \qquad \text{（式 13-3）}$$

2. 特异度（specificity，Spe）　又称真阴性率，是实际未患病而被诊断试验判断为非患者的能力，即非患者被判断为阴性的概率，反映排除疾病的能力。

$$Spe=d/(b+d) \qquad \text{（式 13-4）}$$

其标准误为：

$$SE_{spe}=\sqrt{bd/(b+d)^3} \qquad \text{（式 13-5）}$$

非患者被诊断试验判断为阳性则为假阳性，其概率称为假阳性率（false-positive rate，FPR），也称为误诊率。

$$FPR=b/(b+d) \qquad \text{（式 13-6）}$$

灵敏度和特异度的可信区间：当样本含量较大、灵敏度和特异度不太大也不太小时，可以采用正态近似法。

灵敏度的(1-α)可信区间为：

$$Sen \pm z_{\alpha/2} SE_{sen} \qquad (式 13-7)$$

特异度的(1-α)可信区间为：

$$Spe \pm z_{\alpha/2} SE_{spe} \qquad (式 13-8)$$

当样本含量较小，或灵敏度和特异度接近 1 时，可采用下列公式计算。

灵敏度的(1-α)可信区间为：

$$\frac{Sen+z_{\alpha/2}^2/2(a+c) \pm z_{\alpha/2}\sqrt{[Sen(1-Sen)+z_{\alpha/2}^2/4(a+c)]/(a+c)}}{1+z_{\alpha/2}^2/(a+c)} \qquad (式 13-9)$$

特异度的(1-α)可信区间为：

$$\frac{Spe+z_{\alpha/2}^2/2(b+d) \pm z_{\alpha/2}\sqrt{[Spe(1-Spe)+z_{\alpha/2}^2/4(b+d)]/(b+d)}}{1+z_{\alpha/2}^2/(b+d)} \qquad (式 13-10)$$

计算例 13-1 中尿液流式细胞分析仪测定尿中类酵母菌的灵敏度、特异度及其标准误，以及假阳性率和假阴性率分别为：

$$Sen=87/99=0.879=87.9\%$$

$$SE_{sen}=\sqrt{(87\times88)/99^3}=0.089=8.9\%$$

$$Spe=88/134=0.657=65.7\%$$

$$SE_{spe}=\sqrt{(46\times88)/134^3}=0.041=4.1\%$$

$$FNR=12/99=0.121=12.1\%$$

$$FPR=461134=0.343=34.3\%$$

灵敏度和特异度的 95%可信区间分别为：

$$\frac{[0.879+1.96^2/(2\times99)]\pm1.96\times\sqrt{[0.879(1-0.879)+1.96^2/(4\times99)]/99}}{1+1.96^2/99}=(0.797,0.932)$$

$$\frac{[0.657+1.96^2/(2\times134)]\pm1.96\times\sqrt{[0.657(1-0.657)+1.96^2/(4\times134)]/134}}{1+1.96^2/134}=(0.573,0.732)$$

因此，尿液流式分析仪测定尿中类酵母菌的灵敏度为 87.9%，95%可信区间为 79.7%～93.2%；特异度为 65.7%，95%可信区间为 57.3%～73.2%。

（二）一致率、Youden 指数与似然比

当诊断试验的观察指标为计量变量或等级变量时，灵敏度和特异度会随着诊断界值的改变而发生相应的变化，且灵敏度与特异度的变化方向相反，即灵敏度增大时，特异度减小；灵敏度减小时，特异度增大。例如磁分离酶联免疫法检测日本血吸虫抗体选择不同诊断界值时的灵敏度和特异度不同，见表 13-3。

灵敏度与特异度的取值范围均在 0～1 之间，其值越接近 1，诊断价值越大。在比较两个诊断试验时，单独使用灵敏度或特异度，可能出现一个诊断试验的灵敏度高、特异度低，另一个诊断试验的灵敏度低、特异度高，无法判断哪一个诊断试验更好。因此，将灵敏度与特异度相结合的综合指标，具有更好的概括性，如一致率、Youden 指数与似然比等。

笔记栏

表 13-3　不同诊断界值时磁分离酶联免疫法检测日本血吸虫抗体的灵敏度和特异度

临界值	灵敏度（%）	特异度（%）	临界值	灵敏度（%）	特异度（%）
0.200	100.00	4.31	0.601	60.17	95.38
0.301	98.66	37.85	0.811	40.18	99.69
0.403	88.39	79.38	0.902	32.59	99.69
0.501	74.55	89.54	1.013	25.00	100.00

1. 一致率(agreement rate)　指研究对象中诊断正确的例数占总例数的比例，即病例组中诊断试验结果为阳性者和对照组中诊断试验结果为阴性者占总例数的比例。

$$一致率=\frac{a+d}{a+b+c+d} \qquad (式 13\text{-}11)$$

2. Youden 指数(Youden's index，J)　是真阳性率(灵敏度)与假阳性率之差。

$$J=Sen-(1-Spe)=Sen+Spe-1 \qquad (式 13\text{-}12)$$

其标准误为：

$$SE_J=\sqrt{\frac{Sen(1-Sen)}{(a+c)}+\frac{Spe(1-Spe)}{(b+d)}}=\sqrt{\frac{ac}{(a+c)^3}+\frac{bd}{(b+d)^3}} \qquad (式 13\text{-}13)$$

Youden 指数介于 0~1 之间。Youden 指数越大，说明诊断准确度越高。

3. 似然比(likelihood ratio，LR)　包括阳性似然比(LR_+)和阴性似然比即(LR_-)。阳性似然比表示真阳性率与假阳性率之比，表示患者诊断结果阳性的概率是非患者的多少倍；阴性似然比是假阴性率与真阴性率之比，表示患者诊断结果阴性的概率是非患者的多少倍。

$$LR_+=\frac{Sen}{1-Spe}=\frac{a(b+d)}{(a+c)b} \qquad (式 13\text{-}14)$$

$$LR_-=\frac{1-Sen}{Spe}=\frac{c(b+d)}{(a+c)d} \qquad (式 13\text{-}15)$$

阳性似然比越大，或阴性似然比越小，均表示诊断准确率越高。

似然比的对数近似正态分布，阳性似然比对数的标准误为：

$$SE_{[\ln(LR_+)]}=\sqrt{\frac{1-Sen}{a}+\frac{Spe}{b}}=\sqrt{\frac{c}{(a+c)a}+\frac{d}{(b+d)b}} \qquad (式 13\text{-}16)$$

阳性似然比的(1-α)可信区间为：

$$e^{\ln\left(\frac{Sen}{1-Spe}\right)\pm z_{\alpha/2}\sqrt{\frac{1-Sen}{a}+\frac{Spe}{b}}} \qquad (式 13\text{-}17)$$

阴性似然比的对数的标准误为：

$$SE_{[\ln(LR_-)]}=\sqrt{\frac{Sen}{c}+\frac{1-Spe}{d}}=\sqrt{\frac{a}{(a+c)c}+\frac{d}{(b+d)d}} \qquad (式 13\text{-}18)$$

类似地，可以计算阴性似然比的(1-α)可信区间。

计算例 13-1 中尿液流式细胞分析仪测定尿中类酵母菌的 Youden 指数与阳性似然比及其 95%可信区间为：

笔记栏

$$J=0.879+0.657-1=0.536$$

$$SE_J=\sqrt{\frac{87\times88}{99^3}+\frac{46\times88}{134^3}}=0.098$$

$$LR_+=\frac{0.879}{1-0.657}=2.56$$

$$SE_{[\ln(LR_+)]}=\sqrt{\frac{1-0.879}{87}+\frac{0.657}{46}}=0.125$$

阳性似然比的95%可信区间为：

$$e^{\ln\left(\frac{0.879}{1-0.657}\right)\pm1.96\sqrt{\frac{1-0.879}{87}+\frac{0.657}{46}}}=(1.93,3.27)$$

（三）预测指标

灵敏度表示患者中诊断试验阳性的概率，特异度表示非患者中诊断试验阴性的概率。实际工作中，医生和患者更关心的是，如果诊断试验结果为阳性，是患者的概率有多大？如果诊断试验结果为阴性，不是患者的概率有多大？这两个概率即分别为阳性预测值和阴性预测值，统称为预测指标，用于评价诊断试验预测的准确性。

1. 阳性预测值（positive predictive value，PV_+） 是指诊断试验结果为阳性者中，实际为患者的概率。

$$PV_+=\frac{P_0\times Sen}{P_0\times Sen+(1-P_0)(1-Spe)} \quad \text{（式 13-19）}$$

2. 阴性预测值（negative predictive value，PV_-） 是指诊断试验结果为阴性者中，实际为非患者的概率。

$$PV_-=\frac{(1-P_0)\times Spe}{(1-P_0)\times Spe+P_0\times(1-Sen)} \quad \text{（式 13-20）}$$

式中 P_0 为人群患病率。当研究样本为人群的随机样本时，即样本的患病率是人群总体患病率的估计值时，可简化为：

$$PV_+=a/(a+b) \quad \text{（式 13-21）}$$

$$PV_-=d/(c+d) \quad \text{（式 13-22）}$$

可见，预测值与诊断试验的灵敏度、特异度、受试人群中所研究疾病的患病率有关。即使灵敏度和特异度很高的诊断试验，若人群中患病率很低，其阳性预测值也可能很低。

计算例 13-1 中的尿液流式细胞分析仪测定尿中类酵母菌的阳性预测值和阴性预测值分别为：

$$PV_+=87/133=0.654$$

$$PV_-=88/100=0.880$$

因此，将尿液流式分析仪测定尿中类酵母菌用于该医院重症医学科并留置导尿管的患者中，诊断结果为阳性者患尿路真菌感染的概率为 0.654；诊断为阴性者未患尿路真菌感染的概率为 0.880。

笔记栏

第二节　一致性评价与 ROC 曲线分析

一、一致性评价

新的诊断试验在与金标准进行一致性评价，还需要对其重复性进行评价。重复性评价一般通过用新的诊断试验重复测量的方法来进行，在得出好的重复性的情况下，再将诊断试验与金标准进行一致性评价。

诊断试验计数变量的一致性评价采用 Kappa 检验。计量变量用组内相关系数来表示。这是因为如果用配对 t 检验对随机误差不敏感，简单相关分析对于系统误差不敏感，将其用于诊断试验的一致性分析所得出的结论可能是错误的，因此组内相关系数相对于配对 t 检验、简单相关分析，同时兼顾系统误差和随机误差，可以用于计量变量和计数变量的一致性评价，计数变量的组内相关系数等于 Kappa 值。

（一）Kappa 检验

Kappa 值和 Kappa 检验的计算公式详见第八章第四节，举例见例 8-6。

（二）组内相关系数

组内相关系数（intra-class correlation coefficient，ICC）表示测量对象个体差异占总方差的比例。主要用于计量变量的观察一致性评价。ICC 值介于 0～1 之间。一般认为，ICC<0.4，一致性差；0.4≤ICC<0.75，一致性一般；ICC≥0.75，有非常好的一致性。诊断试验 ICC 通常应在 0.7 以上。ICC 的计算公式如下：

$$ICC=\frac{MS_B-MS_e}{MS_B+(k-1)MS_e} \qquad （式 13-23）$$

式中 MS_B 为组间均方，MS_e 为组内均方，k 为测量次数。

【例 13-2】表 13-4 为假想的某诊断试验与金标准对同一批病例的检测结果，试计算其 ICC 值。

表 13-4　某诊断试验与金标准的检测结果

病例编号	某诊断试验检测结果	金标准检测结果	病例编号	某诊断试验检测结果	金标准检测结果
1	8.60	8.50	6	8.70	8.20
2	8.20	8.20	7	8.10	8.00
3	8.50	8.70	8	7.20	7.20
4	8.80	9.00	9	9.20	8.90
5	8.90	8.50	10	8.80	8.80

用 SPSS 对表 13-4 数据进行可靠性分析，输出方差分析结果，见表 13-5。

表 13-5　例 13-2 数据的方差分析表

变异来源	离差平方和	自由度	均方	F	P
病例间	5.13	9	0.570		
检测方法间	0.05	1	0.050	1.800	0.213
剩余	0.25	9	0.028		
病例内	0.30	10	0.030		
合计	5.43	19	0.286		

笔记栏

根据表 13-4 数据计算的 ICC 值为：

$$ICC=\frac{0.570-0.030}{0.570+(2-1)\times0.030}=0.900$$

检测方法间，$F=1.800$，$P=0.213$，可认为该诊断试验与金标准有很好的一致性。

二、ROC 曲线分析

患者和非患者必须按照一种原则选择诊断标准或阈值，据此判断检测对象是否患病。在观察指标为计量变量或等级变量时，不同的诊断阈值会有不同的灵敏度和特异度。为了全面和准确地评价检测方法的诊断价值，可以采用 ROC 曲线分析方法。

ROC 曲线（receiver operator characteristic curve）即受试者工作特征曲线，是根据不同诊断阈值下的灵敏度和特异度绘制而成，可以兼顾考虑灵敏度和特异度，完整地描述诊断的特征和价值。

（一）ROC 曲线的构建

ROC 曲线是以（1-特异度）为横坐标，以灵敏度为纵坐标，原点坐标为（0，0），横坐标与纵坐标长度相等，最大值均为 1。将每个诊断阈值的[（1-特异度），灵敏度]点标出，用直线连接相邻两点构成不光滑的 ROC 曲线。

【例 13-3】 对 142 例感染性疾病和 216 例非感染性疾病老年患者，测定其血清 C-反应蛋白，以评价 C-反应蛋白对老年感染性疾病的诊断价值，以 C-反应蛋白 1～6mg/L、7～20mg/L、21～40mg/L 和 41～60mg/L、≥61mg/L 分层，结果见表 13-6。试绘制 ROC 曲线。

表 13-6　358 例老年患者的血清 C-反应蛋白测定结果

C-反应蛋白/（mg/L）	感染例数	非感染例数	C-反应蛋白/（mg/L）	感染例数	非感染例数
1～6	10	174	41～60	18	1
7～20	16	35	≥61	54	0
21～40	44	6			

本例绘制的 ROC 曲线见图 13-1。

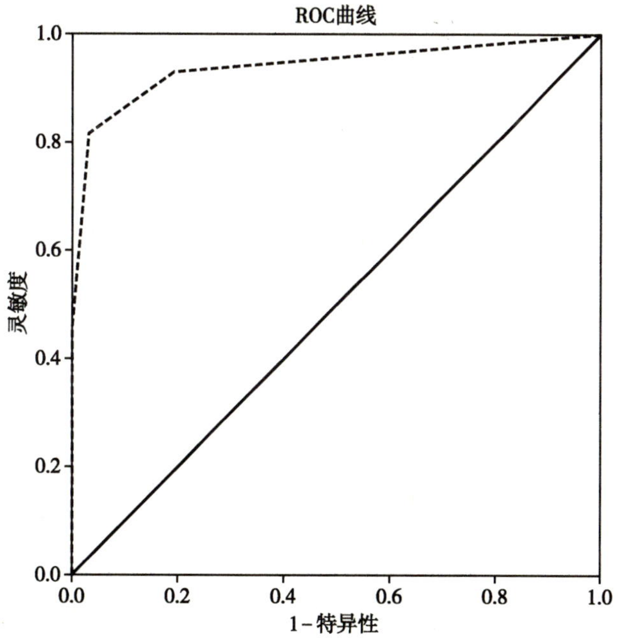

图 13-1　例 13-3 的 ROC 曲线

笔记栏

ROC 曲线一定通过(0,0)和(1,1)两点，这两点分别对应于灵敏度为 0 而特异度为 1 和灵敏度为 1 而特异度为 0 的诊断阈值，两点之间的连线称为机会线(chance line)，它表示无论取何诊断阈值，都是灵敏度=1-特异度，即真阳性率=假阳性率，这意味着无论患者和非患者都有同样的“机会”被诊断为阳性。ROC 曲线越接近机会线，表明试验区分患者和非患者的能力越弱；离机会线越远，诊断价值越高。最好的诊断试验表现为 ROC 曲线从原点出发，沿着纵轴垂直上升到(0,1)点，再沿着水平线到达(1,1)点。

ROC 曲线常被用来决定最佳诊断阈值，如患病率接近 50%左右时，最接近左上角那一点，可定位最佳阈值，只有在患病率极低或甚高，其最佳阈值可不在最接近的那一个点。在权衡实际情况后，有时须严格控制漏诊，有时须严格控制误诊，要兼顾考虑灵敏度和特异度。如果两者同等重要，应选取斜率为 45°切点位置附近的诊断阈值，此时灵敏度和特异度均较好。

（二）ROC 曲线下总体面积可信区间估计

ROC 曲线也可用来比较两种和两种以上诊断试验的诊断价值，从而帮助临床医师对诊断试验做出最佳选择。ROC 曲线包含多对灵敏度和特异度，可以直接比较但不够概括，这时可以计算 ROC 曲线下的面积(area under ROC curve，记为 A)。A 介于 0.5~1 之间，$A=0.5$ 时完全无诊断价值；$A=1$ 为完全理想的诊断。一般认为 A 在 0.50~0.70 之间，诊断价值较低；在 0.70~0.90 之间，诊断价值为中等；在 0.90 以上，诊断价值较高。越接近 1.0，其诊断的真实度越高，越接近 0.5，则诊断的真实度越差。

ROC 曲线下的面积及其标准误的计算方法主要有参数法和非参数法，其中 Hanley-McNeil 非参数法计算简单，容易理解。目前 SPSS 软件采用的也是 Hanley-McNeil 非参数法。

假设病例组有 n_a 个观察值，记为 $x_{a_i}(i=1,2,\cdots,n_a)$；对照组有 n_n 个观察值，记为 $x_{n_j}(j=1,2,\cdots,n_n)$观察值较大为异常。ROC 曲线下面积就是病例组观察值大于对照组观察值的概率，即

$$A=\frac{1}{n_a n_n}\sum_{j=1}^{n_n}\sum_{i=1}^{n_a}\psi(x_{a_i},x_{n_j}) \tag{式 13-24}$$

$$\psi(x_{a_i},x_{n_j})=\begin{cases}1 & x_{a_i}>x_{n_j}\\ 0.5 & x_{a_i}=x_{n_j}\\ 0 & x_{a_i}<x_{n_j}\end{cases} \tag{式 13-25}$$

式 13-25 说明病例组的某个 x_{a_i} 与对照组的某个 x_{n_j} 比较，如果前者大于后者则得分为 1，如果相等则得分为 0.5，如果前者小于后者，则得分为 0；式 13-24 是将 $n_a\times n_n$ 次比较的分相加，取平均即为 A(如果观察值较小为异常，则改变公式中的大于与小于符号即可)。

计算 A 的标准误 SE_A 的公式为：

$$SE_A=\sqrt{\frac{A(1-A)+(n_a-1)(Q_1-A^2)+(n_n-1)(Q_2-A^2)}{n_a n_n}} \tag{式 13-26}$$

其中，Q_1 是两个随机选择的病例组观察值比一个随机选择的对照组观察值都有更大可能被判为异常的概率。Q_2 是一个随机选择的病例组观察值比两个随机选择的对照组观察值都有更大可能被判为异常的概率。

在大样本情况下，ROC 曲线下总体面积 $1-\alpha$ 可信区间可利用下式求得。

$$A\pm z_{\alpha/2}SE_A \tag{式 13-27}$$

【例 13-4】试求例 13-3 资料的 ROC 曲线下总体面积 95%可信区间。

例 13-3 资料的 A 及其标准误计算所需有关数据见表 13-7。

表 13-7 例 13-3 资料的 A 及其标准误计算所需有关数据

内容	诊断临界点					合计
	1~6	7~20	21~40	41~60	大于 60	
①病例组（x_a）	10	16	44	18	54	$142=n_a$
②对照组（x_n）	174	35	6	1	0	$216=n_n$
③病例组较大（y_a）	132	116	72	54	0	
④对照组较小（y_n）	0	174	209	215	216	
⑤$x_n y_a+x_n x_a/2$	23838	4340	564	63	0	28805
⑥$x_n(y_a^2+y_a x_a+x_a^2/3)$	3267256	538906.7	53984	3996	0	3864143
⑦$x_a(y_n^2+y_n x_n+x_n^2/3)$	100920	588389.3	197766.8	835926	2519424	6022327

表 13-7 中 y_a 表示病例组中大于该临界点的例数，可表示为（病例组总例数-该临界点及以下病例组例数的和），如大于临界点 6 的例数 = 142-10 = 132，大于临界点 20 的例数 = 142-10-16 = 116，以此类推；y_n 表示对照组中小于该临界点的例数，它等于对照组该类以下例数的和，如临界点 1 以下的例数为 0，临界点 7 以下的例数为 174，以此类推。第 5、6、7 行利用第 1~4 行数据及相应各行所列公式计算获得。如第 5 行临界点 1~6 对应格子 = 174×132+174×10/2 = 23838，以此类推。

ROC 曲线下的面积 A 及其标准误计算如下：

$$A=\frac{\text{第 5 行合计}}{n_n n_a}=\frac{28805}{142\times216}=0.939$$

$$Q_1=\frac{\text{第 6 行的合计}}{n_n n_a^2}=\frac{3864143}{216\times142^2}=0.887$$

$$Q_2=\frac{\text{第 7 行的合计}}{n_n^2 n_a}=\frac{6022327}{216^2\times142}=0.909$$

将 A、Q_1、Q_2、n_a、n_n 带入式 13-26 得

$$SE_A=\sqrt{\frac{0.939(1-0.939)+(142-1)(0.887-0.939^2)+(216-1)(0.909-0.939^2)}{142\times216}}=0.015$$

ROC 曲线下总体面积的 95%可信区间计算如下：

下限：$A-z_{\alpha/2}SE_A=0.939-1.96\times0.015=0.910$

上限：$A+z_{\alpha/2}SE_A=0.939+1.96\times0.015=0.968$

例 13-4 资料 ROC 曲线下总体面积的 95%可信区间为(0.910,0.968)。

（三）ROC 曲线下面积的假设检验

为比较两种临床诊断方法的效果可以对 ROC 曲线下面积作假设检验，其检验方法根据不同设计类型分别采用不同的检验方法。

1. ROC 曲线下面积与机会线下面积的比较

笔记栏

$$z=\frac{A-0.5}{SE_A} \quad \text{（式 13-28）}$$

【例 13-5】试对例 13-3 中的 ROC 曲线下面积与机会线下面积 0.5 比较。

$z=(0.939-0.5)/0.015=29.27>2.58$，$P<0.01$，可认为 ROC 曲线下面积大于 0.5。

2. 两独立样本 ROC 曲线下面积的比较　当诊断试验的指标来自不同观察对象时，ROC 曲线下面积评价诊断试验准确度，用两独立样本比较，直接用 z 检验，检验统计量为：

$$z=\frac{A_1-A_2}{\sqrt{SE_{A_1}^2+SE_{A_2}^2}} \quad \text{（式 13-29）}$$

式中 A_1、A_2 分别为两诊断试验 ROC 曲线下面积，SE_{A_1}、SE_{A_2} 分别为两样本 ROC 曲线下面积的标准误。

【例 13-6】用两种诊断方法对经金标准诊断的某疾病就诊者独立诊断各 100 例，两诊断方法的 A_1、A_2、SE_{A_1}、SE_{A_2} 分别为 0.905、0.823、0.012、0.023，问两种诊断方法的 ROC 曲线下面积是否有差别？

按式 13-29 计算得：

$$z=\frac{0.905-0.823}{\sqrt{0.012^2+0.023^2}}=3.161$$

$z>2.58$，$P<0.01$，可认为这两个 ROC 曲线下面积有差别，总体方法 1 的诊断效果高于方法 2 的。

3. 配对比较　配对比较指在对两种诊断试验方法进行比较时，两种诊断所用的为同一样本，每一观察对象同时进行两种方式的检测，然后对它们的诊断效果进行比较。

这里介绍 Hanley-McNeil 的两个相关样本 ROC 曲线下面积进行比较的统计方法，用 z 检验，检验统计量为：

$$z=\frac{A_1-A_2}{\sqrt{SE_{A_1}^2+SE_{A_2}^2-2rSE_{A_1}SE_{A_2}}} \quad \text{（式 13-30）}$$

式中 A_1、A_2 分别为两诊断试验 ROC 曲线下面积，SE_{A_1}、SE_{A_2} 分别为两样本 ROC 曲线下面积的标准误，r 为 ROC 曲线下面积 A_1 和 A_2 之间的相关系数，可以通过查附表 21 得到。附表 21 的第一行为 ROC 曲线下面积的平均，第一列为两个诊断试验对正常人组评分的相关系数 r_N 与两个诊断对患者组评分的相关系数 r_P 的平均。对于等级资料，相关系数 r_N 和 r_P 应为 Spearman 相关系数。

【例 13-7】为评价 CT 增强和普通 CT 对肝癌的诊断结果，共检查了 36 例患者，每例患者分别用两种方法检查，由医生盲法按 4 个等级诊断，最后经手术病理检查确诊其中有 18 例患有肝癌，结果见表 13-8。试比较两种诊断方法的准确性是否有差别？

本例，CT 增强和普通 CT 两诊断试验 ROC 曲线下面积及其标准误 A_1、A_2、SE_{A_1}、SE_{A_2} 分别为 0.965、0.770、0.081、0.035，平均面积为 0.868；计算两个诊断试验对非肝癌者组评分的 Spearman 相关系数 $r_N=0.152$ 与两个诊断试验对肝癌患者组评分的 Spearman 相关系数 $r_P=0.461$，两者的平均数为 0.307。查附表 21 得 r 近似等于 0.25。代入式 13-30 计算得 $z=2.44>1.96$，$P<0.05$，两者面积的差异有统计学意义，可认为 CT 增强诊断肝癌的效果优于普通 CT。

表 13-8　两种 CT 诊断方式对疑似肝癌患者的检查结果（例）

病理诊断	CT	CT 增强				合计
		1	2	3	4	
肝癌患者	1	0	0	1	1	2
	2	0	0	0	2	2
	3	0	0	1	4	5
	4	0	1	0	8	9
	合计	0	1	2	15	18
非肝癌者	1	9	0	0	0	9
	2	3	1	0	0	4
	3	1	1	0	0	2
	4	2	0	0	1	3
	合计	15	2	0	1	18

说明，在实际应用中有时需要比较 ROC 曲线下部分面积，用于描述特殊情况下一种诊断方法的准确性。例如在影像诊断评价时，被比较的两种诊断方法假阳性率不得超过 20%，即两试验的特异度不能低于 0.8，否则诊断将无实际意义，此时用假阳性率 0~0.2 的 ROC 曲线下部分面积对两种诊断的准确性进行比较，比用 ROC 曲线下全面积具有更高的灵敏性。

由于同时具有很高的灵敏度和特异度的诊断试验不多，可以采用联合试验方法提高灵敏度和特异度，从而提高诊断效率。联合试验有并联实验（parallel tests）和串联试验（serial tests）两种，并联试验是同时做几个试验只要有一个阳性，即可认为有患病的证据；串联试验是依次相继的试验，要所有试验皆阳性才能做出诊断。因此，并联试验提高了灵敏度和阴性预测值，串联试验提高了特异度和阳性预测值。

临床诊断试验评价的统计电脑实验

【实验 13-1】 对例 13-1 资料进行临床诊断试验评价常用指标的计算。

SPSS 没有提供临床诊断试验评价常用指标计算的对应模块，可用 SPSS 的计算器或编程实现或计算机自带的计算器直接计算即可，具体这里省略。

【实验 13-2】 例 13-2 的资料进行组内相关系数的计算。

1. 数据文件　如图 13-2 录入数据，以“某诊断试验检测结果”和“金标准检测结果”为变量名，建立 2 列 10 行数据集 li1302. sav。

2. 操作步骤　Analyze→Scale→Reliability Analysis→在随即出现的对话框中，将“某诊断试验检测结果”和“金标准检测结果”两个变量移到 Items 框内→点击 Statistics 选

	某诊断试验检测结果	金标准检测结果
1	8.60	8.50
2	8.20	8.20
3	8.50	8.70
4	8.80	9.00
5	8.90	8.50
6	8.70	8.20
7	8.10	8.00
8	7.20	7.20
9	9.20	8.90
10	8.80	8.80

图 13-2　数据集 li1302. sav

笔记栏

项,在随即出现的对话框中,选 *F* test 和 intraclass correlation coefficient,在 model 下拉选项中选 One-Way Random→Continue→OK。

3. 主要结果 见图 13-3 和图 13-4,求得 $F=1.800$,$P=0.213$,组内相关系数为 0.900,可认为该诊断试验与金标准有很好的一致性。

ANOVA

		Sum of Squares	df	Mean Square	*F*	Sig
Between People		5.130	9	.570		
Within People	Between Items	.050	1	.050	1.800	.213
	Residual	.250	9	.028		
	Total	.300	10	.030		
Total		5.430	19	.286		

Grand Mean=8.450

图 13-3 例 13-2 数据的 ANOVA 结果

Intraclass Correlation Coefficient

	Intraclass Correlation	95% Confidence Interval		F Test with True Value 0			
		Lower Bound	Upper Bound	Value	df1	df2	Sig
Single Measures	.900	.668	.974	19.000	9	10	.000
Average Measures	.947	.801	.987	19.000	9	10	.000

One-way random effects model where people effects are random.

图 13-4 组内相关系数

【实验 13-3】 例 13-3 资料进行 ROC 曲线分析。

1. 数据文件 如图 13-5 录入数据,以"是否感染"(表示患者的感染状况,"1"表示感染,"0"表示未感染)、"CRP"[C-反应蛋白(mg/L)检测结果,"1"表示 1~6mg/L,"2"表示 7~20mg/L,"3"表示 21~40mg/L,"4"表示 41~60mg/L,"5"表示 ≥61mg/L]和"频数"为变量名,建立 3 列 10 行数据集 li1303. sav。

	是否感染	CRP	频数
1	1	1	10
2	1	2	16
3	1	3	44
4	1	4	18
5	1	5	54
6	0	1	174
7	0	2	35
8	0	3	6
9	0	4	1
10	0	5	0

图 13-5 数据集 li1303. sav

2. 操作步骤

(1) 加权频数:将"频数"变量加权,步骤同前。

(2) 分析:Analyze→ROC Curve→在随即出现的对话框中,将"是否感染"移到 State Variable 框内,"CRP"移到 Test Variable 框内,在 Value of State Variable 框内输入 1,激活 Display 下的几个选项→OK。

3. 主要结果 见图 13-1,曲线的横轴为(1-特异度),纵轴为灵敏度。虚线代表 C-反应蛋白诊断老年感染性疾病的价值。见图 13-6,显示 C-反应蛋白诊断老年感染性疾病的 ROC 曲线下面积为 0.939(0.910,0.968),与 0.5 相比差别有统计学意义(总体面积 95%可信区间不包含 0.5),可认为 C-反应蛋白对老年感染性疾病的诊断价值较高(曲线下面积为 0.939 大于 0.9)。

SPSS 没有提供 ROC 曲线下面积的假设检验模块,可利用手工计算或计算器来对 ROC 曲线下面积与机会线下面积的比较、两个 ROC 曲线下面积的比较分析,步骤与结果见正文

Area Under the Curve
Test Result Variable (s) :CRP

Area	Std. Error[a]	Asymptotic Sig.[b]	Asymptotic 95% Confidence Interval	
			Lower Bound	Upper Bound
.939	.015	.000	.910	.968

图 13-6 例 13-3 的 ROC 曲线下面积及其 95%可信区间

例 13-5 与例 13-6。

【实验 13-4】 对例 13-7 配对资料进行分析。

1. 数据文件 以“病理诊断”(“1”表示肝癌患者,“0”表示非肝癌患者)、“CT”(“1、2、3、4”表示 1~4 等级)、“CT 增强”(“1、2、3、4”表示 1~4 等级)和“频数”为变量名,建立 4 列 32 行数据集 li1307. sav,见图 13-7。

	病理诊断	CT	CT增强	频数
1	1	1	1	0
2	1	1	2	0
3	1	1	3	1
4	1	1	4	1
⋮	⋮	⋮	⋮	⋮
29	0	4	1	2
30	0	4	2	0
31	0	4	3	0
32	0	4	4	1

图 13-7 数据集 li1307. sav

2. 操作步骤及其主要结果

(1) 加权频数:将“频数”变量加权,步骤同前。

(2) 求 ROC 曲线下面积及其标准误:Analyze→ROC Curve→在随即出现的对话框中,将“病理诊断”移到 State Variable 框内,“CT”与“CT 增强”移到 Test Variable 框内,在 Value of State Variable 框内输入 1,激活 Display 下的几个选项→OK。主要输出结果见图 13-8。

(3) 求秩相关系数:求两个诊断试验对非肝癌者组评分的 Spearman 相关系数:Data→Select Cases→在随即出现的视窗中选“if condition is satisfied”,点击“if”→在随即出现的视窗中的右上框内设置“病理诊断=0”→Continue→OK。

Analyze→Correlate→Bivariate→在随即出现的视窗中将“CT”与“CT 增强”移到 Variables 框内→选 Spearman→OK。

输出两个诊断试验对非肝癌者组评分的 Spearman 相关系数为 0. 461。

求两个诊断试验对肝癌者组评分的 Spearman 相关系数,步骤同上,只是将“病理诊断=0”处设置为“病理诊断=1”,输出的 Spearman 相关系数为 0. 152。两者的平均数为(0. 461+0. 152)/2=0. 307。

Area Under the Curve

Test Result Variable (s)	Area	Std. Error[a]	Asymptotic Sig.[b]	Asymptotic 95% Confidence Interval	
				Lower Bound	Upper Bound
CT	.770	.081	.006	.611	.930
CT增强	.965	.035	.000	.000	1.000

图 13-8 例 13-7 的 ROC 曲线下面积及其标准误

笔记栏

(4) z 检验：依据两者 ROC 曲线下的平均面积$(0.770+0.965)/2=0.868$ 和两者 Spearman 相关系数均数 0.307，查附表 21 得 r 近似等于 0.25。在 SPSS 编程或其计算器中赋予下列等式，求得 z 值为 2.44，大于 1.96，$P<0.05$。结论同本章正文。

z=abs(0.965-0.770)/sqrt(0.081**2+0.035**2-2*0.25*0.081*0.035)=2.44

学习小结

1. 学习内容

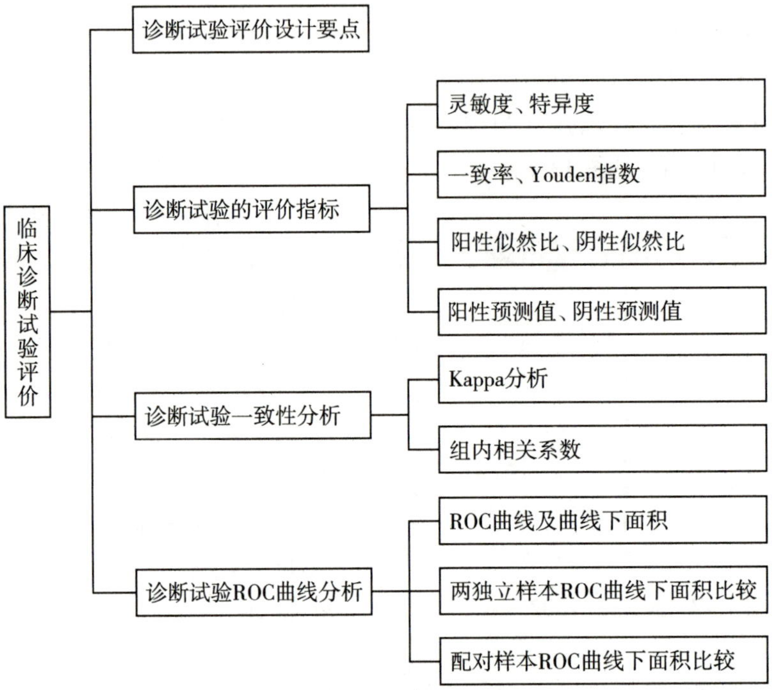

2. 学习方法 明确临床诊断试验评价的概念与设计要点，结合实例进行评价指标的计算、一致性分析与 ROC 曲线分析，综合评价诊断试验的价值。

复习思考题

一、简答题

1. 诊断试验中有哪些重要的评价指标，不同指标之间有何关系？
2. 阳性预测值和阴性预测值在临床实践中有何意义？
3. 何谓 ROC 曲线，它有什么用途？

二、计算分析题

对糖尿病患者和非糖尿病患者各 100 名，检测糖化血红蛋白(HbA1c)含量(mmol/L)，频数分布结果见表 13-9，试绘制其 ROC 曲线和进行 ROC 曲线比较。

笔记栏

表 13-9　两组患者 HbA1c 含量频数分布及选择不同诊断阈值的灵敏度和特异度

诊断阈值	非糖尿病患者频数	糖尿病患者频数	灵敏度	特异度
4.0	20	1	1.00	0.00
5.2	28	2	0.99	0.20
5.6	27	3	0.97	0.48
6.0	13	3	0.94	0.75
6.4	6	7	0.91	0.88
6.8	2	7	0.84	0.94
7.2	2	16	0.77	0.96
7.6	1	12	0.61	0.98
8.0	1	10	0.49	0.99
8.4	0	3	0.39	1.00
8.8	0	4	0.36	1.00
9.2	0	8	0.32	1.00
9.6	0	5	0.24	1.00
10.0	0	19	0.19	1.00

（熊光轶）

扫一扫，测一测

笔记栏

14章PPT

PPT 课件

第十四章

Meta 分析

学习目标

明确 Meta 分析与系统综述的关系，掌握 Meta 分析的应用条件，达到正确应用和解释该统计学方法的目的。

学习要点

Meta 分析与系统综述的关系，Meta 分析数据合并的原理、异质性检验原理、效应模型的选择、森林图的解读等。

Meta 分析是对以往的研究结果进行系统定量合成分析的方法。自 20 世纪 90 年代“循证医学”蓬勃发展以来，Meta 分析在医药学领域的应用尤其广泛，从宏观证据到微观的生物标志物的意义，几乎覆盖了疾病的病因、诊断、治疗、预防、预后、卫生经济学以及医学教育等各个方面。

第一节　Meta 分析的概述

一、Meta 分析的定义

目前 Meta 分析存在广义和狭义两种概念，尚未统一。广义：认为 Meta 分析是系统综述的一种类型，是定量整合多个研究结果的研究方法。系统综述是一种全新的文献综合研究方法，是全面收集符合纳入标准的所有相关研究文献，并逐个进行严格评价和分析，必要时进行定量合成的统计学处理，从而得出综合结论的研究报告或述评。当系统综述用定量合成的方法对资料进行了统计学处理时称为 Meta 分析，此系统综述则称为定量系统综述。没有进行 Meta 分析的系统综述，则称为定性系统综述。狭义：认为 Meta 分析只是一种定量合成的统计处理方法。为了区分和正确应用 Meta 分析与系统综述，将 Meta 分析定位于一种统计学方法较为合理，但其正确应用离不开系统综述的制作程序，Meta 分析方法起源较系统综述早，本质上可以为系统综述服务，事实上 Meta 分析促进了系统综述的发展，而循证医学和系统综述的出现使得 Meta 分析方法得到重视和进一步发展完善，使其方法成为近几十年引人注目的统计分析方法。

二、Meta 分析的医学应用

Meta 分析在医学领域最广泛的应用是系统评价治疗措施的疗效，主要针对同类随机对照试验的结果进行 Meta 分析，包括平行设计随机对照试验的 Meta 分析和交叉设计随机对照试验的 Meta 分析等。对于病因、危险因素的评价多采用观察性研究的 Meta 分析，如队列研究的 Meta 分析、病例对照研究的 Meta 分析、横断面研究的 Meta 分析等。对于临床诊断方法的评价可以采用诊断试验准确性研究的 Meta 分析进行评价。在遗传领域可以采用遗传关联性研究的 Meta 分析进行关联性评价。对于治疗措施不良反应的评价既可以采用干预性研究的 Meta 分析也可以采用观察性研究的 Meta 分析进行评价。

对于特殊测量的结局还可选择重复测量资料的 Meta 分析、剂量反应关系的 Meta 分析、生存资料的 Meta 分析、量表评分的 Meta 分析等分析方法进行评价。

近年来，随着方法上的不断创新又出现了网状 Meta 分析、累积 Meta 分析、前瞻性 Meta 分析、个体资料的 Meta 分析、贝叶斯 Meta 分析等分析方法，应用范围十分广泛。本章节所介绍 Meta 分析以目前应用最广泛的评价干预措施疗效的平行设计随机对照试验的 Meta 分析为主。

第二节　Meta 分析的基本步骤

Meta 分析作为定量系统综述的关键内容，是否严格按照系统综述的规范或指南收集文献、评价和取舍文献，决定了后续效应数据合成的质量和意义。因此，有必要介绍 Meta 分析过程中，合并数据的采集和筛选过程，即系统综述的制作过程。

一、研究设计

（一）确定纳入排除标准

通常情况下，原始研究的纳入、排除标准（即选择标准，selection criteria）的确定主要从以下几方面考虑：①研究对象的类型（types of participants）：如所患疾病类型及其诊断标准、研究人群的特征和场所等；②研究的干预措施（types of interventions）；③对照措施（types of comparisons）；④研究的结局指标（types of outcome measures）；⑤研究的设计方案（types of studies）。概括为满足 PICOS 五大要素。

1. 研究设计类型　系统综述与 Meta 分析的研究设计类型选择原则，就是根据研究目的选择能回答所关注问题的设计类型，可参考 Meta 分析的适用范围进行合理的选择。优选当前方法学质量较高的研究设计类型，比如评价茵栀黄口服液治疗新生儿黄疸的疗效，应首选随机对照试验进行评价。

2. 研究对象类型　使用明确的标准来界定疾病或所关注状况。包括：疾病的诊断标准；研究对象最重要特征，如年龄、性别、种族、疾病类型及病程、研究实施地、诊断主体以及需要排除的研究对象等。以“茵栀黄口服液治疗新生儿黄疸随机对照试验的系统综述与 Meta 分析”为例，研究对象的诊断标准应当是任何明确诊断为新生儿黄疸的研究均可；研究对象的特征为新生儿（足月、早产不限），性别、种族不限，生理性黄疸、病理性黄疸不限。

3. 干预方法与对照措施　具体说明所关注的干预方法以及对照措施。若干预措施是药物，应考虑药物的制剂、给药途径、剂量、持续时间和频率等因素。注意：不要只是列出所有干预措施和对照措施清单，而要给出具体的比较。以“茵栀黄口服液治疗新生儿黄疸随机对照试验的系统综述和 Meta 分析”为例：干预措施为茵栀黄口服液单用或者与常规西医治疗联用，给药途径为口服，剂量、疗程、给药频率不做限制。对照措施为安慰剂、空白对照以及常规西医治疗均可。具体比较为茵栀黄口服液与安慰剂对比，茵栀黄口服液与空白治疗对比，茵栀黄口服液与常规西医治疗对比，茵栀黄口服液联合常规西医治疗与常规西医治疗

笔记栏

对比。不同研究间常规西医治疗的方法不做统一限定，但同一研究中干预组的常规治疗应与对照组完全一致，例如：茵栀黄口服液+蓝光+双歧杆菌 *vs* 蓝光+双歧杆菌。

4. 结局指标 Meta 分析结局应当包括所有对临床有意义的结局指标。主要涉及三方面内容：确立结局指标、确立结局指标测量方式和确立结局测量的时间。

（1）确立结局指标：包括评估有利效应和不良事件的结局指标。结局指标常分为主要结局（primary outcomes）和次要结局（secondary outcomes）指标。

主要结局指标是与评价问题相关、对临床决策有实用价值、与患者利益密切相关的最重要结果，如存活事件（生存或死亡率）、临床事件、患者报告结局、不良事件、负担和经济结局等。确立主要结局指标的方法是先列出所有与 Meta 分析相关的结局指标，并进行排序，从中选择与评价问题联系最密切、评价疗效最重要的结局指标。主要结局指标数量一般不超过三个，最好是一个。经过 Meta 分析得出的有关干预措施疗效的结论，应该是基于主要结局指标的汇总结果。对于没有被选为主要结局的疗效评价指标，则被列为次要结局指标。

此外，次要结局指标也可选择 Meta 分析相关的其他结局指标，如间接指标和替代指标，常见的指标有实验室结果或影像学结果等。由于这些指标与临床终点指标相比往往不太重要，故不会选作主要结局指标，但它们在对于解释疗效或决定干预的完整性方面有很大帮助。然而，由于间接指标或替代结局指标可能会产生潜在的误导，故建议实际中应尽量避免使用这些指标作为主要结局指标，若确实需要使用，要评价该指标与终点指标的关系，在结果解释时要谨慎。

以“茵栀黄口服液治疗新生儿黄疸随机对照试验的系统综述和 Meta 分析”为例，新生儿黄疸可以由多种原因引起，茵栀黄口服液的治疗作用是针对黄疸症状，而黄疸的消退会影响疾病的预后，因此退黄是本研究的主要指标，具体讲是采用退黄时间，因为安全性是中医药一直关注的问题，不良事件也一并作为主要指标，次要结局采用胆红素水平，当然研究文献中如有报告终点结局（如死亡、并发症等）也应当作为主要结局报告。

（2）确立结局指标测量方式：包括客观测量和主观测量，客观测量指标如胆红素水平，应当明确是血清胆红素还是经皮胆红素。主观测量可由医护人员或患者评判，如退黄时间可根据临床观察皮肤的色泽来判断或者采用客观测量方法根据胆红素恢复正常的时间测量。

（3）确立结局测量的时间：不同的测量时间会影响到 Meta 分析的结果，可根据各专业的具体情况确定。在确定结局测量的时间时，要决定是纳入试验所有的结局测量时间点，还是只纳入选定的某个时间点。以血清总胆红素指标为例，不同研究测量的时点包括治疗前，治疗后 1 天，治疗后 2 天……治疗后 10 天等不同的时点，尽可能选择反映终点效应或结局的时间点。

（二）制定检索策略

首先，根据系统综述和 Meta 分析的目的，明确研究相关的检索来源名称、检索时间（检索起止日期）和文献语种。进行 Meta 分析时，计算机检索应至少包括以下几个数据库：外文数据库应检索 Cochrane 图书馆试验注册库、相关专业数据库、MEDLINE、EMBASE 和临床试验注册数据库，中文数据库应检索中国生物医学文献数据库（CBM）、中国期刊全文数据库（CNKI）、维普数据库（VIP）和万方数据资源系统。同时，尽可能补充检索其他专业相关的资源，包括人工检索灰色文献（如内部报告、会议论文）、查找相关研究参考文献清单或与研究作者进行联系等。如不进行人工检索，应注明。

其次，制定完善的检索策略，检索策略（Search Strategy）制定原则应尽可能系统而全面。可参考与自己研究问题相关、已发表的 Meta 分析（特别是 Cochrane 系统综述）检索策略，或请教信息检索专业人员，根据 PICOS 原则，将 Meta 分析问题分解为计算机检索系统可识别的关键词或主题词，利用逻辑运算符组成检索提问式。通常情况下，需要进行预检索，根据检索结果不断修正完善检索策略，尽可能做到查全。

（三）文献的筛选

1. 初筛 是通过仔细阅读检索到的全部文献的题录和摘要来完成。通过阅读文献的题录和摘要，判断该研究与 Meta 分析的问题之间是否相关，初筛标准较简单，通常只包含了文献研究类型、所关注研究对象的临床特点和所关心的干预措施这三个方面。通常使用 NoteExpress 或者 Endnote 软件进行文献管理。对于排除的文献，需要给出排除的理由。

2. 全文筛选 在初筛完成之后，对于初筛选出的可能合格的文献进一步获取全文。仔细阅读和评估文献全文的方法学部分，提取文献中的相关信息，以确定文献是否符合 Meta 分析的纳入标准，并决定该文献是否应该纳入，这就是全文筛选过程。一般需要设计全文筛选表格来协助完成全文筛选。筛选表格按照本节介绍的纳入标准（PICOS 五个方面）进行设计。

（四）评估纳入研究的偏倚风险

方法学质量高的研究更能保证研究结果的真实性，因此需要对纳入的研究进行方法学质量评估。目前对于随机对照试验的方法学质量评估，Cochrane 协作网推荐采用由方法学家、编辑和系统评价员在 2008 年共同制订的“偏倚风险评估”工具。包括 6 个方面：①随机分配方法；②分配方案隐藏；③对研究对象、治疗方案实施者、研究结果测量者采用盲法；④结果数据的完整性；⑤选择性报告研究结果；⑥其他偏倚来源。针对每一项纳入的研究结果，对上述 6 条作出“是”（低度偏倚）、“否”（高度偏倚）和“不清楚”（缺乏相关信息或偏倚情况不确定）的判断。此评估工具对每一条的判断均有明确标准，降低了主观因素的影响，保证评估结果有更好的可靠性。评价方法见表 14-1。值得注意的是，2018 年 Cochrane 官网公布了修正版 RoB2.0，并在同年 10 月进行了更新，但目前还没有完全普及应用，Cochrane 推荐使用的 RevMan 软件中仍然采用的是 RoB1.0 的评价标准。

表 14-1 Cochrane 协作网风险偏倚评估工具

评价条目	评价内容描述	作者判断
①随机序列产生方法	详细描述产生随机分配序列的方法	随机序列产生是否正确？
②分配方案隐藏	详细描述隐藏随机分配序列的方法	分配方案隐藏是否完善？
③盲法（受试者，试验人员）	描述对受试者或试验人员实施盲法的方法	受试者或试验人员是否知道受试者在哪组？
④盲法（结局评价者）	描述对结局评价者实施盲法的方法	结局测量者是否知道受试者的试验分组？
⑤不完整	报告每个主要结局指标的数据完整性，包括失访和退出的数据	结果数据是否完整？
⑥选择性报告研究结果	描述选择性报告结果的可能性及情况	研究报告是否提示无选择性报告结果？
⑦其他偏倚来源	除以上 6 个方面，是否存在其他引起偏倚的因素	研究是否存在引起高度偏倚风险的其他因素？

对于其他偏倚条目，可以考虑通过以下几个方面评估：①明确的纳入与排除标准；②样本含量估计方法；③利益冲突说明；④基线可比性。具体评价示例见图 14-1。

笔记栏

⊟ Risk of bias table

Bias	Authors' judgement	Support for judgement
Random sequence generation (selection bias)	Low risk	随机数字表产生随机序列
Allocation concealment (selection bias)	Low risk	采用不透光的信封进行随机分配的隐藏
Blinding of participants and personnel (performance bias)	Low risk	未对研究对象和研究者实施盲法，但研究对象是婴儿且观察指标是客观指标血清胆红素，因此不施盲也不会结果造成太大偏倚
Blinding of outcome assessment (detection bias)	Unclear risk	未描述是否对结局评价者以及统计分析人员施盲
Incomplete outcome data (attrition bias)	Low risk	研究开始时病例60例，结束分析时60例，明确说明没有脱落失访
Selective reporting (reporting bias)	Low risk	没有研究方案，但所有临床重要的结局均有报告
Other bias	Unclear risk	没有样本量估算，没有描述利益冲突，基线均衡

图 14-1　单个研究的风险偏倚评估（RevMan 软件，RoB1.0）

（五）研究结果的测量

建议根据不同的数据类型，如二分类计数变量、连续性计量变量，分别选择不同的测量指标。一般来说，二分类计数资料常选择相对危险度（relative risk，RR）、比值比（odds ratio，OR）或危险差（risk difference，RD）。流行病学上定义相对危险度 RR 是指暴露组事件（这里的事件是有害的事件，如死亡）发生率比上非暴露组的发生率，当相对危险度大于 1 时，表示风险增加，相反，则风险降低，但当相对危险度等于 1 时，表示暴露与事件无关；*OR* 值的含义与 *RR* 值相同，*OR* 更多用于病例对照研究中，当发病率很低时，*OR* 可代替 *RR* 值估计暴露与疾病的关联强度；危险度差值则是暴露组的事件发生率和非暴露组的事件发生率之差。在效应合并过程中，为了满足正态近似的条件，*RR* 值和 *OR* 值一般要取对数后进行效应合并。连续性结局（或称为计量变量）数据常选择均数差（mean difference，MD）、标准均数差（standardized mean difference，SMD）和加权均数差（weighted mean difference，WMD）。加权均数差通过加权可消除多个研究间绝对值大小的影响，能真实地反映干预的效应值，标准均数差则是用两均数的差值再除以合并标准差所得的值，在加权均数差的基础上，进一步消除了多个研究测量单位不同的影响，因此效应值的量纲不一样，宜选择 SMD 合并统计量。

（六）缺失资料的处理

缺失数据的处理主要从以下两方面考虑：一是基线是否发生变化，对于患者的脱落失访，如是否进行了意向性分析；二是统计学相关的数据缺失，例如报告中只有均数，没有标准差。可通过与作者联系和使用相应统计学方法进行变换处理。

二、资料收集

资料的收集要经过三个步骤：一是文献检索；二是根据具体的纳入与排除标准对文献进行筛选；三是对最终纳入的文献进行资料提取。

资料提取主要通过设计资料提取表进行全面系统的收集待分析的资料和数据。资料提取表一般应当涉及以下七部分信息：

1. 纳入研究的基本信息　纳入研究的编号（如 Han M 2016，第一作者和发表年份组成）、引用题录、通信作者和联系方式。基本信息可用于数据提取后的核查以及数据分析时引用。

2. 研究方法和可能存在的偏倚　不同的设计类型可能产生不同的偏倚，从而影响研究结果的准确性。数据提取时，需要提取研究方法的详细信息，以便于将来对偏倚风险评估和原始研究质量进行评价。对于干预性研究的 Meta 分析而言，这部分需要收集风险偏倚评估的六条信息（表 14-1）。

3. 研究对象的特征 主要包括年龄、性别、诊断标准、疾病严重程度、种族、社会人口学特征、研究地点等。

4. 干预措施 提取试验组和对照组的干预细节，以药物为例，应提取药物名称、给药途径、剂量、开始给药时间、疗程、频率等信息。

5. 结局指标 按照原始研究报告的指标和格式收集所有有效性结局和安全性结局的指标数据，以便于判断是否有选择性结局报告以及进一步整理成待分析的数据形式。

6. 研究结果 在收集研究结果的相关信息时，对于每个研究结果，均需收集样本量、分组情况、治疗时间、测量尺度、测量时点、数据类型（分类变量还是连续变量）、统计学数据等信息。对于不同的数据类型，结果数据的表述方式不同。以二分类计数变量为例，统计学数据包括试验组和对照组各自的总人数和发生目标事件的人数。虽然参与研究的总人数是一定的，但不一定所有研究对象都完成了全部指标的测定，对于每个研究结果而言其样本量可能不尽相同，这点在提取数据时应特别注意。

7. 其他需要收集的信息 除上述数据外，还需要收集其他一些重要的信息，如：重要的引文、资助机构、潜在利益冲突等。还有一些信息反映了文章的质量，也可以考虑收集到数据提取表。例如：是否获得伦理学委员会的批准、研究设计时是否计算了需要的样本量等。

三、资料分析

（一）合并统计量

Meta 分析的核心计算是将同类的多个研究的统计量合并（相加、汇总），常用的方法有倒方差法（inverse variance method）（IV 法）、Mantel-Haenszel 法（M-H 法）、Peto 法、Dersimonian-Laird 法（D-L 法），详见表 14-2。

表 14-2 不同效应量的常用 Meta 分析方法表

资料类型	合并效应量	模型选择	计算方法
计数资料	OR	固定效应模型	Peto 法、M-H 法、倒方差法
		随机效应模型	D-L 法
	RR	固定效应模型	M-H 法、倒方差法
		随机效应模型	D-L 法
	RD	固定效应模型	M-H 法、倒方差法
		随机效应模型	D-L 法
计量资料	WMD	固定效应模型	倒方差法
		随机效应模型	D-L 法
	SMD	固定效应模型	倒方差法
		随机效应模型	D-L 法

对于计量资料，最常用的方法是倒方差法（IV 法），对于计数资料最常用的方法是 Mantel-Haenszel 法（M-H 法），各种 Meta 分析方法的主要区别在于赋予研究的权重的方法不同，主要经过计算合并的效应量、效应量的可信区间、对效应量的假设检验以及研究间的异质性检验四个步骤。现以倒方差法为例简要介绍 Meta 分析的基本原理。

倒方差法在固定效应模型的效应合并中具有广泛的应用，可用于二分类计数变量资料

笔记栏

和连续性计量变量。用于二分类计数变量时，需进行对数转换；对于连续性计量变量可直接应用。倒方差法原理是以方差的倒数为权重，对各纳入研究的效应进行合并。

【例 14-1】茵栀黄口服液用于治疗新生儿黄疸的研究，经过筛选，有 4 项茵栀黄口服液联合蓝光治疗与蓝光治疗比较，服用方法为 5ml bid，疗程为 5 天的研究可以合并，具体数据见表 14-3，试用基于倒方差法的 Meta 分析方法比较茵栀黄口服液联合蓝光治疗与蓝光治疗比较痊愈率有无差别？

表 14-3 茵栀黄口服液联合蓝光治疗与蓝光治疗痊愈率比较

研究编号	联合疗法			蓝光治疗		
	样本量(n_{Ti})	无效(a_i)	有效(b_i)	样本量(n_{Ci})	无效(c_i)	有效(d_i)
1	58	34	24	56	39	17
2	30	15	15	30	20	10
3	42	30	12	42	34	8
4	43	8	35	43	17	26

根据表 14-3 数据，使用公式 14-1、14-2、14-3 计算每个研究的 RR_i、$y_i=\ln(RR_i)$、y_i 的方差 v_i、权重 w_i、相对权重 rw_i、w_iy_i、$w_iy_i^2$，结果见表 14-4。

表 14-4 茵栀黄口服液联合蓝光治疗新生儿黄疸痊愈率的 Meta 分析用表

研究编号	RR	y_i	v_i	w_i	rw_i	w_iy_i	$w_iy_i^2$
1	1.36	0.31	0.07	15.29	0.19	4.74	1.47
2	1.50	0.41	0.10	10.00	0.12	4.05	1.64
3	1.50	0.41	0.16	6.22	0.08	2.52	1.02
4	1.35	0.30	0.02	27.632	0.61	14.49	4.31
合计				80.24	1.00	25.80	8.44

其中，第 i 个研究的相对危险为：

$$RR_i=\frac{a_i/n_{Ti}}{c_i/n_{Ci}}=\frac{a_in_{Ci}}{c_in_{Ti}} \quad (式\ 14\text{-}1)$$

$\lg(RR_i)$ 的方差和权重为：

$$Var[\ln(RR_i)]=\frac{1}{a_i}+\frac{1}{c_i}-\frac{1}{n_{Ti}}-\frac{1}{n_{Ci}} \quad (式\ 14\text{-}2)$$

$$w_i=\frac{1}{Var[\ln(RR_i)]} \quad (式\ 14\text{-}3)$$

效应合并值的点估计为：

$$RR=\exp\left(\frac{\sum w_i\ln(RR_i)}{\sum w_i}\right) \quad 或者 \quad RR=\exp(\sum rw_iy_i) \quad (式\ 14\text{-}4)$$

本例 $RR=\exp\left(\frac{25.80}{80.24}\right)=\exp(0.32151)=1.38$

或者

$$RR=\exp(\sum rw_iy_i)=\exp(0.31\times0.19+\cdots+0.30\times0.61)=\exp(0.3239)=1.38$$

笔记栏

对合并的统计量可以采用可信区间法和 z 检验进行假设检验。当试验效应指标为 OR 或 RR 时，其值等于 1 时试验效应无效，此时其 95%的可信区间若包含了 1，等价于 $P>0.05$，即无统计学意义；若其上下限不包含 1，等价于 $P\leq 0.05$，即有统计学意义。

可信区间法，效应合并值的 95%CI 为：

$$\exp\left(\ln(RR)\pm\frac{1.96}{\sqrt{\sum w_i}}\right)=(\exp(0.10327),\exp(0.54089))=(1.11,1.72)$$

假设检验法，效应合并值的假设检验：

H_0：总体 $RR=1$；H_1：总体 $RR\neq 1$；$\alpha=0.05$。

$$\chi^2=\frac{(\sum w_i y_i)^2}{\sum w_i}=\frac{(25.80)^2}{80.24}=8.29$$

以上的 χ^2 值服从自由度为 1 的 χ^2 分布，$\chi^2=8.29$，这里 $\chi^2=z^2$，$z=\sqrt{\chi^2}=2.88$，z 服从标准正态分布，$P<0.01$，拒绝 H_0，即认为联合疗法与单用蓝光比较在治疗的痊愈率上有统计学差异，联合疗法治疗痊愈率高。

【例 14-2】 茵栀黄口服液用于治疗新生儿黄疸的研究，经过纳入排除标准的筛选，现有 6 项茵栀黄口服液联合西医常规治疗与西医常规治疗比较，服用方法为 3ml tid，疗程为 5 天的研究可以合并，具体数据见表 14-5，试用基于倒方差法的 Meta 分析方法，比较茵栀黄口服液联合西医常规治疗与西医常规治疗在降低血清胆红素水平指标有无差别？

表 14-5 茵栀黄口服液联合西医常规治疗与西医常规治疗血清胆红素水平

研究编号(i)	联合疗法			西医常规治疗		
	样本量(n_{1i})	血清胆红素($\bar{x}_{1i}$)	标准差(s_{1i})	样本量(n_{1i})	血清胆红素($\bar{x}_{2i}$)	标准差(s_{2i})
1	39	74.20	18.60	30	125.60	17.20
2	42	76.70	10.30	42	126.30	12.40
3	55	63.15	21.44	53	112.23	38.41
4	90	79.52	14.23	90	119.42	28.36
5	60	123.90	24.50	60	163.30	26.20
6	86	78.70	17.20	86	123.60	22.60

根据表 14-5 数据，计算每个研究的效应指标 y_i（即每个研究的联合用药组与西医常规组血清胆红素的均数差）、y_i 的方差 $s_{y_i}^2$、权重 w_i、相对权重 rw_i、w_iy_i、$w_iy_i^2$，结果见表 14-6。

表 14-6 联合用药组与西医常规治疗血清胆红素水平 Meta 分析用表

研究编号	y_i	$s_{y_i}^2$	w_i	rw_i	w_iy_i	$w_iy_i^2$
1	-51.4	19.12	0.05	0.11	-2.69	138.15
2	-49.6	6.19	0.16	0.33	-8.02	397.64
3	-49.08	35.49	0.03	0.06	-1.38	67.87
4	-39.9	11.19	0.09	0.18	-3.57	142.32
5	-39.4	21.44	0.05	0.10	-1.84	72.39
6	-44.9	9.379	0.11	0.22	-4.79	214.95
合计			0.485	1.00	-22.28	1033.32

笔记栏

其中 y_i、s_i^2、w_i、rw_i 等计算如下：

$$y_i=\bar{x}_{1i}-\bar{x}_{2i} \quad (式 14\text{-}5)$$

$$s_{y_i}^2=s_i^2\left(\frac{1}{n_{1i}}+\frac{1}{n_{2i}}\right) \quad (式 14\text{-}6)$$

$$s_i^{\ 2}=\frac{(n_{1i}-1)s_{1i}^2+(n_{2i}-1)s_{2i}^2}{n_{1i}+n_{2i}-2} \quad (式 14\text{-}7)$$

$$w_i=\frac{1}{s_{y_i}^2} \quad (式 14\text{-}8)$$

$$rw_i=\frac{w_i}{\sum w_i} \quad (式 14\text{-}9)$$

效应合并值的点估计：

$$\hat{y}=\frac{\sum w_iy_i}{\sum w_i} \quad 或 \quad \hat{y}=\sum rw_iy_i \quad (式 14\text{-}10)$$

本例　$\hat{y}=\frac{\sum w_iy_i}{\sum w_i}=\frac{-22.28}{0.485}=-45.94$　或者　$\hat{y}=\sum rw_iy_i=-45.94$

无论采用何种计算方法得到的合并统计量，都需要对其进行假设检验，常用 z 检验，若 z 检验 $P\leqslant0.05$，多个研究合并的统计量有统计学意义，否则合并的统计量没有统计学意义。

除了 z 检验外，还可以使用可信区间法。当试验效应指标为 *RD*、*MD* 或 *SMD* 时，其值等于 0 时试验效应无效，其 95%的可信区间若包含了 0，等价于 $P>0.05$，即无统计学意义；若其上下限不包含 0，等价于 $P\leqslant0.05$，即有统计学意义。例 14-2 的假设检验过程如下：

可信区间法：效应合并值的 95%*CI* 为：

$$\left(\hat{y}\pm\frac{1.96}{\sqrt{\sum w_i}}\right)=\left(-45.94-\frac{1.96}{\sqrt{0.485}},-45.94+\frac{1.96}{\sqrt{0.485}}\right)=(-48.75,-43.12)$$

假设检验法：效应合并值的假设检验：

H_0：合并后总体差值=0；H_1：合并后总体差值≠0。$\alpha=0.05$

$$\chi^2=\frac{(\sum w_iy_i)^2}{\sum w_i}=\frac{(-22.28)^2}{0.485}=1023.94$$

以上的 χ^2 值服从自由度为 1 的 χ^2 分布，$\chi^2=1023.94$，这里 $\chi^2=z^2$，$z=\sqrt{\chi^2}=32.0$，z 服从标准正态分布，$P<0.01$。拒绝 H_0，即认为联合疗法与西医常规治疗在降低血清胆红素水平上有统计学差异，联合疗法治疗后的血清胆红素水平低，疗效好。

（二）异质性检验

按统计学原理，只有同质的资料才能进行统计量的合并，反之则不能。因此，在合并统计量之前需要对多个研究结果进行异质性检验，以判断多个研究是否具有同质性。异质性检验（tests for heterogeneity）就是用于检验多个相同研究的统计量是否具有异质性的方法。

1. 异质性的种类　Cochrane Handbook 将 Meta 分析的异质性分为临床异质性、方法学异质性和统计学异质性。临床异质性是指参与者不同、干预措施的差异及研究的终点指标不同所导致的变异。方法学异质性是指由于试验设计和质量方面的差异引起的，如盲法的应用和分配隐藏的不同，或者由于试验过程中对结局的定义和测量方法的不一致而出现的变异。统计学异质性是指不同试验间被估计的治疗效应的变异，它是研究间临床和方法学上多样性的直接结果。统计学计算异质性以数据为基础，其原理是各研究之间可信区间的重合程度越大，则各研究间存在统计学同质性的可能性越大；相反，可信区间重合程度越小，各研究之间存在统计学异质性的可能性越大。需要说明的是，临床异质性、方法学异质性和统计学异质性三者是相互独立又相互关联的，临床或方法学上的异质不一定在统计学上就有异质性表现，反之亦然。

2. 异质性的检验方法

（1）Q 检验：Q 检验是异质性检验的常用统计方法，回答的是各个研究间效应量的分布是否具有同质性（homogeneous distribution）。

若 Q 检验无效假设为 $H_0:y_1=y_2=\cdots=y_k$（即纳入研究效应量均相同），假设真正的效应是一致的，但是由于存在抽样误差而造成实际结果不一致，这时仍可认为研究间效应是同质的。若研究结果的差异过大，超出抽样误差所能解释的范围，则需考虑研究质量、干预措施（剂量、干预时间、药物品种等）、结果变量的测量时点以及测量方法不同等方面存在差异，造成异质性的存在。Q 统计量可通过公式 14-11 来计算：

$$Q=\sum w_i(y_i-\bar{y}_i)^2=\sum w_i y_i^2-\frac{(\sum w_i y_i)^2}{\sum w_i}\sim\chi^2(\nu=k-1) \qquad \text{（式 14-11）}$$

Q 值服从自由度为 $k-1$ 的卡方分布。

以例 14-2 为例，将表 14-6 的数据代入上式中，$Q=1033.32-\frac{(-22.28)^2}{0.485}=9.4$，$\chi^2_{0.1,5}=9.24$，因此 $P<0.1$，研究结果存在一定的异质性。Q 检验的检验水准通常设定为 0.10，若异质性检验结果为 $P>0.1$ 时，可认为多个同类研究具有同质性；当异质性检验结果为 $P\leqslant 0.1$ 可认为多个研究结果有异质性。

（2）I^2 检验：Q 检验中的 Q 值会随着自由度的增大而增大，Cochrane 协作网在 2003 年提出了新的评价异质性的指标 I^2。I^2 统计量反映异质性部分在效应量总的变异中所占的比重。I^2 统计量采用公式 14-12 来计算：

$$I^2=\frac{Q-(k-1)}{Q}\times100\%=\max\left(0,\frac{Q-\nu}{Q}\times100\%\right) \qquad \text{（式 14-12）}$$

式中，Q 为异质性检验的卡方值，k 为纳入 Meta 分析的研究个数。

本例，将 Q 检验的统计量代入上式中得：$I^2=\frac{9.4-(6-1)}{9.4}\times100\%=47\%$。

I^2 的取值范围定义在 0~100%之间，当 $I^2=0$（如果 I^2 为负值，仍设它为 0）时，表明没有观察到异质性；I^2 值越大则异质性越大。Cochrane Handbook for Systematic Review of interventions 5.0 及以上版本中依照 I^2 值将异质性分为 4 个程度：30%~40%，轻度异质性；40%~60%，中度异质性；50%~90%，较大异质性；75%~100%，很大的异质性。I^2 作为一个率，用于描述由各个研究所致的，而非抽样误差所引起的变异（异质性）占总变异的百分比，克服了 Q 统计量对纳入研究个数的依赖，可以更好地衡量多个研究结果间异质性程度大小。一般情况下，只要 I^2 不大于 50%，其异质性就可以接受。

对于研究间的异质性通常采用亚组分析、敏感性分析以及选用随机效应模型来解决。

3. 亚组分析　亚组分析（subgroup analysis），即根据患者可能影响预后的因素分成不同的亚组来分析其结果是否因为这些因素的存在而不同。例如，可根据年龄、性别、病情严重度等进行亚组分析。亚组分析对临床指导个体化处理有重要意义，但因为亚组的样本量常很小，容易因偶然性大而得出错误结果。因此对亚组分析结果要谨慎对待，一般看作为假说的产生。只有在后来的高质量研究中得到证明或事先确定拟分析的亚组并样本足够大时，亚组分析的结果才较可靠。亚组数量不要太多。亚组分析容易导致两种危害，即否认有效处理的“假阴性”结论或得出无效甚至是有害的“假阳性”结论；也容易产生出一些令人误解的建议。

4. 敏感性分析　敏感性分析(sensitivity analysis)是用于评价某个 Meta 分析结果是否稳定和可靠的分析方法。如果敏感性分析对 Meta 分析的结果没有本质性的改变，其分析结果的可靠性大大增加。如果经敏感性分析导致了不同结论，这就意味着对 Meta 分析的结果解释和结论方面必须要谨慎。通常敏感性分析包括以下几个方面的内容：

(1) 改变研究的纳入标准、研究对象、干预措施(特别是尚有争议的研究)。

(2) 纳入或排除某些含糊不清的研究，不管它们是否符合纳入标准。

(3) 使用某些结果不太确定的研究的估计值重新分析数据。

(4) 对缺失数据进行合理的估计后重新分析数据。

(5) 使用不同统计方法重新分析数据，如用随机效应模型代替固定效应模型，或用固定效应模型代替随机效应模型。

(6) 排除某些设计不严谨、方法学质量差的研究。

5. 固定效应模型与随机效应模型　Meta 分析的统计方法包括固定效应模型(fixed-effect model)和随机效应模型(random-effect model)。固定效应模型是指在 Meta 分析中，假设研究间所有观察到的变异都是由偶然机会引起的一种合并效应量的计算模型，这些研究假定为测量相同的总体效应。随机效应模型则是统计 Meta 分析中研究内抽样误差(方差)和研究间变异以估计结果的不确定性(可信区间)的模型。当包括的研究有除偶然机会外的异质性时，随机效应模型将给出比固定效应模型更宽的可信区间。

当异质性来源不能用临床异质性和方法学异质性来解释时，常可用随机效应模型合并效应量。随机效应模型估计合并效应量，实际上是计算多个原始研究效应量的加权平均值。以研究内方差与研究间方差之和的倒数作为权重，调整的结果是样本量较大的研究给予较小的权重，而样本量较小的研究则给予较大的权重，这样可以部分消除异质性的影响，但小样本研究的质量普遍较差，而且受到发表偏倚的影响更大。本章节主要讲述在同质性良好情况下多个研究的合并，即固定效应模型的统计学原理，若需要使用随机效应模型，可以在软件中进行切换选择。

6. 发表偏倚的测量　发表偏倚一直是 Meta 分析中存在的问题之一。它是指阳性结果的研究容易得到发表的倾向，而阴性结果的研究一般作者不愿投稿或投稿后不容易获得发表。此外，阳性结果的多次重复发表也是造成发表偏倚的原因之一。全面无偏倚地检索和对前瞻性临床试验进行登记注册，是避免发表偏倚的手段。

用于检查 Meta 分析是否存在发表偏倚的方法之一就是采用“倒漏斗”图形(funnel plot)分析的方法。RevMan 软件可自动生成该图形。该方法由 Light 于 1984 年首先用于教育和心理学研究。即采用单个研究的治疗效应估计值(x 轴)对应各个研究样本量大小的值(y 轴)构成的散点图。从小样本研究的效应值散布在图形的下方，而大的研究将逐渐向上变窄，因而形成状似倒置的漏斗。在没有偏倚存在的情况下，图形呈对称势态。但一个试验的统计效能同时取决于该试验的样本量和受试者关注事件的发生数，因此，标准误逐渐取代研究的样本量运用于 y 轴代表研究规模的测量值。当图形不对称时，除了考虑发表偏倚的可能性以外，还要考虑以下几种因素也可导致不对称：小样本、方法学质量低下的研究、机遇的作用、干预的变异性和假的报告等。

四、结果报告

1. 文献筛选流程 根据检索策略检索到的大量文献如何筛选成为符合 Meta 分析的文献，这个过程应当用一个纳入文献的筛选流程图来体现，如图 14-2。

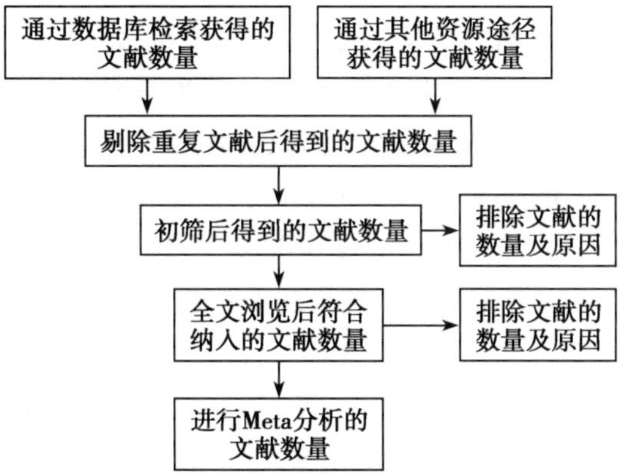

图 14-2 纳入研究流程图

2. 纳入文献的研究特征 该部分呈现的是纳入单个研究的基本信息，可用“纳入研究基本特征表”清晰展示，该表主要对资料提取表的信息进行概括和总结，一般包括下列几个条目：

（1）研究方法：说明纳入研究所采用的研究设计（如是否是随机对照试验），并应明确说明纳入研究的研究设计是否不同于平行随机设计（如交叉设计、随机区组设计等）以及纳入研究的试验周期等。

（2）受试者：说明受试者入组时所处的环境（如急诊、门诊、住院等），受试者的健康状况及受试者的年龄、性别、国家、诊断标准等信息。

（3）干预措施：说明纳入研究使用的所有干预措施，并应提供足够信息以保证可以在临床实践中重复这种干预措施。

（4）结局：列出纳入研究报告的结局及结局测量时间点。要注意的是，该条目中列出的应是结局测量指标，而不列出纳入研究的结果。

3. 纳入研究的偏倚风险评估（文献质量评价） 该部分通常用 RevMan 软件生成的“偏倚风险比例图”和“偏倚风险总结图”进行概述。偏倚风险评估按照随机、分配隐藏、盲法、不完全结局数据、选择性结局报告以及其他偏倚进行评价和报告。例 14-1 的偏倚风险比例图、偏倚风险总结图见图 14-3 与图 14-4，图中用不同的颜色（黑、深黑、灰）和不同的符号（“+”“-”“?”）分别表示“低风险偏倚”“高风险偏倚”和“不清楚”。

4. 各原始研究结果及 Meta 分析结果 该部分是系统评价最重要的部分，展示了 Meta 分析的全部结果，主要包括疗效和安全性等结局指标，一般先描述主要结局指标的结果，然后描述次要结局指标的结果。

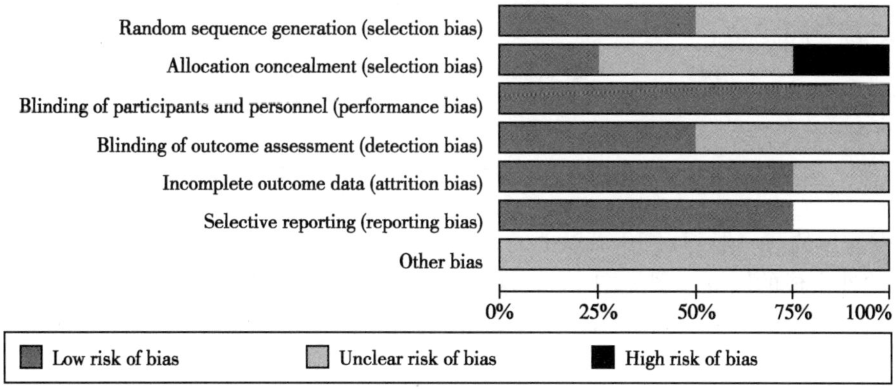

图 14-3 偏倚风险比例图

笔记栏

Meta 分析结果通常用"森林图"表示。森林图是以统计指标和统计分析方法为基础,用数值运算结果绘制出的图形。在平面直角坐标系中,以一条垂直的竖线代表无效线(横坐标刻度为 0 或 1),每条平行于横轴的线条代表一个研究的 95% 可信区间,线条中央的小方块为各研究的效应量(如 *RR*、*MD*)的位置,方块大小代表该研究的权重。图最下方的菱形代表了多个研究合并的效应量及其可信区间。若某个研究 95% 可信区间的横线条跨越无效竖线,则该研究无统计学意义;若该横线条落在无效竖线的左侧或右侧,则该研究有统计学意义。以连续性结局资料为例,介绍森林图的组成部分如下(图 14-5):①每个研究的原始数据(均数 Mean、标准差 *SD* 和样本量 Total);②每个研究结局的点估计及可信区间,用文字、方块与线条分别表示;③每一个亚组的 Meta 分析结果,用文字、菱形分别表示;④试验组受试者人数和对照组受试者人数;⑤异质性检验得到的统计量(*Q* 检验的卡方值,I^2 统计量,如果有亚组则还有亚组间的异质性检验);⑥总效应 Meta 分析时总的平均效应的检验结果;⑦每个研究所占的权重百分比。

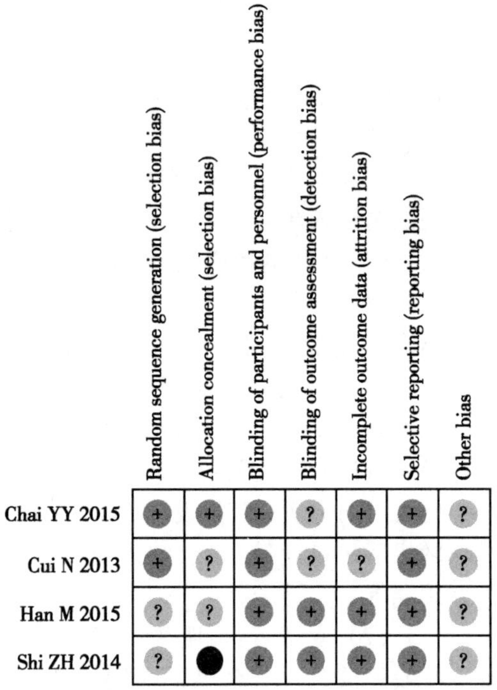

图 14-4　偏倚风险总结图

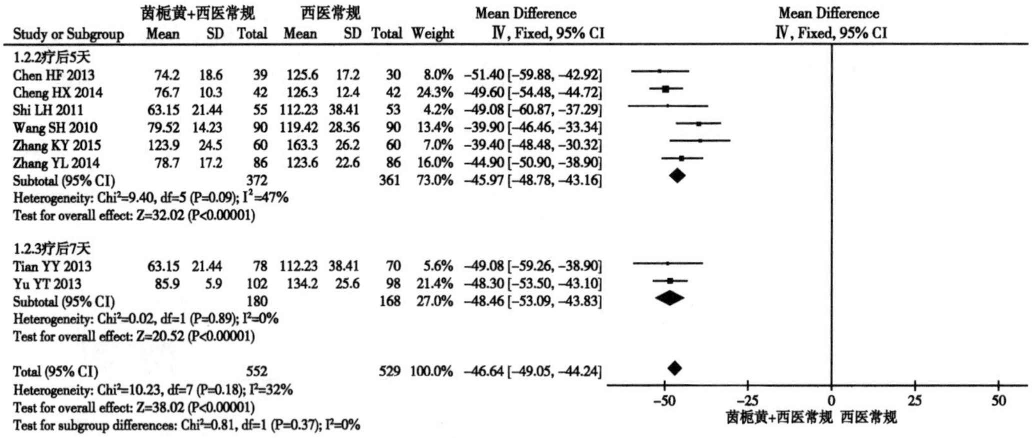

图 14-5　茵栀黄口服液联合西医常规治疗与西医常规治疗胆红素水平比较

5. 发表偏倚　一般建议 10 篇以上的研究合并时才使用倒漏斗图进行发表偏倚的评价,RevMan 软件生成的倒漏斗图见图 14-6(这里不足 10 篇,只是图示而已)。观察图形的对称性判断是否存在发表偏倚:对称不存在发表偏倚,否则存在发表偏倚。

笔记栏

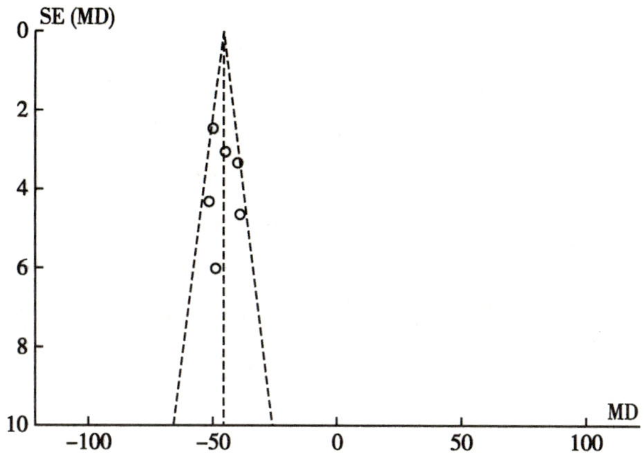

图 14-6　评估纳入研究发表偏倚的倒漏斗图

第三节　Meta 分析的优缺点及其应用

一、Meta 分析的优点与局限性

（一）Meta 分析的优点

1. 有明确的纳入排除标准以限制在选择研究过程中出现偏倚。
2. Meta 分析扩大了样本量，增加了结果的精度和把握度。
3. 大部分研究结果能够迅速被卫生服务人员、研究者和政策制定者采用。
4. 不同研究的结果能够全面比较以建立概括性与一致性的结果。
5. 探讨异质性的原因，对特定亚组可以产生新的假设。

（二）Meta 分析的局限性

1. 由于具有一定的纳入排除标准而不能纳入全部的相关研究。
2. 发表的文章易于获取，未发表的文章难以获取和分析，因此存在一定的发表偏倚。
3. 还不能满足不同资料类型和不同临床设计方案的需要，如多个均数比较、等级资料比较。
4. 纳入研究的质量不一，容易产生较大的方法学异质性。当异质性较大时，往往不适合效应的合并。

二、Meta 分析应用的注意事项

在撰写干预效果 Meta 分析结果的应用时，应当注意以下几点：①考虑所有的有利和不利的效果，即疗效和副作用方面。②探讨相对效果（利弊均有）的变异情况和可能的原因；在评估异质性时应鉴定所有可能影响效果的因素，如研究对象的来源、构成特征及实施干预的场所。同样，干预的特征如次数、剂量、给药途径、疗程及患者依从性。③探讨利弊均有的相对效果是否受疾病预后和严重程度及对照组事件率的影响。④根据疾病严重程度计算预测的净效应（利弊均有）。⑤权衡利弊。当各个研究报告的效应明显不同时，评价者特别需要鉴定并验证减低或去除这些差异的相关因素，以寻求最佳的干预方案。同时应当进行二级分析以探讨某一因素对效应改变的影响。

笔记栏

Meta 分析结果能否被运用于临床上具体患者的治疗，除了考虑其结果的真实性和临床的重要性以外，还需要结合使用者当前所面对的患者的具体情况考虑。如同评价临床试验结果的应用性一样，主要涉及系统综述 Meta 分析中试验的外部真实性因素，即试验的场所、诊断标准是否一致，患者的种族、年龄、疾病轻重程度等，辅助治疗的措施、干预的强度和时间，患者的依从性如何，利弊的权衡，期待的结局是否相同等。尤其当临床上遇见一个复杂的病例，同时存在多种疾病、需要多种干预措施的情况下，应用 Meta 分析结果需要慎重。现行的很多干预措施已经很少有像抗生素那样具有高度显著性差异的效果，且同时还存在副作用的问题。因此，临床医生在应用证据时需要结合自己的专业技能和经验、患者的优先性选择，最后做出治疗决策。这就是循证医学强调的不排斥医生的经验和技能的体现。

Meta 分析的统计电脑实验

（一）RevMan 软件简介

RevMan 软件是 Review Manager 软件的简称，是国际 Cochrane 协作网制作和保存 Cochrane 综述的软件，由 Nordic Cochrane Center 开发。非 Cochrane 系统综述亦可使用其进行 Meta 分析。可在 http://tech. cochrane. org/revman 地址免费下载。该软件预设了四种类型的系统评价制作格式：干预措施系统评价（Intervention reviews）、诊断试验精确性系统评价（Diagnostic test accuracy review）、方法学系统评价（Methodology review）和系统评价汇总评价（Overviews of reviews）。RevMan 软件能非常方便地完成计算合并效应量、合并效应量检验、合并可信区间、异质性检验、亚组分析及输出森林图、漏斗图等。其功能强大、操作简便、结果直观可靠，是循证医学工作者的好帮手。

（二）例题电脑实验

【实验 14-1】 对例 14-1 进行 Meta 分析

1. 新建一个系统综述/Meta 分析的 RevMan 文件　安装并启动 RevMan 软件之后，点击弹出对话框中的“Create a new review”选项新建一个 RevMan 文件，也可以关闭该对话框，点击菜单栏中的“file→new”新建一个 RevMan 文件，点击 Next，选择合适的 Meta 分析研究类型，点击 Next，输入 Meta 分析的题目，点击 Next，选择研究阶段，点击 Finish 出现图 14-7 所示的 Meta 分析的主操作界面。

如果进行 Cochrane 系统综述则需按照图 14-7 所示的主界面逐一填写各个部分；如果仅使用该软件进行 Meta 分析，仅需对“tables→Characteristics of studies”“Studies and References→References to studies→Included studies”“Data and analyses”“Figures”四个部分进行操作即可。

2. 定义纳入研究的基本信息　依次展开左侧树状目录分支“Studies and reference→Reference to studies→included studies”，在“included studies”单击右键，点击“Add Study”，在“Study ID”中以第一作者的姓以及名的首字母缩写加上发表年代给每一个纳入的研究提供唯一的研究 ID（例：Han M 2016），之后点击 Finish，重复此步骤添加所有纳入 Meta 分析的研究。

如需进行风险偏倚评估（研究的方法学质量评价）时，点击“tables→Characteristics of studies”，在右侧编辑区每个纳入研究的“Risk of bias table”项中的“Authors' judgement”栏进行评价设置以及在“Support for judgement”栏阐明评价为 High Risk，Low Risk，Unclear Risk 的详细理由。

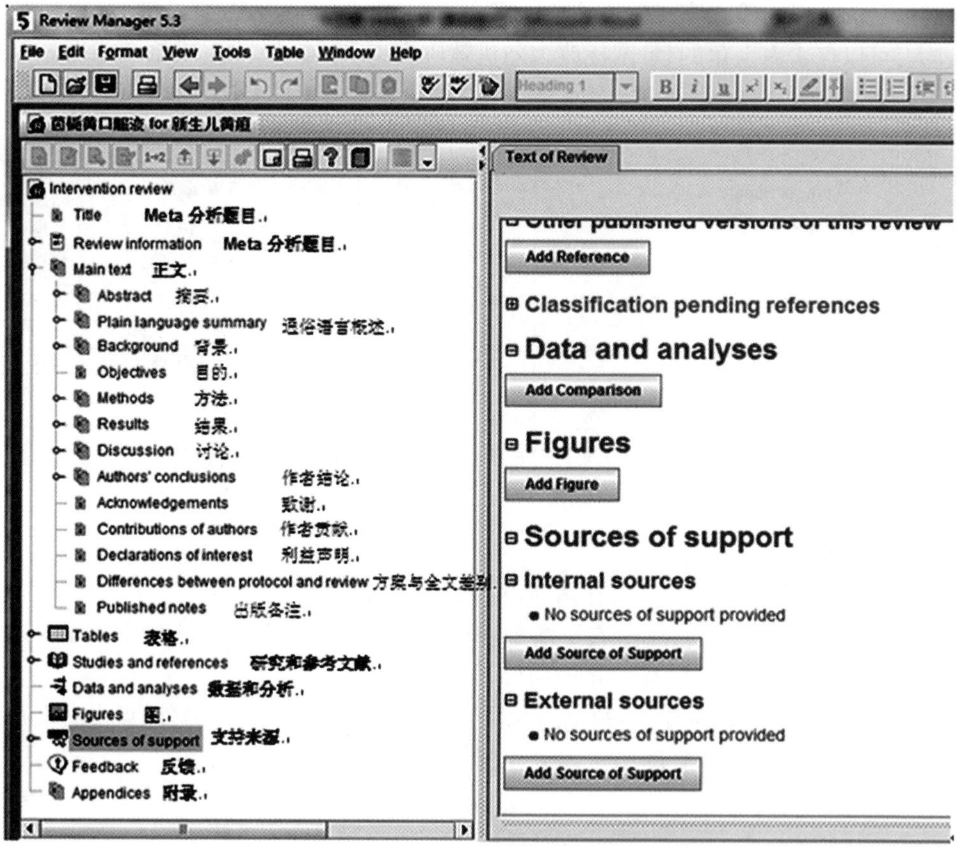

图 14-7 Meta 分析主操作界面

右键点击“Figures”，点击“Add Figures”按钮，在随即出现的“New Figures Wizard”对话框中选择“Risk of bias graph”，点击 Next，点击 Continue，可以输出“偏倚风险比例图”，见图 14-3；重复此过程，选择“Risk of bias summary”，可以输出“偏倚风险总结图”，见图 14-4。

3. 比较组与结局设置 右键点击左侧树状目录“Data and analysis”，选择“Add Comparison”，弹出“New Comparison Wizard”对话框，在 Name 框内输入比较的干预措施和对照措施类型“茵栀黄干预”，点击 Next，选择“Add an outcome under the new comparison”，点击 Continue，弹出“New Outcome Wizard”对话框，数据类型择“Dichotomous”，点击 Next，在弹出的对话框中填写结局指标名称（痊愈率）、干预措施类型（茵栀黄+蓝光治疗）和对照措施类型（蓝光治疗）标签，继续点击 Next，选择统计方法为“Inverse Variance”，分析模型为“Fixed Effects”，效果测量为“Risk Ratio”，点击“Next”、点击“Next”，由于 RevMan 软件默认是以死亡、不良事件的发生等负面结局为主要结局进行分析，所以效应值大的应该是对照组，因此当研究采用良性事件为结局时就应当在“Left Graph Label”对应的标签中填写对照措施，在“Right Graph Label”标签中填写干预措施。点击“Next”“Continue”。

右键点击左侧树状目录“Data and analysis→1 茵栀黄干预→1.1 痊愈率”，选择“Add Study Data”，弹出“New Study Data Wizard”对话框，使用“Ctrl”或“Shift”键协助选择纳入的研究，点击“Finish”，弹出一个比较与结果输出“Comparison：1 茵栀黄干预与 Outcome：1.1 痊愈率”的表格。

4. 录入数据与分析 将例 14-1 两组中的有效例数及样本含量输入“Comparison：1 茵栀黄干预与 Outcome：1.1 痊愈率”表格下的“茵栀黄+蓝光治疗”与“蓝光治疗”栏里。“Events”表示事件发生数，本结局指标的 Events 表示治愈的人数，“Total”表示该组总的治疗人数，灰色区域

笔记栏

为自动计算生成区域，输入完成后点击右上角的森林图图标生成森林图，如果研究的异质性过大，可以点击右上角的图标改为随机效应模型，点击生成倒漏斗图。至此得到例 14-1 的二分类计数变量的 RevMan 的 Meta 分析结果，见图 14-8。

Study or Subgroup	茵栀黄+蓝光照射		蓝光照射		Weight	Risk Ratio
	Events	Total	Events	Total		IV, Fixed, 95% CI
Huang J 2013	24	58	17	56	19.1%	1.36 [0.83, 2.25]
Li HF 2013	15	30	10	30	12.5%	1.50 [0.81, 2.79]
Lu J 2014	12	42	8	42	7.8%	1.50 [0.68, 3.29]
Mu J 2015	35	43	26	43	60.7%	1.35 [1.02, 1.78]
Total (95% CI)		173		171	100.0%	1.38 [1.11, 1.72]
Total events	86		61			
Heterogeneity: Chi² = 0.15, df = 3 (P = 0.99); I² = 0%						
Test for overall effect: Z = 2.88 (P = 0.004)						

图 14-8　例 14-1 的二分类计数变量的数据输入与输出界面

注：使用者可根据自己的需要，作诸多方面的切换与调适。

（1）切换统计分析方法：点击右上角的图标，在随即出现的对话框中点击"Analysis Method"可选择其他统计方法，如"Mantel-Haenszel""Peto"。

（2）改变森林图的显示比例：移动森林图下面的标尺按钮即可。另外，点击右上角的森林图图标，可输出包括森林图的一体化分析结果。参见图 14-5。

（3）亚组分析：展开"Data and Analyses"至第三层（1.1 痊愈率）上点击右键，选择"Add Subgroup"，弹出"New Subgroup Wizard"对话框，命名"亚组 01"，点击"Next"，在随即出现的对话框中选"Add study data for the new subgroup"，点击"Finish"，在随即出现的对话框中选取具有亚组的研究 ID，点击"Finish"。如此设置"亚组 02"等。将具有亚组的结局指标一一输入，即可实现 RevMan 的具有亚组的 Meta 分析。

（4）敏感性分析：可以通过勾选各研究与否改变纳入 Meta 分析的研究个数，并比较 Meta 分析的结果变化情况，考察 Meta 分析结果的稳定性和可靠性。

【实验 14-2】对例 14-2 进行 Meta 分析

具体步骤详见实验 14-1，不同处为数据类型为"Continuous"，效果测量为"Mean Difference"，填写结局指标名称（血清胆红素）、干预措施类型和对照措施类型标签（茵栀黄+西医常规，西医常规）；将例 14-2 两组结局指标的均数、标准差及样本含量录入表格，得到例 14-2 连续性变量的 RevMan 的 Meta 分析结果，见图 14-9。

Study or Subgroup	茵栀黄+西医常规			西医常规			Weight	Mean Difference
	Mean	SD	Total	Mean	SD	Total		IV, Fixed, 95% CI
Chen HF 2013	74.2	18.6	39	125.6	17.2	30	11.0%	-51.40 [-59.88, -42.92]
Cheng HX 2014	76.7	10.3	42	126.3	12.4	42	33.3%	-49.60 [-54.48, -44.72]
Shi LH 2011	63.15	21.44	55	112.23	38.41	53	5.7%	-49.08 [-60.87, -37.29]
Wang SH 2010	79.52	14.23	90	119.42	28.36	90	18.4%	-39.90 [-46.46, -33.34]
Zhang KY 2015	123.9	24.5	60	163.3	26.2	60	9.6%	-39.40 [-48.48, -30.32]
Zhang YL 2014	78.7	17.2	86	123.6	22.6	86	22.0%	-44.90 [-50.90, -38.90]
Total (95% CI)			372			361	100.0%	-45.97 [-48.78, -43.16]
Heterogeneity: Chi² = 9.40, df = 5 (P = 0.09); I² = 47%								
Test for overall effect: Z = 32.02 (P < 0.00001)								

图 14-9　例 14-2 连续型计量变量的数据输入输出界面

学习小结

1. 学习内容

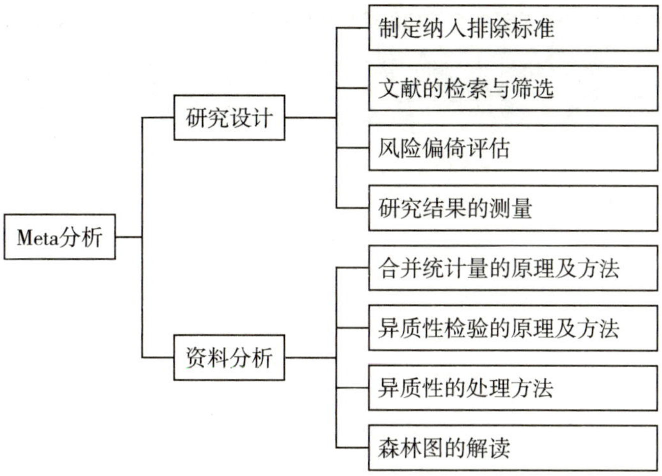

2. 学习方法　Meta 分析是系统综述的定量合并方法，核心是将原始研究变异小（大）的权重大（小）的加权法形成合并效应量，这种方法在应用时只有在“设计优先”的意识下，合并的结果才更有意义。因此，在分析过程中，需要明确纳入与排除标准，筛选合适的研究，并注意解释异质性的来源，根据资料的类型和满足的条件选用相应的固定或随机效应模型。

复习思考题

一、简答题

1. 简述 Meta 分析的基本步骤。
2. 制定纳入排除标准应当考虑哪些方面？
3. 对合并的统计量进行假设检验的方法有哪些？
4. 随机效应模型与固定效应模型的区别在哪里？
5. 如何理解 Meta 分析中的异质性？

二、计算分析题

1. 为了研究小柴胡汤治疗慢性乙型肝炎的疗效，现对小柴胡汤联合抗病毒药物与抗病毒药物单用的 6 个研究进行 Meta 分析，试对血清 HBeAg 阴转这一结局指标进行 Meta 分析。数据资料如表 14-7 所示。

表 14-7　小柴胡汤联合抗病毒药与抗病毒药治疗血清 HBeAg 阴转情况比较

研究编号	联合疗法		抗病毒药物	
	阴性	样本量	阴性	样本量
1	29	50	17	46
2	18	60	12	60
3	19	34	10	34
4	18	46	9	30
5	46	55	31	57
6	21	40	14	45

笔记栏

2. 为了研究小柴胡汤治疗慢性乙型肝炎的疗效，现对小柴胡汤联合抗病毒药物与抗病毒药物单用的 6 个研究进行 Meta 分析，试对治疗后 ALT 水平这一结局指标进行 Meta 分析。数据资料如表 14-8 所示。

表 14-8 小柴胡汤联合抗病毒药与抗病毒药治疗 ALT（U/L）情况比较

研究 编号	联合疗法			抗病毒药物		
	样本量	ALT 均值	标准差	样本量	ALT 均值	标准差
1	50	25.60	14.80	46	45.47	22.40
2	60	42.00	18.00	60	74.00	26.00
3	73	56.20	20.09	64	60.05	28.61
4	50	59.67	42.68	50	79.35	50.65
5	34	31.50	16.60	34	32.60	19.40
6	46	50.20	24.30	30	96.20	60.04

扫一扫，测一测

（韩 梅 李国春）

笔记栏

15章PPT

PPT 课件

第十五章 贝叶斯统计

学习目标

掌握先验分布和后验分布的概念，贝叶斯公式；理解贝叶斯学派与频率学派的区别、共轭先验分布、贝叶斯理论的参数估计（点估计和区间估计）；了解贝叶斯理论的发展简史、假设检验和应用。

学习要点

总体信息、样本信息、先验信息、先验分布和后验分布，贝叶斯公式，共轭先验分布，贝叶斯理论的参数估计和假设检验，贝叶斯学派与频率学派的区别。

把统计问题中的参数看作随机变量的实现要比看作未知参数更合理一些。

Erich L. Lehmann（莱曼）

托马斯·贝叶斯（Thomas Bayes，1701—1761 年），英国数学家，在数学方面主要研究概率论。他将归纳推理法用于概率论，创立了贝叶斯公式。贝叶斯去世后的 1764 年，Richard Price 整理发表了他的成果《机遇理论中一个问题的解》（*An Essay towards solving a Problem in the Doctrine of Chances*），提出贝叶斯公式。贝叶斯公式（贝叶斯定理）是条件概率的一个简单推论公式。认同贝叶斯方法是唯一合理的统计推断方法的统计学者，形成贝叶斯学派。

第一节 贝叶斯理论的概述

一、发展简史

贝叶斯定理从 18 世纪提出以来，刚开始并没有得到足够的重视。1814 年，法国数学家拉普拉斯（Pierre-Simon Lapalace，1749—1827 年）出版了《关于概率的哲学评述》，在该著作中他将贝叶斯公式进行了推广，并推导出一些有意义的结果。然而，之后相当长的一段时间里，由于贝叶斯理论与经典统计学的差别巨大，而且在计算方面复杂、难于实现。因此贝叶斯理论长期未被大众接受。

20 世纪中叶开始，有一批统计学家，包括杰弗里斯（Sir Harold Jeffreys）、萨维奇（Leonard Jimmie Savage）、雷法（Howard Raiffa）、施莱弗（Robert Schlaifer）以及伯杰（James O. Berger）等，对贝叶斯统计做了深入的研究；特别是瓦尔德（Abraham Wald）将损失函数引入到统计学，利用决策概念和思想把统计推断纳入决策理论框架，形成了统计决策理论。

20 世纪下半叶，贝叶斯学派得到飞速的发展。一些学者将其发展为一种统计推断的理

笔记栏

论和方法，称为贝叶斯方法。1985 年，美国杜克大学的伯杰（James O. Berger）出版 *Statistical Decision Theory and Bayesian Analysis*（2nd Edition），完整叙述了贝叶斯理论。1991 年和 1995 年，美国连续出版了 *Case Studies in Bayesian Statistics*。1998 年，著名的经典统计学家莱曼（Erich L. Lehmann）在 *Theory of Point Estimation*（2nd Edition）增加了贝叶斯统计推断方法的章节。

20 世纪 90 年代，高维计算的困难限制了贝叶斯方法的应用。但随着计算机技术的发展和贝叶斯理论的改进，原来复杂的数值计算问题变得简单，促进了现代贝叶斯理论和应用的发展。解决贝叶斯计算问题的主要方法包括：基于采样的马尔可夫链蒙特卡罗（Markov Chain Monte Carlo，MCMC）方法和基于近似的变分推断（Variational Inference）方法。MCMC 方法最重要的软件包括 BUGS 和 WinBUGS。BUGS 是 Bayesian Inference Using Gibbs Sampling 的缩写，是一种通过贝叶斯理论利用 MCMC 方法解决复杂统计模型的软件。WinBUGS 是在 BUGS 基础上开发面向对象交互式的 Windows 版本，下载网址见 https://www.mrc-bsu.cam.ac.uk/software/bugs/the-bugs-project-winbugs。WinBUGS 可以在 Windows 系统中使用，WinBUGS 提供了图形界面，允许通过鼠标点击操作直接建立模型。

针对频率学派批评最多的“先验分布如何确定”的问题，贝叶斯统计学家不断研究，已初步研究出多种方法：无信息先验分布、用专家经验确定先验分布、用经验贝叶斯方法确定先验分布、共轭先验分布、用最大熵方法确定先验分布、用自助法（Bootsrap）和随机加权法确定先验分布、参照先验分布（reference prior）、概率匹配先验分布（probability matching prior）等。最终促进了贝叶斯理论的发展，丰富完善了统计学学科知识体系。

二、几个基本概念

统计学的任务是通过样本推断总体。总体信息是指总体分布或总体所属分布提供的信息，例如，总体均数（总体标准差）等。样本信息是指对某未知参数作统计推断时，从总体抽取部分个体所提供的信息，例如，要了解某市成年人的血糖水平，调查了该市 200 名成年人，200 人血糖的样本均数（样本标准差）就属于样本信息。总体信息和样本信息放在一起，也称为抽样信息。

1. 先验信息（prior information）　是在抽样之前，根据经验和历史资料，得到的有关统计推断问题中未知参数的信息。

基于总体信息和样本信息进行统计推断的理论和方法称为经典（古典）统计学，为频率学派，它的基本观点是：把样本看成是来自于有一定概率分布的总体，所研究的对象是这个总体而不局限于数据本身。例如使用样本均数（标准差）估计总体均数（标准差）。经典统计学关注总体信息（参数）和样本信息（统计量）。

基于总体信息、样本信息和先验信息进行统计推断的方法和理论则称为贝叶斯统计学，为贝叶斯学派，它与经典统计学的主要区别在于是否利用先验信息。人们在日常生活中也常常使用先验信息。例如，去医院看病，人们会找资历深或名医诊治；关于野生蘑菇，一般认为有经验的老农民采摘的，安全性较为可靠。可见先验信息具有重要的价值。

2. 后验信息　将未知参数的先验信息与样本信息进行综合，根据贝叶斯公式，得出后验信息。后验信息包括总体信息、样本信息和先验信息，应用后验信息去推断未知参数，就为贝叶斯统计。

3. 先验分布与后验分布　贝叶斯理论认为：任何一个未知量都可以看作随机变量，可用一个概率分布去描述，这个分布称为先验分布（prior distribution），使用 $\pi(\theta)$ 表示。在获得样本之后，总体分布、样本与先验分布通过贝叶斯公式结合起来得到一个关于未知量 θ 的

新分布，称为后验分布（posterior distribution），使用 $\pi(\theta|x)$ 表示。

先验信息对参数的认识是先验分布，样本信息通过贝叶斯公式对先验分布进行调整形成后验分布，在后验分布基础之上进行统计推断。后验分布是总体信息、样本信息和先验信息三种信息的综合，贝叶斯统计非常重视先验信息的收集、挖掘和加工，使之形成先验分布而参与到统计推断中，以提高统计推断的效果。

例如，要了解高血压患者接受某种降压药的治疗效果。治疗效果用 θ 表示，如果有效，则 $\theta=1$；无效，则 $\theta=0$，疗效总体服从二项分布。治疗时，医生对患者的病情进行评估，并实施对应的干预，这些构成样本信息。历史上相同病情的高血压患者接受对应干预后的效果，形成先验信息。频率学派的观点，患者的治疗效果，只依赖总体和样本提供的信息。贝叶斯学派则认为，要评估患者的治疗效果，要同时考虑总体信息、样本信息和先验信息，形成后验分布进行统计推断。

三、贝叶斯定理

贝叶斯定理可以使用事件形式和随机变量形式表示。本章主要叙述事件形式的贝叶斯定理，随机变量形式的贝叶斯定理请参考其他书籍。

假设事件 E 的样本空间为 Ω，B_1、B_2、…、B_n 为样本空间 Ω 的一个划分，A 为 E 的一个事件，且 $P(A)>0$，$P(B_i)>0(i=1、2、\cdots、n)$，贝叶斯定理表达为：

$$P(B_i|A)=\frac{P(AB_i)}{P(A)}=\frac{P(A|B_i)P(B_i)}{\sum_{j=1}^{n}P(A|B_i)P(B_i)},i=1,2,3,\cdots,n \qquad (式 15\text{-}1)$$

【例 15-1】 便秘患者接受治疗（甲、乙两种治疗方案）记为事件 A，便秘患者治疗结果（有效、无效）记为事件 B。现在了解到某个医院：(1)所有便秘患者均接受甲、乙两种治疗方案，所有患者治疗后的有效率是 90%，即 $P(B)=0.90$、$P(\overline{B})=0.10$；(2)有效患者中接受甲方案的概率为 0.50，无效患者中接受甲方案的概率为 0.40。则从该医院随机选取一位便秘患者，其接受甲方案并且有效的概率为多少？

解答：(1)所有便秘患者有效的概率是 90%，即 $P(B)=0.90$；无效的概率是 10%，即 $P(\overline{B})=0.10$；(2)有效患者接受甲方案的概率为 0.50，即 $P(A|B)=0.50$；无效患者接受甲方案的概率为 0.40。即 $P(A|\overline{B})=0.40$。根据式 15-1，计算从该医院随机选取一位便秘患者，其接受甲方案并且有效的概率为：

$$P(B|A)=\frac{P(A|B)P(B)}{P(A|B)P(B)+P(A|\overline{B})P(\overline{B})}=\frac{0.5\times0.9}{0.5\times0.9+0.4\times0.1}=91.8\%$$

以上结果说明：在分组之前，认为甲方案的有效率与无效率分别是 90% 与 10%（先验信息）；分组（有效与无效患者接受甲方案的概率分别为 0.50 与 0.40，样本信息）之后，接受甲方案的便秘患者的有效率为 91.8%（后验信息）。

根据贝叶斯定理得到的计算结果为后验信息，是综合了样本信息和先验信息之后的信息，“先验”与“后验”是相对于样本而言的。贝叶斯定理可用理解为：利用“样本信息”对“先验信息”进行修正而得到“后验信息”。

四、共轭先验分布的定义

假设 θ 是总体分布的参数，$\pi(\theta)$ 是 θ 的先验分布，$\pi(\theta|x)$ 是 θ 的后验分布。对于来自任意总体的样本观察值，得到的后验分布 $\pi(\theta|x)$ 与先验分布 $\pi(\theta)$ 属于同一分布，则称该分

笔记栏

布是 θ 的共轭先验分布。

对于二项分布(多重伯努利试验),假设事件 A 的发生概率为 θ,即 $P(A)=\theta$,对事件 A 重复观察 n 次,事件 A 出现的次数表示为 X,则事件 A 的发生概率为:$P(X=x)=C_n^x\theta^x(1-\theta)^{n-x}$,$x=0,1,\cdots n$。频率学派使用上述公式得到每个 x 的概率。

贝叶斯学派:假设试验前对事件 A 不了解,θ 的先验概率采用均匀分布 $U(0,1)$,即 $\pi(\theta)=\begin{cases}1, & 0<\theta<1\\ 0, & 其他\end{cases}$。根据公式得到 θ 的后验概率 $\pi(\theta|x)=\dfrac{\theta^{(x+1)-1}(1-\theta)^{(n-x+1)-1}}{B(x+1,n-x+1)}$,可知后验概率是参数为 $x+1$ 和 $n-x+1$ 的 Beta 分布,记为 $\mathrm{Be}(x+1,n-x+1)$。二项分布参数 θ 的先验分布为 Beta 分布 Be(1,1),其后验分布也是 Beta 分布,先验分布和后验分布同属于 Beta 分布族,因此,Beta 分布称为二项分布参数 θ 的共轭先验分布。常用的共轭先验分布如表 15-1 所示。

表 15-1　常用的共轭先验分布

总体分布	参数	共轭先验分布
二项分布	阳性概率	Beta 分布 Be(a，b)
Poisson	均值	Gamma 分布 Ga(a，b)
指数分布	均值的倒数	Gamma 分布 Ga(a，b)
指数分布	均值	倒 Gamma 分布 IGa(a，b)
正态分布(方差已知)	均值	正态分布 N(μ,σ^2)
正态分布(均值已知)	方差	倒 Gamma 分布 IGa(a，b)

第二节　贝叶斯统计推断

一、贝叶斯理论的参数估计

贝叶斯理论的参数估计包括点估计和区间估计。

假设 θ 是总体的未知参数,从该总体中抽取 X_1、X_2、X_3、$\cdots$、X_n,假设 θ 的先验分布为 $\pi(\theta)$,通过贝叶斯定理计算得到 θ 的后验分布 $\pi(\theta|x)$,然后根据后验分布对参数 θ 进行估计。点估计就是寻找一个统计量的观察值,记作 $\hat{\theta}(x)$,用 $\hat{\theta}(x)$ 去估计 θ,使它尽可能地“接近”θ。

目前,存在三种常用的贝叶斯估计:后验期望估计、后验中位数估计和后验众数估计。后验分布的期望值(均数)称为参数 θ 的后验期望估计,记为 $\hat{\theta}_E$。后验分布的中位数称为参数 θ 的后验中位数估计,记为 $\hat{\theta}_{Me}$。使后验密度函数 $\pi(\theta|x)$ 达到最大的 $\hat{\theta}_{MD}$ 称为参数 θ 的后验众数估计。其中,最常用的是后验期望估计 $\hat{\theta}_E$。

在损失函数是平方损失时,贝叶斯估计是后验期望估计 $\hat{\theta}_E$。在损失函数是 0-1 损失时,贝叶斯估计是后验众数估计 $\hat{\theta}_{MD}$。在损失函数是绝对损失时,贝叶斯估计是后验中位数估计 $\hat{\theta}_{Me}$。一般情况下,上述三个贝叶斯估计的数值是不同的。当后验密度函数 $\pi(\theta|x)$ 对称时,这三个贝叶斯估计的数值是相同的。例如,如果后验分布为正态分布,则 $\hat{\theta}_E=\hat{\theta}_{Me}=\hat{\theta}_{MD}$。

抽查某地区人群某非传染性慢性病的患病情况,调查了 n 人,某非传染性慢性病确诊人数为 m 人,使用频率学派和贝叶斯理论分别估计该地区人群该病的患病率 θ。

按照频率学派,θ 的估计为 $\hat{\theta}=m/n$。假设 $n=m=8$,得到 $\hat{\theta}=1$。抽查 8 人,全部都确诊为某非传染性慢性病,可以知道该地区该病的患病率很高,$\hat{\theta}=1$ 还算合理。当 $n=m=1$ 时,得

到 $\hat{\theta}=1$。抽查 1 人时，发现其确诊为某非传染性慢性病，计算得到该地区该病患病率为 100%，这个结果不太合理。

按照贝叶斯理论，二项分布参数 θ 的先验分布服从 Beta 分布 Be(1,1)，后验分布是 Beta 分布 Be(m+1,n-m+1)，参数 θ 的后验期望估计 $\hat{\theta}_E=(m+1)/(n+2)$。当 $n=m=1$ 时，$\hat{\theta}_E=2/3$；抽查 1 人，发现其确诊为某非传染性慢性病，贝叶斯理论认为该地区该病患病率为 66.7%。当 $n=m=8$ 时，$\hat{\theta}_E=9/10=90\%$。通过以上比较可知：参数 θ 的贝叶斯估计比频率学派更合理。

同理，如果二项分布参数 θ 的先验分布服从 Beta 分布 Be(a,b)，调查了 n 人，某非传染性慢性病确诊人数为 m 人（样本信息），则后验分布是服从 Beta 分布 Be($m+a$,$n-m+b$)。

从正态分布 $N(\mu,\sigma^2)$ 中随机抽查 n 个对象，得到 x_1、x_2、x_3、…、x_n，n 个对象的均数为 $\bar{x}$，标准差为 s。如果 μ 的先验分布为 $N(\mu_a,\sigma_a^2)$，其中 μ_a 和 σ_a 为已知，μ 的后验分布也服从正态分布 $N(\mu_b,\sigma_b^2)$。可以推导得到后验均数和后验标准差：

$$\bar{x}_b=\frac{\bar{x}\sigma_a^2+\mu_a s^2/n}{\sigma_a^2+s^2/n}=\frac{\sigma_a^2}{\sigma_a^2+s^2/n}\bar{x}+\frac{s^2/n}{\sigma_a^2+s^2/n}\mu_a$$

$$s_b^2=\frac{\sigma_a^2 s^2/n}{\sigma_a^2+s^2/n}=\frac{1}{(s^2/n)^{-1}+(\sigma_a^2)^{-1}} \qquad \text{（式 15-2）}$$

从上述结果可以知道后验均数 $\bar{x}_b$ 是样本均数 $\bar{x}$ 和先验均数 μ_a 的加权平均，权重系数分别为两者对方的方差占两者方差之和的比重（样本均数的方差为其标准误的平方）。

贝叶斯理论认为，参数 θ 的区间估计是根据后验分布 $\pi(\theta|x)$，在参数空间中寻找一个区间，使得其后验概率 $P_{\theta|x}$ 尽可能大，而其区间的长度尽可能小。实际问题中常用折中方案：在后验概率 $P_{\theta|x}$ 达到一定的要求下，使区间的长度尽可能小。

假设参数 θ 的后验密度为 $\pi(\theta|x)$，对于给定的样本 x 和 $1-\alpha(0<\alpha<1)$，若存在两个统计量 $\hat{\theta}_L$ 和 $\hat{\theta}_U$，使得：$P(\hat{\theta}_L<\theta<\hat{\theta}_U=1-\alpha)$，则称区间（$\hat{\theta}_L$，$\hat{\theta}_U$）为参数 θ 的置信水平为 $1-\alpha$ 的贝叶斯双侧置信区间，简称双侧置信区间。

从正态分布 $N(\mu,\sigma^2)$ 中随机抽查 n 个对象，得到 x_1、x_2、x_3、…、x_n，假设 μ 为未知。如果 μ 的先验分布为 $N(\mu_a,\sigma_a^2)$，其中 μ_a 和 σ_a 为已知，则 μ 的后验分布为 $N(\mu_b,\sigma_b^2)$。如果存在 $P=(\mu_b-z_{\alpha/2}\sigma_b<\theta<\mu_b+z_{\alpha/2}\sigma_b)=1-\alpha$，得到 μ 的 $(1-\alpha)$ 的贝叶斯双侧置信区间：

$$(\bar{x}_b-t_{\alpha/2,\nu}s_b/\sqrt{n},\bar{x}_b+t_{\alpha/2,\nu}s_b/\sqrt{n}) \qquad \text{（式 15-3）}$$

设参数 θ 的后验密度 $\pi(\theta|x)$，对于给定的样本 x 和 $1-\alpha(0<\alpha<1)$；若存在统计量 $\hat{\theta}_L$ 使 $P(\theta\geqslant\hat{\theta}_L)=1-\alpha$，则称 $\hat{\theta}_L$ 为置信水平为 $1-\alpha$ 的贝叶斯单侧置信下限，简称单侧置信下限。若存在统计量 $\hat{\theta}_L$ 使 $P(\theta\leqslant\hat{\theta}_U)=1-\alpha$，则称 $\hat{\theta}_L$ 为参数 θ 的置信水平为 $1-\alpha$ 的贝叶斯单侧置信上限，简称单侧置信上限。

【例 15-2】 需要了解某地区 8 岁男孩的身高，以往研究显示该地 8 岁男孩的身高服从正态分布 $N(128.0,3.6^2)$，单位为厘米（cm）。现在抽取 9 个该地 8 岁男孩，得到他们的身高 $\bar{x}=130.2$，$s=4.0$，单位为厘米（cm）。分别采用频率学派和贝叶斯理论估计现在该地 8 岁男孩的平均身高及其 95%双侧置信区间。

解答：按照频率学派理论，直接使用样本信息估计总体，即估计现在该地 8 岁男孩的总体身高（点估计）为 130.2 厘米（cm），95%双侧置信区间，其中 $t_{\alpha/2,\nu}=2.306$ 为：

$$(\bar{x}\pm t_{\alpha/2,\nu}s/\sqrt{n})=(130.2\pm2.306\times4.0/\sqrt{9})=(127.13,133.27)(\text{cm})$$

笔记栏

按照贝叶斯理论,以往研究的结果 $N(128.0,3.6^2)$ 属于先验信息,9 个男孩的身高均数与标准差属于样本信息。根据式 15-3,得到后验均数和标准差的估计值为:

$$\bar{x}_b=\frac{\bar{x}\sigma_a^2+\mu_a s^2/n}{\sigma_a^2+s^2/n}=129.93$$

$$s_b^2=\frac{\sigma_a^2 s^2/n}{\sigma_a^2+s^2/n}=1.56 \qquad s_b=1.25$$

根据(式 15-3),计算得到贝叶斯 95%置信区间为:

$$(\bar{x}_b \pm t_{\alpha/2,\nu}s_b/\sqrt{n})=(129.93\pm 2.306\times 1.25/\sqrt{9})=(128.97,130.89)$$

频率学派的 95%双侧置信区间为(127.13,133.27),贝叶斯理论的 95%双侧置信区间为(128.97,130.89),从结果可以看出,贝叶斯理论的置信区间比频率学派的更窄,贝叶斯理论的置信区间具有更好的精密度。

二、贝叶斯理论的假设检验

频率学派的假设检验运用反证法,假定原假设 H_0 为真时,计算对应的检验统计量及概率 P,如果 P 值小于等于事先给定的检验水平 α,则拒绝原假设 H_0,接受备择假设 H_1;否则,不拒绝原假设 H_0。

频率学派的假设检验是目前广泛使用的统计推断方法,但是,其存在一定的缺陷,主要包括:①需要事先给定检验水平 α,α 到底如何界定?是 0.05,还是 0.01,没有具体的标准;不同的检验水平可能得出不同的结论,甚至相反的结论。②当样本量很大时,即使很小的差别也可能拒绝 H_0,得到差别有统计学意义的结果,检验几乎失效。③难于处理多重假设检验问题。当多组(≥3)指标比较时,$P\leqslant\alpha$,得到差别有统计学意义的结果,具体两组之间差别有无统计学意义是不清楚的,必须进行两两比较。

贝叶斯理论的假设检验使用不同的方法。贝叶斯理论的假设检验:获得后验分布 $\pi(\theta|x)$ 后,计算假设 H_0 和 H_1 的后验概率 $P_0=P(\theta\in\Theta_0)$ 和 $P_1=P(\theta\in\Theta_1)$;比较 P_0 和 P_1 的大小,若 $P_0>P_1$,即 $P_0/P_1>1$,则表示 $\theta\in\Theta_0$ 的概率更大,接受原假设 H_0;否则,接受备择假设 H_1。贝叶斯理论假设检验的判别准则:

当 $P_0/P_1>1$ 时,接受 H_0;

当 $P_0/P_1<1$ 时,接受 H_1;

当 $P_0/P_1\approx 1$ 时,不宜判断,还需要进一步抽样或收集先验信息后再做判断。

贝叶斯理论的假设检验通过计算每一个假设的后验概率,接受后验概率最大的假设。它具有以下特点:①方法相对简单,不需要确定抽样分布和选择检验统计量,也不需要事先给出检验水平和确定拒绝域等,直接根据后验概率的大小进行判断,避开了确定抽样分布、选择检验统计量等难点。②贝叶斯理论同时参考样本信息和先验信息,综合成后验分布,再根据后验分布进行推断,更符合人们认识事物的思维方法。③方便处理多重假设检验问题。

另外,可引入贝叶斯因子做贝叶斯理论的假设检验推断。具体可参阅相关的其他书籍。

第三节　贝叶斯理论的应用

随着贝叶斯理论的兴起与发展,贝叶斯统计得到了广泛的应用。贝叶斯理论作为一个有用的研究工具，可以用在很多学科中，主要应用领域包括：生物和医学、经济学和金融学、可靠性研究、机器学习、图像分析等。

1. 生物和医学研究中的应用　贝叶斯理论广泛应用于生物、医学研究中。1965 年，Jerome Cornfield 发表了关于贝叶斯理论及其应用的文章，使得生物统计学家开始使用贝叶斯统计。在流行病学，贝叶斯理论用于计算有疾病和没有疾病条件下的暴露和没有暴露之间的比值比（odds ratio），估计暴露对疾病的风险。2007 年，James S. Clark 的专著 *Statistical Computation for Environmental Sciences in R：Lab Manual for Models for Ecological Data*，介绍了面向生态学数据的贝叶斯统计，包括层次模型、具体算法和 R 编程；并进一步针对生态学层次模型、时间序列及时空复合格局数据展开分析。除此之外，贝叶斯理论还应用于研究临床试验、基因与疾病的关系、疾病的地区分布、环境性流行病、生物等价性等。

2. 经济、金融和保险中的应用　1971 年，Arnold Zellner 的专著 *An Introduction to Bayesian Analysis in Econometrics*，系统介绍了贝叶斯统计在经济学领域的应用。随后，Arnold Zellner 发表论文 *Bayesian Econometrics：Past，Present and Future*（1985），Gary Koop 出版专著 *Bayesian Econometrics*（2003），Tony Lancaster 出版专著 *An Introduction to Modern Bayesian Econometrics*（2004）等，逐渐形成贝叶斯计量经济学（Bayesian Econometrics）这一学科领域。1986 年，美国学者利特曼提出明尼苏达先验分布解决贝叶斯时间序列向量自回归（BVAR）模型的关键问题，BVAR 模型逐渐在西方国家（包括英国、美国、爱尔兰和日本等）的经济预测中发挥了重大作用。在国内，平新乔和蒋国荣把贝叶斯理论、博弈论、经济学的“均衡理论”结合起来，提出“贝叶斯博弈均衡理论”。此外，贝叶斯理论还应用于精算学、信用风险度量等诸多领域。

3. 可靠性研究中的应用　1982 年，Harry F. Martz 和 Ray A. Waller 的专著 *Bayesian Reliability Analysis*，系统介绍了贝叶斯方法在可靠性研究中的应用。美国研制导弹时，应用贝叶斯方法把导弹发射从原来的 36 次减少到 25 次，可靠性却从 0. 72 提高到 0. 93，节省 2. 5 亿美元，这是贝叶斯理论在可靠性研究中的一个成功案例。1990 年，《数理统计与应用概率》杂志（第 5 卷第 4 期）出版了“贝叶斯专辑”，其中多数论文是贝叶斯方法在可靠性中的应用。2008，茆诗松、汤银才、王玲玲专门书写“可靠性中的贝叶斯统计分析”这一章节，系统介绍贝叶斯理论在可靠性研究的应用。此外，贝叶斯理论在武器装备试验分析与评估，装备研制阶段可靠性等方面都有广泛的应用。

4. 机器学习和人工智能中的应用　机器学习（Machine Learning）是一门多领域交叉学科，研究计算机如何模拟或实现人类的学习行为以获取新的知识或技能，重新组织已有的知识结构使之不断改善自身的性能。1997 年，Thomas Mitchell 在 *Machine Learning* 中详细介绍了贝叶斯理论及其在机器学习的应用，促进了贝叶斯理论在机器学习的应用。

20 世纪 70 年代，贝叶斯理论在不确定性问题的研究取得极大的发展，并开发出相关的专家系统。如 1975 年，斯坦福大学 Edward H. Shortliffe 等采用贝叶斯理论，构建不确定性推理模型，研制了医疗咨询专家系统（MYCIN 系统），用来辅助医生诊断细菌感染性疾病。1976 年，Richard O. Duba 等在 PROSPECTOR 专家系统中运用了主观贝叶斯方法，是基于 Bayes 公式修正后形成的一种不确定性推理方法。1976 年，Arthur P. Dempster 和 Glenn Shafer 提出 D-S 证据理论（Dempster-Shafer envidence theory），用于处理不确定性。

由于贝叶斯网络具备灵活的学习机制和强大的推理功能，为不确定性知识表达和推理提供了有力的工具，成为人工智能研究的热点课题。目前贝叶斯网络在智能诊断、图像分析、模式识别、数据挖掘与知识工程等各个领域得到广泛的应用，它可以通过因果关系的发现来构建科学、可靠和易于理解的网络模型，特别是在处理不完备数据和不确定性知识方面，显示出独特的优越性。

笔记栏

贝叶斯统计的统计电脑实验

应用 WinBUGS、R、Python 软件可以进行贝叶斯统计分析，考虑本章没有涉及复杂的贝叶斯统计处理，例题手工或计算器就能实现计算分析。本章统计电脑实验省略。

学习小结

1. 学习内容

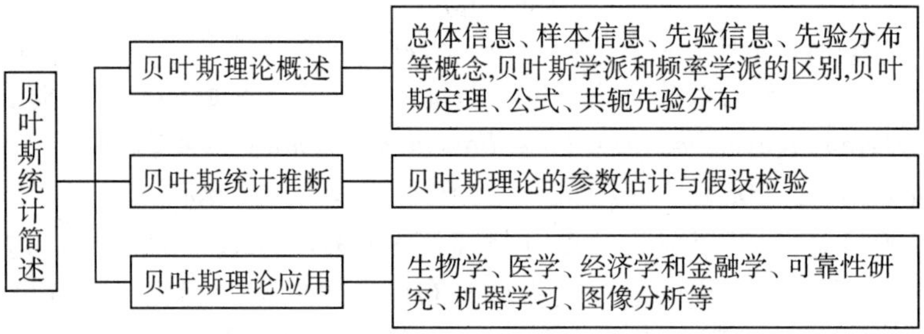

2. 学习方法　本章要结合医药研究实例进行贝叶斯统计分析，明确贝叶斯理论的几个概念（包括总体信息、样本信息、先验信息、先验分布和后验分布），贝叶斯学派与频率学派的区别，共轭先验分布等；掌握贝叶斯公式；理解贝叶斯定理是利用"样本信息"对"先验信息"进行修正而得到"后验信息"，贝叶斯理论的参数估计和假设检验精密度更好。

复习思考题

一、简答题

1. 贝叶斯学派与频率学派的区别有哪些？
2. 贝叶斯统计主要存在什么问题？
3. 后验期望估计、后验中位数估计和后验众数估计的区别和联系？
4. 贝叶斯统计的假设检验基本思想如何，相对于频率学派有什么优势？

二、计算分析题

1. 对某人群随机调查 200 人，发现有 7 人得高血压病；假如历史资料显示该人群得高血压病 θ 的先验分布为贝塔分布 Be(3,100)，(1) 依据频率学派，求该人群得高血压病的患病率；(2) 依据贝叶斯理论，求该人群得高血压病 θ 的后验分布（患病率）。

2. 对正态分布 $N(\theta,1)$ 作观察，获得三个观察值：1、2、3，若 θ 的先验分布为正态分布 $N(3,1)$，使用贝叶斯理论估计求 θ 的 95% 置信区间。

扫一扫，测一测

（陈新林）

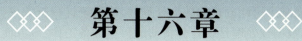

第十六章
数据预处理与统计方法的选择

笔记栏

PPT 课件

学习目标

明确数据预处理作为统计分析基础的重要性及其主要方法；根据分析目的、设计类型、资料属性等条件，选用适宜的统计分析方法。

学习要点

数据预处理的方法与步骤，常用统计分析方法与统计图表的选择等。

近年来，统计学方法在生物医学领域当中的应用越来越广泛，越来越多的医学研究人员也认识到统计学的重要性。但是，研究人员在对数据进行统计分析前常常会遇到研究数据杂乱无序、数据缺失等导致无法进行统计分析的情况，也会面临如何正确挑选统计分析方法的问题。因此，如何对数据进行预处理使其符合统计分析的要求，同时正确、合理的选择统计学方法，并将统计结果在统计报告中完整、准确地表达出来，对研究者至关重要。

第一节　数据的预处理

数据的预处理(data preprocessing)是指在进行主要的统计分析以前对数据进行一些处理，使之能够满足统计分析要求。造成原始数据无法直接分析的原因主要有：

1. 数据不完整　由于研究设计时存在的缺陷以及在研究过程中某些人为因素造成数据记录过程中可能会出现有些数据丢失或不确定。例如，在问卷调查中，其中一个问题是问被调查者的收入，有的被调查者没有回答这个问题，导致数据缺失。

2. 数据杂乱　原始数据是从不同的应用系统中获取的，由于各应用系统的数据缺乏统一标准的定义，数据结构也有较大的差异，因此各系统间的数据存在较大的不一致性，往往不能直接拿来使用。同一个变量，不同的数据来源的编码和命名不一样，例如，性别变量，有的应用系统是以“1”和“2”等数字来表示，有的应用系统是以“F”和“M”等字母表示。还有，年龄=“-10”，该设置远远偏离正常值。

3. 数据重复　同一个客观事件在数据库中可能存在两个或两个以上完全相同的物理描述，这是应用系统实际使用过程中普遍存在的问题，几乎所有应用系统中都存在数据的重复和信息的冗余现象。通过网络爬虫比较容易产生重复数据。

一、数据预处理的重要性

一个完整的统计分析过程必须包括数据预处理，它可以为统计分析提供干净、准确、具有针对性的数据，从而减少统计分析的数据处理量，提高统计分析效率，提高知识发现的起点和知识的准确度。数据预处理是统计分析前的数据准备工作，一方面保证挖掘数据的正确性和有效性，另一方面通过对数据格式和内容的调整，使数据更符合统计分析的需要。数据预处理的目的在于把一些与数据分析、挖掘无关的项目清除掉，给统计分析、挖掘提供更高质量的数据。

目前进行的相关统计分析的研究工作，大多着眼于统计分析算法的探讨，而忽视对数据预处理的研究。但是一些比较成熟的统计分析算法对要处理的数据集一般都有一定的要求，比如数据的完整性要好、数据的冗余少、属性之间的相关性小。然而，实际研究中的数据一般都具有不完整性、冗余性和模糊性，很少能直接满足统计分析算法的要求。另外，海量的实际数据中无意义的成分很多，严重影响了统计分析算法的执行效率，而且由于其中的噪音干扰还会造成分析结果的偏差。因此，对不理想的原始数据进行有效的归纳分析和预处理，已经成为统计分析实现过程中必须面对的问题。

概括而言，现实世界的数据一般是不完整的和不一致的。数据预处理技术可以改进数据的质量，从而有助于提高其后的统计分析过程的精度和性能。由于高质量的决策必然依赖于高质量的数据，因此数据预处理是知识发现过程的重要步骤。

二、数据预处理的主要方法

常见的数据预处理方法有数据集成、数据清理、数据变换和数据归约。

1. 数据集成(data integration)　数据集成是将多文件或多数据库中的异构数据结合起来统一存储并建立数据仓库，主要涉及数据的选择、数据的冲突问题以及不一致数据的处理问题。

2. 数据清理(data cleaning)　数据清理主要解决数据文件建立中的人为误差，以及数据文件中一些对统计分析结果影响较大的特殊数值。数据清理一般通过填写缺失的数值、光滑噪声数据、识别或删除离群点并解决不一致性来清理数据，主要为达到格式标准化、异常数据清除、错误纠正、重复数据清除的目标。

3. 数据变换(data transformation)　数据变换是通过平滑、聚集、数据泛化、规范化及属性构造等方式将数据转换成适用于统计分析的形式。

4. 数据归约(data reduction)　在统计分析尤其是进行数据挖掘时往往数据量非常大，进行挖掘分析需要很长的时间。数据归约是在对发现任务和数据本身内容理解的基础上，寻找依赖于发现目标的表达数据的有用特征，以缩减数据规模，从而在尽可能保持数据原貌的前提下大限度地精简数据量，且结果与归约前的结果相同或几乎相同。

三、数据预处理的工作步骤

1. 数据集成阶段　主要以人机交互的方式进行。此阶段主要为消除原始高维空间数据结构的不一致并统一其数据结构，将数据分为时间型数据、空间型数据和时空混合型数据三类，并将这三类数据导入数据库，在数据库中分别管理。例如，不同来源的数据经常格式可能不同，需要进行调整，统一格式。以医疗卫生领域来讲，各个医院、疾控中心、卫生管理部门等不同机构往往具有不同的信息系统，这些系统的数据源彼此独立、相互封闭，存储方式、格式等都存在很大差异，数据很难共享和融合，从而形成了“信息孤岛”，亟需进行集成和整合。

2. 数据清理阶段　对原始数据中的缺失数据、重复数据、异常数据进行处理，提高数据质量。此阶段主要分为三个步骤：

（1）填补空缺值记录：可以使用平均值、中间值、最大值、最小值或更为复杂的概率统计函数值填充空缺值。但是要注意，有些问卷调查获得的数据，有些变量存在空缺值是因为针对部分被调查对象这些变量是不需要填数值的，填问卷时是跳转的情况，比如，有些问题是针对已婚者，未婚者就不用回答这些问题，直接跳转。

（2）去除重复记录：在数据库中对同类别数据进行对比分析，基于距离的识别算法，即在误差一定的情况下研究两个字符串是否等值。

（3）异常点检测和处理：在大规模数据集中，通常存在着某些特殊样本，这些样本和其他部分数据有很大不同或不一致，称为异常点（outlier），也称为离群值。异常点可能是由测量误差造成的，也可能是数据固有的可变性的结果。经验证，当异常点被判定为测量误差时，剔除后能够提高统计算法的效率和准确度。例如，身高、年龄等变量出现明显偏离实际的数值，需要处理，经核实确实是错误的，要修正或删除。

3. 数据变换阶段　不同的分析算法模型需要进行不同类型的数据变换，可通过数据标准化、数据差值及数据比值等方法进行变换。例如，最小-最大值标准化法，就是对原始数据进行线性变换，设 X_{min} 和 X_{max} 分别为变量 X 的最小值和最大值，将 X 的一个原始值 X_i 通过最小值 X_{min} 与最大值 X_{max} 标准化得到新值 X_i'，其公式为：

$$X_i'=\frac{X_i-X_{min}}{X_{max}-X_{min}}$$

4. 数据归约阶段　主要包括维度归约、数值归约和数据分区三部分。维度归约是使用编码机制减小数据集的规模，如主成分分析法。还有比较简单的做法是去掉和数据分析无关的属性，例如去掉被调查者的姓名等；数值归约是用替代的、较小的数据表示替换或估计数据，如参数模型或非参数方法；数据分区是以时间信息、空间信息为参考轴，对包含时间数据、空间数据、时空混合型数据的大规模数据集进行分块，根据数据挖掘模型对输入数据集的要求，分离出目标数据集。这三部分的实施不固定先后顺序，相互间不具备依赖性。每个部分在实行前要先从数据库中提取要处理的数据集。

第二节　统计方法的选择

医学研究中收集的统计资料丰富且错综复杂，若要做到合理选用统计分析方法并非易事。对同一资料，若选择不同的统计分析方法处理，有时其结论是截然相反的。因此，须结合专业问题和所要分析的具体内容加以综合考虑和仔细判断来选择统计方法，有时需对各种统计方法加以综合运用。

一、常用统计分析方法的选择

（一）根据分析目的选择统计方法

从分析目的来看，主要可分为三类：一是比较，即通过比较，回答测量指标的差别是否归因于处理因素或分组因素，可选择的方法主要为假设检验，如 t 检验，方差分析，χ^2 检验、秩和检验等常用假设检验方法。二是分析变量之间是否存在某种联系，如：①研究因素间的相关关系，即研究因素间的密切程度，如直线相关（还有多元线性相关、聚类分析、主成分分析、因子分析、典型相关分析）等；②研究因素间的依存关系，即研究因变量对自变量的依存关系

笔记栏

的一类方法，如直线回归、多元线性回归（还有 logistic 回归、Cox 回归分析、判别分析）等；③研究因素间的相关关系与依存关系兼而有之的方法，如线性结构方程模型等。三是其他目的，如圆形分布资料的分析、临床诊断试验评价、Meta 分析、贝叶斯统计等。具体见图 16-1。

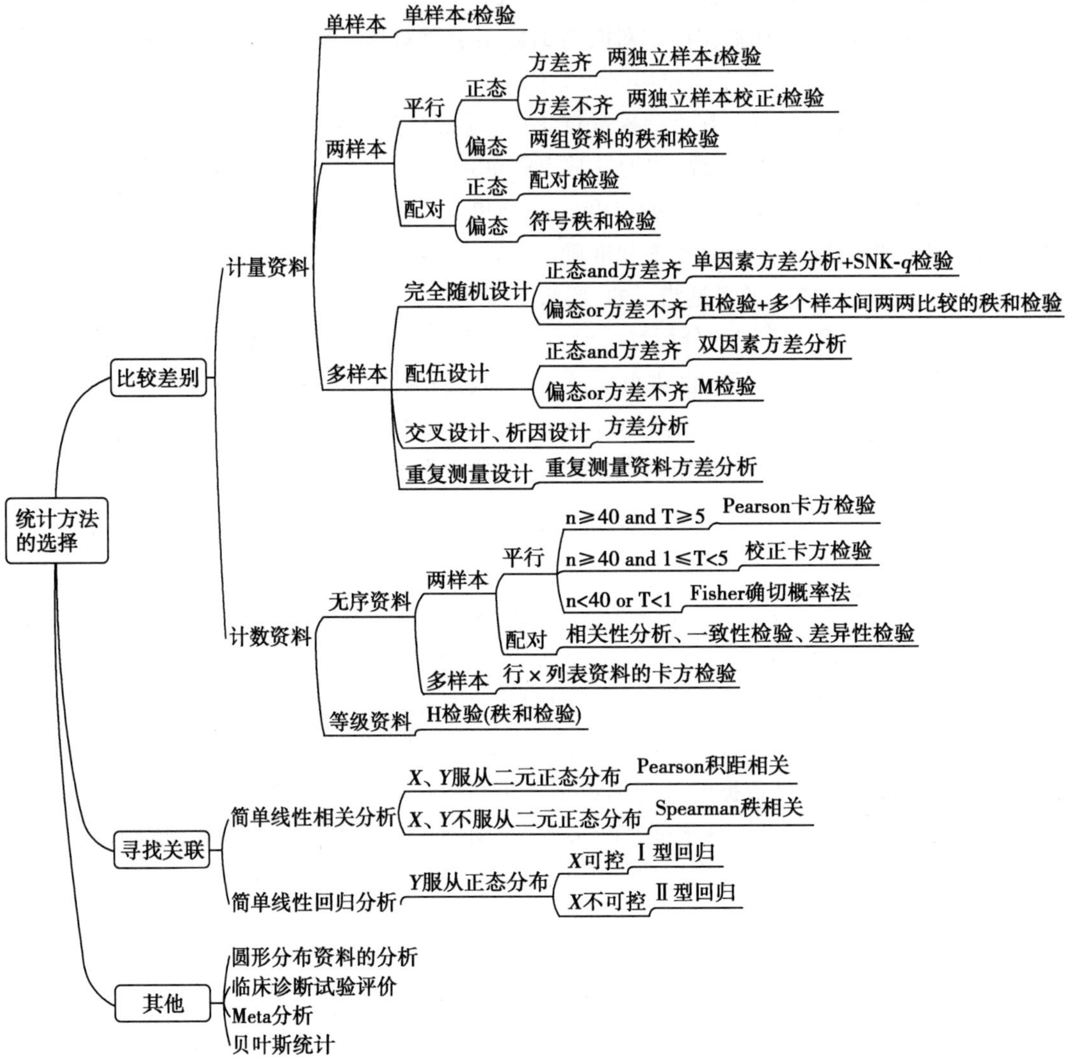

图 16-1　统计方法的选择

（二）根据设计类型选择统计方法

从实验设计来看，比较常见的设计类型有完全随机设计以及配对或配伍设计等。对于完全随机设计的数据，可选择的相应方法有两独立样本 t 检验，单因素方差分析，四格表资料的 χ^2 检验、行×列表资料的 χ^2 检验，两样本 Wilcoxon 秩和检验或多样本 Kruskal-Wallis 秩和检验等；对于配对设计的数据，可选择的相应方法有配对 t 检验，配对卡方检验，配对符号秩和检验等；对于配伍设计的数据，可选择的相应方法有配伍组（随机区组）设计方差分析，配伍设计的秩和检验等。

（三）根据资料类型选择统计方法

统计资料可分为计量资料和计数资料，在进行资料统计分析之前，必须辨别清楚将要统计分析的研究变量的性质和在研究中所起的作用，因为不同类型的资料所选用的统计量和统计方法不同。计量资料可分为正态分布和偏态分布，t 检验和方差分析要求资料为正态分布的计量资料，而偏态分布的计量资料在比较时应选择秩和检验；计数资料可分为无序分类和有序分类，无序分类计数资料在比较时应选择 χ^2 检验，而有序分类资料（等级资料）在比较时常用秩和检验。不同资料类型的常用假设检验方法的选择可见表 16-1。

表 16-1 不同资料类型常用假设检验方法的选择

<table>
<tr><td rowspan="13">计量资料</td><td rowspan="6">两组比较</td><td colspan="3">样本与总体比较</td><td>单样本 t 检验（one sample t-test）</td></tr>
<tr><td rowspan="5">两样本比较</td><td rowspan="3">非配对资料（平行比较）</td><td>正态分布，方差齐</td><td>两独立样本 t 检验（independent-samples t-test）</td></tr>
<tr><td>正态分布，方差不齐</td><td>两独立样本校正 t 检验</td></tr>
<tr><td>偏态分布或方差不齐</td><td>两组资料的秩和检验（Wilcoxon rank-sum test）</td></tr>
<tr><td rowspan="2">配对资料</td><td>差值正态分布</td><td>配对 t 检验（paired t-test）</td></tr>
<tr><td>差值偏态分布</td><td>符号秩和检验（sing rank-sum test）</td></tr>
<tr><td rowspan="6">多组比较</td><td colspan="2" rowspan="2">完全随机设计</td><td>正态分布，方差齐</td><td>单因素方差分析（one-way ANOVA）
SNK-q 检验（Student-Newman-Keuls test）</td></tr>
<tr><td>偏态分布或方差不齐</td><td>H 检验（Kruskal-Wallis test）
多个样本间两两比较的秩和检验</td></tr>
<tr><td colspan="2" rowspan="2">配伍设计</td><td>正态分布，方差齐</td><td>双因素方差分析（two-way ANOVA）</td></tr>
<tr><td>偏态分布或方差不齐</td><td>M 检验（Friedman's test）</td></tr>
<tr><td colspan="3">交叉设计、析因设计</td><td>方差分析</td></tr>
<tr><td colspan="3">重复测量资料</td><td>重复测量资料方差分析</td></tr>
<tr><td rowspan="7">计数资料</td><td rowspan="5">无序资料</td><td rowspan="4">两样本比较</td><td colspan="2" rowspan="3">非配对资料两样本比较（平行比较）</td><td>若 $n \geq 40, T \geq 5$，Pearson χ^2 检验</td></tr>
<tr><td>若 $n \geq 40, 1 \leq T < 5$，校正 χ^2 检验</td></tr>
<tr><td>若 $n < 40$ 或 $T < 1$，Fisher 确切概率法</td></tr>
<tr><td colspan="2">配对资料两样本比较</td><td>相关性分析（χ^2 检验+列联系数），一致性 Kappa 检验，差异性 McNemar χ^2 检验</td></tr>
<tr><td colspan="3">多组率比较</td><td>行×列表资料的 χ^2 检验，Fisher 确切概率法</td></tr>
<tr><td rowspan="2">有序资料</td><td colspan="3">等级资料</td><td>秩和检验（H 检验，即 Kruskal-Wallis test）</td></tr>
<tr><td colspan="3">角度、昼夜时间资料</td><td>圆形分布法（circular distribution）</td></tr>
</table>

注意，有时即使是同一设计、同一资料类型，也可能选择不同的统计方法进行数据分析。例如，偏态分布计量资料的假设检验方法，即可直接选择非参数检验进行分析，也可以通过变量变换将偏态分布的计量资料转换为正态或近似正态分布，选择参数检验（如 t 检验或方差分析）来处理。另外，在一个医学研究中可能多种分析目的及资料类型同时存在，研究者需通过综合判断，准确选择统计分析方法。

（四）根据分析目的和资料性质编制统计表与统计图

当研究的统计指标比较多且需分组比较时，常常须借助统计图表。统计图表是研究结果统计表达的重要手段。统计表可将统计分析的事物或指标以表格的形式列出来，以代替繁琐文字描述，统计表常为“三线表”；统计图则是用点、线、面的位置、升降或大小来表达统计资料数量关系的一种陈列形式，与统计表相比更加形象直观，便于读者了解研究结果。常用统计图的适用情况见表 16-2。

笔记栏

表 16-2　常用统计图的适用条件

统计图类别	特点	适用条件
直条图	用相同宽度的直条长短表示相互独立的统计指标的数值大小和它们之间的对比关系	适用于比较相互独立的统计指标的数值大小
直方图	适用于表示计量变量的频数分布	描述计量变量的频数分布
圆图	以圆的总面积表示事物的全部，将其分割成若干扇面表示事物内部各构成部分所占的比重	描述计数变量各类别所占构成比
百分比条图	以某一矩形总长度表示事物的全部，将其分割成不同长度的段表示各构成的比重，适合描述分类变量的各类别所占的构成比	描述计数变量各类别所占构成比，特别适合多个构成比的比较
线图	用线段的升降来表示数值的变化	描述某统计量随另一连续性数值变量变化而变化的趋势
箱式图	用 5 个统计量表示数据分布的主要特征	描述数据的分布特征，诊断异常值

FR-16-1

第十六章
拓展内容

二、常见统计学方法误用

（一）统计描述中的常见错误

1. 编制统计表时,分组标志(横标目)与观测指标(纵标目)位置倒置,线条过多或过少,数字的小数点位数不一致或单位重复出现在数字之后,最严重的问题是表中数据的含义表达不清楚,令人费解。

2. 绘制统计图时,坐标轴上的刻度值标得不符合数学原则,资料与所选用的统计图类型不匹配。主要错误有两个:

（1）横坐标轴上的刻度值是随意标上去的,等长的间隔代表的数量不等,在平面直角坐标系中,从任何一个数值开始作为横轴或纵轴上的第一个刻度值。

（2）用条图表达连续性变量的变化趋势。

3. 描述计量资料平均水平和变异程度时,使用正态分布法描述呈偏态分布的资料;应用相对数来描述计数变量资料时,构成比与率混淆,将构成比当作率,不考虑这些指标的适用范围和条件。

（二）统计推断中常见的错误

1. 忽视 t 检验或方差分析的应用条件　t 检验和方差分析要求数据服从正态分布,而且方差齐,医学研究中有些资料并不服从正态分布。常见错误为不考虑 t 检验的应用条件,对两组比较一律用 t 检验。数据资料严重偏离了正态分布,但仍然使用 t 检验或方差分析。虽然当分布偏离正态分布不大时,使用 t 检验或方差分析对其结果的影响不大。但对于计量资料还是应当先做正态性检验,如果正态性检验结果认为数据不服从正态分布,可以进行变量变换,或进行非参数检验。

2. t 检验代替多组间比较的方差分析　在统计学上多组计量变量资料的比较时,应当先做总的检验(各组间方差齐用方差分析,方差不齐需用非参数统计方法来处理),在得出差别有统计学意义的基础上,再做多重比较。很多研究人员在进行多组资料的比较时,反复用 t 检验进行均值之间的两两比较,这样会增加犯 I 型错误的概率。

3. 成组 t 检验代替配对 t 检验　随机化分组是保证非处理因素均衡一致的重要手段,增加实验组与对照组之间的可比性。配对设计的目的是减少混杂因素对处理因素的影响,与成组设计相比,配对设计的非处理因素更加均衡一致。两者的设计方案不同,分析目的不

笔记栏

同，其统计方法也不同。

4. 单向有序分类变量统计分析用 χ^2 检验　临床上当疗效或检验结果分成多个等级，如疗效分为痊愈、显效、进步、无效 4 个等级，统计分析时应选用秩和检验。

5. 误用检验公式　假设检验中的公式较多，各有其适用条件，应根据研究设计和资料的性质来正确选择检验公式。在 χ^2 检验中，常见的统计问题有：①四格表资料 χ^2 检验，当 $n \geqslant 40$，但有 $1 \leqslant T<5$ 时，没有计算校正 χ^2 值；②四格表资料分析，当 $n<40$ 或有 $T<1$ 时，没有选用四格表确切概率法；③行×列表资料 χ^2 检验，有一个格子的理论数 $T<1$，或总格子数的 1/5 以上 $T<5$，没有采用适当的处理方法，而直接套用行×列表资料 χ^2 检验的公式，导致分析的偏性；④配对四格表资料整理为普通四格表，二者设计方案不同，a、b、c、d 的意义不同，分析目的和方法也不同。

6. 统计结论错误解释　小样本资料统计分析易犯第二类错误，得出差异没有统计学意义不等同于两种治疗方法的效果没有区别。这种情况实际中，试验治疗可能优于对照治疗，也可能劣于对照治疗，也可能二者间无任何区别。由于样本含量太小无法做出肯定的结论。

学习小结

1. 学习内容

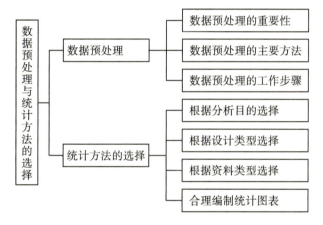

- 数据预处理与统计方法的选择
  - 数据预处理
    - 数据预处理的重要性
    - 数据预处理的主要方法
    - 数据预处理的工作步骤
  - 统计方法的选择
    - 根据分析目的的选择
    - 根据设计类型选择
    - 根据资料类型选择
    - 合理编制统计图表

2. 学习方法　学习本章前要较好地掌握前面各章的内容，如资料的类型、数据转换的方法、各种统计方法的应用条件等，要善于总结、归纳、概括，将全书内容融会贯通，正确应用常用统计分析方法。

复习思考题

简答题

1. 数据预处理与统计分析的关系？
2. 如何正确选择统计学分析方法？

扫一扫，测一测

（李瑞锋　赵铁牛　杨　婕）

附录一

希腊字母表

希腊字母		英文拼音
大写	小写	
Α	α	alpha
Β	β	beta
Γ	γ	gamma
Δ	δ	delta
Ε	ε	epsilon
Ζ	ζ	zeta
Η	η	eta
Θ	θ	theta
Ι	ι	iota
Κ	κ	kappa
Λ	λ	lambda
Μ	μ	mu
Ν	ν	nu
Ξ	ξ	xi
Ο	ο	omicron
Π	π	pi
Ρ	ρ	rho
Σ	σ	sigma
Τ	τ	tau
Υ	υ	upsilon
Φ	φ	phi
Χ	χ	chi
Ψ	ψ	psi
Ω	ω	omega

附录二

常用的统计工具表

附表 1　标准正态分布曲线下左侧尾部面积，Φ（− z ）值，即 P 值

z	0.00	0.01	0.02	0.03	0.04	0.05	0.06	0.07	0.08	0.09
-3.0	0.0013	0.0013	0.0013	0.0012	0.0012	0.0011	0.0011	0.0011	0.0010	0.0010
-2.9	0.0019	0.0018	0.0018	0.0017	0.0016	0.0016	0.0015	0.0015	0.0014	0.0014
-2.8	0.0026	0.0025	0.0024	0.0023	0.0023	0.0022	0.0021	0.0021	0.0020	0.0019
-2.7	0.0035	0.0034	0.0033	0.0032	0.0031	0.0030	0.0029	0.0028	0.0027	0.0026
-2.6	0.0047	0.0045	0.0044	0.0043	0.0041	0.0040	0.0039	0.0038	0.0037	0.0036
-2.5	0.0062	0.0060	0.0059	0.0057	0.0055	0.0054	0.0052	0.0051	0.0049	0.0048
-2.4	0.0082	0.0080	0.0078	0.0075	0.0073	0.0071	0.0069	0.0068	0.0066	0.0064
-2.3	0.0107	0.0104	0.0102	0.0099	0.0096	0.0094	0.0091	0.0089	0.0087	0.0084
-2.2	0.0139	0.0136	0.0132	0.0129	0.0125	0.0122	0.0119	0.0116	0.01139	0.0110
-2.1	0.0179	0.0174	0.0170	0.0166	0.0162	0.0158	0.0154	0.0150	0.0146	0.0143
-2.0	0.0228	0.0222	0.0217	0.0212	0.0207	0.0202	0.0197	0.0192	0.0188	0.0183
-1.9	0.0287	0.0281	0.0274	0.0268	0.0262	0.0256	0.0250	0.0244	0.0239	0.0233
-1.8	0.0359	0.0351	0.0344	0.0336	0.0329	0.0322	0.0314	0.0307	0.0301	0.0294
-1.7	0.0446	0.0436	0.0427	0.0418	0.0409	0.0401	0.0392	0.0384	0.0375	0.0367
-1.6	0.0548	0.0537	0.0526	0.0516	0.0505	0.0495	0.0485	0.0475	0.0465	0.0455
-1.5	0.0668	0.0655	0.0643	0.0630	0.0618	0.0606	0.0594	0.0582	0.0571	0.0559
-1.4	0.0808	0.0793	0.0778	0.0764	0.0749	0.0735	0.0721	0.0708	0.0694	0.0681
-1.3	0.0968	0.0951	0.0934	0.0918	0.0901	0.0885	0.0869	0.0853	0.0838	0.0823
-1.2	0.1151	0.1131	0.1112	0.1093	0.1075	0.1056	0.1038	0.1020	0.1003	0.0985
-1.1	0.1357	0.1335	0.1314	0.1292	0.1271	0.1251	0.1230	0.1210	0.1190	0.1170
-1.0	0.1587	0.1562	0.1539	0.1515	0.1492	0.1469	0.1446	0.1423	0.1401	0.1379
-0.9	0.1841	0.1814	0.1788	0.1762	0.1736	0.1711	0.1685	0.1660	0.1635	0.1611
-0.8	0.2119	0.2090	0.2061	0.2033	0.2005	0.1977	0.1949	0.1922	0.1894	0.1867
-0.7	0.2420	0.2389	0.2358	0.2327	0.2296	0.2266	0.2236	0.2206	0.2177	0.2148
-0.6	0.2743	0.2709	0.2676	0.2643	0.2611	0.2578	0.2546	0.2514	0.2483	0.2451
-0.5	0.3085	0.3050	0.3015	0.2981	0.2946	0.2912	0.2877	0.2843	0.2810	0.2776
-0.4	0.3446	0.3409	0.3372	0.3336	0.3300	0.3264	0.3228	0.3192	0.3156	0.3121
-0.3	0.3821	0.3783	0.3745	0.3707	0.3669	0.3632	0.3594	0.3557	0.3520	0.3483
-0.2	0.4207	0.4168	0.4129	0.4090	0.4052	0.4013	0.3974	0.3936	0.3897	0.3859
-0.1	0.4602	0.4562	0.4522	0.4483	0.4443	0.4404	0.4364	0.4325	0.4286	0.4247
-0.0	0.5000	0.4960	0.4920	0.4880	0.4840	0.4801	0.4761	0.4721	0.4681	0.4641

注：$\Phi(z)=1-\Phi(-z)$。

附表2 t 分布界值表（双侧尾部面积）

ν	概率，α									
	单侧：0.25	0.20	0.10	0.05	0.025	0.01	0.005	0.0025	0.001	0.0005
	双侧：0.50	0.40	0.20	0.10	0.05	0.02	0.010	0.0050	0.002	0.0001
1	1.000	1.376	3.078	6.314	12.706	31.821	63.657	127.321	318.309	636.619
2	0.816	1.061	1.886	2.920	4.303	6.965	9.925	14.089	22.327	31.599
3	0.765	0.978	1.638	2.353	3.182	4.540	5.841	7.453	10.215	12.924
4	0.741	0.941	1.533	2.132	2.776	3.747	4.604	5.597	7.173	8.610
5	0.727	0.920	1.476	2.015	2.570	3.365	4.032	4.773	5.893	6.868
6	0.718	0.906	1.440	1.943	2.447	3.143	3.707	4.317	5.208	5.959
7	0.711	0.896	1.415	1.895	2.365	2.998	3.499	4.029	4.785	5.408
8	0.706	0.889	1.397	1.859	2.306	2.896	3.355	3.833	4.501	5.041
9	0.703	0.883	1.383	1.833	2.262	2.821	3.250	3.690	4.297	4.781
10	0.700	0.879	1.372	1.812	2.228	2.764	3.169	3.581	4.144	4.587
11	0.697	0.876	1.363	1.796	2.201	2.718	3.106	3.496	4.025	4.437
12	0.695	0.873	1.356	1.782	2.179	2.681	3.055	3.428	3.930	4.318
13	0.694	0.870	1.350	1.771	2.160	2.650	3.012	3.372	3.852	4.221
14	0.692	0.868	1.345	1.761	2.145	2.624	2.977	3.326	3.787	4.140
15	0.691	0.866	1.341	1.753	2.131	2.602	2.947	3.286	3.733	4.073
16	0.690	0.865	1.337	1.746	2.120	2.583	2.921	3.252	3.686	4.015
17	0.689	0.863	1.333	1.740	2.110	2.567	2.898	3.222	3.646	3.965
18	0.688	0.862	1.330	1.734	2.101	2.552	2.878	3.197	3.610	3.922
19	0.688	0.861	1.328	1.729	2.093	2.539	2.861	3.174	3.579	3.883
20	0.687	0.860	1.325	1.725	2.086	2.528	2.845	3.153	3.552	3.849
21	0.686	0.859	1.323	1.721	2.080	2.518	2.831	3.135	3.527	3.819
22	0.686	0.858	1.321	1.717	2.074	2.508	2.819	3.119	3.505	3.792
23	0.685	0.858	1.319	1.714	2.069	2.500	2.807	3.104	3.485	3.768
24	0.685	0.857	1.318	1.711	2.064	2.492	2.797	3.091	3.467	3.745
25	0.684	0.856	1.316	1.708	2.060	2.485	2.787	3.078	3.450	3.725
26	0.684	0.856	1.315	1.706	2.056	2.479	2.779	3.067	3.435	3.707
27	0.684	0.855	1.314	1.703	2.052	2.473	2.771	3.056	3.421	3.690
28	0.683	0.855	1.313	1.701	2.048	2.467	2.763	3.047	3.408	3.674
29	0.683	0.854	1.311	1.699	2.045	2.462	2.756	3.038	3.396	3.659
30	0.683	0.854	1.310	1.697	2.042	2.457	2.750	3.030	3.385	3.646
31	0.683	0.853	1.309	1.696	2.040	2.453	2.744	3.022	3.375	3.633
32	0.682	0.853	1.309	1.694	2.037	2.449	2.738	3.015	3.365	3.622
33	0.682	0.853	1.308	1.692	2.035	2.445	2.733	3.008	3.356	3.611
34	0.682	0.852	1.307	1.691	2.032	2.441	2.728	3.002	3.348	3.601
35	0.682	0.852	1.306	1.690	2.030	2.438	2.724	2.996	3.340	3.591
36	0.681	0.852	1.306	1.688	2.028	2.434	2.719	2.990	3.332	3.582
37	0.681	0.851	1.305	1.687	2.026	2.431	2.715	2.985	3.325	3.574
38	0.681	0.851	1.304	1.686	2.024	2.429	2.712	2.980	3.319	3.565
39	0.681	0.851	1.304	1.685	2.023	2.426	2.708	2.976	3.313	3.558
40	0.681	0.851	1.303	1.684	2.021	2.423	2.704	2.971	3.307	3.551
50	0.679	0.849	1.299	1.676	2.009	2.403	2.678	2.937	3.261	3.496
60	0.679	0.848	1.296	1.671	2.000	2.390	2.660	2.915	3.232	3.460
70	0.678	0.847	1.294	1.667	1.994	2.381	2.648	2.899	3.211	3.435
80	0.678	0.846	1.292	1.664	1.990	2.374	2.639	2.887	3.195	3.416
90	0.677	0.846	1.291	1.662	1.987	2.368	2.632	2.878	3.183	3.402
100	0.677	0.845	1.290	1.660	1.984	2.364	2.626	2.871	3.174	3.390
200	0.676	0.843	1.286	1.653	1.972	2.345	2.601	2.839	3.131	3.340
∞	0.674	0.842	1.282	1.645	1.960	2.326	2.576	2.807	3.090	3.290

附表 3 F 分布界值表（方差齐性检验用，双侧界值）

$\alpha = 0.10$

ν_2	ν_1 1	2	3	4	5	6	7	8	9	10	12	15	20	30	60	∞
1	161	199	215	224	230	233	236	238	240	241	243	245	248	250	252	254
2	18.51	19.00	19.16	19.25	19.30	19.33	19.35	19.37	19.38	19.40	19.41	19.43	19.45	19.46	19.48	19.50
3	10.13	9.55	9.28	9.12	9.01	8.94	8.89	8.85	8.81	8.79	8.74	8.70	8.66	8.62	8.57	8.53
4	7.71	6.94	6.59	6.39	6.26	6.16	6.09	6.04	6.00	5.96	5.91	5.86	5.80	5.75	5.69	5.63
5	6.61	5.79	5.41	5.19	5.05	4.95	4.88	4.82	4.77	4.74	4.68	4.62	4.56	4.50	4.43	4.37
6	5.99	5.14	4.76	4.53	4.39	4.28	4.21	4.15	4.10	4.06	4.00	3.94	3.87	3.81	3.74	3.67
7	5.59	4.74	4.35	4.12	3.97	3.87	3.79	3.73	3.68	3.64	3.57	3.51	3.44	3.38	3.30	3.23
8	5.32	4.46	4.07	3.84	3.69	3.58	3.50	3.44	3.39	3.35	3.28	3.22	3.15	3.08	3.01	2.93
9	5.12	4.26	3.86	3.63	3.48	3.37	3.29	3.23	3.18	3.14	3.07	3.01	2.94	2.86	2.79	2.71
10	4.96	4.10	3.71	3.48	3.33	3.22	3.14	3.07	3.02	2.98	2.91	2.85	2.77	2.70	2.62	2.54
11	4.84	3.98	3.59	3.36	3.20	3.09	3.01	2.95	2.90	2.85	2.79	2.72	2.65	2.57	2.49	2.40
12	4.75	3.89	3.49	3.26	3.11	3.00	2.91	2.85	2.80	2.75	2.69	2.62	2.54	2.47	2.38	2.30
13	4.67	3.81	3.41	3.18	3.03	2.92	2.83	2.77	2.71	2.67	2.60	2.53	2.46	2.38	2.30	2.21
14	4.60	3.74	3.34	3.11	2.96	2.85	2.76	2.70	2.65	2.60	2.53	2.46	2.39	2.31	2.22	2.13
15	4.54	3.68	3.29	3.06	2.90	2.79	2.71	2.64	2.59	2.54	2.48	2.40	2.33	2.25	2.16	2.07
16	4.49	3.63	3.24	3.01	2.85	2.74	2.66	2.59	2.54	2.49	2.42	2.35	2.28	2.19	2.11	2.01
17	4.45	3.59	3.20	2.96	2.81	2.70	2.61	2.55	2.49	2.45	2.38	2.31	2.23	2.15	2.06	1.96
18	4.41	3.55	3.16	2.93	2.77	2.66	2.58	2.51	2.46	2.41	2.34	2.27	2.19	2.11	2.02	1.92
19	4.38	3.52	3.13	2.90	2.74	2.63	2.54	2.48	2.42	2.38	2.31	2.23	2.16	2.07	1.98	1.88
20	4.35	3.49	3.10	2.87	2.71	2.60	2.51	2.45	2.39	2.35	2.28	2.20	2.12	2.04	1.95	1.84
21	4.32	3.47	3.07	2.84	2.68	2.57	2.49	2.42	2.37	2.32	2.25	2.18	2.10	2.01	1.92	1.81
22	4.30	3.44	3.05	2.82	2.66	2.55	2.46	2.40	2.34	2.30	2.23	2.15	2.07	1.98	1.89	1.78
23	4.28	3.42	3.03	2.80	2.64	2.53	2.44	2.37	2.32	2.27	2.20	2.13	2.05	1.96	1.86	1.76
24	4.26	3.40	3.01	2.78	2.62	2.51	2.42	2.36	2.30	2.25	2.18	2.11	2.03	1.94	1.84	1.73
25	4.24	3.39	2.99	2.76	2.60	2.49	2.40	2.34	2.28	2.24	2.16	2.09	2.01	1.92	1.82	1.71
26	4.23	3.37	2.98	2.74	2.59	2.47	2.39	2.32	2.27	2.22	2.15	2.07	1.99	1.90	1.80	1.69
27	4.21	3.35	2.96	2.73	2.57	2.46	2.37	2.31	2.25	2.20	2.13	2.06	1.97	1.88	1.79	1.67
28	4.20	3.34	2.95	2.71	2.56	2.45	2.36	2.29	2.24	2.19	2.12	2.04	1.96	1.87	1.77	1.65
29	4.18	3.33	2.93	2.70	2.55	2.43	2.35	2.28	2.22	2.18	2.10	2.03	1.94	1.85	1.75	1.64
30	4.17	3.32	2.92	2.69	2.53	2.42	2.33	2.27	2.21	2.16	2.09	2.01	1.93	1.84	1.74	1.62
40	4.08	3.23	2.84	2.61	2.45	2.34	2.25	2.18	2.12	2.08	2.00	1.92	1.84	1.74	1.64	1.51
60	4.00	3.15	2.76	2.53	2.37	2.25	2.17	2.10	2.04	1.99	1.92	1.84	1.75	1.65	1.53	1.39
120	3.92	3.07	2.68	2.45	2.29	2.18	2.09	2.02	1.96	1.91	1.83	1.75	1.66	1.55	1.43	1.25
∞	3.84	3.00	2.60	2.37	2.21	2.10	2.01	1.94	1.88	1.83	1.75	1.67	1.57	1.46	1.32	1.01

附表4 F 界值表（方差分析用）

上行：$\alpha=0.05$　下行：$\alpha=0.01$

分母的自由度 ν_2	分子的自由度，ν_1											
	1	2	3	4	5	6	7	8	9	10	11	12
1	161	200	216	225	230	234	237	239	241	242	243	244
	4052	4999	5403	5625	5764	5859	5928	5981	6022	6056	6082	6106
2	18.51	19.00	19.16	19.25	19.30	19.33	19.36	19.37	19.38	19.39	19.40	19.41
	98.49	99.00	99.17	99.25	99.30	99.33	99.34	99.36	99.38	99.40	99.41	99.42
3	10.13	9.55	9.28	9.12	9.01	8.94	8.88	8.84	8.81	8.78	8.76	8.74
	34.12	30.82	29.46	28.71	28.24	27.91	27.67	27.49	27.34	27.23	27.13	27.05
4	7.71	6.94	6.59	6.39	6.26	6.16	6.09	6.04	6.00	5.96	5.93	5.91
	21.20	18.00	16.69	15.98	15.52	15.21	14.98	14.80	14.66	14.54	14.45	14.37
5	6.60	5.79	5.41	5.19	5.05	4.95	4.88	4.82	4.78	4.74	4.70	4.68
	16.26	13.27	12.06	11.39	10.97	10.67	10.45	10.27	10.15	10.05	9.96	9.89
6	5.99	5.14	4.76	4.53	4.39	4.28	4.21	4.15	4.10	4.06	4.03	4.00
	13.74	10.92	9.78	9.15	8.75	8.47	8.26	8.10	7.98	7.87	7.79	7.72
7	5.59	4.74	4.35	4.12	3.97	3.87	3.76	3.73	3.68	3.63	3.60	3.57
	12.25	9.55	8.45	7.85	7.46	7.19	7.00	6.84	6.71	6.62	6.54	6.47
8	5.32	4.46	4.07	3.84	3.69	3.58	3.50	3.44	3.39	3.34	3.31	3.28
	11.26	8.65	7.59	7.01	6.63	6.37	6.19	6.03	5.91	5.82	5.74	5.67
9	5.12	4.26	3.86	3.63	3.48	3.37	3.29	3.23	3.18	3.13	3.10	3.07
	10.56	8.02	6.99	6.42	6.06	5.80	5.62	5.47	5.35	5.26	5.18	5.11
10	4.96	4.10	3.71	3.48	3.33	3.22	3.14	3.97	3.02	2.97	2.94	2.91
	10.04	7.56	6.55	5.99	5.64	5.39	5.21	5.06	4.95	4.85	4.78	4.71
11	4.84	3.98	3.59	3.36	3.20	3.09	3.01	2.95	2.90	2.86	2.82	7.29
	9.65	7.20	6.22	5.67	5.32	5.07	4.88	4.74	4.63	4.54	4.46	4.40
12	4.75	3.88	3.49	3.26	3.11	3.00	2.92	2.85	2.80	2.76	2.72	2.69
	9.33	6.93	5.95	5.41	5.06	4.82	4.65	4.50	4.39	4.30	4.22	4.16
13	4.67	3.80	3.41	3.18	3.02	2.92	2.84	2.77	2.72	2.67	2.63	2.60
	9.07	6.70	5.74	5.20	4.86	4.62	4.44	4.30	4.19	4.10	4.02	3.96
14	4.60	3.74	3.34	3.11	2.96	2.85	2.77	2.70	2.65	2.60	2.56	2.53
	8.86	6.51	5.56	5.03	4.69	4.46	4.28	4.14	4.03	3.94	3.86	3.80
15	4.54	3.68	3.29	3.06	2.90	2.79	2.70	2.64	2.59	2.55	2.51	2.48
	8.68	6.36	5.42	4.89	4.56	4.32	4.14	4.00	3.89	3.80	3.73	3.67
16	4.49	3.63	3.24	3.01	2.85	2.74	2.66	2.59	2.54	2.49	2.45	2.42
	8.53	6.23	5.29	4.77	4.44	4.20	4.03	3.89	3.78	3.69	3.61	3.55
17	4.45	3.59	3.20	2.96	2.81	2.70	2.62	2.55	2.50	2.45	2.41	2.38
	8.40	6.11	5.18	4.67	4.34	4.10	3.93	3.79	3.68	3.59	3.52	3.45
18	4.42	3.55	3.16	2.93	2.77	2.66	2.58	2.51	2.46	2.41	2.37	2.34
	8.28	6.01	5.09	4.58	4.25	4.01	3.85	3.71	3.60	3.51	3.44	3.37
19	4.38	3.52	3.13	2.90	2.74	2.63	2.55	2.48	2.43	2.38	2.34	2.31
	8.18	5.93	5.01	4.50	4.17	3.94	3.77	3.63	3.52	3.43	3.36	3.30
20	4.35	3.49	3.10	2.87	2.71	2.60	2.52	2.45	2.40	2.35	2.31	2.28
	8.10	5.85	4.94	4.43	4.10	3.87	3.71	3.56	3.45	3.37	3.30	3.23
21	4.32	3.47	3.07	2.84	2.68	2.57	2.49	2.42	2.37	2.32	2.28	2.25
	8.02	5.78	4.87	4.37	4.04	3.81	3.65	3.51	3.40	3.31	3.24	3.17
22	4.30	3.44	3.05	2.82	2.66	2.55	2.47	2.40	2.35	2.30	2.26	2.23
	7.94	5.72	4.82	4.31	3.99	3.76	3.59	3.45	3.35	3.26	3.18	3.12
23	4.28	3.42	3.03	2.80	2.64	2.53	2.45	2.38	2.32	2.28	2.24	2.20
	7.88	5.66	4.76	4.26	3.94	3.71	3.54	3.41	3.30	3.21	3.14	3.07
24	4.26	3.40	3.01	2.78	2.62	2.51	2.43	2.36	2.30	2.26	2.22	2.18
	7.82	5.61	4.72	4.22	3.90	3.67	3.50	3.36	3.25	3.17	3.09	3.03

续表

分母的自由度 ν_2	分子的自由度，ν_1											
	1	2	3	4	5	6	7	8	9	10	11	12
25	4.24	3.38	2.99	2.76	2.60	2.49	2.41	2.34	2.28	2.24	2.20	2.16
	7.77	5.57	4.68	4.18	3.86	3.63	3.46	3.32	3.21	3.13	3.05	2.99
26	4.22	3.37	2.98	2.74	2.59	2.47	2.39	2.32	2.27	2.22	2.18	2.15
	7.72	5.53	4.64	4.14	3.82	3.59	3.42	3.29	3.17	3.09	3.02	2.96
27	4.21	3.35	2.96	2.73	2.57	2.46	2.37	2.30	2.25	2.20	2.16	2.13
	7.68	5.49	4.60	4.11	3.79	3.56	3.39	3.26	3.14	3.06	2.98	2.93
28	4.20	3.34	2.95	2.71	2.56	2.44	2.36	2.29	2.24	2.19	2.15	2.12
	7.64	5.45	4.57	4.07	3.76	3.53	3.36	3.23	3.11	3.03	2.95	2.90
29	4.18	3.33	2.93	2.70	2.54	2.43	2.35	2.28	2.22	2.18	2.14	2.10
	7.60	5.42	4.54	4.04	3.73	3.50	3.33	3.20	3.08	3.00	2.92	2.87
30	4.17	3.32	2.92	2.69	2.53	2.42	2.34	2.27	2.21	2.16	2.12	2.09
	7.56	5.39	4.51	4.02	3.70	3.47	3.30	3.17	3.06	2.98	2.90	2.84
32	4.15	3.30	2.90	2.67	2.51	2.40	2.32	2.25	2.19	2.14	2.10	2.07
	7.50	5.34	4.46	3.97	3.66	3.42	3.25	3.12	3.01	2.94	2.86	2.80
34	4.13	3.28	2.88	2.65	2.49	2.38	2.30	2.23	2.17	2.12	2.08	2.05
	7.44	5.29	4.42	3.93	3.61	3.38	3.21	3.08	2.97	2.89	2.82	2.76
36	4.11	3.26	2.86	2.63	2.48	2.36	2.28	2.21	2.15	2.10	2.06	2.03
	7.39	5.25	4.38	3.89	3.58	3.35	3.18	3.04	2.94	2.86	2.78	2.72
38	4.10	3.25	2.85	2.62	2.46	2.35	2.26	2.19	2.14	2.09	2.05	2.02
	7.35	5.21	4.34	3.86	3.54	3.32	3.15	3.02	2.91	2.82	2.75	2.69
40	4.08	3.23	2.84	2.61	2.45	2.34	2.25	2.18	2.12	2.07	2.04	2.00
	7.31	5.18	4.31	3.83	3.51	3.29	3.12	2.99	2.88	2.80	2.73	2.66
42	4.07	3.22	2.83	2.59	2.44	2.32	2.24	2.17	2.11	2.06	2.02	1.99
	7.27	5.15	4.29	3.80	3.49	3.26	3.10	2.96	2.86	2.77	2.70	2.64
44	4.06	3.21	2.82	2.58	2.43	2.31	2.23	2.16	2.10	2.05	2.01	1.98
	7.24	5.12	4.26	3.78	3.46	3.24	3.07	2.94	2.84	2.75	2.68	2.62
46	4.05	3.20	2.81	2.57	2.42	2.30	2.22	2.14	2.09	2.04	2.00	1.97
	7.21	5.10	4.24	3.76	3.44	3.22	3.05	2.92	2.82	2.73	2.66	2.60
48	4.04	3.19	2.80	2.56	2.41	2.30	2.21	2.14	2.08	2.03	1.99	1.96
	7.19	5.08	4.22	3.74	3.42	3.20	3.04	2.90	2.80	2.71	2.64	2.58
50	4.03	3.18	2.79	2.56	2.40	2.29	2.20	2.13	2.07	2.02	1.98	1.95
	7.17	5.06	4.20	3.72	3.41	3.18	3.02	2.88	2.78	2.70	2.62	2.56
60	4.00	3.15	2.76	2.52	2.37	2.25	2.17	2.10	2.04	1.99	1.95	1.92
	7.08	4.98	4.13	3.65	3.34	3.12	2.95	2.82	2.72	2.63	2.56	2.50
70	3.98	3.13	2.74	2.50	2.35	2.23	2.14	2.07	2.01	1.97	1.93	1.89
	7.01	4.92	4.08	3.60	3.29	3.07	2.91	2.77	2.67	2.59	2.51	2.45
80	3.96	3.11	2.72	2.48	2.33	2.21	2.12	2.05	1.99	1.95	1.91	1.88
	6.96	4.88	4.04	3.56	3.25	3.04	2.87	2.74	2.64	2.55	2.48	2.41
100	3.94	3.09	2.70	2.46	2.30	2.19	2.10	2.03	1.97	1.92	1.88	1.85
	6.90	4.82	3.98	3.51	3.20	2.99	2.82	2.69	2.59	2.51	2.43	2.36
125	3.92	3.07	2.68	2.44	2.29	2.17	2.08	2.01	1.95	1.90	1.86	1.83
	6.84	4.78	3.94	3.47	3.17	2.95	2.79	2.65	2.56	2.47	2.40	2.33
150	3.91	3.06	2.67	2.43	2.27	2.16	2.07	2.00	1.94	1.89	1.85	1.82
	6.81	4.75	3.91	3.44	3.14	2.92	2.76	2.62	2.53	2.44	2.37	2.30
200	3.89	3.04	2.65	2.41	2.26	2.14	2.05	1.98	1.92	1.87	1.83	1.80
	6.76	4.71	3.88	3.34	3.11	2.90	2.73	2.60	2.50	2.41	2.34	2.28

续表

分母的自由度 ν_2	分子的自由度，ν_1											
	1	2	3	4	5	6	7	8	9	10	11	12
400	3.86	3.02	2.62	2.39	2.23	2.12	2.03	1.96	1.90	1.85	1.81	1.78
	6.70	4.66	3.83	3.36	3.06	2.85	2.69	2.55	2.46	2.37	2.29	2.23
1000	3.85	3.00	2.61	2.38	2.22	2.10	2.02	1.95	1.89	1.84	1.80	1.76
	6.66	4.62	3.80	3.34	3.04	2.82	2.66	2.53	2.43	2.34	2.26	2.20
∞	3.84	2.99	2.60	2.37	2.21	2.09	2.01	1.94	1.88	1.83	1.79	1.75
	6.64	4.60	3.78	3.32	3.02	2.80	2.64	2.51	2.41	2.32	2.24	2.18

附表5 q 界值表

上行：$\alpha=0.05$ 下行：$\alpha=0.01$

ν	组数，a								
	2	3	4	5	6	7	8	9	10
5	3.64	4.60	5.22	5.67	6.03	6.33	6.58	6.80	6.99
	5.70	6.98	7.80	8.42	8.91	9.32	9.67	9.97	10.24
6	3.46	4.34	4.90	5.30	5.63	5.90	6.12	6.32	6.49
	5.24	6.33	7.03	5.56	7.97	8.32	8.61	8.87	9.10
7	3.34	4.16	4.68	5.06	5.36	5.61	5.82	6.00	6.16
	4.95	5.92	6.54	7.01	7.37	7.68	7.94	8.17	8.37
8	3.26	4.04	4.53	4.89	5.17	5.40	5.60	5.77	5.92
	4.75	5.64	6.20	6.62	6.96	7.24	7.47	7.68	7.86
9	3.20	3.95	4.41	4.76	5.02	5.24	5.43	5.59	5.74
	4.60	5.43	5.96	6.35	6.66	6.91	7.13	7.33	7.49
10	3.15	3.88	4.33	4.65	4.91	5.12	5.30	5.46	5.60
	4.48	5.27	5.77	6.14	6.43	6.67	6.87	7.05	7.21
12	3.08	3.77	4.20	4.51	4.75	4.95	5.12	5.27	5.39
	4.32	5.05	5.50	5.84	6.10	6.32	6.51	6.67	6.81
14	3.03	3.70	4.11	4.41	4.64	4.83	4.99	5.13	5.25
	4.21	4.89	5.32	5.63	5.88	6.08	6.26	6.41	6.54
16	3.00	3.65	4.05	4.33	4.56	4.74	4.90	5.03	5.15
	4.13	4.79	5.19	5.49	5.72	5.92	6.08	6.22	6.35
18	2.97	3.61	4.00	4.28	4.49	4.67	4.82	4.96	5.07
	4.07	4.70	5.09	5.38	5.60	5.79	5.94	6.08	6.20
20	2.95	3.58	3.96	4.23	4.45	4.62	4.77	4.90	5.01
	4.02	4.64	5.02	5.29	5.51	5.69	5.84	5.97	6.09
30	2.89	3.49	3.85	4.10	4.30	4.46	4.60	4.72	4.82
	3.89	4.45	4.80	5.05	5.24	5.40	5.54	5.65	5.76
40	2.86	3.44	3.79	4.04	4.23	4.39	4.52	4.63	4.73
	3.82	4.37	4.70	4.93	5.11	5.26	5.39	5.50	5.60
60	2.83	3.40	3.74	3.98	4.16	4.31	4.44	4.55	4.65
	3.76	4.28	4.59	4.82	4.99	5.13	5.25	5.36	5.45
120	2.80	3.36	3.68	3.92	4.10	4.24	4.36	4.47	4.56
	3.70	4.20	4.50	4.71	4.87	5.01	5.12	5.21	5.30
∞	2.77	3.31	3.63	3.86	4.03	4.17	4.29	4.39	4.47
	3.64	4.12	4.40	4.60	4.76	4.88	4.99	5.08	5.16

附表6　Dunnett-*t* 检验（双侧）*q*′界值表

误差自由度（ν）	处理组数（不包括对照组）*T*								
	1	2	3	4	5	6	7	8	9
5	2.57	3.03	3.39	3.66	3.88	4.06	4.22	4.36	4.49
	4.03	4.63	5.09	5.44	5.73	5.97	6.18	6.36	6.53
6	3.71	2.86	3.18	3.41	3.60	3.75	3.88	4.00	4.11
	2.45	4.22	4.60	4.88	5.11	5.30	5.47	5.61	5.74
7	3.71	2.75	3.04	3.24	3.41	3.54	3.66	3.76	3.86
	2.36	3.95	4.28	4.52	4.71	4.87	5.01	5.13	5.24
8	3.50	2.67	2.94	3.13	3.28	3.40	3.51	3.60	3.68
	2.31	3.77	4.06	4.27	4.44	4.58	4.70	4.81	4.90
9	3.36	2.61	2.86	3.04	3.18	3.29	3.39	3.48	3.55
	2.26	3.63	3.90	4.09	4.24	4.37	4.48	4.57	4.65
10	3.25	2.57	2.81	2.97	3.11	3.21	3.31	3.39	3.46
	2.23	3.53	3.78	3.95	4.10	4.21	4.31	4.40	4.47
11	3.17	2.53	2.76	2.92	3.05	3.15	3.24	3.31	3.38
	2.20	3.45	3.68	3.85	3.98	4.09	4.18	4.26	4.33
12	3.11	2.50	2.72	2.88	3.00	3.10	3.18	3.25	3.32
	2.18	3.39	3.61	3.76	3.89	3.99	4.08	4.15	4.22
13	3.05	2.48	2.69	2.84	2.96	3.06	3.14	3.21	3.27
	2.16	3.33	3.54	3.69	3.81	3.91	3.99	4.06	4.13
14	3.01	2.46	2.67	2.81	2.93	3.02	3.10	3.17	3.23
	2.14	3.29	3.49	3.64	3.75	3.84	3.92	3.99	4.05
15	2.98	2.44	2.64	2.79	2.90	2.99	3.07	3.13	3.19
	2.13	3.25	3.45	3.59	3.70	3.79	3.86	3.93	3.99
16	2.95	2.42	2.63	2.77	2.88	2.96	3.04	3.10	3.16
	2.12	3.22	3.41	3.55	3.65	3.74	3.82	3.88	3.93
17	2.92	2.41	2.61	2.75	2.85	2.94	3.01	3.08	3.13
	2.11	3.19	3.38	3.51	3.62	3.70	3.77	3.83	3.89
18	2.90	2.40	2.59	2.73	2.84	2.92	2.99	3.05	3.11
	2.88	3.17	3.35	3.48	3.58	3.67	3.74	3.80	3.85
19	2.09	2.39	2.58	2.72	2.82	2.90	2.97	3.04	3.09
	2.86	3.15	3.33	3.46	3.55	3.64	3.70	3.76	3.81
20	2.09	2.38	2.57	2.70	2.81	2.89	2.96	3.02	3.07
	2.85	3.13	3.31	3.43	3.53	3.61	3.67	3.73	3.78
24	2.06	2.35	2.53	2.66	2.76	2.84	2.91	2.96	3.01
	2.80	3.07	3.24	3.36	3.45	3.52	3.58	3.64	3.69
30	2.04	2.32	2.50	2.62	2.72	2.79	2.86	2.91	2.96
	2.75	3.01	3.17	3.28	3.37	3.44	3.50	3.55	3.59
40	2.02	2.29	2.47	2.58	2.67	2.75	2.81	2.86	2.90
	2.75	2.95	3.10	3.21	3.29	3.36	3.41	3.46	3.50
60	2.00	2.27	2.43	2.55	2.63	2.70	2.76	2.81	2.85
	2.66	2.90	3.04	3.14	3.22	3.28	3.33	3.38	3.42
120	1.98	2.24	2.40	2.51	2.59	2.66	2.71	2.76	2.80
	2.62	2.84	2.98	3.08	3.15	3.21	3.25	3.30	3.33
∞	1.96	2.21	3.37	2.47	2.55	2.62	2.67	2.71	2.75
	2.58	2.79	2.92	3.01	3.08	3.14	3.18	3.22	3.25

附表7 百分率的95%可信区间

阳性数 X	样本含量,*n*											
	10	15	20	25	30	40	50	60	70	80	90	100
0	0 ~ 31	0 ~ 22	0 ~ 17	0 ~ 14	0 ~ 12	0 ~ 9	0 ~ 7	0 ~ 6	0 ~ 6	0 ~ 5	0 ~ 4	0 ~ 4
1	0 ~ 45	0 ~ 32	0 ~ 25	0 ~ 20	0 ~ 17	0 ~ 13	0 ~ 11	0 ~ 9	0 ~ 8	0 ~ 7	0 ~ 6	0 ~ 5
2	3 ~ 56	2 ~ 41	1 ~ 32	1 ~ 26	1 ~ 22	1 ~ 17	1 ~ 14	1 ~ 11	0 ~ 10	1 ~ 9	0 ~ 8	0 ~ 7
3	7 ~ 65	4 ~ 48	3 ~ 38	3 ~ 31	2 ~ 27	2 ~ 21	2 ~ 17	1 ~ 14	1 ~ 12	1 ~ 11	1 ~ 10	1 ~ 8
4	12 ~ 74	8 ~ 55	6 ~ 44	5 ~ 36	4 ~ 31	3 ~ 24	2 ~ 19	2 ~ 16	2 ~ 14	2 ~ 13	1 ~ 11	1 ~ 10
5	19 ~ 81	12 ~ 62	9 ~ 49	7 ~ 41	6 ~ 35	4 ~ 27	3 ~ 22	3 ~ 18	3 ~ 16	2 ~ 14	2 ~ 13	2 ~ 11
6		16 ~ 68	12 ~ 54	9 ~ 45	8 ~ 39	6 ~ 30	5 ~ 24	4 ~ 20	3 ~ 18	3 ~ 16	3 ~ 14	2 ~ 12
7		21 ~ 73	15 ~ 59	12 ~ 49	10 ~ 42	8 ~ 33	6 ~ 26	5 ~ 23	4 ~ 20	4 ~ 17	1 ~ 15	3 ~ 14
8		27 ~ 79	19 ~ 64	15 ~ 54	12 ~ 46	9 ~ 35	7 ~ 29	6 ~ 25	5 ~ 21	5 ~ 19	4 ~ 17	4 ~ 15
9			23 ~ 69	18 ~ 58	15 ~ 49	11 ~ 38	9 ~ 31	7 ~ 26	6 ~ 23	5 ~ 20	5 ~ 18	4 ~ 16
10			27 ~ 73	21 ~ 61	17 ~ 53	13 ~ 41	10 ~ 34	8 ~ 29	7 ~ 25	6 ~ 22	6 ~ 20	5 ~ 18
11				24 ~ 65	20 ~ 56	15 ~ 44	11 ~ 36	10 ~ 30	8 ~ 26	7 ~ 23	6 ~ 21	6 ~ 19
12				28 ~ 69	23 ~ 59	17 ~ 47	13 ~ 38	11 ~ 32	9 ~ 28	8 ~ 25	7 ~ 22	6 ~ 20
13				31 ~ 72	26 ~ 63	19 ~ 49	15 ~ 41	12 ~ 34	10 ~ 30	9 ~ 26	8 ~ 23	7 ~ 21
14					28 ~ 66	21 ~ 52	16 ~ 43	13 ~ 36	11 ~ 31	10 ~ 27	9 ~ 25	8 ~ 22
15					31 ~ 69	23 ~ 54	18 ~ 45	15 ~ 38	13 ~ 33	11 ~ 29	10 ~ 26	9 ~ 23
16						25 ~ 57	20 ~ 47	16 ~ 40	14 ~ 34	12 ~ 30	11 ~ 27	10 ~ 24
17						27 ~ 59	21 ~ 49	18 ~ 41	15 ~ 36	13 ~ 32	12 ~ 28	10 ~ 25
18						29 ~ 62	23 ~ 51	19 ~ 43	16 ~ 37	14 ~ 33	12 ~ 30	11 ~ 27
19						32 ~ 64	25 ~ 53	20 ~ 45	17 ~ 39	15 ~ 34	13 ~ 31	12 ~ 28
20						34 ~ 66	26 ~ 55	22 ~ 47	18 ~ 41	16 ~ 36	14 ~ 32	13 ~ 29
21							28 ~ 57	23 ~ 49	20 ~ 42	17 ~ 37	15 ~ 33	13 ~ 30
22							30 ~ 59	25 ~ 50	21 ~ 43	18 ~ 39	16 ~ 35	14 ~ 31
23							32 ~ 61	26 ~ 52	22 ~ 45	19 ~ 40	17 ~ 36	15 ~ 32
24							34 ~ 63	28 ~ 53	23 ~ 46	20 ~ 41	18 ~ 37	16 ~ 33
25							36 ~ 65	29 ~ 55	25 ~ 48	21 ~ 43	19 ~ 38	17 ~ 34
26								31 ~ 57	26 ~ 49	23 ~ 44	20 ~ 39	18 ~ 35
27								32 ~ 58	27 ~ 51	24 ~ 45	21 ~ 40	19 ~ 37
28								34 ~ 60	29 ~ 52	25 ~ 46	22 ~ 42	20 ~ 38
29								35 ~ 62	30 ~ 54	26 ~ 48	23 ~ 43	20 ~ 39
30								37 ~ 63	31 ~ 55	27 ~ 49	24 ~ 44	21 ~ 40
31									33 ~ 57	28 ~ 5	25 ~ 45	22 ~ 41
32									34 ~ 58	29 ~ 51	26 ~ 46	23 ~ 42
33									35 ~ 59	31 ~ 53	27 ~ 47	24 ~ 43
34									36 ~ 61	32 ~ 54	28 ~ 48	25 ~ 44
35									38 ~ 62	33 ~ 55	29 ~ 50	26 ~ 45
36										34 ~ 56	30 ~ 51	27 ~ 46
37										35 ~ 58	31 ~ 52	28 ~ 47
38										36 ~ 59	32 ~ 53	29 ~ 48
39										37 ~ 60	33 ~ 54	29 ~ 49
40										39 ~ 61	34 ~ 55	30 ~ 50
41											35 ~ 56	31 ~ 51
42											36 ~ 57	32 ~ 52

续表

阳性数 X	样本含量,n 10	15	20	25	30	40	50	60	70	80	90	100
43											37~59	33~53
44											38~60	34~54
45											39~61	35~55
46												36~56
47												37~57
48												38~58
49												39~59
50												40~60

附表 8 Poisson 分布的置信区间

样本计数 X	95%		99%		样本计数 X	95%		99%	
	下限	上限	下限	上限		下限	上限	下限	上限
0	0.0	3.7	0.0	5.3	26	17.0	38.0	14.7	42.2
1	0.1	5.6	0.0	7.4	27	17.8	39.2	15.4	43.5
2	0.2	7.2	0.1	9.3	28	18.6	40.4	16.2	44.8
3	0.6	8.8	0.3	11.0	29	19.4	41.6	17.0	46.0
4	1.0	10.2	0.6	12.6	30	20.2	42.8	17.7	47.2
5	1.6	11.7	1.0	14.1	31	21.0	44.0	18.5	48.4
6	2.2	13.1	1.5	15.6	32	21.8	45.1	19.3	49.6
7	2.8	14.4	2.0	17.1	33	22.7	46.3	20.0	50.8
8	3.4	15.8	2.5	18.5	34	23.5	47.5	20.8	52.1
9	4.0	17.1	3.1	20.0	35	24.3	48.7	21.6	53.3
10	4.7	18.4	3.7	21.3	36	25.1	49.8	22.4	54.5
11	5.4	19.7	4.3	22.6	37	26.0	51.0	23.2	55.7
12	6.2	21.0	4.9	24.0	38	26.8	52.2	24.0	56.9
13	6.9	22.3	5.5	25.4	39	27.7	53.3	24.8	58.1
14	7.7	23.5	6.2	26.7	40	28.6	54.5	25.6	59.3
15	8.4	24.8	6.8	28.1	41	29.4	55.6	26.4	60.5
16	9.4	26.0	7.5	29.4	42	30.3	56.8	27.2	61.7
17	9.9	27.2	8.2	30.7	43	31.1	57.9	28.0	62.9
18	10.7	28.4	8.9	32.0	44	32.0	59.0	28.8	64.1
19	11.5	29.6	9.6	33.3	45	32.8	60.2	29.6	65.3
20	12.2	30.8	10.3	34.6	46	33.6	61.3	30.4	66.5
21	13.0	32.0	11.0	35.9	47	34.5	62.5	31.2	67.7
22	13.8	33.2	11.8	37.2	48	35.3	63.6	32.0	68.9
23	14.6	34.4	12.5	38.4	49	36.1	64.8	32.8	70.1
24	15.4	35.6	13.2	39.7	50	37.0	65.9	33.6	71.3
25	16.2	36.8	14.0	41.0					

附表 9 χ^2 分布界值表

ν	α（右侧尾部面积）												
	0.995	0.990	0.975	0.950	0.900	0.750	0.500	0.250	0.100	0.050	0.025	0.010	0.005
1					0.02	0.10	0.45	1.32	2.71	3.84	5.02	6.63	7.88
2	0.01	0.02	0.05	0.10	0.21	0.58	1.39	2.77	4.61	5.99	7.38	9.21	10.60
3	0.07	0.11	0.22	0.35	0.58	1.21	2.37	4.11	6.25	7.81	9.35	11.34	12.84
4	0.21	0.30	0.48	0.71	1.06	1.92	3.36	5.39	7.78	9.49	11.14	13.28	14.86
5	0.41	0.55	0.83	1.15	1.61	2.67	4.35	6.63	9.24	11.07	12.83	15.09	16.75
6	0.68	0.87	1.24	1.64	2.20	3.45	5.35	7.84	10.64	12.59	14.45	16.81	18.55
7	0.99	1.24	1.69	2.17	2.83	4.25	6.35	9.04	12.02	14.07	16.01	18.48	20.28
8	1.34	1.65	2.18	2.73	3.49	5.07	7.34	10.22	13.36	15.51	17.53	20.09	21.95
9	1.73	2.09	2.70	3.33	4.17	5.90	8.34	11.39	14.68	16.92	19.02	21.67	23.59
10	2.16	2.56	3.25	3.94	4.87	6.74	9.34	12.55	15.99	18.31	20.48	23.21	25.19
11	2.60	3.05	3.82	4.57	5.58	7.58	10.34	13.70	17.28	19.68	21.92	24.72	26.76
12	3.07	3.57	4.40	5.23	6.30	8.44	11.34	14.85	18.55	21.03	23.34	26.22	28.30
13	3.57	4.11	5.01	5.89	7.04	9.30	12.34	15.98	19.81	22.36	24.74	27.69	29.82
14	4.07	4.66	5.63	6.57	7.79	10.17	13.34	17.12	21.06	23.68	26.12	29.14	31.32
15	4.60	5.23	6.26	7.26	8.55	11.04	14.34	18.25	22.31	25.00	27.49	30.58	32.80
16	5.14	5.81	6.91	7.96	9.31	11.91	15.34	19.37	23.54	26.30	28.85	32.00	34.27
17	5.70	6.41	7.56	8.67	10.09	12.79	16.34	20.49	24.77	27.59	30.19	33.41	35.72
18	6.26	7.01	8.23	9.39	10.86	13.68	17.34	21.60	25.99	28.87	31.53	34.81	37.16
19	6.84	7.63	8.91	10.12	11.65	14.56	18.34	22.72	27.20	30.14	32.85	36.19	38.58
20	7.43	8.26	9.59	10.85	12.44	15.45	19.34	23.83	28.41	31.41	34.17	37.57	40.00
21	8.03	8.90	10.28	11.59	13.24	16.34	20.34	24.93	29.62	32.67	35.48	38.93	41.40
22	8.64	9.54	10.98	12.34	14.04	17.24	21.34	26.04	30.81	33.92	36.78	40.29	42.80
23	9.26	10.20	11.69	13.09	14.85	18.14	22.34	27.14	32.01	35.17	38.08	41.64	44.18
24	9.89	10.86	12.40	13.85	15.66	19.04	23.34	28.24	33.20	36.42	39.36	42.98	45.56
25	10.52	11.52	13.12	14.61	16.47	19.94	24.34	29.34	34.38	37.65	40.65	44.31	46.93
26	11.16	12.20	13.84	15.38	17.29	20.84	25.34	30.43	35.56	38.89	41.92	45.64	48.29
27	11.81	12.88	14.57	16.15	18.11	21.75	26.34	31.53	36.74	40.11	43.19	46.96	49.64
28	12.46	13.56	15.31	16.93	18.94	22.66	27.34	32.62	37.92	41.34	44.46	48.28	50.99
29	13.12	14.26	16.05	17.71	19.77	23.57	28.34	33.71	39.09	42.56	45.72	49.59	52.34
30	13.79	14.95	16.79	18.49	20.60	24.48	29.34	34.80	40.26	43.77	46.98	50.89	53.67
40	20.71	22.16	24.43	26.51	29.05	33.66	39.34	45.62	51.81	55.76	59.34	63.69	66.77
50	27.99	29.71	32.36	34.76	37.69	42.94	49.33	56.33	63.17	67.50	71.42	76.15	79.49
60	35.53	37.48	40.48	43.19	46.46	52.29	59.33	66.98	74.40	79.08	83.30	88.38	91.95
70	43.28	45.44	48.76	51.74	55.33	61.70	69.33	77.58	85.53	90.53	95.02	100.43	104.21
80	51.17	53.54	57.15	60.39	64.28	71.14	79.33	88.13	96.58	101.88	106.63	112.33	116.32
90	59.20	61.75	65.65	69.13	73.29	80.62	89.33	98.65	107.57	113.15	118.14	124.12	128.30
100	67.33	70.06	74.22	77.93	82.36	90.13	99.33	109.14	118.50	124.34	129.56	135.81	140.17

附表 10 *T* 界值表（配对比较的符号秩和检验用）

N	单侧α：0.05 双侧α：0.10	0.025 0.05	0.01 0.02	0.005 0.010
5	0 ~ 15	—	—	—
6	2 ~ 19	0 ~ 21	—	—
7	3 ~ 25	2 ~ 26	0 ~ 28	—
8	5 ~ 31	3 ~ 33	1 ~ 35	0 ~ 36
9	8 ~ 37	5 ~ 40	3 ~ 42	1 ~ 44
10	10~45	8 ~ 47	5 ~ 50	3 ~ 52
11	13~53	10~56	7 ~ 59	5 ~ 61
12	17~61	13~65	9 ~ 69	7 ~ 71
13	21~70	17~74	12~79	9 ~ 82
14	25~80	21~84	15~90	12~93
15	30~90	25~95	19~101	15~105
16	35~101	29~107	23~113	19~117
17	41~112	34~119	27~126	23~130
18	47~124	40~131	32~139	27~144
19	53~137	46~144	37~153	32~158
20	60~150	52~158	43~167	37~173
21	67~164	58~173	49~182	42~189
22	75~178	65~188	55~198	48~205
23	83~193	73~203	62~214	54~222
24	91~209	81~219	69~231	61~239
25	100~225	89~236	76~249	68~257
26	110~241	98~253	84~267	75~276
27	119~259	107~271	92~286	83~295
28	130~276	116~290	101~305	91~315
29	140~295	126~309	110--325	100~335
30	151~314	137~328	120~345	109~356
31	163~333	147~349	130~366	118~378
32	175~353	159~369	140~388	128~400
33	187~374	170~391	151--410	138~423
34	200~395	182~413	162--433	148~447
35	213~417	195~435	173~457	159~471
36	227~439	208~458	185~481	171~495
37	241~462	221~482	198~505	182~521
38	256~485	235~506	211~530	194~547
39	271~509	249~531	224~556	207~573
40	286~534	264~556	238~582	220~600
41	302~559	279~582	252~609	233~628
42	319~584	294~609	266~637	247~656
43	336~610	310~636	281~665	261~685
44	353~637	327~663	296~694	276~714
45	371~664	343~692	312~723	291~744
46	389~692	361~720	328~753	307~774
47	407~721	378~750	345~783	322~806
48	426~750	396~780	362~814	339~837
49	446~779	415~810	379~846	355~870
50	466~809	434~841	397~878	373~902

附表 11 T 界值表（两样本比较的秩和检验用）

行号	单侧	双侧	行号	单侧	双侧
第 1 行	$\alpha=0.05$	$\alpha=0.10$	第 2 行	$\alpha=0.025$	$\alpha=0.05$
第 3 行	$\alpha=0.01$	$\alpha=0.02$	第 4 行	$\alpha=0.005$	$\alpha=0.01$

n	n_2-n_1（较小者为 n_1）										
	0	1	2	3	4	5	6	7	8	9	10
2				3~13	3~15	3~17	4~18	4~20	4~22	4~24	5~25
							3~19	3~21	3~23	3~25	4~26
3	6~15	6~18	7~20	8~22	8~25	9~27	10~29	10~32	11~34	11~37	12~39
			6~21	7~23	7~26	8~28	8~31	9~33	9~36	10~38	10~41
					6~27	6~30	7~32	7~35	7~38	8~40	8~43
							6~33	6~36	6~39	7~41	7~44
4	11~25	12~28	13~31	14~34	15~37	16~40	17~43	18~46	19~49	20~52	21~55
	10~26	11~29	12~32	13~35	14~38	14~42	15~45	16~48	17~51	18~54	19~57
		10~30	11~33	11~37	12~40	13~43	13~47	14~50	15~53	15~57	16~60
			10~34	10~38	11~41	11~45	12~48	12~52	13~55	13~59	14~62
5	19~36	20~40	21~44	23~47	24~51	26~54	27~58	28~62	30~65	31~69	33~72
	47~38	18~42	20~45	21~49	22~53	23~57	24~61	26~64	27~68	28~72	29~76
	16~39	17~43	18~47	19~51	20~55	21~59	22~63	23~67	24~71	25~75	26~79
	15~40	16~44	16~49	17~53	18~57	19~61	20~65	21~69	22~73	22~78	23~82
6	28~50	29~55	31~59	33~63	35~67	37~71	38~76	40~80	42~84	44~88	46~92
	26~52	27~57	29~61	31~65	32~70	34~74	35~79	37~83	38~88	40~92	42~96
	24~54	25~59	27~63	28~68	29~73	30~78	32~82	33~87	34~92	36~96	37~101
	23~55	24~60	25~65	26~70	27~75	28~80	30~84	31~89	32~94	33~99	34~104
7	39~66	41~71	43~76	45~81	47~86	49~91	52~95	54~100	56~105	58~110	61~114
	36~69	38~74	40~79	42~84	44~89	46~94	48~99	50~104	52~109	54~114	56~119
	34~71	35~77	37~82	39~87	40~93	42~98	44~103	45~109	47~114	49~119	51~124
	32~73	34~78	35~84	37~89	38~95	40~100	41~106	43~111	44~117	45~122	47~128
8	51~58	54~90	56~96	59~101	62~106	64~110	67~117	69~123	72~128	75~133	77~139
	49~87	51~93	53~99	55~105	58~110	60~116	62~122	65~127	67~133	70~138	72~144
	45~91	47~97	49~103	51~109	53~115	56~120	58~126	60~132	62~138	64~144	66~150
	43~93	45~99	47~105	49~111	51~117	53~123	54~130	56~136	58~142	60~148	62~154
9	66~105	69~111	72~117	75~123	78~129	81~135	84~141	87~147	90~152	93~159	96~165
	62~109	65~115	68~121	71~127	73~134	76~140	79~146	82~152	84~159	87~165	90~171
	59~112	61~119	63~126	66~132	68~139	71~145	73~152	76~158	78~165	81~171	83~178
	56~115	58~122	61~128	63~135	65~142	67~149	69~156	72~162	74~169	76~176	78~183
10	82~128	86~134	89~141	92~148	96~154	99~161	103~167	106~174	110~180	113~187	117~193
	78~132	81~139	84~146	88~152	91~159	94~166	97~173	100~180	103~187	107~193	110~200
	74~136	77~143	79~151	82~158	85~165	88~172	91~179	93~187	96~194	99~201	102~208
	71~139	73~147	76~154	79~161	81~169	84~176	86~184	89~191	92~198	94~206	97~213
11	100~153	104~160	108~167	112~174	116~181	120~188	123~196	127~203	131~210	135~217	139~224
	96~157	99~165	103~172	106~180	110~187	113~195	117~202	121~209	124~217	128~224	132~231

续表

n	n_2-n_1（较小者为n_1）										
	0	1	2	3	4	5	6	7	8	9	10
	91~162	94~170	97~178	100~186	103~194	107~201	110~209	113~217	116~225	119~233	123~240
	87~166	90~174	93~182	96~190	99~198	102~206	105~214	108~222	111~230	114~138	116~247
12	120~180	125~178	129~195	133~203	138~210	142~218	146~226	150~234	155~241	159~249	163~257
	115~185	119~193	123~201	127~209	131~217	135~225	139~233	143~241	147~249	151~257	155~265
	109~191	113~199	116~208	120~216	124~224	127~233	131~241	134~250	138~258	142~266	145~275
	105~195	109~203	112~212	115~221	119~229	122~238	125~247	129~255	132~264	135~273	158~282
13	142~209	147~217	152~225	156~234	161~242	166~250	171~258	175~267	180~275	185~283	189~292
	136~215	141~223	145~232	150~240	154~249	158~258	163~266	167~275	172~283	176~292	181~300
	130~221	134~230	138~239	142~248	146~257	150~266	154~275	158~284	162~293	166~302	170~311
	125~226	129~235	133~244	136~254	140~263	144~272	148~281	151~291	154~301	158~310	162~319
14	166~240	171~249	176~258	182~266	187~275	192~284	197~293	202~302	207~311	212~320	218~328
	160~246	164~256	169~265	174~274	179~283	183~293	188~302	193~311	198~320	203~329	208~338
	152~254	156~264	161~273	165~283	170~292	174~302	178~312	183~321	187~331	192~340	196~350
	147~259	151~269	155~279	159~289	163~299	168~308	172~318	175~329	179~339	183~349	187~359
15	192~273	197~283	203~292	208~302	214~311	220~320	225~330	231~339	236~349	242~358	248~367
	184~281	190~290	195~300	200~310	205~320	210~330	216~339	221~349	226~359	232~368	237~378
	176~289	181~299	186~309	190~320	195~330	200~340	205~350	210~360	214~371	219~381	224~391
	171~294	175~305	180~315	184~326	189~336	193~347	197~358	201~369	206~379	210~390	215~400
16	219~309	225~309	231~329	237~339	243~349	249~359	255~369	261~379	267~389	273~399	279~409
	211~317	217~327	222~338	228~348	234~358	240~368	245~379	251~389	257~399	262~410	268~420
	202~326	207~337	212~348	218~358	223~369	228~380	233~391	238~102	244~412	249~423	254~434
	196~332	201~343	206~354	210~366	215~377	220~388	224~400	229~411	234~422	239~433	244~444
17	249~346	255~357	262~367	268~378	274~389	281~399	287~410	294~420	300~431	307~441	313~452
	240~355	246~366	252~377	258~388	264~399	270~410	276~421	282~432	289~442	295~453	301~464
	230~365	235~377	241~388	246~400	252~411	258~422	263~434	269~445	275~456	280~468	286~479
	223~372	228~384	234~395	239~407	243~420	249~431	254~443	259~455	265~466	270~478	275~490
18	280~386	287~397	294~408	301~419	307~431	314~442	321~453	328~464	335~475	342~486	349~497
	270~396	277~407	283~419	290~430	296~442	303~453	309~465	316~476	322~488	329~499	335~551
	259~407	265~419	271~431	277~443	283~455	289~467	295~479	301~491	307~503	313~515	320~526
	252~414	258~426	263~439	268~452	274~464	279~477	285~489	291~501	297~513	302~526	308~538
19	313~428	320~440	328~451	335~462	342~475	350~486	357~498	364~510	372~521	379~533	386~545
	303~438	309~451	317~462	324~474	330~487	337~499	344~511	351~523	358~535	365~547	672~559
	291~450	297~463	303~476	310~488	316~501	323~513	329~526	336~538	342~551	349~563	355~576
	283~458	289~471	294~485	300~498	306~511	312~524	318~537	324~550	331~562	337~575	343~588
20	348~472	356~484	364~496	371~509	379~521	387~533	395~545	402~558	410~570	418~582	426~594
	337~483	344~496	352~508	359~521	366~534	374~546	381~559	388~572	196~584	403~597	411~609
	324~496	331~509	337~523	345~535	351~549	358~562	365~575	372~588	379~601	386~614	392~628
	315~505	321~519	327~533	334~546	340~560	347~573	353~587	360~600	366~614	373~627	379~641

附表 12 *H* 界值表（三组比较的秩和检验用）

n	n_1	n_2	n_3	$\alpha=0.05$	$\alpha=0.01$
7	3	2	2	4.71	—
	3	3	1	5.14	—
8	3	3	2	5.36	—
	4	2	2	5.33	—
	4	3	1	5.20	—
	5	2	1	5.00	—
9	3	3	3	5.60	7.20
	4	3	2	5.44	6.30
	4	4	1	4.97	6.67
	5	2	2	5.16	6.53
	5	3	1	4.96	—
10	4	3	3	5.72	6.75
	4	4	2	5.45	7.04
	5	3	2	5.25	6.82
	5	4	1	4.99	6.95
11	4	4	3	5.60	7.14
	5	3	3	5.65	7.08
	5	4	2	5.27	7.12
	5	5	1	5.13	7.31
12	4	4	4	5.69	7.65
	5	4	3	5.63	7.44
	5	5	2	5.34	7.27
13	5	4	4	5.62	7.76
	5	5	3	5.71	7.54
14	5	5	4	5.64	7.79
15	5	5	5	5.78	7.98

附表 13 M 界值表（随机区组比较的秩和检验用）

（$\alpha=0.05$）

区组数	处理组数（*k*）													
（*b*）	2	3	4	5	6	7	8	9	10	11	12	13	14	15
2	—	—	20	38	64	96	138	192	258	336	429	538	664	808
3	—	18	37	64	104	158	225	311	416	542	691	865	1063	1292
4	—	26	52	89	144	217	311	429	574	747	950	1189	1460	1770
5	—	32	65	113	183	277	396	547	731	950	1210	1512	1859	2254
6	18	42	76	137	222	336	482	664	887	1155	1469	1831	2253	2738
7	24.5	50	92	167	272	412	591	815	1086	1410	1791	2233	2740	3316
8	32	50	105	190	310	471	676	931	1241	1612	2047	2552	3131	3790
9	24.5	56	118	214	349	529	760	1047	1396	1813	2302	2871	3523	4264
10	32	62	131	238	388	588	845	1164	1551	2014	2558	3189	3914	4737
11	40.5	66	144	261	427	647	929	1280	1706	2216	2814	3508	4305	5211
12	32	72	157	285	465	706	1013	1396	1862	2417	3070	3827	4697	5685
13	40.5	78	170	309	504	764	1098	1512	2017	2618	3326	4146	5088	6159
14	50	84	183	333	543	823	1182	1629	2172	2820	3581	4465	5479	6632
15	40.5	90	196	356	582	882	1267	1745	2327	3021	3837	4784	5871	7106

附表 14 *r* 界值表

ν	概率，α（上行为单侧，下行为双侧）								
	0.25 0.50	0.10 0.20	0.05 0.10	0.025 0.05	0.01 0.02	0.005 0.01	0.0025 0.005	0.001 0.002	0.0005 0.001
1	0.707	0.951	0.988	0.997	1.000	1.000	1.000	1.000	1.000
2	0.500	0.800	0.900	0.950	0.980	0.990	0.995	0.998	0.999
3	0.404	0.687	0.805	0.878	0.934	0.959	0.974	0.986	0.991
4	0.347	0.608	0.729	0.811	0.882	0.917	0.942	0.963	0.974
5	0.309	0.551	0.669	0.755	0.833	0.875	0.906	0.935	0.951
6	0.281	0.507	0.621	0.707	0.789	0.834	0.870	0.905	0.925
7	0.260	0.472	0.582	0.666	0.750	0.798	0.836	0.875	0.898
8	0.242	0.443	0.549	0.632	0.715	0.765	0.805	0.847	0.872
9	0.228	0.419	0.521	0.602	0.685	0.735	0.776	0.820	0.847
10	0.216	0.398	0.497	0.576	0.658	0.708	0.750	0.795	0.823
11	0.206	0.380	0.476	0.553	0.634	0.684	0.726	0.772	0.801
12	0.197	0.365	0.457	0.532	0.612	0.661	0.703	0.750	0.780
13	0.189	0.351	0.441	0.514	0.592	0.641	0.683	0.730	0.760
14	0.182	0.338	0.426	0.497	0.574	0.623	0.664	0.711	0.742
15	0.176	0.327	0.412	0.482	0.558	0.606	0.647	0.694	0.725
16	0.170	0.317	0.400	0.468	0.542	0.590	0.631	0.678	0.708
17	0.165	0.308	0.389	0.456	0.529	0.575	0.616	0.662	0.693
18	0.160	0.299	0.378	0.444	0.515	0.561	0.602	0.648	0.679
19	0.156	0.291	0.369	0.433	0.503	0.549	0.589	0.635	0.665
20	0.152	0.284	0.360	0.423	0.492	0.537	0.576	0.622	0.652
21	0.148	0.277	0.352	0.413	0.482	0.526	0.565	0.610	0.640
22	0.145	0.271	0.344	0.404	0.472	0.515	0.554	0.599	0.629
23	0.141	0.265	0.337	0.396	0.462	0.505	0.543	0.588	0.618
24	0.138	0.260	0.330	0.388	0.453	0.496	0.534	0.578	0.607
25	0.136	0.255	0.323	0.381	0.445	0.487	0.524	0.568	0.597
26	0.133	0.250	0.317	0.374	0.437	0.479	0.515	0.559	0.588
27	0.131	0.245	0.311	0.367	0.430	0.471	0.507	0.550	0.579
28	0.128	0.241	0.306	0.361	0.423	0.463	0.499	0.541	0.570
29	0.126	0.237	0.301	0.355	0.416	0.456	0.491	0.533	0.562
30	0.124	0.233	0.296	0.349	0.409	0.449	0.484	0.526	0.554
31	0.122	0.229	0.291	0.344	0.403	0.442	0.477	0.518	0.546
32	0.120	0.225	0.287	0.339	0.397	0.436	0.470	0.511	0.539
33	0.118	0.222	0.283	0.334	0.392	0.430	0.464	0.504	0.532

续表

ν	概率，α（上行为单侧，下行为双侧）								
	0.25 0.50	0.10 0.20	0.05 0.10	0.025 0.05	0.01 0.02	0.005 0.01	0.0025 0.005	0.001 0.002	0.0005 0.001
34	0.116	0.219	0.279	0.329	0.386	0.424	0.458	0.498	0.525
35	0.115	0.216	0.275	0.325	0.381	0.418	0.452	0.492	0.519
36	0.113	0.213	0.271	0.320	0.376	0.413	0.446	0.486	0.513
37	0.111	0.210	0.267	0.316	0.371	0.408	0.441	0.480	0.507
38	0.110	0.207	0.264	0.312	0.367	0.403	0.435	0.474	0.501
39	0.108	0.204	0.261	0.308	0.362	0.398	0.430	0.469	0.495
40	0.107	0.202	0.257	0.304	0.358	0.393	0.425	0.463	0.490
41	0.106	0.199	0.254	0.301	0.354	0.389	0.420	0.458	0.484
42	0.104	0.197	0.251	0.297	0.250	0.384	0.416	0.453	0.479
43	0.103	0.195	0.248	0.294	0.346	0.380	0.411	0.449	0.474
44	0.102	0.192	0.246	0.291	0.342	0.376	0.407	0.444	0.469
45	0.101	0.190	0.243	0.288	0.338	0.372	0.403	0.439	0.465
46	0.100	0.188	0.240	0.285	0.335	0.368	0.399	0.435	0.460
47	0.099	0.186	0.238	0.282	0.331	0.365	0.395	0.421	0.456
48	0.098	0.184	0.235	0.279	0.328	0.361	0.391	0.427	0.451
49	0.097	0.182	0.233	0.276	0.325	0.358	0.387	0.423	0.447
50	0.096	0.181	0.231	0.273	0.322	0.354	0.384	0.419	0.443

附表 15 等级相关系数 r_s 界值表

n	概率，α（上行为单侧，下行为双侧）								
	0.25 0.50	0.10 0.20	0.05 0.10	0.025 0.05	0.01 0.02	0.005 0.01	0.0025 0.005	0.001 0.002	0.0005 0.001
4	0.600	1.000	1.000	—	—	—	—	—	—
5	0.500	0.800	0.900	1.000	1.000	—	—	—	—
6	0.371	0.657	0.829	0.886	0.943	1.000	1.000	—	—
7	0.321	0.571	0.714	0.786	0.893	0.929	0.964	1.000	1.000
8	0.310	0.524	0.643	0.738	0.833	0.881	0.905	0.952	0.976
9	0.267	0.483	0.600	0.700	0.783	0.833	0.867	0.917	0.933
10	0.248	0.455	0.564	0.648	0.745	0.794	0.830	0.879	0.903
11	0.236	0.427	0.536	0.618	0.709	0.755	0.800	0.845	0.873
12	0.217	0.406	0.503	0.587	0.678	0.727	0.769	0.818	0.846
13	0.209	0.385	0.484	0.560	0.648	0.703	0.747	0.791	0.824
14	0.200	0.367	0.464	0.538	0.626	0.679	0.723	0.771	0.802
15	0.189	0.354	0.446	0.521	0.604	0.654	0.700	0.750	0.779
16	0.182	0.341	0.429	0.503	0.582	0.635	0.679	0.729	0.762

续表

n	概率，α（上行为单侧，下行为双侧）								
	0.25 0.50	0.10 0.20	0.05 0.10	0.025 0.05	0.01 0.02	0.005 0.01	0.0025 0.005	0.001 0.002	0.0005 0.001
17	0.176	0.328	0.414	0.485	0.566	0.615	0.662	0.713	0.748
18	0.170	0.317	0.401	0.472	0.550	0.600	0.643	0.695	0.728
19	0.165	0.309	0.391	0.460	0.535	0.584	0.628	0.677	0.712
20	0.161	0.299	0.380	0.447	0.520	0.570	0.612	0.662	0.696
21	0.156	0.292	0.370	0.435	0.508	0.556	0.599	0.648	0.681
22	0.152	0.284	0.361	0.425	0.496	0.544	0.586	0.634	0.667
23	0.148	0.278	0.353	0.415	0.486	0.532	0.573	0.622	0.654
24	0.144	0.271	0.344	0.406	0.476	0.521	0.562	0.610	0.642
25	0.142	0.265	0.337	0.398	0.466	0.511	0.551	0.598	0.630
26	0.138	0.259	0.331	0.390	0.457	0.501	0.541	0.587	0.619
27	0.136	0.255	0.324	0.382	0.448	0.491	0.531	0.577	0.608
28	0.133	0.250	0.317	0.375	0.440	0.483	0.522	0.567	0.598
29	0.130	0.245	0.312	0.368	0.433	0.475	0.513	0.558	0.589
30	0.128	0.240	0.306	0.362	0.425	0.467	0.504	0.549	0.580
31	0.126	0.236	0.301	0.356	0.418	0.459	0.496	0.541	0.571
32	0.124	0.232	0.296	0.350	0.412	0.452	0.489	0.533	0.563
33	0.121	0.229	0.291	0.345	0.405	0.446	0.482	0.525	0.554
34	0.120	0.225	0.287	0.340	0.399	0.439	0.475	0.517	0.547
35	0.118	0.222	0.283	0.335	0.394	0.433	0.468	0.510	0.539
36	0.116	0.219	0.279	0.330	0.388	0.427	0.462	0.504	0.533
37	0.114	0.216	0.275	0.325	0.383	0.421	0.456	0.497	0.526
38	0.113	0.212	0.271	0.321	0.378	0.415	0.450	0.491	0.519
39	0.111	0.210	0.267	0.317	0.373	0.410	0.444	0.485	0.513
40	0.110	0.207	0.264	0.313	0.368	0.405	0.439	0.479	0.507
41	0.108	0.204	0.261	0.309	0.364	0.400	0.433	0.473	0.501
42	0.107	0.202	0.257	0.305	0.359	0.395	0.428	0.468	0.495
43	0.105	0.199	0.254	0.301	0.355	0.391	0.423	0.463	0.490
44	0.104	0.197	0.251	0.298	0.351	0.386	0.419	0.458	0.484
45	0.103	0.194	0.248	0.294	0.347	0.382	0.414	0.453	0.479
46	0.102	0.192	0.246	0.291	0.343	0.378	0.410	0.448	0.474
47	0.101	0.190	0.243	0.288	0.340	0.374	0.405	0.443	0.469
48	0.100	0.188	0.240	0.285	0.336	0.370	0.401	0.439	0.465
49	0.098	0.186	0.238	0.282	0.333	0.366	0.397	0.434	0.460
50	0.097	0.184	0.235	0.279	0.329	0.363	0.393	0.430	0.456

附表 16 平均角可信区间的 δ 值表（n 所对应的左列为 $\delta_{0.05}$，右列为 $\delta_{0.01}$）

r	n																					
	8		10		12		14		16		18		20		30		50		100		200	
0.10																					90	
0.15																			65		41	60
0.20																	75		42	67	29	40
0.25																	49	90	32	46	21	30
0.30															58		38	58	27	38	18	24
0.35									90		67		60		43	67	31	44	22	31	15	21
0.40							69		59		54		49		37	56	28	39	19	27	13	18
0.45			78		61		54		48	90	44	72	41	63	32	47	24	34	17	22	12	16
0.50	86		60		52		47	74	42	64	39	59	37	53	28	40	22	30	14	21	11	14
0.55	63		51		45	70	40	60	37	53	34	49	33	46	26	35	20	27	13	19	10	13
0.60	52		44	72	40	58	36	52	33	47	31	43	29	40	23	31	17	24	11	17	9	12
0.65	46	59	39	53	35	50	31	44	28	40	27	38	26	36	20	28	16	22	10	14	8	11
0.70	41	62	36	51	31	44	28	39	26	36	24	33	23	31	18	24	14	19	9	13	7	9
0.75	36	54	31	44	27	39	24	34	22	32	21	29	20	28	16	22	12	17	8	12	6	8
0.80	32	48	28	39	24	34	22	30	20	28	19	26	18	24	14	19	11	14	7	10	6	7
0.85	29	41	24	34	21	29	18	26	17	24	16	22	14	20	12	16	9	12	5	9	4	6
0.90	24	36	20	29	17	24	14	21	14	20	12	18	12	17	9	13	7	10	4	8	3	5
0.95	16	28	13	20	11	17	9	15	8	13	8	12	7	11	7	8	4	6	2	4	2	3

附表 17 圆形分布校正因子 K 值表

r	*K*	*r*	*K*	*r*	*K*	*r*	*K*	*r*	*K*	*r*	*K*
0.00	∞	0.17	2.0869	0.34	1.5183	0.51	1.3148	0.68	1.1977	0.85	1.1019
0.01	19.7500	0.18	2.0246	0.35	1.5015	0.52	1.3065	0.69	1.1920	0.86	1.0959
0.02	10.3727	0.19	1.9688	0.36	1.4855	0.53	1.2984	0.70	1.1862	0.87	1.0898
0.03	7.2469	0.20	1.9185	0.37	1.4703	0.54	1.2905	0.71	1.1806	0.88	1.0835
0.04	5.6840	0.21	1.8729	0.38	1.4559	0.55	1.2829	0.72	1.1749	0.89	1.0772
0.05	4.7451	0.22	1.8313	0.39	1.4422	0.56	1.2754	0.73	1.1694	0.90	1.0707
0.06	4.1193	0.23	1.7933	0.40	1.4260	0.57	1.2682	0.74	1.1638	0.91	1.0641
0.07	3.6721	0.24	1.7583	0.41	1.4165	0.58	1.2611	0.75	1.1583	0.92	1.0573
0.08	3.3363	0.25	1.7261	0.42	1.4044	0.59	1.2542	0.76	1.1528	0.93	1.0505
0.09	3.0749	0.26	1.6962	0.43	1.3929	0.60	1.2474	0.77	1.1472	0.94	1.0436
0.10	2.8656	0.27	1.6685	0.44	1.3819	0.61	1.2408	0.78	1.1417	0.95	1.0365
0.11	2.6942	0.28	1.6427	0.45	1.3722	0.62	1.2343	0.79	1.1362	0.96	1.0294
0.12	2.5512	0.29	1.6186	0.46	1.3610	0.63	1.2280	0.80	1.1306	0.97	1.0222
0.13	2.4300	0.30	1.5960	0.47	1.3511	0.64	1.2217	0.81	1.1250	0.98	1.0149
0.14	2.3261	0.31	1.5742	0.48	1.3416	0.65	1.2156	0.82	1.1193	0.99	1.0075
0.15	2.2358	0.32	1.5542	0.49	1.3324	0.66	1.2096	0.83	1.1136	1.00	1.0000
0.16	2.1567	0.33	1.5360	0.50	1.3235	0.67	1.2036	0.84	1.1078		

附表 18 Watson' U^2 界值表

n_1	n_2	α 0.05	α 0.01	n_1	n_2	α 0.05	α 0.01	n_1	n_2	α 0.05	α 0.01	n_1	n_2	α 0.05	α 0.01
4	6	0.2167		5	10	0.1956	0.2889	6	14	0.1839	0.2506	8	8	0.1836	0.2500
4	8	0.2361		5	12	0.1836	0.2608	6	16	0.1823	0.2500	8	9	0.1863	0.2582
4	10	0.2018		5	14	0.1820	0.2571	6	17	0.1833	0.2472	8	11	0.1842	0.2524
4	12	0.2031	0.2604	5	16	0.1825	0.2552	7	7	0.1986	0.3036	8	13	0.1853	0.2531
4	13	0.1855	0.2647	5	17	0.1820	0.2472	7	9	0.1818	0.2552	8	15	0.1855	0.2507
4	15	0.1807	0.2719	6	6	0.2060		7	11	0.1839	0.2532	9	9	0.1867	0.2663
4	17	0.1839	0.2778	6	7	0.1941	0.2821	7	13	0.1842	0.2523	9	11	0.1845	0.2552
5	6	0.2424		6	8	0.1964	0.2976	7	15	0.1845	0.2503	9	12	0.1852	0.2540
5	8	0.2154		6	10	0.1896	0.2479	7	17	0.1827	0.2500	9	14	0.1843	0.2526
5	9	0.1909	0.2798	6	12	0.1829	0.2593	7	18	0.1841	0.2502	9	15	0.1850	0.2541

附表 19 λ 值表（多组样本率检验时所需样本含量估计用）

$\alpha = 0.05$

ν	β 0.9	0.8	0.7	0.6	0.5	0.4	0.3	0.2	0.1
1	0.43	1.24	2.06	2.91	3.84	4.90	6.17	7.85	10.31
2	0.62	1.73	2.78	3.83	4.96	6.21	7.70	9.63	12.65
3	0.78	2.10	3.30	4.50	5.76	7.15	8.79	10.90	14.17
4	0.91	2.40	3.74	5.05	6.42	7.92	9.68	11.94	15.41
5	1.03	2.67	4.12	5.53	6.99	8.59	10.45	12.83	16.47
6	1.13	2.91	4.46	5.96	7.50	9.19	11.14	13.62	17.42
7	1.23	3.13	4.77	6.35	7.97	9.73	11.77	14.35	18.28
8	1.32	3.33	5.06	6.71	8.40	10.24	12.35	15.02	19.08
9	1.40	3.53	5.33	7.05	8.81	10.71	12.89	15.65	19.83
10	1.49	3.71	5.59	7.37	9.19	11.15	13.40	16.24	20.53
11	1.56	3.88	5.83	7.68	9.56	11.57	13.89	16.80	21.20
12	1.64	4.05	6.06	7.97	9.90	11.98	14.35	17.34	21.83
13	1.71	4.20	6.29	8.25	10.23	12.36	14.80	17.85	22.44
14	1.77	4.36	6.50	8.52	10.55	12.73	15.22	18.34	23.02
15	1.84	4.50	6.71	8.78	10.86	13.09	15.63	18.81	23.58
16	1.90	4.65	6.91	9.03	11.16	13.43	16.03	19.27	24.13
17	1.97	4.78	7.10	9.27	11.45	13.77	16.41	19.71	24.65

续表

ν	β								
	0.9	0.8	0.7	0.6	0.5	0.4	0.3	0.2	0.1
18	2.03	4.92	7.29	9.50	11.73	14.09	16.78	20.14	25.16
19	2.08	5.05	7.47	9.73	12.00	14.41	17.14	20.56	25.65
20	2.14	5.18	7.65	9.96	12.26	14.71	17.50	20.96	26.13
21	2.20	5.30	7.83	10.17	12.52	15.01	17.84	21.36	26.60
22	2.25	5.42	8.00	10.38	12.77	15.30	18.17	21.74	27.06
23	2.30	5.54	8.16	10.59	13.02	15.59	18.50	22.12	27.50
24	2.36	5.66	8.33	10.79	13.26	15.87	18.82	22.49	27.94
25	2.41	5.77	8.48	10.99	13.49	16.14	19.13	22.85	28.37
26	2.46	5.88	8.64	11.19	13.72	16.41	19.44	23.20	28.78
27	2.51	5.99	8.79	11.38	13.95	16.67	19.74	23.55	29.19
28	2.56	6.10	8.94	11.57	14.17	16.93	20.04	23.89	29.60
29	2.60	6.20	9.09	11.75	14.39	17.18	20.33	24.22	29.99
30	2.65	6.31	9.24	11.93	14.60	17.43	20.61	24.55	30.38
31	2.69	6.41	9.38	12.11	14.82	17.67	20.89	24.87	30.76
32	2.74	6.51	9.52	12.28	15.02	17.91	21.17	25.19	31.13
33	2.78	6.61	9.66	12.45	15.23	18.15	21.44	25.50	31.50
34	2.83	6.70	9.79	12.62	15.43	18.38	21.70	25.80	31.87
35	2.87	6.80	9.93	12.79	15.63	18.61	21.97	26.11	32.23
36	2.91	6.89	10.06	12.96	15.82	18.84	22.23	26.41	32.58
37	2.96	6.99	10.19	13.12	16.01	19.06	22.48	26.70	32.93
38	3.00	7.08	10.32	13.28	16.20	19.28	22.73	26.99	33.27
39	3.04	7.17	10.45	13.44	16.39	19.50	22.98	27.27	33.61
40	3.08	7.26	10.57	13.59	16.58	19.71	23.23	27.56	33.94
50	3.46	8.10	11.75	15.06	18.31	21.72	25.53	30.20	37.07
60	3.80	8.86	12.81	16.38	19.88	23.53	27.61	32.59	39.89
70	4.12	9.56	13.79	17.60	21.32	25.20	29.52	34.79	42.48
80	4.41	10.21	14.70	18.74	22.67	26.75	31.29	36.83	44.89
90	4.69	10.83	15.56	19.80	23.93	28.21	32.96	38.74	47.16
100	4.95	11.41	16.37	20.81	25.12	29.59	34.54	40.56	49.29
110	5.20	11.96	17.14	21.77	26.25	30.90	36.04	42.28	51.33
120	5.44	12.49	17.88	22.68	27.34	32.15	37.47	43.92	53.27

附表 20 ψ 值表（多样本均数比较时所需样本含量的估计用）

$\alpha=0.05, \beta=0.10$

ν_2	ν_1																
	1	2	3	4	5	6	7	8	9	10	15	20	30	40	60	120	∞
2	6.80	6.71	6.68	6.67	6.66	6.65	6.65	6.65	6.64	6.64	6.64	6.63	6.63	6.63	6.63	6.63	6.62
3	5.01	4.63	4.47	4.39	4.34	4.30	4.27	4.25	4.23	4.22	4.18	4.16	4.14	4.13	4.12	4.11	4.09
4	4.40	3.90	3.69	3.58	3.50	3.45	3.41	3.38	3.36	3.34	3.28	3.25	3.22	3.20	3.19	3.17	3.15
5	4.09	3.54	3.30	3.17	3.08	3.02	2.97	2.94	2.91	2.89	2.81	2.78	2.74	2.72	2.70	2.68	2.66
6	3.91	3.32	3.07	2.92	2.83	2.76	2.71	2.67	2.64	2.61	2.53	2.49	2.44	2.41	2.40	2.37	2.35
7	3.80	3.18	2.91	2.76	2.66	2.58	2.53	2.49	2.45	2.42	2.33	2.29	2.24	2.21	2.19	2.16	2.18
8	3.71	3.08	2.81	2.64	2.51	2.46	2.40	2.35	2.32	2.29	2.19	2.14	2.09	2.06	2.03	2.00	1.97
9	3.65	3.01	2.72	2.56	2.44	2.36	2.30	2.26	2.22	2.19	2.09	2.03	1.97	1.94	1.91	1.88	1.85
10	3.60	2.95	2.66	2.49	2.37	2.29	2.23	2.18	2.14	2.11	2.00	1.94	1.88	1.85	1.82	1.78	1.75
11	3.57	2.91	2.61	2.44	2.32	2.23	2.17	2.12	2.08	2.04	1.93	1.87	1.81	1.78	1.74	1.70	1.67
12	3.54	2.87	2.57	2.39	2.27	2.19	2.12	2.07	2.02	1.99	1.88	1.81	1.75	1.71	1.68	1.64	1.60
13	3.51	2.84	2.54	2.36	2.23	2.15	2.08	2.02	1.98	1.95	1.83	1.76	1.69	1.66	1.62	1.58	1.54
14	3.49	2.81	2.51	2.33	2.20	2.11	2.04	1.99	1.94	1.91	1.79	1.72	1.65	1.61	1.57	1.53	1.49
15	3.47	2.79	2.48	2.30	2.17	2.08	2.01	1.96	1.91	1.87	1.75	1.68	1.61	1.57	1.53	1.49	1.44
16	3.46	2.77	2.46	2.28	2.15	2.06	1.99	1.93	1.88	1.85	1.72	1.65	1.58	1.54	1.49	1.45	1.40
17	3.44	2.76	2.44	2.26	2.13	2.04	1.96	1.91	1.86	1.82	1.69	1.62	1.55	1.50	1.46	1.41	1.36
18	3.43	2.74	2.43	2.24	2.11	2.02	1.94	1.89	1.84	1.80	1.67	1.60	1.52	1.48	1.43	1.38	1.33
19	3.42	2.73	2.41	2.22	2.09	2.00	1.93	1.87	1.82	1.78	1.65	1.58	1.49	1.45	1.40	1.35	1.30
20	3.41	2.72	2.40	2.21	2.08	1.98	1.91	1.85	1.80	1.76	1.63	1.55	1.47	1.43	1.38	1.33	1.27
21	3.40	2.71	2.39	2.20	2.07	1.97	1.90	1.84	1.79	1.75	1.61	1.54	1.45	1.41	1.36	1.30	1.25
22	3.39	2.70	2.38	2.19	2.05	1.96	1.88	1.82	1.77	1.73	1.60	1.52	1.43	1.39	1.34	1.28	1.22
23	3.39	2.69	2.37	2.18	2.04	1.95	1.87	1.81	1.76	1.72	1.58	1.50	1.42	1.37	1.32	1.26	1.20
24	3.38	2.68	2.36	2.17	2.03	1.94	1.86	1.80	1.75	1.71	1.57	1.49	1.40	1.35	1.30	1.24	1.18
25	3.37	2.68	2.35	2.16	2.02	1.93	1.85	1.79	1.74	1.70	1.56	1.48	1.39	1.34	1.28	1.23	1.16
26	3.37	2.67	2.35	2.15	2.02	1.92	1.84	1.78	1.73	1.69	1.54	1.46	1.37	1.32	1.27	1.21	1.15
27	3.36	2.66	2.34	2.14	2.01	1.91	1.83	1.77	1.72	1.68	1.53	1.45	1.36	1.31	1.26	1.20	1.13
28	3.36	2.66	2.33	2.14	2.00	1.90	1.82	1.76	1.71	1.67	1.52	1.44	1.35	1.30	1.24	1.18	1.11
29	3.36	2.65	2.33	2.13	1.99	1.89	1.82	1.75	1.70	1.66	1.51	1.43	1.34	1.29	1.23	1.17	1.10
30	3.35	2.65	2.32	2.12	1.99	1.89	1.81	1.75	1.70	1.65	1.51	1.42	1.33	1.28	1.22	1.16	1.08
35	3.34	2.63	2.30	2.10	1.96	1.86	1.78	1.72	1.66	1.62	1.47	1.38	1.29	1.23	1.17	1.10	1.02
40	3.32	2.61	2.28	2.08	1.94	1.84	1.76	1.70	1.64	1.60	1.44	1.36	1.25	1.20	1.13	1.06	0.98
50	3.31	2.59	2.26	2.06	1.92	1.81	1.73	1.67	1.61	1.56	1.41	1.31	1.21	1.15	1.08	1.00	0.90
60	3.30	2.58	2.25	2.04	1.90	1.79	1.71	1.64	1.59	1.54	1.38	1.29	1.18	1.11	1.04	0.95	0.85
80	3.28	2.56	2.23	2.02	1.88	1.77	1.69	1.62	1.56	1.51	1.35	1.25	1.14	1.07	0.99	0.90	0.77
120	3.27	2.55	2.21	2.00	1.86	1.75	1.66	1.59	1.54	1.49	1.32	1.22	1.09	1.02	0.94	0.83	0.68
∞	3.24	2.52	2.17	1.96	1.81	1.70	1.62	1.54	1.48	1.43	1.25	1.14	1.01	0.92	0.82	0.65	0.00

附表 21 配对设计诊断试验 ROC 曲线下面积的相关系数表

平均相关系数	平均面积											
	0.700	0.725	0.750	0.775	0.800	0.825	0.850	0.875	0.900	0.925	0.950	0.975
0.02	0.02	0.02	0.02	0.02	0.02	0.02	0.02	0.01	0.01	0.01	0.01	0.01
0.04	0.04	0.04	0.03	0.03	0.03	0.03	0.03	0.03	0.03	0.02	0.02	0.02
0.06	0.05	0.05	0.05	0.05	0.05	0.05	0.05	0.04	0.04	0.04	0.03	0.02
0.08	0.07	0.07	0.07	0.07	0.07	0.06	0.06	0.06	0.06	0.05	0.04	0.03
0.10	0.09	0.09	0.09	0.09	0.08	0.08	0.08	0.07	0.07	0.06	0.06	0.04
0.12	0.11	0.11	0.11	0.10	0.10	0.10	0.09	0.09	0.08	0.08	0.07	0.05
0.14	0.13	0.12	0.12	0.12	0.12	0.11	0.11	0.11	0.10	0.09	0.08	0.06
0.16	0.14	0.14	0.14	0.14	0.13	0.13	0.13	0.12	0.11	0.11	0.09	0.07
0.18	0.16	0.16	0.16	0.16	0.15	0.15	0.14	0.14	0.13	0.12	0.11	0.09
0.20	0.18	0.18	0.18	0.17	0.17	0.17	0.16	0.15	0.15	0.14	0.12	0.10
0.22	0.20	0.20	0.19	0.19	0.19	0.18	0.18	0.17	0.16	0.15	0.14	0.11
0.24	0.22	0.22	0.21	0.21	0.21	0.20	0.19	0.19	0.18	0.17	0.15	0.12
0.26	0.24	0.23	0.23	0.23	0.22	0.22	0.21	0.20	0.19	0.18	0.16	0.13
0.28	0.26	0.25	0.25	0.25	0.24	0.24	0.23	0.22	0.21	0.20	0.18	0.15
0.30	0.27	0.27	0.27	0.26	0.26	0.25	0.25	0.24	0.23	0.21	0.19	0.16
0.32	0.29	0.29	0.29	0.28	0.28	0.27	0.26	0.26	0.24	0.23	0.21	0.18
0.34	0.31	0.31	0.31	0.30	0.30	0.29	0.28	0.27	0.26	0.25	0.23	0.19
0.36	0.33	0.33	0.32	0.32	0.31	0.31	0.30	0.29	0.28	0.26	0.24	0.21
0.38	0.35	0.35	0.34	0.34	0.33	0.33	0.32	0.31	0.30	0.28	0.26	0.22
0.40	0.37	0.37	0.36	0.36	0.35	0.35	0.34	0.33	0.32	0.30	0.28	0.24
0.42	0.39	0.39	0.38	0.38	0.37	0.36	0.36	0.35	0.33	0.32	0.29	0.25
0.44	0.41	0.41	0.40	0.40	0.39	0.38	0.38	0.37	0.35	0.34	0.31	0.27
0.46	0.43	0.43	0.42	0.42	0.41	0.40	0.39	0.38	0.37	0.35	0.33	0.29
0.48	0.45	0.45	0.44	0.43	0.43	0.42	0.41	0.40	0.39	0.37	0.35	0.30
0.50	0.47	0.47	0.46	0.45	0.45	0.44	0.43	0.42	0.41	0.39	0.37	0.32
0.52	0.49	0.49	0.48	0.47	0.47	0.46	0.45	0.44	0.43	0.41	0.39	0.34
0.54	0.51	0.51	0.50	0.49	0.49	0.48	0.47	0.46	0.45	0.43	0.41	0.36
0.56	0.53	0.53	0.52	0.51	0.51	0.50	0.49	0.48	0.47	0.45	0.43	0.38
0.58	0.55	0.55	0.54	0.53	0.53	0.52	0.51	0.50	0.49	0.47	0.45	0.40
0.60	0.57	0.57	0.56	0.55	0.55	0.54	0.53	0.52	0.51	0.49	0.47	0.42
0.62	0.59	0.59	0.58	0.57	0.57	0.56	0.55	0.54	0.53	0.51	0.49	0.45
0.64	0.61	0.61	0.60	0.59	0.59	0.58	0.58	0.57	0.55	0.54	0.51	0.47
0.66	0.63	0.63	0.62	0.62	0.61	0.60	0.60	0.59	0.57	0.56	0.53	0.49
0.68	0.65	0.65	0.64	0.64	0.63	0.62	0.62	0.61	0.60	0.58	0.56	0.51
0.70	0.67	0.67	0.66	0.66	0.65	0.65	0.64	0.63	0.62	0.60	0.58	0.54
0.72	0.69	0.69	0.68	0.68	0.67	0.67	0.66	0.65	0.64	0.63	0.60	0.56
0.74	0.71	0.71	0.70	0.70	0.69	0.69	0.68	0.67	0.66	0.65	0.63	0.59
0.76	0.73	0.73	0.72	0.72	0.72	0.71	0.71	0.70	0.69	0.67	0.65	0.61
0.78	0.75	0.75	0.75	0.74	0.74	0.73	0.73	0.72	0.71	0.70	0.68	0.64
0.80	0.77	0.77	0.77	0.76	0.76	0.76	0.75	0.74	0.73	0.72	0.70	0.67
0.82	0.79	0.79	0.79	0.79	0.78	0.78	0.77	0.77	0.76	0.75	0.73	0.70
0.84	0.82	0.81	0.81	0.81	0.81	0.80	0.80	0.79	0.78	0.77	0.76	0.73
0.86	0.84	0.84	0.83	0.83	0.83	0.82	0.82	0.81	0.81	0.80	0.78	0.75
0.88	0.86	0.86	0.86	0.85	0.85	0.85	0.84	0.84	0.83	0.82	0.81	0.79
0.90	0.88	0.88	0.88	0.88	0.87	0.87	0.87	0.86	0.86	0.85	0.84	0.82

附表 22 随机数字表

	1~10	11~20	21~30	31~40	41~50
1	22 17 68 65 81	68 95 23 92 35	87 02 22 57 51	61 09 43 95 06	58 24 82 03 47
2	19 36 27 59 46	13 79 93 37 55	39 77 32 77 09	85 52 05 30 62	47 83 51 62 74
3	16 77 23 02 77	09 61 87 25 21	28 06 24 25 93	16 71 13 59 78	23 05 47 47 25
4	78 43 76 71 61	20 44 90 32 64	97 67 63 99 61	46 38 03 93 22	69 81 21 99 21
5	03 28 28 26 08	73 37 32 04 05	69 30 16 09 05	88 69 58 28 99	35 07 44 75 47
6	93 22 53 64 39	07 10 63 76 35	87 03 04 79 88	08 13 13 85 51	55 34 57 72 69
7	78 76 58 54 74	92 38 70 96 92	52 06 79 79 45	82 63 18 27 44	69 66 92 19 09
8	23 68 35 26 00	99 53 93 61 28	52 70 05 48 34	56 65 05 61 86	90 92 10 70 80
9	15 39 25 70 99	93 86 52 77 65	15 33 59 05 28	22 87 26 07 47	86 96 98 29 06
10	58 71 96 30 24	18 46 23 34 27	85 13 99 24 44	49 18 09 79 49	74 16 32 23 02
11	57 35 27 33 72	24 53 63 94 09	41 10 76 47 91	44 04 95 49 66	39 60 04 59 81
12	48 50 86 54 48	22 06 34 72 52	82 21 15 65 20	33 29 94 71 11	15 91 29 12 03
13	61 96 48 95 03	07 16 39 33 66	98 56 10 56 79	77 21 30 27 12	90 49 22 23 62
14	36 93 89 41 26	29 70 83 63 51	99 74 20 52 36	87 09 41 15 09	98 60 16 03 03
15	18 87 00 42 31	57 90 12 02 07	23 47 37 17 31	54 08 01 88 63	39 41 88 92 10
16	88 56 53 27 59	33 35 72 67 47	77 34 55 45 70	08 18 27 38 90	16 95 86 70 75
17	09 72 95 84 29	49 41 31 06 70	42 38 06 45 18	64 84 73 31 65	52 53 37 97 15
18	12 96 88 17 31	65 19 69 02 83	60 75 86 90 68	24 64 19 35 51	56 61 87 39 12
19	85 94 57 24 16	92 09 84 38 76	22 00 27 69 85	29 81 94 78 70	21 94 47 90 12
20	38 64 43 59 98	98 77 87 68 07	91 51 67 62 44	40 98 05 93 78	23 32 65 41 18
21	53 44 09 42 72	00 41 86 79 79	68 47 22 00 20	35 55 31 51 51	00 83 63 22 55
22	40 76 66 26 84	57 99 99 90 37	36 63 32 08 58	37 40 13 68 97	87 64 81 07 83
23	02 17 79 18 05	12 59 52 57 02	22 07 90 47 03	28 14 11 39 79	20 69 22 40 98
24	95 17 82 06 53	31 51 10 96 46	92 06 88 07 77	56 11 50 81 69	40 23 72 51 39
25	35 76 22 42 92	96 11 83 44 80	34 68 35 48 77	33 42 40 90 60	73 96 53 97 86
26	26 29 13 56 41	85 47 04 66 08	34 72 57 59 13	82 43 80 46 15	38 26 61 70 04
27	77 80 20 75 82	72 82 32 99 90	63 95 73 76 63	89 73 44 99 05	48 67 26 43 18
28	46 40 66 44 52	91 36 74 43 53	30 82 13 54 00	78 45 63 98 35	55 03 36 67 68
29	37 56 08 18 09	77 53 84 46 47	31 91 18 95 58	24 16 74 11 53	44 10 13 85 57
30	61 65 61 68 66	37 27 47 39 19	84 83 70 07 48	53 21 40 06 71	95 06 79 88 54

续表

	1~10					11~20					21~30					31~40					41~50				
31	93	43	69	64	07	34	18	04	52	35	56	27	09	24	86	61	85	53	83	45	19	90	70	99	00
32	21	96	60	12	99	11	20	99	45	18	48	13	93	55	34	18	37	79	49	90	65	97	38	20	46
33	95	20	47	97	97	27	37	83	28	71	00	06	41	41	74	45	89	09	39	84	51	67	11	52	49
34	97	86	21	78	73	10	65	81	92	59	58	76	17	14	97	04	76	62	16	17	17	95	70	45	80
35	69	92	06	34	13	59	71	74	17	32	27	55	10	24	19	23	71	82	13	74	63	52	52	01	41
36	04	31	17	21	56	33	73	99	19	87	26	72	39	27	67	53	77	57	68	93	60	61	97	22	61
37	61	06	98	03	91	87	14	77	43	96	43	00	65	98	50	45	60	33	01	07	98	99	46	50	47
38	85	93	85	86	88	72	87	08	62	40	16	06	10	89	20	23	21	34	74	97	76	38	03	29	63
39	21	74	32	47	45	73	96	07	94	52	09	65	90	77	47	25	76	16	19	33	53	05	70	53	30
40	15	69	53	82	80	79	96	23	53	10	65	39	07	16	29	45	33	02	43	70	02	87	40	41	45
41	02	89	08	04	49	20	21	14	68	86	87	63	93	95	17	11	29	01	95	80	35	14	97	35	33
42	87	18	15	89	79	85	43	01	72	73	08	61	74	51	69	89	74	39	82	15	94	51	33	41	67
43	98	83	71	94	22	59	97	50	99	52	08	52	85	08	40	87	80	61	65	31	91	51	80	32	44
44	10	08	58	21	66	72	68	49	29	31	89	85	84	46	06	59	73	19	85	23	65	09	29	75	63
45	47	90	56	10	08	88	02	84	27	83	42	29	72	23	19	66	56	45	65	79	20	71	53	20	25
46	22	85	61	68	90	49	64	92	85	44	16	40	12	89	88	50	14	49	81	06	01	82	77	45	12
47	67	80	43	79	33	12	83	11	41	16	25	58	19	68	70	77	02	54	00	52	53	43	37	15	26
48	27	62	50	96	72	79	44	61	40	15	14	53	40	65	39	27	31	58	50	28	11	39	03	34	25
49	33	78	80	87	15	38	30	06	38	21	14	47	47	07	26	54	96	87	53	32	40	36	40	96	76
50	13	13	92	66	99	47	24	49	57	74	32	25	43	62	17	10	97	11	69	84	99	63	22	32	98

主要参考文献

[1] 刘明芝,周仁郁. 中医药统计学与软件应用[M]. 北京:中国中医药出版社,2006.

[2] 史周华,何雁. 中医药统计学与软件应用(新世纪第二版)[M]. 北京:中国中医药出版社,2017.

[3] 史周华. 医学统计学[M]. 2 版. 北京:人民卫生出版社,2016.

[4] 刘仁权. SPSS 统计分析教程(新世纪第二版)[M]. 北京:中国中医药出版社,2016.

[5] 李秀昌. 医药数理统计[M]. 2 版. 北京:人民卫生出版社,2018.

[6] 魏高文. 卫生统计学(新世纪第二版)[M]. 北京:中国中医药出版社,2018.

[7] 申杰. 中医统计学[M]. 2 版. 北京:科学出版社,2012.

[8] 方积乾. 医学统计学与电脑实验[M]. 4 版. 上海:上海科学技术出版社,2012.

[9] 金丕焕. 医用统计方法[M]. 3 版. 上海:复旦大学出版社,2009.

[10] 孙振球,徐勇勇. 医学统计学[M]. 4 版. 北京:人民卫生出版社,2014.

[11] 胡良平. 现代医学统计学[M]. 北京:科学出版社,2020.

[12] 陈峰,夏结来. 临床试验统计学[M]. 北京:人民卫生出版社,2018.

[13] 颜虹,徐勇勇. 医学统计学[M]. 3 版. 北京,人民卫生出版社,2015.

[14] 陈平雁,安胜利. IBM SPSS 统计软件应用[M]. 北京:人民卫生出版社,2020.

[15] 李康,贺佳. 医学统计学[M]. 7 版. 北京:人民卫生出版社,2018.

[16] 韩明. 贝叶斯统计学及其应用[M]. 上海:同济大学出版社,2015.

[17] 茆诗松,汤银才. 贝叶斯统计[M]. 2 版. 北京:中国统计出版社,2012.

[18] 黄长全. 贝叶斯统计及其 R 实现[M]. 北京:清华大学出版社,2017.

[19] 韩明. 关于贝叶斯[J]. 中国统计,2014,(9):32-33.

复习思考题
答案要点

模拟试卷

70